# Allgemeine und spezielle Operationslehre

Begründet von Martin Kirschner

Fortgeführt und herausgegeben von
R. Zenker · G. Heberer · R. Pichlmayr

Band V
3., völlig neubearbeitete Auflage

Teil 1

# Die Operationen an der Nase und im Nasopharynx

mit Berücksichtigung
der transsphenoidalen Operationen
an der Hypophyse und der Eingriffe am vegetativen
Nervensystem des Kopfes

von

## H.J. Denecke und W. Ey

unter Mitarbeit von M.U. Denecke

Mit 153 überwiegend farbigen Abbildungen

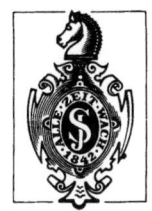

Springer-Verlag Berlin Heidelberg GmbH 1984

Professor Dr. HANS-JOACHIM DENECKE
Moltkestraße 20, D-6900 Heidelberg

Professor Dr. WERNER EY
Städtische Kliniken, HNO-Klinik
Heidelberger Landstraße 379, D-6100 Darmstadt

Dieser Band ist der 1. Teil der völlig neubearbeiteten und erweiterten 3. Auflage von Band V. zuletzt erschienen 1953 unter dem Titel: Die oto-rhino-laryngologischen Operationen und die allgemein chirurgischen Eingriffe am Halse von H.J. Denecke und N. Guleke

CIP-Kurztitelaufnahme der Deutschen Bibliothek
Allgemeine und spezielle Operationslehre/begr. von Martin Kirschner. Fortgef. u. hrsg. von R. Zenker...
– Berlin; Heidelberg; New York: Springer Teilw. u.d.T.: Allgemeine und spezielle chirurgische Operationslehre
NE: Kirschner, Martin [Begr.]; Zenker, Rudolf [Hrsg.]; Allgemeine und spezielle chirurgische Operationslehre
Bd. 5. Teil 1. → Denecke, Hans Joachim: Die Operationen an der Nase und im Nasopharynx.
Denecke, Hans Joachim: Die Operationen an der Nase und im Nasopharynx: mit Berücksichtigung d. transphenoidalen Operationen an d. Hypophyse u.d. Eingriffe am vegetativen Nervensystem d. Kopfes/von H.J. Denecke u. W. Ey.
– 3., völlig neu bearb. Aufl. – Berlin; Heidelberg; New York; Tokyo: Springer, 1984.
(Allgemeine und spezielle Operationslehre; Bd. 5, Teil 1)
ISBN 978-3-662-11523-7    ISBN 978-3-662-11522-0 (eBook)
DOI 10.1007/978-3-662-11522-0
NE: Ey, Werner:

Das Werk ist urheberrechtlich geschützt. Die dadurch begründeten Rechte, insbesondere die der Übersetzung, des Nachdrucks, der Entnahme von Abbildungen, der Funksendung, der Wiedergabe auf photomechanischem oder ähnlichem Wege und der Speicherung in Datenverarbeitungsanlagen bleiben, auch bei nur auszugsweiser Verwertung, vorbehalten. Die Vergütungsansprüche des § 54, Abs. 2 UrhG werden durch die „Verwertungsgesellschaft Wort", München, wahrgenommen.

© Springer-Verlag Berlin Heidelberg 1984
Ursprünglich erschienen bei Springer-Verlag Berlin Heidelberg New York 1984.
Softcover reprint of the hardcover 3rd edition 1984

Die Wiedergabe von Gebrauchsnamen, Handelsnamen, Warenbezeichnungen usw. in diesem Werk berechtigt auch ohne besondere Kennzeichnung nicht zu der Annahme, daß solche Namen im Sinne der Warenzeichen- und Markenschutz-Gesetzgebung als frei zu betrachten wären und daher von jedermann benutzt werden dürften.

Produkthaftung: Für Angaben über Dosierungsanweisungen und Applikationsformen kann vom Verlag keine Gewähr übernommen werden. Derartige Angaben müssen vom jeweiligen Anwender im Einzelfall anhand anderer Literaturstellen auf ihre Richtigkeit überprüft werden.

Reproduktion der Abbildungen: G. Dreher, Württemb. Graphische Kunstanstalt GmbH, Stuttgart

# Vorwort

Der V. Band der allgemeinen und speziellen Operationslehre, die Oto-Rhino-Laryngologischen Operationen, erscheint in diesen Jahren in der dritten Auflage. Er beginnt mit dem vorliegenden Band V/1, der die Operationen an der Nase und im Nasopharynx mit Berücksichtigung der transsphenoidalen Operationen an der Hypophyse und der Eingriffe am vegetativen Nervensystem des Kopfes abhandelt. Band V/2, der anschließend erscheint, wird die Operationen an den Nasennebenhöhlen und der angrenzenden Schädelbasis beinhalten. Band V/3 mit der Darstellung der oto-rhino-larnygologischen Operationen im Mund- und Halsbereich (DENECKE) sowie Band V/4, die allgemeinchirurgischen Operationen am Hals (SCHWEMMLE), sind 1980 erschienen. Band V/5 wird die Operationen am Ohr und der zugehörigen Schädelbasis enthalten.

Diese Ausweitung des V. Bandes gegenüber seiner zweiten Auflage von 1953 wurde durch das Hinzukommen einer großen Anzahl neu entwickelter Operationen an den einzelnen Organen im Bereich von Hals, Nase und Ohr notwendig. Neue Erkenntnisse über die Pathophysiologie und die Funktion der Organe sind in die entwickelten Oprationstechniken eingeflossen. Dadurch wurde eine völlige Neubearbeitung des Stoffes erforderlich.

Als Co-Autor für den vorliegenden Band V/1 konnte Professor WERNER EY, Darmstadt, gewonnen werden, der sich seit Jahrzehnten mit der Chirurgie der äußeren und inneren Nase besonders intensiv befaßt hat.

Bei der korrigierenden Rhinoplastik und bei den rekonstruktiven Verfahren haben die Autoren versucht, die neuen Erkenntnisse über eine funktionelle Chirurgie unter Berücksichtigung der Pathophysiologie der Nase herauszuarbeiten. Alte, den Erfordernissen nicht mehr gerecht werdende Operationsverfahren sind fortgelassen und neu entwickelte, aber bereits bewährte, eingefügt worden. Dabei konnten wegen des zur Verfügung stehenden Raumes nicht alle Variationen angeführt werden. Auch die Chirurgie der inneren Nase, besonders das Kapitel über die Septumchirurgie, wurde unter dem Gesichtspunkt der modernen funktionellen Rhinochirurgie völlig neu dargestellt. Hierbei fand auch die Chirurgie der Nase im Kindesalter Berücksichtigung.

Der Versorgung des Nasenblutens, besonders wichtig bei Verletzungen und operativen Eingriffen, wurde ein angemessener Raum gewidmet. Dabei wurde auch den modernen Erkenntnissen über die Strömungsrichtung des Blutes nach Carotisligatur Rechnung getragen.

Auch das Kapitel über die Mißbildungen im Bereich der Nase wurde neu bearbeitet. Vor allem mußten die korrigierenden Eingriffe an der Nase nach vorausgegangener Operation von Lippen-Kiefer-Gaumenspalten sowohl unter ästhetischen als auch unter funktionellen Gesichtspunkten berücksichtigt werden.

Die Chirurgie des Nasopharynx hat in den letzten Jahren besonders durch die enorme Entwicklung neuer radiologisch-diagnostischer Techniken eine Ausweitung erfahren, sodaß eine völlige Neuorientierung des Stoffes erforderlich wurde. Ähnliches gilt für die transsphenoidalen Eingriffe an der Hypophyse, die durch ein abgestimmtes Zusammenwirken zwischen Rhinochirurgen und Neurochirurgen sowohl das neurochirurgische Behandlungsziel als auch eine weitgehende Schonung der Anatomie der Nase mit Erhaltung ihrer Funktion gewährleisten müssen.

Neu aufgenommen wurde das Kapitel über die operativen Eingriffe am vegetativen Nervensystem, besonders am Nervus petrosus major, am Nervus Vidianus und am Ganglion pterygopalatinum. Diese Eingriffe am sympathischen und parasympathischen Nervensystem des Kopfes werden einerseits bei einer bestimmten Art von Kopfschmerzen, andererseits bei einigen Erkrankungen der Nasenschleimhaut durchgeführt, die ebenfalls auf eine Störung der vegetativen Innervation zurückgeführt werden.

Die modernen Operationsverfahren an der Nase und im Nasopharynx sowie die transnasalen Eingriffe an der Hypophyse und die Chirurgie am vegetativen Nervensystem des Kopfes erfordern vielfach die Anwendung neuzeitlicher Operationsmikroskope oder lupenchirurgischer Techniken. Auch darauf wurde entsprechend eingegangen. – Die meisten Abbildungen der Operationssituationen wurden neu angefertigt und nur einige übernommen.

Mit dem vorliegenden Band möchten die Autoren auch dem Allgemeinchirurgen, der zunehmend mit der Unfall- und Tumorchirurgie dieses anatomisch und funktionell diffizilen Gebietes konfrontiert wird, einen Wegweiser über die operativen Möglichkeiten und Erfordernisse in die Hand geben.

Die Autoren danken den Herausgebern für ihr Vertrauen und ihre großzügige Unterstützung und dem Verlag für die vorzügliche Ausstattung des Bandes. Die Aufgaben, die die Autoren den Zeichnern Herrn CORNFORD sowie Herrn KÜHN und seinen Mitarbeitern in diesem anatomisch schwierigen Gebiet stellen mußten, sind zur vollen Zufriedenheit gelöst worden. Für ihre große Mühe und das aufgebrachte Verständnis ist ihnen zu danken. Unentbehrlich war uns die Hilfe von Frau Dr. M.U. DENECKE, der wir großen Dank schulden.

Heidelberg, Darmstadt 1984 H.J. DENECKE
W. EY

# Inhaltsverzeichnis

## A. Chirurgie der äußeren Nase

### I. Chirurgische Eingriffe bei Deformitäten der Nase – korrigierende Rhinoplastik     1

1. Allgemeine Vorbemerkung ............................. 1
   - a) Zur Geschichte der korrigierenden Rhinoplastik ........... 1
   - b) Zur klinischen Anatomie und zur Physiologie der Nase ........ 2
     - α) Anatomie ................................. 2
     - β) Physiologie ............................... 11
   - c) Dokumentation der Befunde ...................... 11
   - d) Allgemeine Indikation zu korrigierenden Eingriffen an der Nase .... 17
   - e) Anaesthesie bei der korrigierenden Rhinoplastik ........... 18
     - α) Allgemeine Vorbemerkung ....................... 18
     - β) Technik der Lokalanaesthesie .................... 18
   - f) Instrumentarium für die korrigierende Rhinoplastik ......... 20
   - g) Zur Technik der Incisionen der Decollements bei der korrigierenden Rhinoplastik ............................... 24
     - α) Intercartilaginäre Incision und Transfixion ............. 25
     - β) Intracartilaginäre Incision ...................... 26
     - γ) Hemitransfixion ............................ 27
     - δ) Lateraler Vestibulumschnitt ..................... 27
     - ε) Marginale Incision, Flügelknorpelrandschnitt ........... 28
     - ζ) Nasoalare Incision, äußerer Nasenflügelschnitt ........... 28
     - η) Endobuccale Incision ......................... 29
     - θ) Transversale Incision ......................... 30
     - ι) Decollements ............................. 30
   - h) Zur Technik der Osteotomien bei der korrigierenden Rhinoplastik ... 31
     - α) Mediane und paramediane Osteotomie ................ 31
     - β) Laterale Osteotomie ......................... 33
     - γ) Transversale Osteotomie ....................... 34
     - δ) Intermediäre Osteotomie ....................... 36
   - i) Tamponade und Verbandtechnik bei der korrigierenden Rhinoplastik .. 36
   - j) Zur Technik der Knorpel- und Knochenentnahme und der Knorpelkonservierung .......................... 37
2. Korrektur der Höckernase ............................ 41
   - a) Allgemeine Vorbemerkung ....................... 41
   - b) Technik der Höckerabtragung ..................... 41
   - c) Reduktionsplastik – total reduction .................. 44
3. Korrektur der Schiefnase ............................. 49
   - a) Allgemeine Vorbemerkung ....................... 49
   - b) Korrektur der knorpeligen Schiefnase mit Deviation der Nasenspitze .. 50
   - c) Korrektur der knöchern-knorpeligen Schiefnase mit Deviation der Nasenspitze ................................ 51
   - d) Korrektur der knorpeligen Schiefnase ohne Deviation der Nasenspitze .. 53

e) Korrektur der knöchern-knorpeligen Schiefnase ohne Deviation der
   Nasenspitze .................................................. 55
4. Korrektur der Sattelnase ........................................ 57
   a) Allgemeine Vorbemerkung ..................................... 57
   b) Korrektur der knorpeligen Sattelnase ........................ 57
      α) Korrektur mit Knorpelimplantaten ......................... 58
      β) Korrektur durch Schwenklappen aus den Flügelknorpeln und den
         Lateralknorpeln ........................................... 59
      γ) Korrektur durch Spanimplantation in das Septum, sog.
         Septumaufbauplastik ....................................... 60
   c) Korrektur der knöchernen Sattelnase ......................... 61
   d) Korrektur der knöchern-knorpeligen Sattelnase ............... 62
      α) Zweiteiliges Implantat ................................... 62
      β) L-förmiger Profilgerüstspan .............................. 63
   e) Korrektur der Sattel-Schrumpfnase – compound saddle nose – durch
      Lappenplastiken .............................................. 65
5. Eingriffe an der Columella .................................... 67
   a) Korrektur der retrahierten Columella ........................ 67
      α) Korrektur durch Implantate ............................... 67
      β) Korrektur mittels eines composite graft .................. 69
   b) Korrektur der hängenden Columella ........................... 69
   c) Korrektur der zu kurzen Columella ........................... 70
      α) Columellaverlängerung durch VY- und Z-Plastik ............ 70
      β) Columellaverlängerung mittels composite graft ............ 71
   d) Korrektur der zu breiten und der verzogenen Columella ....... 71
6. Eingriffe bei Stellungsanomalien der Nasenflügel und der dadurch bedingten
   Formveränderungen der Nasenlöcher ............................... 71
   a) Korrektur des Ansaugens der Nasenflügel, sog. Nasenflügelkollaps ... 71
      α) Allgemeine Vorbemerkung .................................. 71
      β) Korrektur des Nasenflügelkollapses bei der Spannungsnase mittels
         Septo-Rhinoplastik ........................................ 72
      γ) Korrektur durch Rotation der Flügelknorpel ............... 72
      δ) Korrektur durch Flügelknorpelschwenklappen ............... 73
      ε) Korrektur durch Implantate ............................... 75
      ζ) Korrektur des durch Narbenzug bedingten Ansaugens der Nasenflügel
         mittels composite graft ................................... 75
   b) Korrektur abnorm geformter Nasenflügel ...................... 78
      α) Korrektur der ausgebauchten Nasenflügel bei sog. flaring nose .... 79
      β) Verschmälerung der zu breiten Nasenbasis ................. 79
      γ) Erweiterung des Nasenloches durch Z-Plastik .............. 80
      δ) Korrektur des hängenden Nasenflügelrandes ................ 80
7. Eingriffe an der Nasenspitze .................................. 80
   a) Allgemeine Vorbemerkung ..................................... 80
   b) Luxationsmethode zur Freilegung der Flügelknorpel für die
      Spitzenkorrektur ............................................. 81
   c) Eversionsmethode zur Freilegung der Flügelknorpel für die
      Spitzenkorrektur ............................................. 83
   d) Intracartilaginäre Incision mit Hockeystockresektion zur Korrektur der
      Nasenspitze .................................................. 85
   e) Flügellappentechnik zur Korrektur der Nasenspitze ........... 86
   f) Totale Exposition der Flügelknorpel zur Korrektur der Nasenspitze ... 87

**II. Eingriffe bei Defekten der Nase, rekonstruktive Rhinoplastik** ....... 88

1. Zur Geschichte der rekonstruktiven Rhinoplastik ............... 88
2. Allgemeine Vorbemerkung ....................................... 90
3. Allgemeine Technik der Lappenplastiken ........................ 92
   a) Nahlappenplastik ............................................ 92

b) Regionale Transpositionslappen ... 93
c) Fernlappen ... 93
d) Freie Gewebstransplantation ... 94
4. Partieller Nasenersatz ... 96
   a) Rekonstruktion der Columella ... 96
      α) Rekonstruktion von partiellen Columelladefekten und Korrektur der zu kurzen Columella mit freien Transplantaten ... 97
      β) Rekonstruktion der Columella mittels Rundstiellappens aus der Nasolabialfalte ... 98
      γ) Rekonstruktion der Columella durch Fernlappen ... 99
   b) Rekonstruktion der Nasenspitze ... 104
      α) Rekonstruktion der Nasenspitze durch Fernlappen ... 104
      β) Rekonstruktion der Nasenspitze durch einen inselförmig gestalteten medianen Stirnlappen ... 104
   c) Rekonstruktion bei Nasenflügeldefekten ... 106
      α) Rekonstruktion mit freien Transplantaten ... 106
      β) Rekonstruktion mit Nahlappen ... 108
      γ) Rekonstruktion mit Fernlappen ... 108
   d) Rekonstruktion bei Defekten der seitlichen Nasenwand und bei partiellen Defekten des Nasenrückens ... 109
      α) Deckung von ein- und zweischichtigen Defekten ... 110
      β) Versorgung durchgehender dreischichtiger Defekte ... 113
5. Subtotale und totale Ersatzplastik der Nase ... 115
   a) Allgemeine Vorbemerkung ... 115
   b) Deckung durch Schwenk- oder Transpositionslappen aus der Stirn, sog. indische Methode ... 116
      α) Vorbereitung des Nasenstumpfes und Bildung der Innenauskleidung der Nase ... 117
      β) Medianer Stirnlappen ... 118
      γ) Schräger Stirnlappen ... 120
      δ) Sichelförmiger Stirnlappen ... 121
      ε) Stirn-Skalp-Lappen ... 122
   c) Plastische Rekonstruktion bei subtotalen und totalen Nasendefekten durch Fernlappen ... 125
      α) Rekonstruktion mit Stiellappen aus dem Oberarm, sog. italienische Methode ... 125
      β) Rundstiellappen ... 127
      γ) Myocutaner Pectoralis-major-Lappen ... 127
      δ) Frei transplantierte Lappen mit mikrovasculärer Anastomosierung ... 130

**III. Operatives Vorgehen beim Rhinophym** ... 131
1. Allgemeine Vorbemerkungen ... 131
2. Technik der schichtweisen Rhinophymabtragung mit dem Messer, sog. Abrasion ... 131
3. Subcutane Exstirpation des Rhinophyms ... 133
4. Rhinoplastische Maßnahmen beim Rhinophym ... 133

**IV. Unterbindung der V. angularis bei Thrombophlebitis infolge von Entzündungen im Bereich von Nase und Oberlippe** ... 134

## B. Operationen an der inneren Nase ... 135

**I. Eingriffe an der Nasenscheidewand** ... 135
1. Submuköse Fensterresektion des Septums ... 135
   a) Indikationen zur submukösen Septumresektion ... 135
   b) Anaesthesie bei der submukösen Septumresektion ... 136
   c) Technik der submukösen Septumresektion ... 137

2. Septumplastik . . . . . . . . . . . . . . . . . . . . . . . . . . . 139
   a) Allgemeine Vorbemerkung . . . . . . . . . . . . . . . . . . . 139
   b) Indikation zur Septumplastik . . . . . . . . . . . . . . . . . 140
   c) Technik der Septumplastik . . . . . . . . . . . . . . . . . . 141
      α) Vorbemerkung . . . . . . . . . . . . . . . . . . . . . . . 141
      β) Anaesthesie . . . . . . . . . . . . . . . . . . . . . . . . 141
      γ) Hemitransfixion und Anlegen eines linken anterioren Tunnels . . . . 143
      δ) Maxillo-prämaxillärer Zugang . . . . . . . . . . . . . . . 144
      ε) Korrektur von Vertikal- und Horizontaldeviationen . . . . . . . . 147
   d) Septumplastik zur Korrektur einzelner Septumabschnitte . . . . . . . . 150
      α) Korrektur der Subluxatio septi . . . . . . . . . . . . . . . 150
      β) Korrektur im Bereich der Spina nasalis anterior . . . . . . . . . 152
   e) Plastischer Wiederaufbau des caudalen Septums . . . . . . . . . . 153
      α) Allgemeine Vorbemerkung . . . . . . . . . . . . . . . . . 153
      β) Operative Technik . . . . . . . . . . . . . . . . . . . . 153
3. Septo-Rhinoplastik im Kindesalter . . . . . . . . . . . . . . . . . 155
   a) Allgemeine Vorbemerkung und Indikation . . . . . . . . . . . . 155
   b) Technik der Septo-Rhinoplastik im Kindesalter . . . . . . . . . . 156
4. Operative Eingriffe bei Septumperforationen . . . . . . . . . . . . . 157
   a) Allgemeine Vorbemerkung und Indikation . . . . . . . . . . . . 157
   b) Verschluß durch lokale Brücken- und Verschiebelappen . . . . . . . 158
   c) Verschluß durch Interposition von Gewebe . . . . . . . . . . . . 160
   d) Verschluß durch einen gestielten Lappen aus der unteren Muschel . . . . 161
   e) Verschluß durch regionale oral gestielte Schleimhautlappen . . . . . . 163
   f) Verschluß durch Fernlappen . . . . . . . . . . . . . . . . . . 165
   g) Verschluß durch Kunststoff-Obturatoren . . . . . . . . . . . . . 165

II. **Eingriffe bei verschiedenen Erkrankungen der Nasenhöhle** . . . . . . . . . 167
   1. Eingriffe an den Nasenmuscheln . . . . . . . . . . . . . . . . . 167
      a) Anatomische und pathologisch-anatomische Vorbemerkung . . . . . . 167
      b) Allgemeine Vorbemerkung . . . . . . . . . . . . . . . . . 167
      c) Conchotomie, sog. Muschelkappung . . . . . . . . . . . . . . 168
      d) Abtragung hyperplastischer Muschelenden . . . . . . . . . . . 168
      e) Submuköse Elektrokoagulation der Muschel . . . . . . . . . . . 169
      f) Infraktion mit Lateroposition der unteren Muschel . . . . . . . . . 170
      g) Subperiostale Conchektomie der unteren und mittleren Muschel . . . . 170
   2. Entfernen von Nasenpolypen, endonasale Polypektomie . . . . . . . . 171
   3. Eingriffe bei Synechien in der Nasenhöhle . . . . . . . . . . . . . 172
      a) Einfache Synechiedurchtrennung . . . . . . . . . . . . . . . 173
      b) Kombinierte Maßnahmen bei Synechien in der Nase . . . . . . . . 173
   4. Entfernung von Fremdkörpern und Rhinolithen . . . . . . . . . . . 174
   5. Eingriffe bei Tumoren in der Nasenhöhle . . . . . . . . . . . . . 175
      a) Abtragen eines sog. blutenden Septumpolypen . . . . . . . . . . 175
      b) Vorgehen bei Hämangiomen in der Nasenhöhle . . . . . . . . . . 175
      c) Eingriffe bei nicht epithelialen Tumoren der Nasenhöhle . . . . . . . 175
      d) Entfernen von Nasenpapillomen . . . . . . . . . . . . . . . 176
      e) Eingriffe bei malignen Tumoren der Nasenhöhle . . . . . . . . . 176
   6. Eingriffe bei Ozaena . . . . . . . . . . . . . . . . . . . . . . 177
      a) Allgemeine Vorbemerkung und Prinzip der operativen Ozaenabehandlung 177
      b) Operative Einengung des Nasenlumens durch Implantate . . . . . . 178
      c) Operative Einengung des Nasenlumens durch Medialverlagerung der
         lateralen Nasenwand . . . . . . . . . . . . . . . . . . . . 179
      d) Partieller Verschluß der Nasenlöcher durch Vestibulum-Septumlappen . . 180
      e) Methoden zur operativen Vergrößerung der sezernierenden
         Schleimhautoberfläche . . . . . . . . . . . . . . . . . . . 181
         α) Verlagerung der Kieferhöhlenschleimhaut in die Nasenhöhle . . . . . 181

$\beta$) Transplantation regionaler oral gestielter Schleimhautlappen in die
Nasenhöhle .................................................. 181

### III. Eingriffe bei Blutungen in die Nasenhöhle, Epistaxis ............ 183

1. Ursachen des Nasenblutens ................................... 183
2. Mögliche Blutungsstellen ..................................... 183
3. Aufsuchen der Blutungsstelle ................................. 185
4. Behandlung der Blutungsstelle ................................ 186
   a) Maßnahmen zur Erstversorgung der Blutung ................ 186
   b) Versorgung der Blutungsstelle durch Verschorfung .......... 186
      $\alpha$) Ätzverschorfung ....................................... 186
      $\beta$) Elektrokoagulation ..................................... 187
      $\gamma$) Kryosonde ............................................ 187
   c) Versorgung der Blutung durch vordere Tamponade .......... 187
   d) Versorgung der Blutung durch hintere Nasentamponade ..... 188
   e) Versorgung mit Ballonsonden ............................... 190
   f) Vorgehen bei Nasenbluten infolge granulierender Septumperforation .. 191
   g) Versorgung des Nasenblutens durch Gefäßunterbindung ..... 191
      $\alpha$) Versorgung von Blutungen aus dem Gebiet der A. carotis externa durch permaxilläre Ligatur der A. maxillaris und ihrer Äste ..... 192
      $\beta$) Versorgung von Blutungen aus dem Gebiet der A. carotis interna durch Ligatur der Ethmoidalarterien ........................... 194
      $\gamma$) Versorgung der Blutung durch Unterbindung der A. carotis externa 196
      $\delta$) Versorgung der Blutung durch Unterbindung der A. carotis communis 198
      $\varepsilon$) Versorgung des unmittelbar aus der A. carotis interna stammenden Nasenblutens durch Ligatur der A. carotis communis und der A. carotis externa mit einem Hinweis auf die Strömungsverhältnisse in A. carotis interna und externa nach Communisligatur ............ 199
      $\zeta$) Intraarterielle Thrombosierung der A. carotis interna .......... 200
      $\eta$) Intracranielle Ligatur der A. carotis interna ................ 202
   h) Dermoplastik bei Nasenbluten infolge von Morbus Rendu-Osler .... 202

## C. Eingriffe bei Verletzungen der Nase ............................ 206

### I. Versorgung frischer Weichteilverletzungen der Nase ............. 206

### II. Versorgung von Frakturen des knöchernen und knorpeligen Nasengerüstes ... 207

1. Allgemeine Vorbemerkung ................................... 207
2. Behandlung von Nasenfrakturen .............................. 209
   a) Geschlossene, unblutige Reposition ......................... 209
   b) Offene, blutige Reposition ................................. 210
   c) Versorgung frischer Trümmerfrakturen der Nase ............ 212

### III. Verletzungen der Nase im Kindesalter ........................ 214

1. Allgemeine Vorbemerkung ................................... 214
2. Versorgung von Grünholzfrakturen ............................ 214
3. Offene Reposition nach frontaler Abriß- und Trümmerfraktur .... 215
4. Vorgehen bei traumatischer Septumdislokation beim Neugeborenen .. 216

### IV. Vorgehen bei Komplikationen nach Nasenverletzungen ......... 217

1. Vorgehen beim Nasenrückenhämatom ......................... 218
2. Vorgehen beim Septumhämatom ............................. 218
3. Vorgehen beim Septumabszeß ............................... 219
4. Vorgehen bei Rhinoliquorrhoe ............................... 220
5. Vorgehen bei posttraumatischen Stenosen und Synechien ....... 220

## D. Eingriffe bei Mißbildungen der Nase .................. 221
### I. Korrektur der Nase nach Operationen von Lippen-Kiefer-Gaumenspalten .... 221
1. Allgemeine Vorbemerkung ........................ 221
2. Korrigierende Eingriffe an der Nase nach der Operation einseitiger Lippen-Kiefer-Gaumenspalten .............................. 222
   a) Korrektur des Septums ........................ 222
   b) Korrektur der knöchernen Nasenpyramide ............... 222
   c) Korrektur der Nasenbasis ....................... 222
      α) Verlagerung des spaltseitigen Flügelknorpels auf die Gegenseite ... 223
      β) Korrektur des Nasenflügels bei narbiger Verziehung der Oberlippe .. 224
3. Korrigierende Eingriffe an der Nase nach der Operation doppelseitiger Lippen-Kiefer-Gaumenspalten ........................... 225
   a) Kombination der beiderseitigen Verlagerung der Flügelknorpel mit einer Columellaverlängerung durch composite graft ............. 225
   b) Columellaverlängerung in Kombination mit einer Abbé-Estlander-Plastik 226

### II. Operatives Vorgehen bei Stenosen und Atresien der Nase .......... 227
1. Eingriffe bei vorderen Stenosen und Atresien der Nase ........... 227
   a) Allgemeine Vorbemerkung ...................... 227
   b) Incision und Dilatation bei kongenitaler Atresie der vorderen Nase ... 227
   c) Eingriffe bei Stenosen und Atresien der vorderen Nase ......... 227
      α) Erweiterung des Nasenloches durch Z-Plastik ........... 227
      β) Korrektur der Vestibulumstenose durch ein composite graft .... 228
      γ) Korrektur von Stenosen der Nasenhöhle durch Spalthautlappen ... 228
2. Eingriffe bei Choanalatresie ....................... 229
   a) Allgemeine Vorbemerkungen .................... 229
   b) Notfallmäßige Maßnahmen bei doppelseitiger Choanalatresie ...... 229
   c) Transnasale Korrektur der Choanalatresie ............... 230
      α) Direkter transnasaler Operationsweg und endonasales mikrochirurgisches Vorgehen mit Perforation der Atresie ...... 230
      β) Perseptale Öffnung der Choanalatresie .............. 232
   d) Transpalatinaler Operationsweg .................... 233
   e) Permaxillärer Operationsweg ..................... 235
   f) Operatives Vorgehen bei membranösem Choanalverschluß ....... 235

### III. Operatives Vorgehen bei angeborenen Spalten, Fisteln und Cysten der Nase ... 236
1. Korrektur der medianen Nasenspalte, sog. bifid nose ............ 236
2. Korrektur der Proboscis lateralis ..................... 237
3. Beseitigung der medianen Nasenfisteln und -cysten ............ 237

## E. Transsphenoidale Eingriffe an der Hypophyse .............. 240
### I. Allgemeine Vorbemerkung ........................ 240
1. Zur Geschichte der Hypophysenchirurgie ................. 240
2. Anatomie der Sella turcica und der Hypophyse .............. 241
3. Indikation zur extracraniellen Hypophysenchirurgie ............ 242
4. Technik der extracraniellen Hypophysenchirurgie ............. 242
   a) Rhinotomie ............................. 244
   b) Transpalatinaler Zugang ....................... 244
   c) Transethmoidaler Zugang ...................... 244
   d) Transantral-transethmoidaler Zugang ................. 244
   e) Transseptaler Zugang ........................ 245
5. Transsphenoidale Hypophysektomie ................... 250
6. Versorgung von postoperativen Liquorfisteln bei Operationen an der Hypophyse .............................. 250

## F. Chirurgie des Nasopharynx ....................... 251
### I. Anatomische Vorbemerkungen ...................... 251

II. Präoperative Diagnostik bei Erkrankungen im Nasopharynx . . . . . . . . . 253
   III. Chirurgische Eingriffe bei Tumoren im Nasopharynx . . . . . . . . . . . 255
      1. Operative Zugangswege bei auf den Nasopharynx begrenzten Tumoren . . . 255
         a) Peroraler, retrovelarer Zugang . . . . . . . . . . . . . . . . . . . 255
         b) Transpalatinaler Zugang . . . . . . . . . . . . . . . . . . . . . . 255
         c) Transpharyngeale Zugangswege . . . . . . . . . . . . . . . . . . . 257
            α) Laterale cervicale Pharyngotomie . . . . . . . . . . . . . . . . 257
            β) Suprahyoidale Pharyngotomie . . . . . . . . . . . . . . . . . . 257
      2. Operative Zugangswege bei Tumoren, die den Nasopharynx überschreiten 257
         a) Sublabial-permaxillärer Zugang . . . . . . . . . . . . . . . . . . 258
         b) Paranasal-permaxillärer Zugang . . . . . . . . . . . . . . . . . . 258
         c) Transfacialer Zugang mit lateraler Rhinotomie . . . . . . . . . . . 259
         d) Laterale Zugangswege . . . . . . . . . . . . . . . . . . . . . . . 261
            α) Transpterygoidaler Zugang . . . . . . . . . . . . . . . . . . . 261
            β) Transzygomaticaler Zugang . . . . . . . . . . . . . . . . . . . 263
            γ) Infratemporaler Zugang . . . . . . . . . . . . . . . . . . . . . 263
         e) Kombinierte rhinochirurgisch-neurochirurgische Zugangswege bei
            intracranieller Ausdehnung von Nasopharynxtumoren . . . . . . . . . 264
      3. Operatives Vorgehen bei gutartigen Nasopharynxtumoren . . . . . . . . 264
         a) Operatives Vorgehen beim juvenilen Angiofibrom . . . . . . . . . . 265
            α) Allgemeine Vorbemerkung . . . . . . . . . . . . . . . . . . . . 265
            β) Transpalatinales Vorgehen bei auf den Nasopharynx beschränkten
               Angiofibromen . . . . . . . . . . . . . . . . . . . . . . . . . 266
            γ) Operatives Vorgehen bei ausgedehnten Angiofibromen . . . . . . . 267
         b) Operatives Vorgehen bei weiteren gutartigen Nasopharynxtumoren . . . 269
      4. Operatives Vorgehen bei malignen Nasopharynxtumoren . . . . . . . . . 269
      5. Operatives Vorgehen bei intracranieller Verletzung der A. carotis interna . . 270
      6. Operatives Vorgehen bei Verletzung der A. vertebralis . . . . . . . . . 271
      7. Transpalatinale Resektion der Tumoren des Clivus . . . . . . . . . . . 272

# G. Operative Eingriffe am N. petrosus major, am N. Vidianus und am Ganglion pterygopalatinum . . . . . . . . . . . . . . . . . . . . . . . . . . . 275

   I. Allgemeine Vorbemerkung . . . . . . . . . . . . . . . . . . . . . . . 275
   II. Anatomische Vorbemerkung . . . . . . . . . . . . . . . . . . . . . . 275
   III. Präoperative Tests bei Eingriffen am vegetativen Nervensystem des Kopfes . . . 276
      1. Allgemeine Vorbemerkung . . . . . . . . . . . . . . . . . . . . . . 276
      2. Techniken der Blockade des Ganglion pterygopalatinum . . . . . . . . 278
         a) Blockade über das Foramen palatinum majus . . . . . . . . . . . . 278
         b) Transbuccale Blockade . . . . . . . . . . . . . . . . . . . . . . 278
         c) Transnasale Blockade . . . . . . . . . . . . . . . . . . . . . . . 278
   IV. Transtemporale extradurale Durchtrennung bzw. Resektion des N. petrosus major 278
      1. Indikation . . . . . . . . . . . . . . . . . . . . . . . . . . . . 278
      2. Operative Technik . . . . . . . . . . . . . . . . . . . . . . . . . 279
   V. Transantrale Neurektomie des N. Vidianus und Exstirpation des Ganglion pterygopalatinum . . . . . . . . . . . . . . . . . . . . . . . . . . . 283
      1. Indikation . . . . . . . . . . . . . . . . . . . . . . . . . . . . 283
      2. Allgemeine Vorbemerkung zur operativen Technik . . . . . . . . . . . 283
      3. Neurektomie des N. Vidianus . . . . . . . . . . . . . . . . . . . . 284
      4. Exstirpation des Ganglion pterygopalatinum . . . . . . . . . . . . . 285

**Literatur** . . . . . . . . . . . . . . . . . . . . . . . . . . . . . . . 287

**Sachverzeichnis** . . . . . . . . . . . . . . . . . . . . . . . . . . . . 309

# A. Chirurgie der äußeren Nase

## I. Chirurgische Eingriffe bei Deformitäten der Nase – korrigierende Rhinoplastik

### 1. Allgemeine Vorbemerkung

#### a) Zur Geschichte der korrigierenden Rhinoplastik

Während sich verschiedene Methoden und Techniken zur Wiederherstellung von Defekten der Nase historisch bis in das 3. Jahrtausend v.Chr. zurückverfolgen lassen, ist die korrigierende Rhinoplastik eigentlich ein Kind unseres Jahrhunderts. Zwar wird schon von HIPPOKRATES im 5. und 4. vorchristlichen Jahrhundert berichtet, daß er die sofortige Korrektur von Deformitäten der Nase nach frischen Verletzungen des knöchernen oder knorpeligen Nasengerüstes fordert, über operative Maßnahmen zur Korrektur von Deformitäten der äußeren Nase ist aber bis in die Mitte des 19. Jahrhunderts in der Literatur nichts aufzufinden.

Erstmals hat wohl JOHANN FRIEDERICH DIEFFENBACH in Berlin in seiner 1845 herausgegebenen „Operativen Chirurgie" von der Möglichkeit einer operativen Nasenverkleinerung gesprochen, eine Technik ist von ihm jedoch nicht angegeben.

1898 führte JACQUES JOSEPH in Berlin die Korrektur einer Nasendeformität auf endonasalem Weg durch. JOSEPH, der als Pionier der heutigen korrektiven Nasenplastik gilt, war jedoch nicht der erste, der den endonasalen Zugang für rhinoplastische Eingriffe benutzte. Bereits am 4.6.1887 berichtete JOHN ORLANDO ROE von Rochester, N.Y., in einem Vortrag vor der Medical Society of the State of New York über die Korrektur einer Schiefnase auf endonasalem Weg. Dieser Vortrag wurde 1888 im Internat. Zbl. für Laryngol. und Rhinol. Bd. 4, S. 852, referiert. JOSEPH hatte offenbar davon keine Kenntnis, da ihm als Orthopäden die laryngologische Literatur nicht geläufig war.

Um die Jahrhundertwende beginnt auch die Septumplastik, die mit den Namen KRIEG, INGALS, FREER und KILLIAN verbunden ist. Die zunehmende Beachtung der physiologischen Aufgaben der Nase und die Vertiefung der anatomischen Kenntnisse haben in der Zeit nach dem 2. Weltkrieg der korrigierenden Rhinoplastik besonders unter rhinologischen Gesichtspunkten einen beachtlichen Aufschwung gebracht. So haben sich mit den Gesetzmäßigkeiten der Luftpassage in den oberen Luftwegen vor allem MINK, PROETZ, R.F. BECKER und KING, VAN DISHOEK u.a. befaßt. Neue Erkenntnisse über die praktische Bedeutung der anatomischen Strukturen der Nase wurden von CONVERSE, B.R. und C.R. STRAATSMA, KLAFF, COTTLE und GOLDMAN sowie WILLIAMS beigetragen.

Ein großer Anteil an dieser Entwicklung kommt SAMUEL FOMON zu, der die rhinoplastischen Techniken z.T. noch bei JOSEPH erlernt hatte und sie zu einer lehrbaren Methode entwickelte. Es ist sein Verdienst gemeinsam mit COTTLE, GOLDMAN, WEXLER und einigen anderen, die Voraussetzungen geschaffen zu haben, daß die Korrektur der anatomischen Veränderungen der Nase und die Wiederherstellung ihrer normalen Physiologie Aufgabe der Rhinologen und Rhinochirurgen geworden ist.

## b) Zur klinischen Anatomie und zur Physiologie der Nase

### α) Anatomie

Die klassische Anatomie der äußeren und der inneren Nase ist in den anatomischen Handbüchern und Atlanten meistens ausschließlich deskriptiv dargestellt. Das Ziel der Rhinochirurgie, besonders der Rhinoplastik, ist aber die Wiederherstellung der Funktion der Nase bei gleichzeitiger Erhaltung oder Verbesserung ihrer aesthetischen Morphologie. Die *Kenntnis verschiedener anatomischer Details* und besonderer Infrastrukturen der Nase ist daher *für die funktionell-aesthetische Rhinoplastik von Bedeutung*. Solche „landmarks" sollen hier herausgestellt werden. Auch ist zu beachten, daß die anatomischen Nomenklaturen, so wie sie in den Nomina anatomica durch den 10. Internationalen Kongreß der Anatomen 1975 in Tokio festgelegt wurden, für die funktionell-ästhetische Rhinoplastik nicht ausreichen. In der internationalen Literatur werden für die gleichen morphologischen Gebilde z.T. mehrere unterschiedliche Nomenklaturen gebraucht. Bei wesentlichen Differenzen wird auf die verschiedenen Synonyma hingewiesen.

Die *Morphologie der äußeren Weichteilnase* ist in Abb. 1 dargestellt. Hier sollte man sich auf die in den Nomina anatomica festgelegte lateinische Nomenklatur beziehungsweise deren deutsche Übersetzung beschränken. Die besonders im amerikanischen Schrifttum gebräuchlichen Bezeichnungen *Nasion* als Mittelpunkt der Sutura nasofrontalis und *Rhinion* als die Gegend der Vereinigung der beiden Ossa nasalia entsprechen den Bezeichnungen Radix nasi und Dorsum nasi. Die Nasenspitze, Apex nasi, wird hauptsächlich durch den sogenannten *Dom* der Nasenflügelknorpel, der Cartilagines alares majores gebildet. Man findet den Dom beiderseits am Übergang vom Crus laterale zum Crus mediale des Flügelknorpels. Die Wölbung des Doms weist zwei Abwinkelungen auf, eine mediale und eine laterale. Die beiden lateralen Abwinkelungen des Flügelknorpels gestalten die eigentliche Nasenspitze oder „the nasal tip" in der angelsächsischen Bezeichnung. Die Weichteilnase in dem gesamten Bereich der Nasenspitze wird im anglikanischen Schrifttum als „lobule" bezeichnet.

Die *Columella* ist für den Rhinochirurgen ein allgemein gebräuchlicher Begriff; diese Bezeichnung ist jedoch nicht in die Nomina anatomica aufgenom-

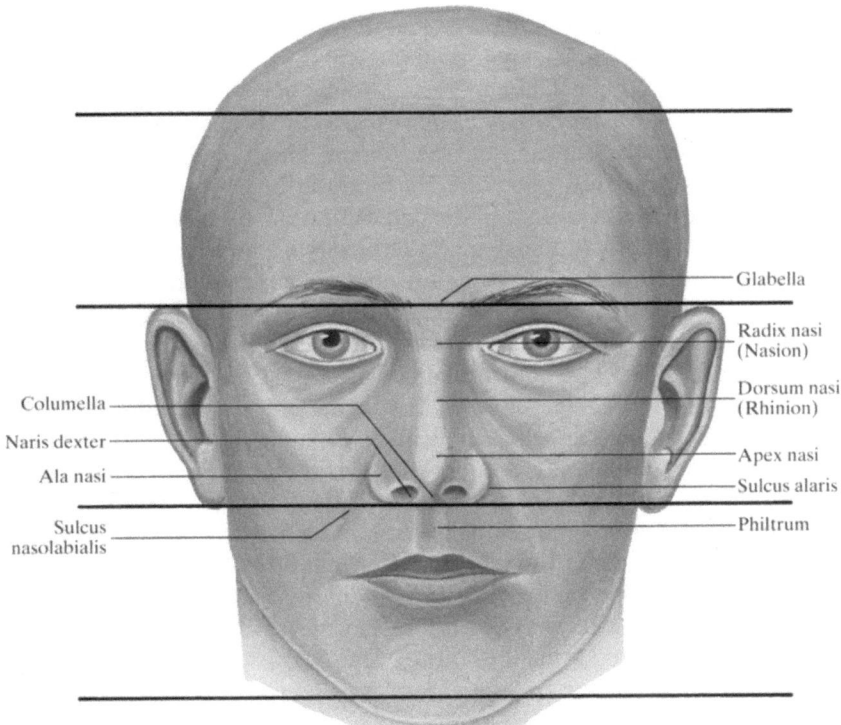

**Abb. 1.** Anatomie der äußeren Nase. Die *vier ausgezogenen horizontalen Linien* unterteilen das Gesicht in 3 Abschnitte, die nach allgemeiner ästhetischer Auffassung in einem harmonisch entwickelten Gesicht etwa die gleiche Höhe aufweisen

men. Ihr entspricht die Bezeichnung Pars mobilis septi nasi, die jedoch nicht verwechselt werden darf mit der Pars membranacea septi nasi, dem sog. Septum membranaceum, jenem häutigen Septumanteil, der zwischen der caudalen oder inferioren Septumknorpelkante und dem Crus mediale des Flügelknorpels liegt. Die Columella selbst wird von den beiden Crura medialia der Flügelknorpel und deren häutigen Bedeckung gebildet, die auch ihre Höhe und Breite bestimmen. Nach HINDERER reicht das Ende des Crus mediale beiderseits meistens bis neben die Spina nasalis anterior herab.

Das *membranöse Septum*, die Pars membranacea septi nasi, ist der Abschnitt zwischen Columella und dem caudalen oder inferioren Rand des knorpeligen Septums. Es besteht aus zwei Hautblättern mit dazwischenliegendem losen Bindegewebe und ist insofern eine bedeutende anatomische Struktur, als es die Flexibilität und Elastizität der Nasenspitze gewährleistet. Eine komplette Durchtrennung des membranösen Septums wie bei der sog. Transfixion (s.S. 25) kann die Elastizität der Nasenspitze infolge der Narbenbildung beeinträchtigen. Das ist besonders deshalb der Fall, weil die Fasern des M. depressor septi nasi (Abb. 2b) durch das membranöse Septum ziehen und normalerweise bei tiefer Inspiration das membranöse Septum anspannen.

Das *Skelett der äußeren Nase*, die sog. Nasenpyramide, besteht aus einem knöchernen und einem knorpeligen Anteil (Abb. 2a). An der Bildung der knöchernen Pyramide sind die beiden Ossa nasalia, der Processus frontalis ossis maxillae beiderseits und die Pars oder der Processus nasalis des Stirnbeins beteiligt. Einen Teil der Pars nasalis des Stirnbeins bildet die Spina nasalis ossis frontalis (Abb. 3a), die sich unter die Verbindung der Nasenbeine schiebt. Sie kann sehr stark ausgebildet sein und den zur Rhinoplastik notwendigen Osteotomien erheblichen Widerstand leisten. Andererseits ist sie ein wichtiges Stützmoment gegen äußere Gewalteinwirkung auf die knöcherne Pyramide.

Die *Nasenbeine* variieren sehr stark in ihrer Form in Abhängigkeit vom Verlauf der Sutura nasofrontalis und der Sutura nasomaxillaris (DENECKE u. R. MEYER). Sie können mit dem Stirnbein in einer Ebene stehen, zeigen aber oft am Übergang zur Pars nasalis des Stirnbeins eine Eindellung, so daß zwischen Nasenrücken und Glabella ein Winkel entsteht. Er ist besonders bei der kaukasischen Nase deutlich ausgebildet und wird heute im Gegensatz zum klassischen griechischen Stirn-Nasenrückenprofil als ästhetisch empfunden. Nach cranial werden die Nasenbeine schmaler und in der Knochenstärke dicker, nach caudal breiter und dünner. Ihr freier caudaler Rand überlappt die Lateralknorpel. Bei Erwachsenen der weißen Rasse reichen die Nasenbeine über die Knorpelknochenverbindung zwischen der Lamina perpendicularis und dem Septumknorpel hinaus (sog. Area k nach COTTLE). Das Periost umhüllt die Nasenbeine und taucht zwischen beiden ein, so daß es im Bereich des Nasenrückens nicht ohne Zerreißung abgelöst werden kann.

Lateral grenzen die Nasenbeine beiderseits an die *Processus frontales des Oberkiefers*. Der Processus frontalis weist lateral die Crista lacrimalis anterior und den Sulcus praelacrimalis auf, der bei der Rhinoplasik zu beachten ist und als Grenzlinie für die laterale Osteotomie gilt. Os nasale, Processus frontalis und das Corpus maxillae umgrenzen beiderseits die sog. *Apertura piriformis*, die in Abhängigkeit von der Rasse recht unterschiedlich ausgebildet ist. Auch die Spina nasalis anterior, die schiffsbugartige Vereinigungsstelle der beiden Oberkieferknochen in der Mitte, weist eine große Variabilität auf. Am stärksten ist sie in der Regel bei der kaukasischen Nase, am flachsten bei der negroiden Nase entwickelt. Je stärker die Spina ausgebildet ist, um so prominenter ist die Weichteilnase an ihrem caudalen Ende. An der Begrenzung der Apertura piriformis findet sich, ebenfalls in Abhängigkeit von der Rasse, eine unterschiedlich ausgebildete Crista piriformis. Sie kann bei der kaukasischen Nase 5 bis 8 mm über dem Nasenboden liegen, was z.B. für das Anlegen eines sog. inferioren subperiostalen Septumtunnels (s.S. 141ff.) von Bedeutung ist. Bei Negern findet sich praktisch keine Crista piriformis.

Die *knorpelige Pyramide der äußeren Nase* wird von den beiden Lateralknorpeln und den beiden Flügelknorpeln gebildet (Abb. 2a). Die *Lateralknorpel*, Cartilagines nasi laterales, bilden nach neueren histologischen Untersuchungen eine Einheit mit dem Septumknorpel. Cranial schieben sie sich unter den caudalen Rand der Nasenbeine, caudal werden sie gewöhnlich von den Nasenflügelknorpeln überlappt. Dadurch entsteht scheinbar eine dreieckige Form der Lateralknorpel, was in der europäischen Literatur zu der Bezeichnung Triangularknorpel geführt hat. Aus umfangreichen Untersuchungen am anatomischen Prä-

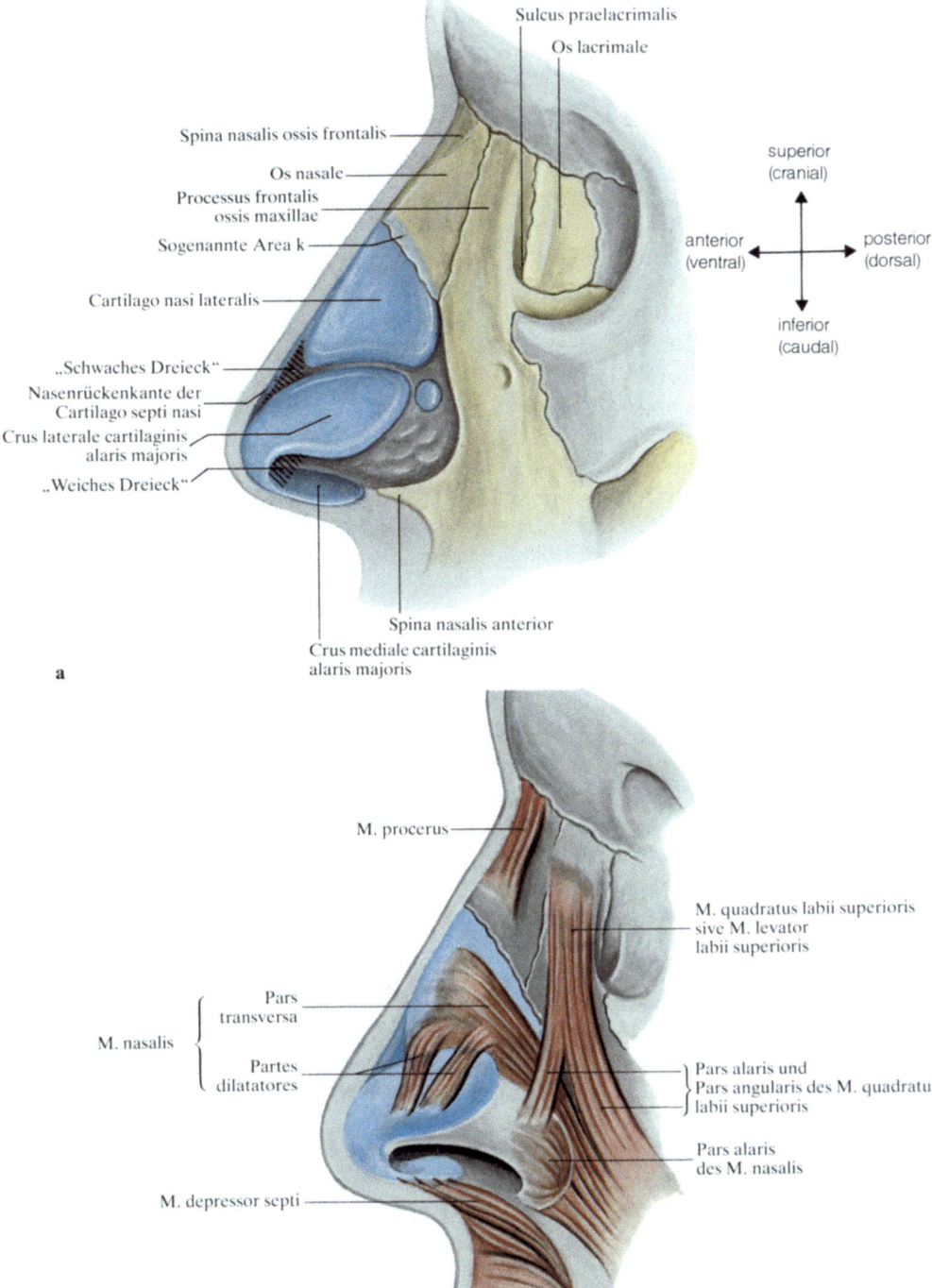

**Abb. 2 a, b.** Anatomie der Nase. **a** Anatomie der knöchernen und knorpeligen äußeren Nase. Seitenansicht. Die *schraffierten Bezirke* bezeichnen das schwache und das weiche Dreieck nach CONVERSE. **b** Muskeln der Nase

parat geht aber deutlich hervor, daß die Lateralknorpel nicht dreieckig geformt sind sondern mehr eine Trapezform aufweisen. Im caudalen Bereich ist der Seitenknorpel nur noch bindegewebig locker an das Septum angeheftet. Er ist hier an seinem caudalen Rand, der im Naseninnern den sog. Limen nasi bildet, deutlich schwächer ausgebildet und weicht vom Septum in einem Winkel von 10° bis 15° ab (Abb. 3c). Dadurch wird während der In- und Exspiration eine Beweglichkeit des caudalen Randes des Lateralknorpels gewährleistet. MINK hat 1903 für diese Region den Terminus *Nasenvorhofklappe* geprägt, der aber einen funktionellen Zustand beschreibt.

Die *Flügelknorpel*, Cartilagines alares majores, die den caudalen Anteil der knorpeligen Nasenpyramide bilden, sind mit der übrigen knorpeligen und knöchernen Nasenpyramide nur locker durch eine bindegewebige Aponeurose zwischen ihrem cranialen Rand und dem caudalen Rand der Lateralknorpel verbunden. Dieser intercartilaginäre Bereich im Nasenvorhof wird auch als *cul de sac* bezeichnet. Er muß bei der Rhinoplastik geschont werden, da ihm offensichtlich eine funktionelle Bedeutung bei der Inspiration zukommt.

Bei Betrachtung von vorn und unten ist der Flügelknorpel annähernd hufeisenförmig ausgebildet. Er besteht aus einer medialen Komponente, dem Crus mediale, und einer lateralen Komponente, dem Crus laterale. Die Crura medialia beider Flügelknorpel bilden die Stütze der Columella. Crus mediale und laterale bilden morphologisch und histologisch eine Einheit. Sie weisen lediglich im Bereich der Nasenspitze zwei Abwinkelungen auf, eine mediale und eine laterale, die nach DENECKE und R. MEYER 2 bis 3 mm voneinander entfernt liegen (s.S. 2).

Bei rhinoplastischen Maßnahmen vor allem an der Nasenspitze sind die topographisch anatomischen Verhältnisse im Bereich des Nasenflügelrandes besonders zu beachten. Der caudale Knorpelrand des Crus laterale bildet keineswegs überall auch den Rand des Nasenloches, vielmehr weicht das Crus laterale vom Dombereich nach lateral in posteriorer Richtung um 5 bis 6 mm zurück. Auch am Übergang vom Crus mediale zum Crus laterale findet sich eine knorpelfreie Zone des Nasenlochrandes (HOVORKA 1893), das sog. *weiche Dreieck* oder „soft triangle" nach CONVERSE (Abb. 2a). Wird ein Flügelknorpelrandschnitt hier zu sehr in die knorpelfreie Zone hineingeführt, kann es zu unschönen narbigen Verziehungen des Nasenlochrandes kommen.

Dem *Septum* wird in der funktionellen Rhinoplastik große Beachtung geschenkt, da es die wichtige Funktion der Abstützung der gesamten knöchernen und knorpeligen Pyramide der Nase übernimmt. Unter diesem Gesichtspunkt muß die klassische Anatomie des Septums ebenfalls eine Erweiterung erfahren (Abb. 3a–e,). Außer der Cartilago septi nasi, auch als Lamina quadrangularis bezeichnet, der Lamina perpendicularis des Os ethmoidale und dem Vomer werden dem Septum auch die Columella, das Septum membranaceum sive Pars membranacea septi nasi, die Spina nasalis anterior, die sog. Praemaxilla, die Crista maxillaris sive Crista nasalis maxillae, die Crista nasalis ossis palatini und schließlich auch die Spina nasalis des Os frontale zugerechnet.

Obgleich der Septumknorpel, die Cartilago septi nasi, mit den beiden Seitenknorpeln eine morphologische Einheit bildet (STRAATSMA und STRAATSMA, FOMON, COTTLE, MASING), werden die Lateralknorpel nicht dem Septum als Ganzes zugerechnet. *Die Cartilago septi nasi* ist in der Regel trapezförmig gestal-

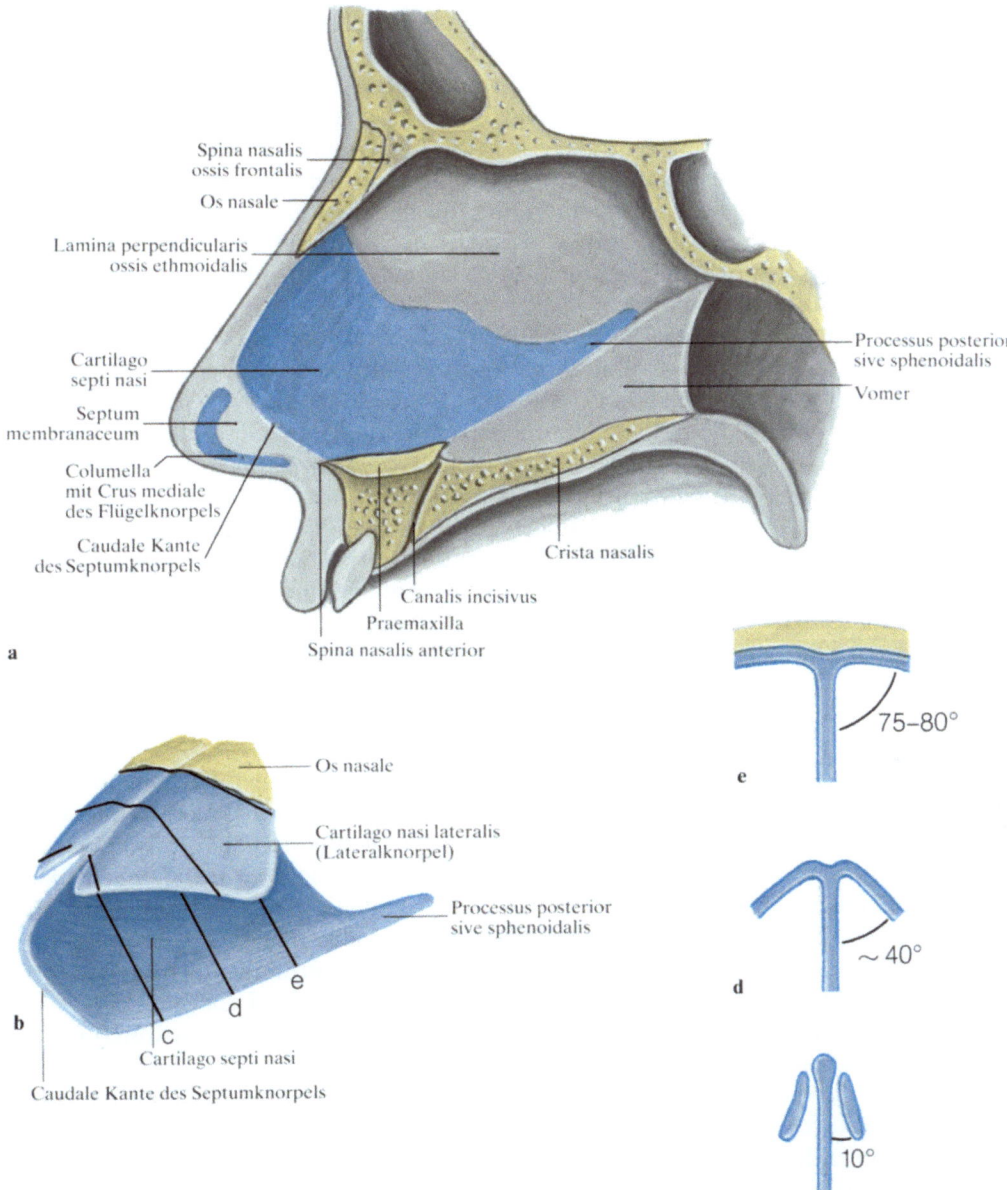

**Abb. 3a–e.** Anatomie des Septums. **a** Anatomie des Septums, Seitenansicht. **b–e** Isolierte anatomische Darstellung des knorpeligen Septums mit den Lateralknorpeln (schematisch). **b** In der Cartilago septi nasi und in den Cartilagines nasi laterales sind 3 Schnittebenen eingezeichnet, die in **c–e** wiedergegeben sind. **c** Frontalschnitt durch die Region der Nasenvorhofklappe. In diesem Abschnitt besteht keine Verbindung zwischen Septum- und Lateralknorpel. Der Winkel, den diese beiden Knorpel einschließen, beträgt 10° bis 15°. **d** Die weiter posterior gelegene Schnittebene läßt den kontinuierlichen Übergang von Septumknorpel in die Lateralknorpel erkennen. Hier beträgt der Winkel zwischen den beiden Knorpeln ungefähr 40°. **e** Die noch mehr posterior liegende Schnittebene weist eine Überlagerung der Nasenbeine über die Lateralknorpel auf. Der Winkel zwischen Septumknorpel und Lateralknorpel beträgt hier 75° bis 80°

tet, wobei die beiden etwa parallel verlaufenden Kanten, das heißt der freie caudale Septumrand und der knorpelig-knöcherne Übergang zur Lamina perpendicularis, etwa in einem Längenverhältnis von 1:2 stehen. Das sollte beispielsweise bei einer Wiederaufbauplastik des knorpeligen Septums berücksichtigt werden. Die anterior-ventrale, das heißt die Nasenrückenkante des Septums ist zusammen mit den Lateral- und den Flügelknorpeln an der Gestaltung des knorpeligen Nasenrückens beteiligt. Die Flügelknorpel sind vom Septum abhängig: Bei hoher Nasenspitze stützen sie sich am Septum ab, bei hängender oder niedriger Nasenspitze sind sie nach vorn unten gekippt oder werden mangels Stütze in die Breite gezogen.

Auf einer kurzen Strecke cranial der Flügelknorpel sog. *supra tip region*, übernimmt das knorpelige Septum die Profilgestaltung des Nasenrückens allein. Aus den Untersuchungen von FOMON und CONVERSE geht hervor, daß der distale Ansatz der Lateralknorpel am Septum entscheidend für die Stabilität des Nasenrückens ist. FOMON bezeichnet diese Stelle als „weak point" und CONVERSE als „weak triangle", sog. *schwaches Dreieck* (Abb. 2a). Wird in diesem Bereich Septumknorpel reseziert, kann es postoperativ zu einer Einsattelung kommen.

Blickt man von vorn oben auf den Septumknorpel, so erkennt man deutlich eine leichte Y-Form des Septumdaches, das zusammen mit den Lateralknorpeln eine Art romanischen Doppelbogens bildet (Abb. 3d, e). Es entsteht so in der Mitte des knorpeligen Nasenrückens eine Rinne, die mit straffem Bindegewebe ausgefüllt ist und auf ihrem Boden die ernährenden Blutgefäße führt. Das ist bei dem Decollement des Nasenrückens (s.S. 30) zu beachten, da man hier sehr sorgfältig und dicht über den Gefäßen präparieren muß.

Die freie vordere, das ist die caudale Septumkante, zieht in einem leicht konvexen Bogen von der Spina nasalis anterior zum vorderen oberen caudo-ventralen Septumwinkel. Reicht die freie caudale Septumkante über die Spina nasalis anterior hinaus, so fixiert sie die Columella oder drängt die medialen Schenkel der Flügelknorpel lateralwärts, so daß die Columella breit erscheint. Sind die medialen Schenkel der Flügelknorpel nach caudal verlagert, so entsteht das Bild der hängenden Columella (s.S. 69). Weicht die prominente freie caudale Septumkante von der Mitte ab, so liegt eine Subluxatio septi vor (s.S. 150).

Der Septumknorpel wird im Bereich der Spina nasalis anterior durch einen Perichondrium-Periostfaserzug, sog. *„chondro osseous joint"* nach COTTLE (Abb. 87a), in situ gehalten. Er ist also im Bereich der Spina nicht starr fixiert. Die Cartilago septi nasi ruht mit ihrer Basis fest in einer Knochenrinne, die dicht hinter der Spina nasalis beginnt und entsprechend der oberen Vomerkante dorsalwärts leicht ansteigt. Nach den Untersuchungen von MOSHER und KLAFF stützt sich der Septumknorpel hauptsächlich auf die sog. *Praemaxilla*, das ist der vorderste Abschnitt der Crista nasalis des Processus palatinus der Maxilla. Die Praemaxilla ist nach diesen Untersuchungen der verbliebene *Rest des* von GOETHE beschriebenen *Zwischenkiefers*, der erst im 3. bis 4. Fetalmonat mit der Maxilla verwächst. Dabei wird der Zwischenkiefer im Bereich der sich zur Spina nasalis anterior von beiden Seiten zusammenschließenden Maxillaknochen nach dorsal gedrängt. Dieser Bereich des Processus palatinus der Maxilla wurde von ZUCKERKANDL als *Os incisivum* und von RAMBAUD und RENAULT als *Os sousvomérien* bezeichnet (HILLENBRAND). Die Praemaxilla ist häufig mit beiderseits horizontal ausladenden Knochenleisten ausgestattet, sog. „premaxillary wings" nach COTTLE. Hier findet sich ein sehr fester Periostüberzug, der bis zur Vomerspitze reicht und bei Eingriffen am Septum Schwierigkeiten bei der Ablösung des Mucoperiosts bereitet (Abb. 86c). Die weitere Basisverankerung findet das knorpelige Septum auf der oberen Vomerkante, die z.T. auch rinnenförmig gestaltet ist. Gelegentlich wird diese Verankerung noch unterstützt durch einen mehr oder weniger lang ausgebildeten Processus posterior sive sphenoidalis der Cartilago septi nasi, der auf der oberen Vomerkante entlang weiter nach dorsal reicht.

Die dorsocraniale, d.h. die hintere Kante der Cartilago septi nasi weist meistens keinen geradlinigen Verlauf auf, sondern buckelt sich hier in die *Lamina perpendicularis* des Os ethmoidale. Die dabei entstehende Knorpel- und Knochenverdickung entspricht dem Tuberculum septi, in dessen Bereich sich Schwellgewebe in der Schleimhaut befindet.

Die *arterielle Gefäßversorgung der äußeren und der inneren Nase* stammt sowohl aus der A. carotis interna als auch aus der A. carotis externa. Die äußere Weichteilnase wird hauptsächlich von Verzweigungen der A. facialis aus der A. carotis externa versorgt. Im wesentlichen handelt es sich dabei um die A. angularis sowie die A. labialis superior. Der craniale Anteil der äußeren Weichteilnase wird hauptsächlich von der A. dorsalis nasi sive A. nasi externa über die A. ophthalmica, d.h. aus der A. carotis interna versorgt. – Für die freie Transplantation mit mikrovasculärer Anastomose, wie sie bei ausgedehnten Weichteilverletzungen, z.B. beim Abriß der Weichteilnase notwendig werden kann, sind auch A. und V. facialis von Bedeutung. Diese Gefäße werden in der Nasolabialfalte aufgesucht (Abb. 72).

Die Gefäße der inneren Nase, besonders des Septums und der lateralen Nasenwand, stammen gleichfalls aus der A. carotis externa und der A. carotis interna (Abb. 105a, b). Im wesentlichen handelt es sich dabei um die Aa. ethmoidales anteriores und posteriores, die über die A. ophthalmica aus der A. carotis interna gespeist werden und um die A. sphenopalatina, die über die A. maxillaris dem Versorgungsgebiet der A. carotis externa zugehört. Der jeweilige *venöse Abfluß* entspricht der arteriellen Versorgung, wobei auch eine intracranielle venöse Verbindung über die V. angularis und die V. ophthalmica zum Sinus cavernosus hin erfolgt.

Die *nervale Versorgung* der äußeren Nase ist eine sensible und motorische, während im Bereich der inneren Nase noch eine vegetative nervale Versorung Berücksichtigung finden muß.

Die *sensible Versorgung der inneren und der äußeren Nase* erfolgt praktisch ausschließlich durch den N. trigeminus. Der erste Ast des Trigeminus, der N. ophthalmicus, versorgt über den N. supratrochlearis die Haut im Nasenwurzelbereich, über den N. nasociliaris den Bereich der vorderen Nasenhöhle und über den N. ethmoidalis anterior mit den Rami nasales interni laterales und mediales die Schleimhaut am Septum und an der lateralen Nasenwand bis etwa in Höhe der anterioren Muschelansätze. Der Ramus nasalis externus aus dem N. ethmoidalis anterior ist für die Sensibilität der Haut vom Nasenrücken bis zur Nasenspitze maßgeblich. Er tritt etwa an der Knorpelknochengrenze zwischen Nasenbein und Lateralknorpel nach außen.

Der zweite Trigeminusast, der N. maxillaris, ist mit seinen Rami nasales posteriores superiores mediales et laterales, die durch das Ganglion pterygopalatinum ziehen und durch das Foramen sphenopalatinum in die Nasenhöhle eindringen, für die Sensibilität der dorsalen Abschnitte der Septumschleimhaut und der Schleimhaut im Bereich des oberen und mittleren Nasenganges mit den Nasenmuscheln verantwortlich. Auch der N. nasopalatinus (Scarpae) kommt aus dem Ganglion pterygopalatinum und versorgt z.T. noch Septumabschnitte. Er tritt dann durch den Canalis incisivus zum Gaumen durch und ist hier für die Sensibilität der Gaumenschleimhaut verantwortlich. Der N. infraorbitalis des 2. Trigeminusastes ist an der sensiblen Versorgung der seitlichen Nasenhaut sowie der Haut und Schleimhaut der vorderen Nasenhöhle beteiligt.

Für die *motorische Versorgung* der äußeren Nase, d.h. für die Muskeln im Nasenbereich ist der N. facialis zuständig.

Die *vegetative nervale Versorgung* vor allem der inneren Nase erfolgt über efferente und afferente Bahnen sowohl des Sympathicus als auch des Parasympathicus.

Die *sympathische Versorgung* kommt über das Ganglion cervicale superius. Die Nervenfasern verlaufen von hier entlang der A. carotis interna und der A. carotis externa. Über die arterielle Verzweigung der A. carotis externa gelangen sie hauptsächlich mit der A. maxillaris und deren Aufzweigungen in die Nasenhöhle. Die der A. carotis interna folgenden sympathischen Nervenfasern gelangen über den N. petrosus profundus durch das Foramen lacerum zum Canalis pterygoideus und vereinigen sich hier mit dem N. petrosus major zum N. canalis pterygoidei sive Vidiani, der die sympathische Versorgung besonders im Bereich der Nasenmuscheln übernimmt.

Die *parasympathischen Fasern* kommen aus dem Bulbus des Hirnstammes (s.S. 275ff.) und verlaufen über den Truncus facialis zum Ganglion geniculi. Von dort nimmt der N. petrosus major auch sekretorische Fasern aus dem N. intermedius auf. Die parasympathischen und die sympathischen Nervenfasern gelangen über den N. canalis pterygoidei zum Ganglion pterygopalatinum und von hier aus in den Bereich der Nasenhöhle und des Nasenrachenraumes.

Sowohl der Sympathicus als auch der Parasympathicus haben auch afferente Bahnen, die im wesentlichen die Leitschienen der efferenten Bahnen in retrograder Richtung benutzen. Das Auftreten bestimmter Kopfschmerzsyndrome wie der Sluder-Neuralgie (s.S. 275ff.), deren Ursache heute in einer Irritation des parasympathischen Nervensystems gesehen wird, ist mit großer Wahrscheinlichkeit mit diesen afferenten parasympathischen Bahnen in Verbindung zu bringen (KRMPOTIĆ).

Die unterschiedlichen *Beziehungen der Haut- und Weichteilgewebe der äußeren Nase zur knöchernen und knorpeligen Unterlage* ist für die Rhinoplastik nicht ohne Bedeutung. Im Bereich der Flügelknorpel liegt die Haut der knorpeligen Unterlage relativ fest auf, während sie mit den Lateralknorpeln weniger fest verbunden ist und im Bereich der Nasenbeine eine gute Verschieblichkeit über dem Knochen aufweist. Besonders im Nasenspitzenbereich enthält die Haut zahlreiche Talgdrüsen. Sie kann hier recht dick sein oder ein beachtliches subkutanes Fettgewebslager enthalten. Eine zu fette dicke talgdrüsenhaltige Haut über der Nasenspitze läßt sich niemals gut der rhinoplastisch veränderten Form der knorpeligen Nase anpassen.

Die arterielle, venöse und nervale Versorgung der Haut liegt ziemlich oberflächlich im Weichteilgewebe. Das Ablösen der deckenden Weichteile soll deshalb ziemlich dicht auf der knöchernen oder knorpeligen Unterlage beziehungsweise subperiostal oder subperichondral erfolgen.

Auch die wichtigsten *Muskeln der Nase* (Abb. 2b) liegen relativ oberflächlich, so daß sie beim Ablösen der Weichteile durch subperiostale oder subperichondrale Präparation immer geschont werden können. Es ist vor allem auf den M. procerus und auf die Pars alaris des M. quadratus labii superioris sive M. levator labii superioris alaeque nasi zu achten, die zu den Elevatoren der Nase zählen und gleichzeitig die Nasenlöcher dilatieren. Zu den Depressoren gehört der M. depressor septi. Die Pars transversa des M. nasalis komprimiert die Nase im Bereich des cul de sac im Vestibulum nasi.

*β) Physiologie*

Die Nase hat zwei wichtige aktive Funktionen: das Riechen und die Beteiligung an der Atmung. Ihre fundamentale Aufgabe als Atmungsorgan besteht in der Entwicklung und der Aufrechterhaltung einer Druckdifferenz zwischen der Lunge und den äußeren Nasenöffnungen. Erst dadurch wird eine geregelte in- und exspiratorische Luftströmung sichergestellt. Immerhin macht der Atemwiderstand der Nase etwa 60% des Atemwiderstands der gesamten Luftwege aus. Im übrigen läßt sich die Nase als Respirationsorgan mit einer air-condition-Anlage vergleichen, wobei die in die Lunge gelangende Atemluft in der Nase einer Filtration und Reinigung sowie einer Anfeuchtung und Anwärmung unterworfen wird. Auf die Nase als Geruchsorgan und auf ihre passive Funktion im Rahmen der Phonation sei hier nicht näher eingegangen.

## c) Dokumentation der Befunde

Jeder Arzt, der im Gesichtsbereich verändernde operative Eingriffe durchführt, muß die Prinzipien der Proportion, der Symmetrie und der Harmonie berücksichtigen. Anthropologen und vor allem bildende Künstler haben sich schon früher mit diesen Prinzipien befaßt. ALBRECHT DÜRER war wohl der erste, der versucht hat, die Nasenformen aufgrund von Proportionsdifferenzen zu ordnen. Der Anthropologe TOPINARD (1873) hat 5 Grundtypen der Nasenformen unterschieden: Die gerade Nase, die stumpfe Nase, die Semitennase und die Adler- bzw. Habichtnase. Bei DENECKE und R. MEYER werden 15 verschiedene Typen von Nasenformen unterschieden, die in der korrektiven Rhinoplastik eine Rolle spielen.

Die Nase ist ein wesentlicher und prominenter Faktor im Erscheinungsbild des gesamten Gesichts und liegt im Zentrum seines mittleren Drittels. Das *gesamte Gesicht* läßt sich durch 4 gedachte Linien *in 3 längenmäßig gleiche Abschnitte unterteilen* (Abb. 1). Die craniale Linie liegt dabei im Bereich des Haaransatzes. Eine zweite Linie verläuft unter den Augenbrauen in Höhe der Glabella. Eine weitere Linie liegt an der Nasenbasis im Scheitelpunkt des Nasolabialwinkels. Die caudale Linie liegt in Kinnhöhe. Bei der kaukasischen Nase sind die drei Gesichtsabschnitte Haaransatz–Glabella, Glabella–Nasenbasis, Nasenbasis–Kinn in ihrer Höhe etwa gleich groß.

Denkt man sich eine vertikale Linie durch die Mitte der Nasenwurzel und durch die Mitte des Kinns sowie zwei vertikale Linien durch den inneren Canthus beiderseits, so läßt sich die *Abweichung der Nase von der Mittellinie* bestimmen. Man kann Länge und Breite der Nasenpyramide und der Nasenbasis festlegen und die Symmetrie beobachten. Im proportionierten kaukasischen Gesicht sind die Breite der Nasenbasis und die Länge eines Lidspaltes etwa gleich groß.

Der *Nasolabialwinkel* soll beim Mann etwa 90°, bei der Frau etwa 100° betragen (Abb. 4). Ein zu stumpfer Winkel über 110° wird in Europa allgemein als unnatürlich, als Stups- oder Himmelfahrtsnase, empfunden. Zur Bestimmung des Nasolabialwinkels (Abb. 4) legt man zunächst die sogenannte Frankfurter Horizontale, d.h. die Linea horizontalis auriculoorbitalis, fest. Das ist eine gedachte Linie, die durch die Mitte des äußeren Gehörganges entlang dem Infraor-

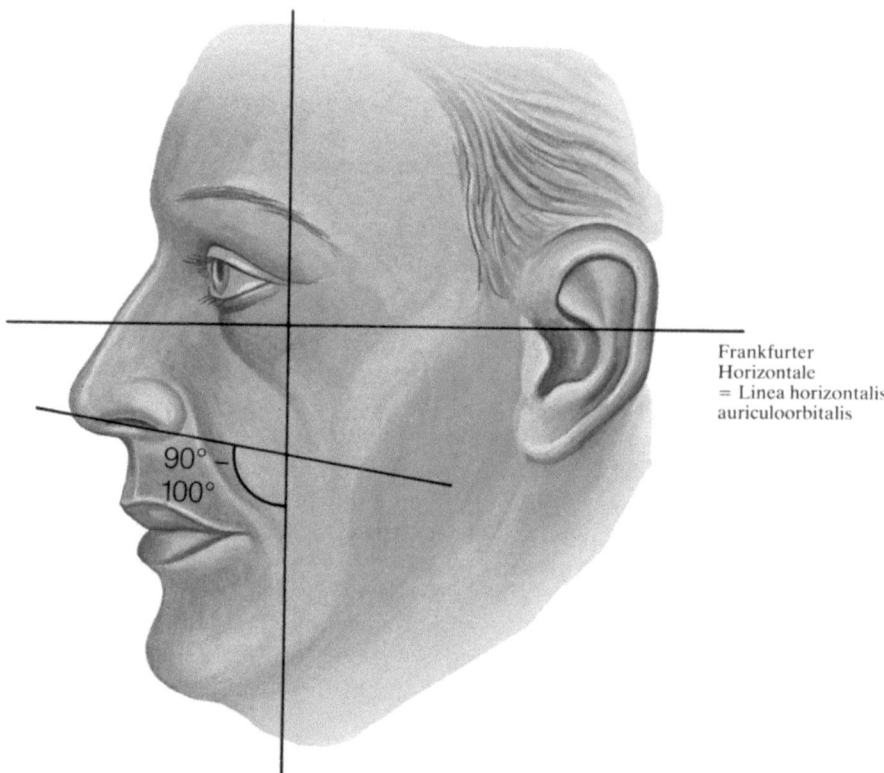

**Abb. 4.** Nasolabialwinkel. Zur Bestimmung des Nasolabialwinkels wird die Frankfurter Horizontale zwischen äußerem Gehörgang und Infraorbitalrand festgelegt. Senkrecht dazu verläuft eine Linie durch den äußeren Canthus. Eine zweite horizontale Linie wird durch die Längsachse des äußeren Nasenlochs gelegt. Der Winkel, der zwischen ihr und der vertikalen Linie entsteht, wird als Nasolabialwinkel bezeichnet. Seine Größe beträgt normalerweise beim Mann 90°, bei der Frau 100°

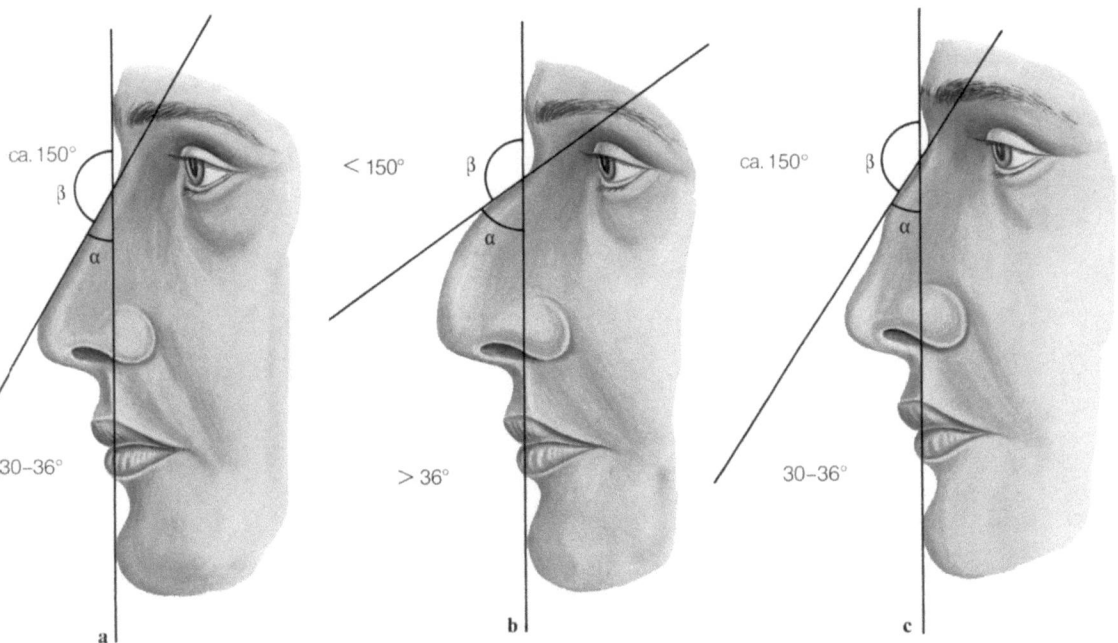

**Abb. 5a–c.** Gesichtsprofilwinkel bei verschiedenen Nasenformen. Der Gesichts-Nasenwinkel α wird von zwei gedachten Linien gebildet, von denen die eine tangential zum knöchernen Nasenrücken verläuft, die andere tangential zur Gesichtsebene, d.h. von der Glabella zur Kinnspitze. Er gibt Auskunft über die Prominenz der Nase. Der frontonasale Winkel β wird zwischen Nasenrücken und Glabella gemessen. Er dient zur Beurteilung des Profils der Nase. **a** Bei der als ästhetisch normal empfundenen Nase beträgt α 30° bis 36°, β ca. 150°. **b** Bei der Höckernase ist der Gesichts-Nasenwinkel α größer als 36°, der frontonasale Winkel β kleiner als 150°. **c** Bei der sogenannten Pseudohöckernase, d.h. bei Zustand nach Abriß des knorpeligen Nasengewölbes von der knöchernen Nase, haben beide Winkel α und β etwa die gleichen Winkelgrößen wie im Normalfall

bitalrand zieht. Senkrecht dazu denkt man sich eine Linie, die durch den äußeren Canthus verläuft. Eine zweite Horizontale wird durch die Längsachse des äußeren Nasenloches gelegt. Sie bildet einen Winkel mit der vorher gezogenen Vertikalen. Dieser Winkel wird als Nasolabialwinkel bezeichnet.

Die Prominenz der Nase ergibt sich aus dem Winkel zwischen Nasenrücken und Gesichtsebene, dem sog. *Gesichts-Nasenwinkel* (Abb. 5a–c). Er beträgt normalerweise 30 bis 36°.

Ein weiteres wichtiges Moment im ästhetischen Erscheinungsbild der äußeren Nase ist die Ausbildung eines Winkels zwischen Nasenrücken und Glabella, der sogenannte *frontonasale Winkel*. Seine Bestimmung geht aus Abb. 5a–c hervor. Dieser Winkel beträgt normalerweise etwa 150°. Er ist besonders bei der Höckernase zu beachten (s.S. 41 ff.).

Im Zusammenhang mit der Nasenanalyse ist ein Studium der *Lippen-Mund-Kinngegend* unerläßlich. Diese Region entspricht dem unteren Drittel der Gesichtsaufteilung (Abb. 1). Gegebenenfalls ist eine Korrektur dieser Partie mit einzuplanen. Außerdem ist zu beachten, daß die Nase ins Gesicht passen muß und nicht für sich allein, losgelöst von ihrer Umgebung, zu gestalten ist.

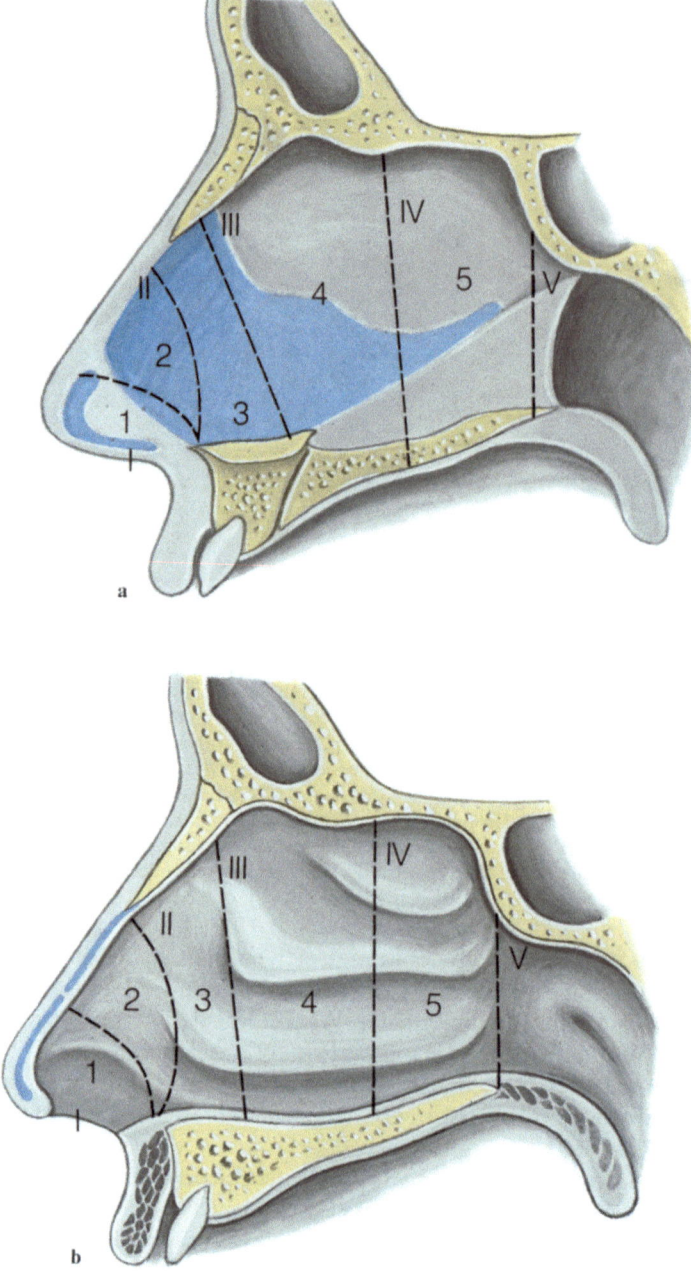

**Abb. 6a–c.** Übersicht über die klinische Anatomie des Septums und der lateralen Nasenwand. **a** Einteilung des Septums in 5 Regionen (*Ziffern 1 bis 5*). Die römischen Ziffern I bis V geben die Schnittebenen an, die in Abb. 6c dargestellt sind. **b** Einteilung der lateralen Nasenwand in 5 Regionen (*Ziffern 1 bis 5*). Die römischen Ziffern I bis V geben die Schnittebenen an, die in Abb. 6c dargestellt sind. **c** Querschnittschema durch die Nasenhöhle. Die jeweiligen Schnittebenen sind in Abb. 6a, b angegeben

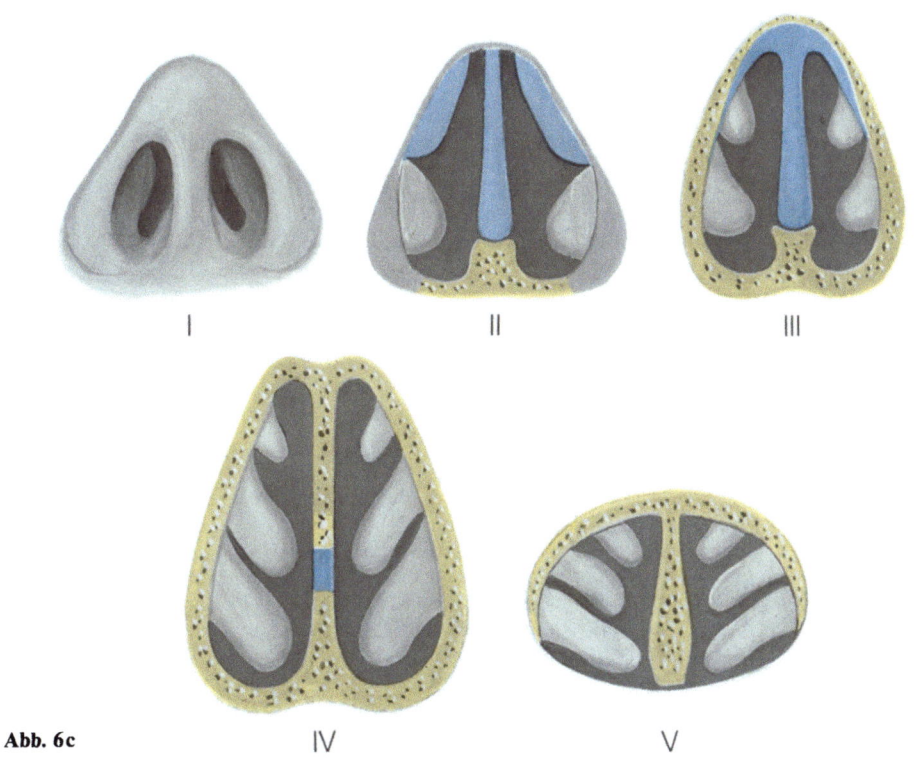

Abb. 6c

Die präoperative Form und Beschaffenheit der äußeren Nase, der Befund in der inneren Nase und der Funktionszustand sollten weitgehend dokumentarisch erfaßt und festgehalten werden. Für die *Dokumentation* von Veränderungen *in der inneren Nase* kann man *Grafiken* verwenden, wie sie z.B. in Abb. 6a–c dargestellt sind. Die Unterteilung des Septums und der lateralen Nasenwand in verschiedene Regionen hat sich dabei allgemein bewährt. Die in Abb. 6a, b angegebene Region 1 entspricht dem Bereich der Nares und des Vestibulums, Region 2 ist der Bereich der Nasenvorhofklappe (s.S. 6). Zur Region 3 gehört die Praemaxilla mit dem zugehörigen Abschnitt des Septumknorpels und an der lateralen Nasenwand die Gegend des Ansatzes der mittleren und des Kopfes der unteren Muschel. Die Region 4 umfaßt den Bereich der Crista maxillaris, der anterioren Vomerspitze und der Lamina perpendicularis, an der lateralen Nasenwand die mittleren Abschnitte der Conchae inferior und media. Die Region 5 ist der Bereich des Vomer mit den dorsalen Anteilen der Lamina papyracea und der Übergang in die Choanen.

Die *Dokumentation* der Befunde *an der äußeren Nase* wird durch die *Fotografie* am besten gewährleistet. Sie ermöglicht die genaue präoperative Analyse und dient als objektives Dokument für präoperativ-postoperative Vergleiche. Das Foto kann auch als Mittel der erklärenden Beratung durch den Chirurgen verwendet werden und ist ein *wichtiges Dokument für die medico-legale Absicherung*. Es sollten möglichst standardisierte fotografische Statusaufzeichnungen prä- und postoperativ vorgenommen werden. Für die Nase sind vier Standard-

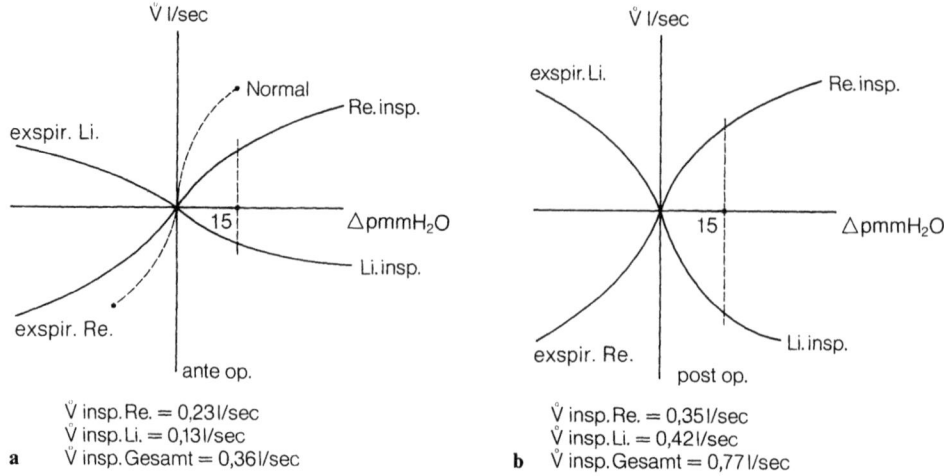

**Abb. 7a, b.** Rhinomanometriekurven bei einem Fall von Septumdeviation nach links mit Vorhofklappenstenose links. **a** Ante operationem. **b** Post operationem. $\mathring{V}$ bedeutet das Strömungsvolumen in l/sec, $\Delta p$ in mm WS beschreibt den Atmungswiderstand in der Nase. Das Strömungsvolumen wird inspiratorisch und exspiratorisch gemessen

einstellungen ausreichend: Profilaufnahme streng seitlich von rechts und von links mit geschlossenen Lippen, Gesicht en face, in gleicher Distanz aufgenommen, und Gesicht von unten zur Darstellung der Nasenbasis. Heute wird die Fotodokumentation durch Verwendung vollautomatischer Spiegelreflexkameras mit Vario- oder Zoom-Objektiv mit Parallaxenausgleich oder auch durch Polaroidkameras erleichtert.

Der Funktionszustand der Nase muß vor allem durch die subjektiven Angaben des Patienten in der Krankenblattaufzeichnung dokumentiert werden. Nach Möglichkeit sollte eine *Rhinomanometrie* (ARENTSCHILD, COTTLE, EY, KERN, MASING, STOKSTED), auch unter Anwendung schleimhautabschwellender Medikamente, vorgenommen werden. Dabei werden die Meßwerte der beiden wesentlichen Funktionsgrößen, der Atemwiderstand $\Delta p$ der Nase und das Strömungsvolumen $\mathring{V}$, z.B. mit einem XY-Schreiber registriert.

In Abb. 7a, b sind die Kurven bei einem Fall von Septumdeviation ante und post operationem aufgezeichnet. Die inspiratorischen Strömungsvolumina sind rechts von der Ordinate dargestellt, und zwar für die rechte Nasenhöhle oberhalb, für die linke Nasenhöhle unterhalb der Abszisse. Die exspiratorischen Messungen zeigen den umgekehrten Kurvenverlauf auf der linken Seite der Ordinate. Das gesamte Strömungsvolumen beider Nasenhöhlen zusammen kann durch Addition der rechten und linken Strömungsvolumina ermittelt werden (BACHMANN). Allerdings müssen die Strömungsvolumina jeweils bei einem konstanten Nasenwiderstand, im vorliegenden Beispiel bei $\Delta p = 15$ mmWS, registriert werden.

Eine mindestens qualitative *Prüfung des Geruchssinnes* ist empfehlenswert.

Einen weiteren Beitrag zur Dokumentation leistet selbstverständlich auch das *Röntgenbild*. Nach Traumen des Gesichtsschädels und speziell der Nase ist es unerläßlich. Es dient zur Beschaffung von Informationen über die knöcherne Nasenpyramide und die Strukturen der Nasenhöhle, der Nasennebenhöhlen, der Orbita sowie der Frontobasis. Im allgemeinen sind dazu eine occipito-dentale Röntgenaufnahme, eine seitliche Gesichtsschädelaufnahme und eine axiale Schädelaufnahme ausreichend. Besonders zur Abklärung der knorpeligen Strukturen der Nase ist eine Xeroradiographie geeignet.

## d) Allgemeine Indikation zu korrigierenden Eingriffen an der Nase

Eine Indikation zum korrigierenden Eingriff an der Nase ist grundsätzlich gegeben, wenn eine durch pathologisch-anatomische Veränderungen hervorgerufene *Störung der respiratorischen Funktion* der Nase vorliegt. Diese ist bei gründlicher Voruntersuchung unter Anwendung von Funktionsprüfungen einschließlich der Rhinomanometrie (s.S. 16) nachzuweisen. Wenn der primäre Wunsch nach einer *kosmetischen Korrektur* besteht, ist die Indikation sorgfältig abzuwägen. Ist nach dem ersten Eindruck bei der Inspektion keine auffällige Abweichung zu erkennen, sollte besser ein operativer Eingriff abgelehnt werden, es sei denn, die Gefahr einer psychischen Schädigung wird erkennbar. In diesen Fällen kann es ratsam sein, eine psychiatrische Untersuchung vorzuschalten oder einen Psychotherapeuten zuzuziehen.

*Traumafolgen* am knöchernen und knorpeligen Nasengerüst können auch ohne gleichzeitig vorliegende Funktionsstörung eine Indikation zum korrigierenden Eingriff darstellen. Man muß in diesen Fällen jedoch beurteilen, inwieweit eine Verbesserung möglich wird. Das gilt vor allem bei Narbenbildungen im Bereich der äußeren Nase.

Für die Operationsindikation spielt auch das *Alter des Patienten* eine Rolle. Allgemein geht die Meinung heute dahin, daß im Kindesalter Korrekturen am Septum im Alter von 5 bis 7 Jahren vorsichtig durchgeführt werden können, wenn eine starke Obstruktion erhebliche Funktionsstörungen verursacht (COTTLE, JENNES, MASING, PIRSIG) oder wenn durch eine Schiefnase bei Schuleintritt psychologische Schwierigkeiten zu erwarten sind.

Zu Beginn und *während der Pubertät* ist weder ein korrigierender Eingriff am Septum noch an der knöchernen oder knorpeligen Nasenpyramide angezeigt, da in diesem Zeitraum in der Regel noch einmal ein kräftiger Wachstumsschub der gesamten Nasenstrukturen erfolgt. Eine Rhinoplastik ist daher bei Mädchen etwa ab dem 16., bei Jungen besser erst ab dem 17. oder 18. Lebensjahr indiziert. Eine Altersgrenze nach oben gibt es eigentlich nicht. Das gilt besonders für Eingriffe zur Beseitigung von funktionellen Störungen, die sich an der Altersnase häufig als sog. Flügelkollaps und Absenken der Nasenspitze manifestieren. Ähnliches gilt auch für die Korrektur des Rhinophyms, das in der überwiegenden Mehrzahl beim älteren Menschen auftritt.

Ganz allgemein ist selbstverständlich die Indikation zum korrigierenden Eingriff vom *Allgemeinzustand*, speziell von der Herz-Kreislauffunktion, und den übrigen Organfunktionen abhängig. Hier muß gerade bei den korrigierenden Eingriffen eine allgemeinmedizinische Voruntersuchung vorliegen.

Der *Operateur*, der die Indikation zu einem korrigierenden Eingriff an der Nase stellt und die Operation durchführt, muß selbstverständlich mit den rhinologischen Untersuchungs- und Operationstechniken vertraut sein, d.h. er muß das Innere der Nase jederzeit einsehen, beurteilen und gegebenenfalls korrigieren können. Er muß das entsprechende Rüstzeug zur Stillung von Blutungen auch aus der Tiefe der Nase besitzen und die dafür erforderlichen Eingriffe sicher beherrschen.

Für alle korrigierenden Eingriffe an der Nase ist im Stadium der Vorbereitung die Beachtung der medico-legalen Situation von sehr großer Bedeutung. Hierbei spielt vor allem die *Aufklärung des Patienten* über den Eingriff selbst, die möglichen Komplikationen und auch der Hinweis auf die eventuelle Notwendigkeit einer Nachoperation eine wichtige Rolle. Jeder Operateur, der eine korrigierende Operation im Bereich der Nase durchführen will, muß sich daher in medico-legaler Hinsicht durch eine entsprechende Dokumentation vorher absichern und sollte die einschlägige, fachbezogene Literatur hierzu kennen (s. bei W. BECKER).

## e) Anaesthesie bei der korrigierenden Rhinoplastik
### α) Allgemeine Vorbemerkung

Bei Erwachsenen lassen sich korrigierende Eingriffe an der Nase, einschließlich des Septums, grundsätzlich in Lokalanaesthesie durchführen. Es geht jedoch eine Tendenz zur Allgemeinbetäubung hin und zwar weniger aus ärztlicher Indikation als vielmehr durch das an den Operateur herangetragene Verlangen des Patienten nach Durchführung des Eingriffs in Allgemeinbetäubung. Bei Kindern und Jugendlichen im Alter von 14 bis 16 Jahren wird man die Allgemeinbetäubung bevorzugen. Aus medico-legaler Sicht sollte die Allgemeinbetäubung heute nach Möglichkeit von einem Anaesthesisten durchgeführt werden. Mit ihm ist abzusprechen, daß er ein Anaesthesieverfahren auswählt, das die zusätzliche Anwendung eines Lokalanaesthetikums unter Zusatz eines Vasoconstrictors erlaubt. In der Regel wird die Allgemeinbetäubung mit orotrachealer Intubation durchgeführt. Bei Septo-Rhinoplastiken empfiehlt sich zusätzlich eine Tamponade des Hypopharynx, um eine Blutaspiration bei möglichem Manschettendefekt des Intubationstubus zu vermeiden. Einzelheiten über die medikamentöse Vorbereitung und die Durchführung der Allgemeinbetäubung müssen in den einschlägigen Lehrbüchern nachgelesen werden.

### β) Technik der Lokalanaesthesie

Auch bei Durchführung des Eingriffs in Lokalanaesthesie sollte der Patient auf einem Operationstisch gelagert werden. Dabei empfiehlt es sich, den Kopf etwas über das Körperniveau anzuheben.

Jeder Operateur hat seine eigene Injektionstechnik, jedoch erfordert eine sorgfältige Lokalanaesthesie der Nase eine gute Kenntnis ihrer inneren und

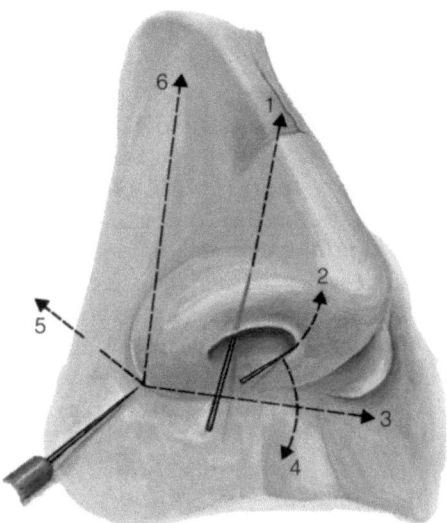

**Abb. 8.** Topische Anaesthesie der Nase für die Septo-Rhinoplastik. *1* Anaesthesie des Ramus nasalis externus aus dem N. ethmoidalis anterior. *2* Anaesthesie im Bereich des Septum membranaceum und der caudalen Septumkante. *3* Anaesthesie der Nasenbasis von der Nasenflügelfurche aus. *4* Anaesthesie vor der Spina nasalis anterior. *5* Anaesthesie in die Gegend des Foramen infraorbitale. *6* Topische Anaesthesie in die Gegend des N. infra- und supratrochlearis für den Bereich der Nasenwurzel

äußeren Innervation (s.S. 9). Die *Leitungsanaesthesie stößt im Bereich der Nase auf Schwierigkeiten.* Will man eine effektive Leitungsanaesthesie des N. ophthalmicus über einen medialen orbitalen Zugang erreichen (KEROS, NEMANIĆZ), besteht eine hohe Komplikationsgefahr in der Orbita oder seitens des N. opticus selbst. Eine Leitungsanaesthesie des N. infraorbitalis durch direkte Injektion des Lokalanaesthetikums in den Nerven an seinem Austritt aus dem Canalis infraorbitalis birgt ein gewisses Risiko der postoperativen Neuralgie in sich. Man bevorzugt daher heute im allgemeinen eine topische Infiltrationsanaesthesie (Abb. 8) mit zusätzlicher Schleimhautoberflächenanaesthesie im Naseninneren.

Vor Beginn der *Schleimhautoberflächenanaesthesie* empfiehlt es sich, die Vibrissae im Vestibulum nasi beiderseits zurückzuschneiden und das Vestibulum mit einem alkoholischen Desinfektionsmittel zu säubern. Nach Einlegen von Gazetupfern, die mit einem Schleimhautoberflächenanaesthetikum unter Zusatz eines Vasoconstrictors getränkt sind, führt man beiderseits zwei mit dem Schleimhautanaesthetikum getränkte Wattenträger in die Nasenhöhle ein, wobei der eine dicht unter dem Nasenrücken zur topischen Anaesthesie der aus dem N. ophthalmicus über den N. ethmoidalis anterior stammenden Rami nasales anteriores laterales et septi dient. Der zweite Wattenträger, der in den mittleren Nasengang eingelegt wird, soll eine topische Anaesthesie der Rami nasales posteriores laterales et septi bewirken. Diese Nervenfasern kommen aus dem N. maxillaris aus der Flügelgaumengrube durch das Foramen sphenopalatinum in die dorsale Nasenhöhle.

Bei der Rhinoplastik gilt der Grundsatz, daß man möglichst wenig Lokalanaesthesielösung an die verschiedenen Topi injizieren soll, um eine zu starke Konturverwischung zu vermeiden. Man kann die *topische Infiltrationsanaesthesie* etwa in der Nasenflügelfurche beginnen, kann von hier aus die Nasenbasis und durch fächerförmiges Vorschieben der Nadel die verschiedenen Nervenversorgungsgebiete anaesthesieren (Abb. 8). Im Bereich des inneren Canthus erreicht man das Versorgungsgebiet der Nn. infra- und supratrochleares, wodurch die Gegend der Nasenwurzel anaesthesiert wird. Durch Vorschieben der Nadel gegen den Nasenrücken wird etwa an dem Übergang des Nasenbeins zum Lateralknorpel der aus dem N. ophthalmicus stammende Ramus nasalis externus erreicht, der hier zwischen der knöchernen und knorpeligen Nasenpyramide in die Weichteilnase eintritt und die Haut bis zur Nasenspitze sensibel versorgt. Schließlich kann man die in der Nasenflügelfurche eingestochene Nadel noch in Richtung auf das Foramen infraorbitale vorschieben und hier eine topische Infiltrationsanaesthesie des Pes anserinus des N. infraorbitalis vornehmen, wodurch die seitliche Nasenhaut und die vordere Nasenhöhle anaesthesiert werden.

Zusätzlich wird das membranöse Septum infiltriert. Durch Einstechen der Nadel am Nasenboden kann man im Bereich des Foramen incisivum den N. nasopalatinus anaesthesieren. Dadurch wird ein Teil des Nasenbodens und des vorderen Septums analgetisch. Eine Infiltrationsanaesthesie in die Septumschleimhaut selbst ist nicht erforderlich.

Für eine Nasenflügelkorrektur ist es zweckmäßig, auch am Limen des Vestibulums, im Dombereich und am Nasenflügelrand eine zusätzliche Infiltrationsanaesthesie zu setzen.

Mit den Grundregeln der Lokalanaesthesie, den Kenntnissen der Komplikationsmöglichkeiten und deren Beherrschung sowie der *medikamentösen Vorbereitung zur Lokalanaesthesie* muß jeder Operateur vertraut sein. Es darf auf die verschiedenen Lehrbücher der Anaesthesiologie und der Technik der Lokalanaesthesie verwiesen werden (R. FREY, H. KILLIAN, ERIKSON).

## f) Instrumentarium für die korrigierende Rhinoplastik

In Abb. 9 sind Instrumente für die Septo-Rhinoplastik dargestellt, die von EY bevorzugt werden und die sich auch vielen anderen Operateuren bewährt haben. Das schließt nicht aus, daß auch andere Instrumente von gleicher Zweckmäßigkeit sein können.

**Abb. 9a–d.** Instrumentarium für die Septo-Rhinoplastik

**a** *1* schlankes Nasenspekulum nach KILLIAN-COTTLE; *2* Columella-Klemme; *3, 4* Pinzette nach ADSON-BROWN; *5* Nasenhaken nach COTTLE; *6, 7* Flügelretraktor stumpf-spitz; *8* Einzinkerhäkchen; *9* Flügelschützerhaken; *10* Nasenretraktor nach AUFRICHT-WALTER; *11* Nasenschere gewinkelt nach HEYMANN

**b** *1* spitzes Scherchen, leicht gebogen; *2* gewinkeltes Scherchen; *3* stark gebogenes Scherchen, stumpf-stumpf; *4, 5* Skalpell-Klingen Nr. 11 und Nr. 15; *6* rundes Messer nach COTTLE; *7* gebogenes Myrrhenblattmesser nach MASING; *8* geknöpftes, gebogenes Messer nach JOSEPH; *9* Doppelelevator nach COTTLE; *10* Doppelelevator stumpf-scharf; *11* Elevator nach MCKENTY; *12* Doppelelevator nach FREER; *13* Saugelevator

**c** *1* Metallhammer nach COTTLE; *2–4* Kreuzmeißel 6 mm nach COTTLE, gerade und gebogen; *5–8* Meißel nach FOMON-MASING, nach rechts und nach links gebogen; *9* Nasen- und Siebbeinzange nach WEIL-BLAKESLEY; *10* Septumzange nach HEYMANN; *11* Septumstanze nach JANSEN-MIDDLETON

**d** *1* Nasenraspel, grob; *2, 3* Bajonett-förmige Nasensäge nach JOSEPH; *4* Nasenzange nach WALSHAM; *5* Septumsplints nach REUTER; *6* Knorpel- und Knochenquetsche nach COTTLE

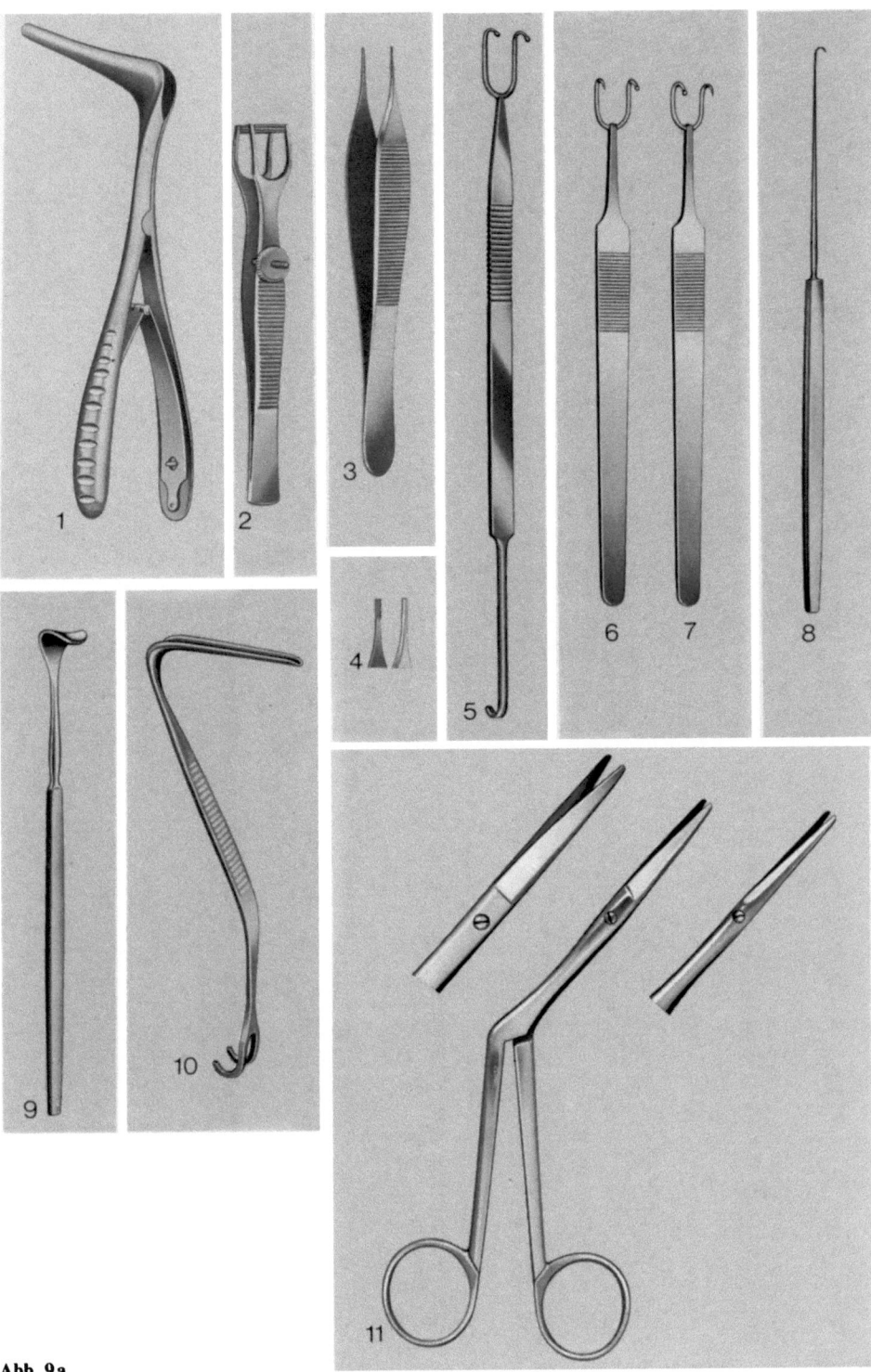

Abb. 9a

Chirurgie der äußeren Nase

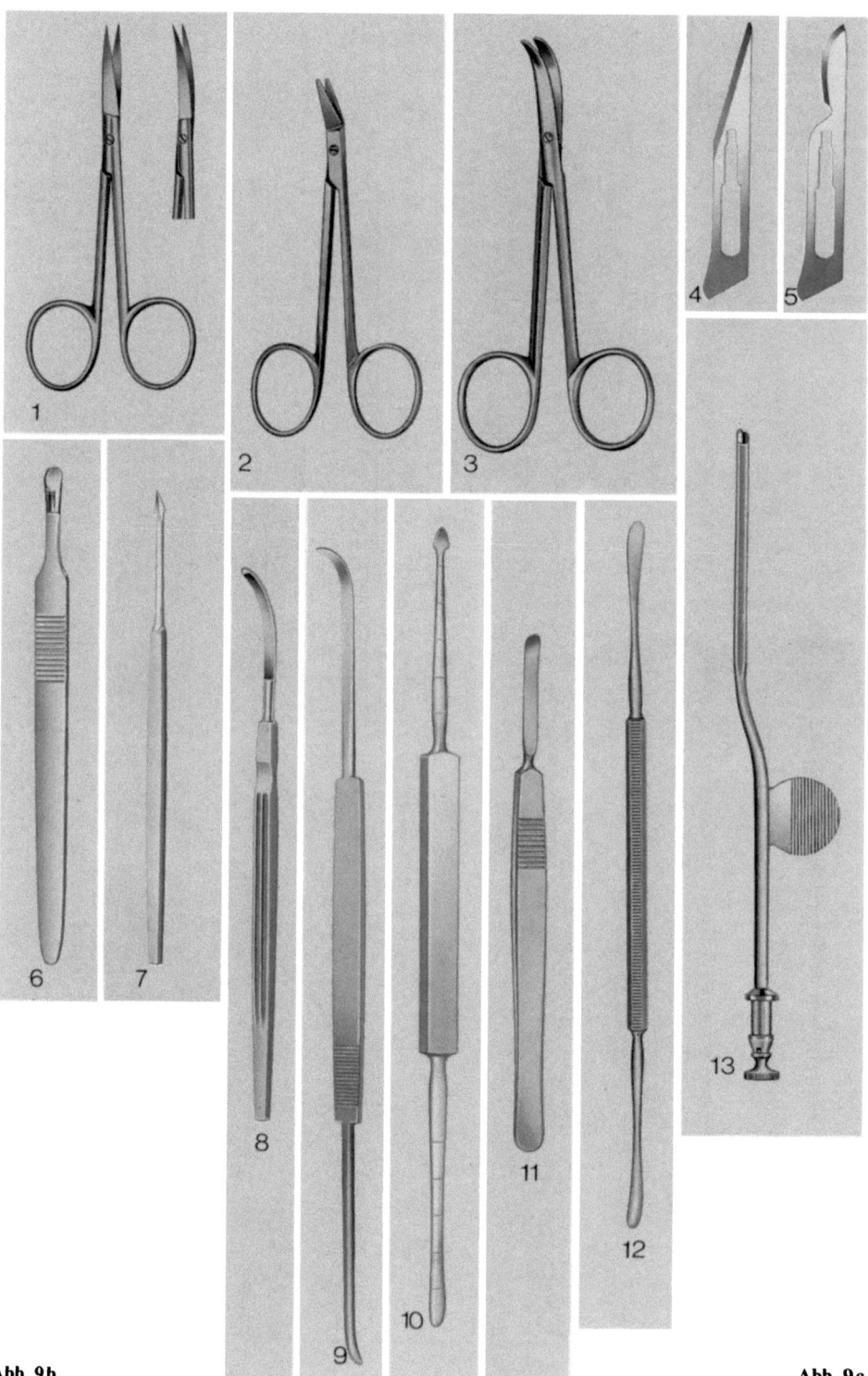

Abb. 9b                                                                                           Abb. 9c ▷

## Instrumentarium für die korrigierende Rhinoplastik

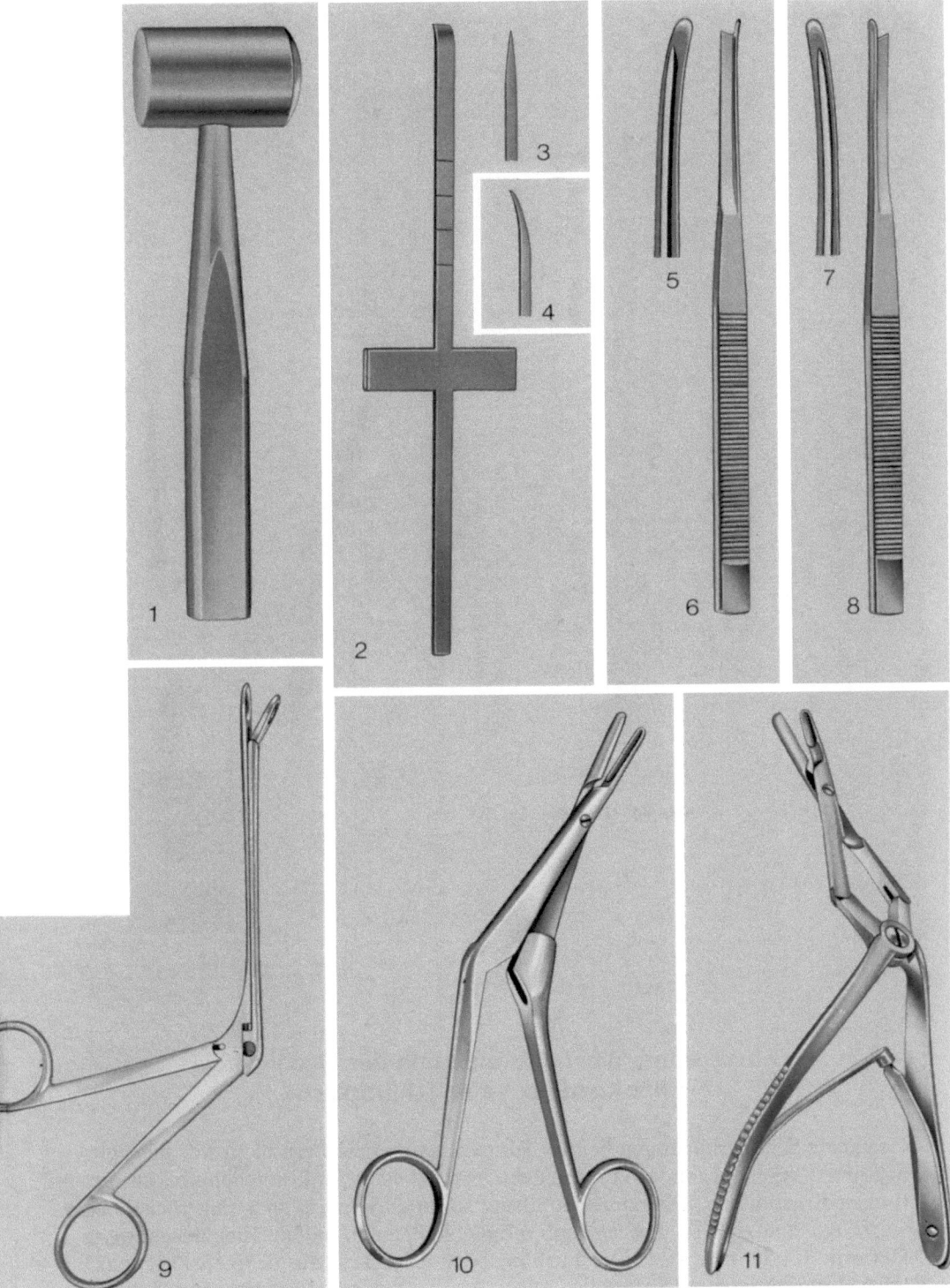

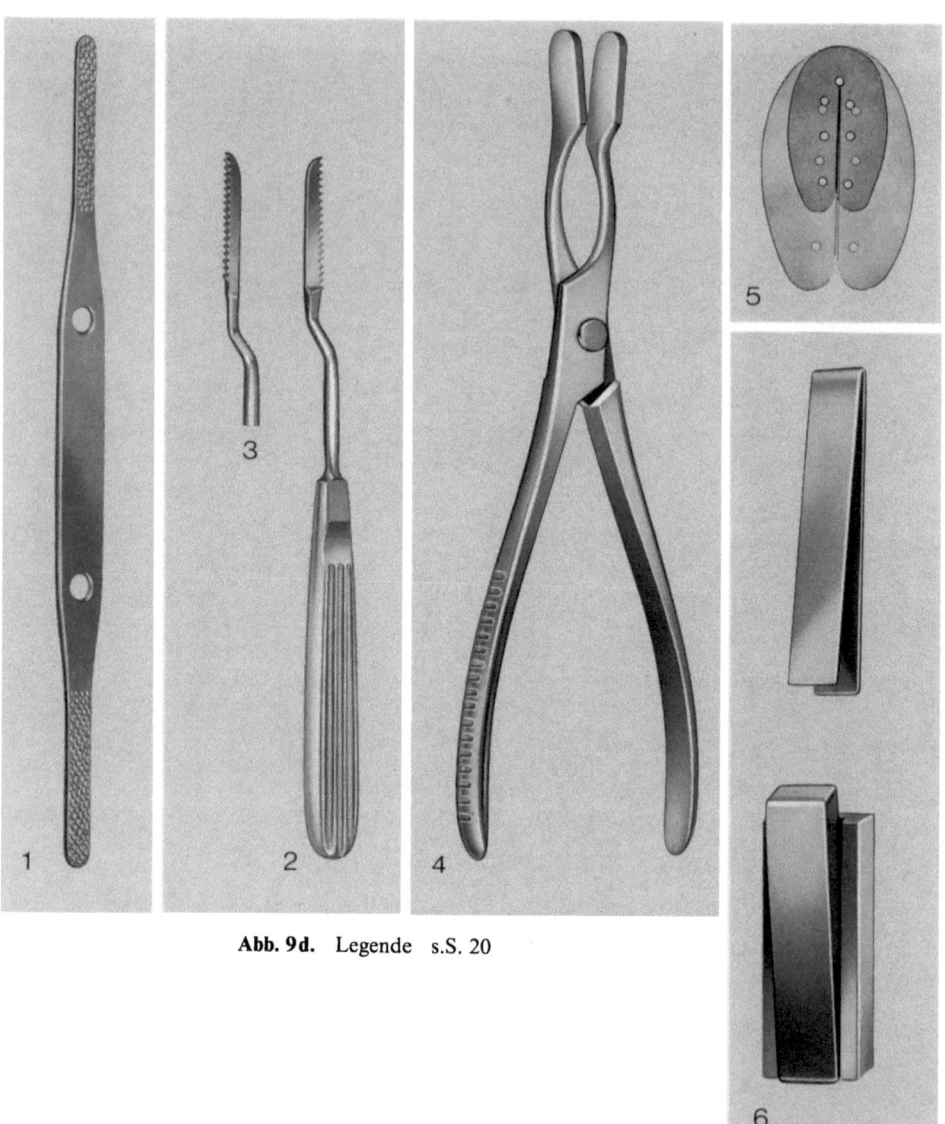

**Abb. 9d.** Legende s.S. 20

## g) Zur Technik der Incisionen und der Decollements bei der korrigierenden Rhinoplastik

Geeignete Schnittführungen bei der Rhinoplastik erleichtern nicht nur das chirurgische Vorgehen, sondern führen auch zu den besten funktionellen und kosmetischen Ergebnissen. Oberster Grundsatz sollte dabei sein, so wenig Incisionen wie möglich anzulegen und sie auch möglichst klein zu halten. Eine ausgeprägte Deformität oder eine starke Vernarbung wird jedoch ein ausgiebigeres Freilegen oder Unterminieren erfordern.

Die meisten Operateure bevorzugen die *endonasalen Incisionen*. Der endonasale Zugang zur korrigierenden Rhinoplastik wurde erstmals von ROE (1887) ausgeführt. Später wurde die endonasale Technik von JOSEPH und von FOMON ausgebaut und fand eine allgemeine Verbreitung. Eine *äußere Incision in der lateralen Nasenflügelfurche* wird gelegentlich als Zugang für eine laterale und transversale Osteotomie (s.S. 33 ff.) benutzt oder findet bei gleichzeitigen Resektionen aus dem Nasenflügel (s.S. 79) Anwendung. Ebenso ist die *endobuccale Incision in der Gingivo-Labialfalte* des Oberkiefers zur Durchführung von lateralen und transversalen Osteotomien gebräuchlich.

α) *Intercartilaginäre Incision und Transfixion*

Die *intercartilaginäre Incision liegt* im häutigen Vestibulum im Bereich des Limen nasi (Abb. 10) und wird in der Regel auf beiden Seiten ausgeführt. Sie dient in erster Linie als Zugang für die Septo-Rhinoplastik. Dabei führt man die intercartilaginäre Incision meistens in die Transfixion über (Abb. 11a, b) d.h. in die Trennung des häutigen Septums und der Columella vom knorpeligen Septum. Ferner wird der intercartilaginäre Schnitt zur Untertunnelung, dem sog. Decollement des seitlichen Nasenabhangs und des Nasenrückens benutzt (s.S. 30). Er kann auf diese Weise auch als Zugangsweg für die Höckerabtragung (s.S. 41 ff.) dienen. Eine Korrektur am Flügelknorpel ist durch die Eversion des Crus laterale (s.S. 83 ff.) von diesem Schnitt aus möglich. Bei der Luxation des Flügelknorpels wird der intercartilaginäre Schnitt zusätzlich zur marginalen Incision (s.S. 81) benutzt. Auch Korrekturen an der sog. Nasenvorhofklappe (s.S. 6) können mittels dieses Schnittes am caudalen Rand des Lateralknorpels vorgenommen werden. Schließlich können von diesem Schnitt aus auch dorsale Implantationen (s.S. 61) durchgeführt werden.

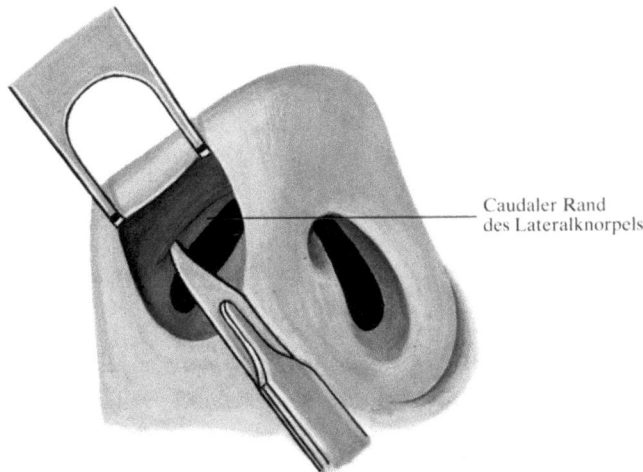

**Abb. 10.** Intercartilaginärer Schnitt. Der Schnitt liegt im häutigen Vestibulum im Bereich des Limen nasi zwischen cranialem Rand des Flügelknorpels und der caudalen Kante des Lateralknorpels. Zur Ausführung der Transfixion wird er in das Septum membranaceum hineingeführt (Abb. 11a, b)

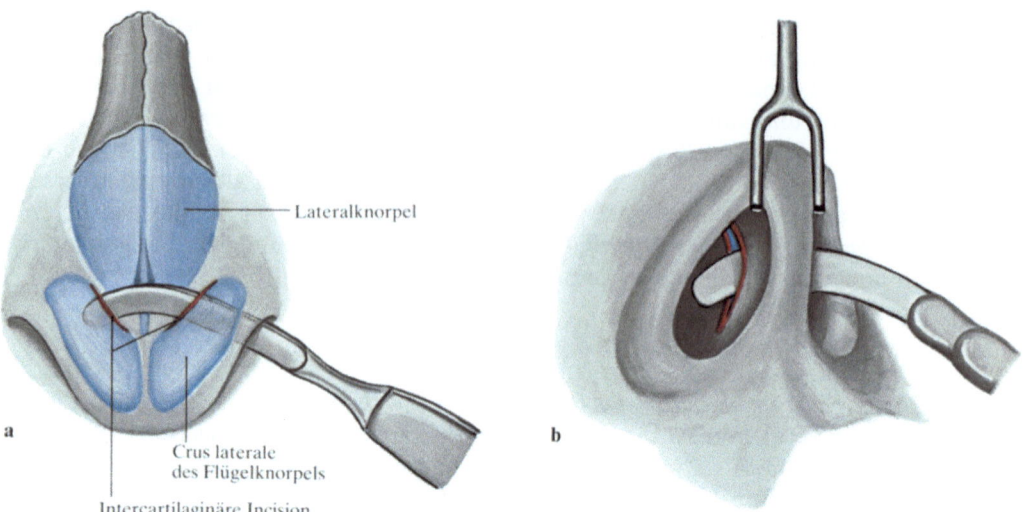

**Abb. 11a, b.** Transfixion, d.h. die Trennung des knorpeligen Septums von der Columella im Bereich des häutigen Septums. **a** Aufsicht auf die Nase. Ein gebogenes geknöpftes Messer ist vom linken Nasenvorhof durch die beiderseits angelegte intercartilaginäre Incision eingeführt. **b** Ansicht von caudal. Das Messer durchtrennt das Septum membranaceum vor der caudalen Kante des Septumknorpels

Die intercartilaginäre Incision wird zwischen dem caudalen Rand des Lateralknorpels und dem cranialen Rand des Crus laterale des Flügelknorpels gelegt. Sie durchtrennt hier die bindegewebige Membrana intercartilaginea. Will man die intercartilaginäre Incision in die *Transfixion* überführen, so geht man mit einem gebogenen Knopfmesser nach JOSEPH in den intercartilaginären Schnitt einer Seite ein, läßt das geknöpfte Ende des Messers in die intracartilaginäre Incision der Gegenseite gleiten und legt eine Incision über die vordere obere, d.h. die anterio-ventrale Septumkante hinweg in das Septum membranaceum (Abb. 11a, b). Durch Vorziehen der Columella mit einem Häkchen oder einer Tarsus- beziehungsweise einer Columella-Klemme (Abb. 9a/2) läßt sich das Septum membranaceum anspannen und das Knopfmesser bis in die gewünschte Tiefe durchziehen.

### β) Intracartilaginäre Incision

Im Gegensatz zum Zwischenknorpelschnitt, der sog. intercartilaginären Incision, wird der intracartilaginäre Schnitt gleichzeitig durch die Vestibulumhaut und durch den Knorpel des Crus laterale hindurchgeführt (Abb. 52a). Der intracartilaginäre Schnitt dient einmal zur Korrektur des Flügelknorpels, zum andern wird er auch als Zugangsweg zur Höckerabtragung oder zur kompletten Rhinoplastik (ANDERSON) benutzt. Er wird von den verschiedenen Operateuren unterschiedlich gelegt und richtet sich nach den vorgesehenen Resektionen vor allem am Crus laterale und im Dombereich des Flügelknorpels. Einzelheiten der Technik finden sich im Kapitel „Eingriffe an der Nasenspitze" (s.S. 80ff.).

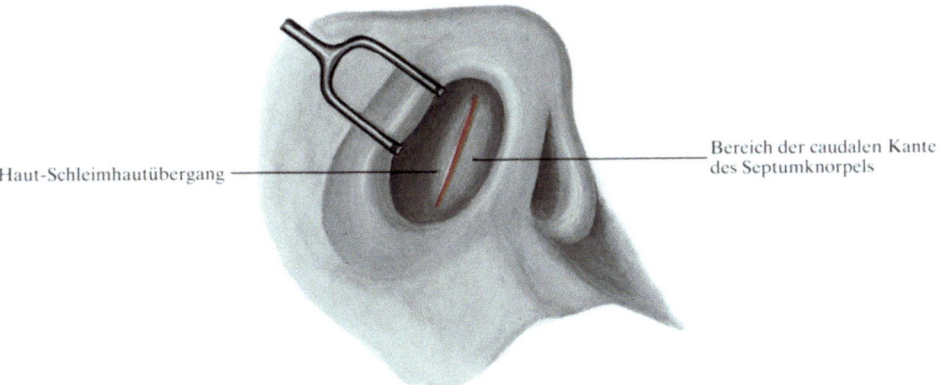

**Abb. 12.** Hemitransfixion. Der Schnitt liegt im häutigen Vestibulum unmittelbar hinter der caudalen Kante des Septumknorpels und wird in der Regel nur auf der rechten Seite gelegt

### γ) *Hemitransfixion*

Der Hemitransfixionsschnitt (Abb. 12) ist ein häufig benutzter Zugang für die Septo-Rhinoplastik (s.S. 52). Er wird vor allem von COTTLE und seiner Schule propagiert und gilt in erster Linie als Zugang zu allen Septumabschnitten einschließlich der caudalen Septumknorpelkante. Zugleich können von diesem Schnitt aus die Basis der Nase unterminiert und der Nasenrücken untertunnelt werden, sog. Decollement des Nasenrückens (s.S. 30). Die subperichondrale Abtrennung der Lateralknorpel vom Septumknorpel und die Höckerabtragung sind ebenfalls von der Hemitransfixion aus durchaus möglich.

Die *Hemitransfixion* unterscheidet sich von der klassischen Transfixion in erster Linie dadurch, daß das *Septum membranaceum nur auf einer Seite durchtrennt* wird, während man es auf der anderen Seite schont. Es werden dadurch nicht nur unkontrollierbare Vernarbungen im Bereich des häutigen Septums vermieden, sondern es wird auch die Implantation eines Knorpel- oder Knochenspans zur Stabilisierung der Nasenspitze oder zum Aufbau des knorpeligen Nasenseptums möglich, ohne die natürliche Beweglichkeit des häutigen Septums und der Columella zu stören.

Die Technik der Hemitransfixion ist im Kapitel „Septumplastik" eingehend dargestellt (s.S. 143 ff.).

### δ) *Lateraler Vestibulumschnitt*

Dieser lateral im Vestibulum auf der Innenseite des Nasenflügels geführte Schnitt (Abb. 13) dient fast ausschließlich zur Ausführung der lateralen und transversalen Osteotomien. Er wird noch im häutigen Anteil des Nasenvorhofs auf der lateralen Kante der Apertura piriformis in deren Verlaufsrichtung geführt und soll nicht länger sein als es zum Einführen einer Säge oder eines Osteotoms erforderlich ist. Wenn gleichzeitig ein Hemitransfixions- oder Transfixions-

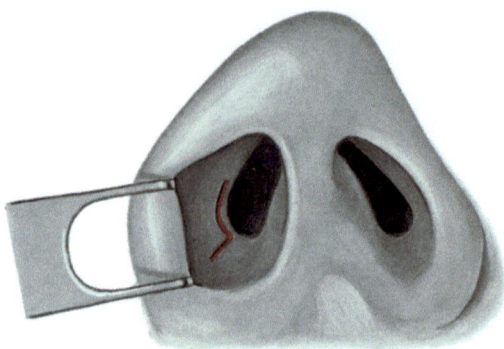

**Abb. 13.** Lateraler Vestibulumschnitt. Der Schnitt wird im häutigen Vestibulum etwa auf der Kante der Apertura piriformis geführt und zur Vermeidung einer Stenosierung am Nasenboden etwas lateralwärts gezogen

schnitt sowie eine intercartilaginäre Incision gelegt werden, besteht allerdings die Gefahr der zirkulären Vestibulumstenose.

### ε) Marginale Incision, Flügelknorpelrandschnitt

Die marginale Incision ermöglicht die Luxation des gesamten Flügelknorpels mit seinen beiden Crura. In der Regel sollten beide Flügelknorpel zuerst freigelegt werden, ehe man an ihnen eine Korrektur vornimmt.

Die Technik des Flügelknorpelrandschnittes ist ausführlich im Kapitel „Eingriffe an der Nasenspitze" dargestellt (s.S. 81 ff.).

### ζ) Nasoalare Incision, äußerer Nasenflügelschnitt

Es handelt sich hierbei um eine äußere Schnittführung, die gelegentlich in der Rhinoplastik Verwendung findet. Der Schnitt liegt in der lateralen Nasenflügel-

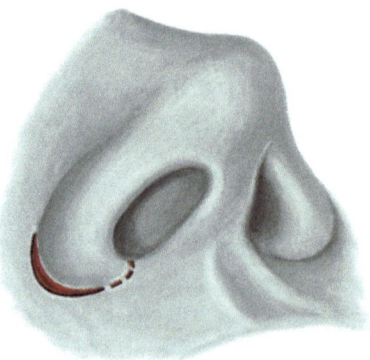

**Abb. 14.** Nasoalare Incision. Es handelt sich um eine äußere Schnittführung im Bereich der lateralen Nasenflügelfurche. Durch Verlängerung des Schnittes in das Vestibulum hinein entsteht der sog. langarmige U-Schnitt (*gestrichelte rote Linie*)

furche (Abb. 14) und wird mit einem Messer, Klinge Nr. 15, nur durch die Haut geführt. Wenn er als Zugang für die laterale und transversale Osteotomie (s.S. 33 ff.) dient, wird das subcutane Gewebe stumpf aufgespreizt und von hier aus ein Decollement im Bereich der canthoalaren Linie ausgeführt.

Durch Verlängerung der nasoalaren Incision in das Vestibulum hinein, sog. langarmiger U-Schnitt (Abb. 14), wird ein Versetzen des Nasenflügels und damit eine Korrektur der Nasenbasis und der Nasenlöcher möglich. Auch kann man von diesem Schnitt aus keil- und streifenförmige Excisionen aus dem Nasenflügel vornehmen (s.S. 79).

### η) Endobuccale Incision

Wenn man wegen der Gefahr der möglichen Ausbildung einer Vestibulumstenose auf die endonasale laterale Vestibulumincision verzichten will, kann man eine endobuccale Incision in der gingivo-labialen Falte des Oberkiefers ausführen. Sie kann entweder beiderseits zwischen dem zweiten Schneidezahn und dem Eckzahn (Abb. 15) oder in der Mitte mit Durchtrennung des Oberlippenfrenulums gelegt werden. Die endobuccale Incision wird hauptsächlich für die Ausführung der lateralen und der transversalen Osteotomie (s.S. 33 ff.) benutzt. Die Incision in der Mitte ist als Zugang für das Einsetzen von einteiligen Winkelspänen (s.S. 63 ff.) geeignet.

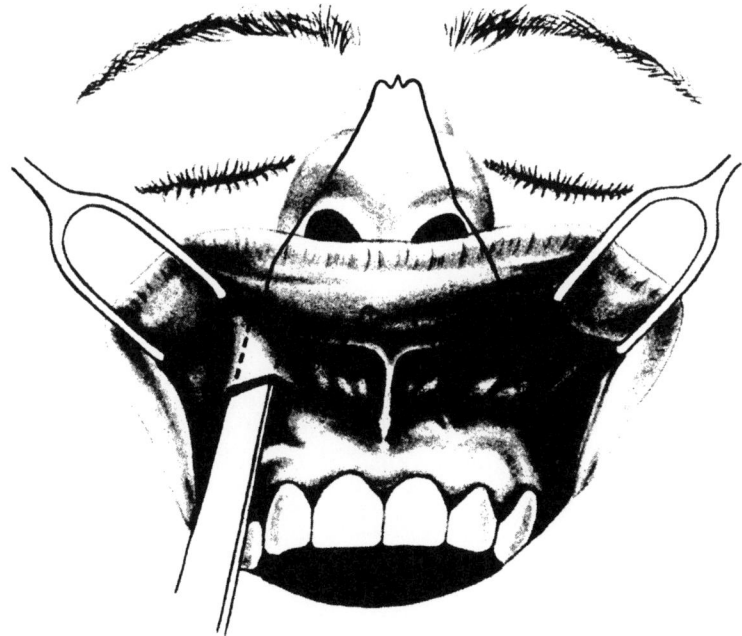

**Abb. 15.** Endobuccale Incision. Der Schnitt liegt in der gingivolabialen Falte des Oberkiefers zwischen dem 2. Schneidezahn und dem Eckzahn. Die Incision wird in der Regel beiderseits ausgeführt. Auf der rechten Seite ist ein Meißel zur Durchführung der lateralen Osteotomie eingeführt

## θ) Transversale Incision

Die transversale Incision ist der Zugangsweg zur sog. externen Rhinoplastik (GOLDMAN). Sie wurde zuerst von RÉTHI (1929) zur Korrektur der Nasenspitze angewendet. Später hat SERCER (1962) diese Incision zur Durchführung von korrigierenden rhinoplastischen Eingriffen modifiziert und als Decortication der Nase bezeichnet. Von den rhinoplastisch geübten Operateuren wird dieser Zugang im Allgemeinen nicht für erforderlich gehalten. In bestimmten Fällen, besonders bei korrigierenden Eingriffen an der Nase nach vorausgegangener Operation einer Lippen-Kiefer-Gaumenspalte kann die externe Rhinoplastik jedoch zweckdienlich sein.

Die Incision wird in Form eines gestreckten W horizontal an der Basis der Columella geführt. Sie verläuft dann beiderseits im Septum membranaceum und geht beiderseits in eine marginale Incision (s.S. 81) über. Nach transversalem Durchtrennen der Columella kann diese wie ein Rüssel angehoben werden. Haut und Weichteilbedeckung lassen sich dann über beiden Flügelknorpeln abpräparieren. Diese sog. Decortication kann über den Nasenrücken und die Lateralknorpel so weit fortgesetzt werden, wie es für die geplanten rhinoplastischen Maßnahmen erforderlich ist.

## ι) Decollements

Unter Decollement versteht man in der Rhinoplastik das *Abheben der deckenden Weichteile von der knorpeligen und knöchernen Unterlage*. Die dadurch entstehende Weichteiltunnelung erleichtert die Handhabung der Instrumente zur Durchführung der verschiedenen rhinoplastischen Maßnahmen und erhält die Einheit der deckenden Weichteile über dem entsprechend korrigierten Nasengerüst. Das Weichteildecollement verhindert außerdem narbige Verziehungen, die durch Weichteilverletzungen entstehen könnten.

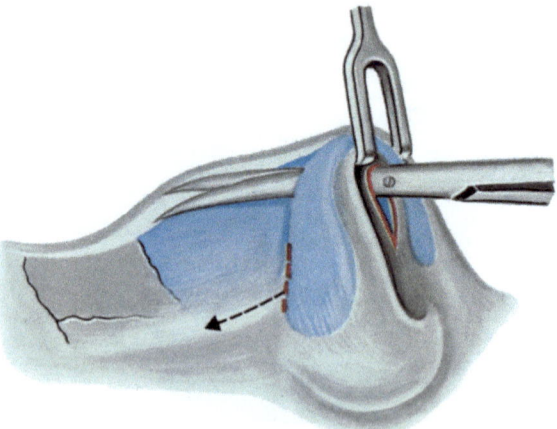

**Abb. 16.** Decollements am Nasenrücken und am seitlichen Nasenabhang. Das Decollement am Nasenrücken wird vom Hemitransfixionsschnitt aus vorgenommen, das Decollement am seitlichen Nasenabhang (*Pfeil*) wird vom intercartilaginären Schnitt (*gestrichelte rote Linie*) oder von einem lateralen Vestibulumschnitt aus durchgeführt

Ein *Nasenrückendecollement* (Abb. 16) benötigt man in erster Linie für das Abtragen eines knöchern-knorpeligen Nasenhöckers (s.S. 41 ff.) und für das Ausführen einer medianen oder paramedianen Osteotomie (s. unten). Man kann es vom intercartilaginären Schnitt (s.S. 25) oder auch von einem Hemitransfixionsschnitt (s.S. 27) bzw. einem Transfixionsschnitt (s.S. 25) aus durchführen und benutzt dazu eine leicht gebogene Schere, die in den entsprechenden Schnitt eingeführt und auf dem Perichondrium bzw. dem Periost entlang unter leichten spreizenden Bewegungen gegen die Nasenwurzel zu geführt wird. Dabei kontrollieren am besten Daumen, Zeige- und Mittelfinger der linken Hand das Vordringen der Schere. Durch Anheben der Haut über dem Nasenrücken mit den drei Fingern der linken Hand wird verhindert, daß die Scherenspitzen durch die deckenden Weichteile nach außen dringen.

Ein *Decollement über dem seitlichen Nasenabhang* wird hauptsächlich für die laterale und die transversale Osteotomie (s.S. 33 ff.) benötigt. Hier kann das Decollement mit dem Abheben des Periosts im Bereich der canthoalaren Linie verbunden werden. Als Zugang benutzt man entweder die intercartilaginäre Incision (s.S. 25) oder den lateralen Vestibulumschnitt (s.S. 27). Auch von der endobuccalen oder der nasoalaren Incision (s.S. 28) aus kann man ein Decollement im Bereich des seitlichen Nasenabhangs vornehmen. Mit einem Raspatorium wird ein schmaler Tunnel unter dem Periost bis zur Nasenwurzel vorgetrieben. Dabei kontrollieren der Daumen oder der Zeigefinger der linken Hand die Richtung des Instruments.

## h) Zur Technik der Osteotomien bei der korrigierenden Rhinoplastik

Die Osteotomien dienen zur Mobilisation der knöchernen Nasenpyramide und ermöglichen das Einrichten des Nasengerüstes in der gewünschten Position. Kein Schienenverband vermag die Rückfederungstendenz in die ursprüngliche Deviationsstellung zu verhindern, wenn nicht die entsprechenden Osteotomien korrekt und vollständig durchgeführt wurden. In der korrigierenden Rhinoplastik kommt man in der Regel mit drei verschiedenen Osteotomieführungen aus. Sie werden meistens beidseitig durchgeführt. Es sind das die mediane oder paramediane Osteotomie, die laterale Osteotomie und die transversale Osteotomie. Gelegentlich kann bei hohem seitlichen Nasenabhang mit konvexer Deviation eine sog. intermediäre Osteotomie erforderlich werden. Sie wird zwischen der paramedianen und der lateralen Osteotomie ausgeführt.

### α) *Mediane und paramediane Osteotomie*

Die sog. *mediane Osteotomie wird in der Regel als paramediane Osteotomie beiderseits unmittelbar neben dem knöchernen Septum ausgeführt und trennt die beiden Nasenbeine voneinander.* Sie ermöglicht zusammen mit der lateralen und der transversalen Osteotomie das Mobilisieren der gesamten knöchernen Nasenpyramide und ist daher in erster Linie bei der Korrektur der knöchernen Schiefnase indiziert. Auch nach Abtragen eines Höckers wird die paramediane Osteo-

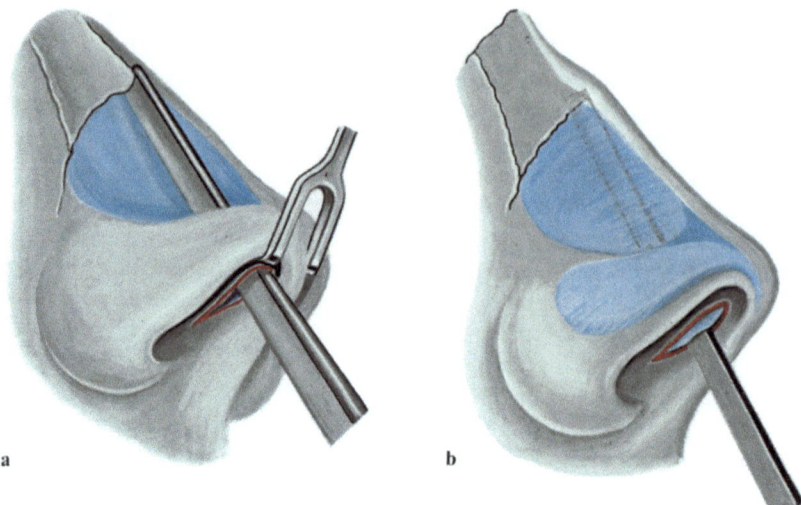

**Abb. 17a, b.** Paramediane Osteotomie. Sie liegt unmittelbar neben dem knöchernen Septum. **a** Paramediane Osteotomie vom Nasenrückentunnel aus. Hierbei wird der Meißel durch den Hemitransfixionsschnitt in den durch ein Decollement geschaffenen Nasenrückentunnel eingeführt. **b** Intraseptale paramediane Osteotomie. Der Meißel ist durch den Hemitransfixionsschnitt in den linken anterioren Septumtunnel eingeführt und wird hier von inferior her gegen den knöchernen Nasenrücken angesetzt

tomie meistens erforderlich, um den auseinanderklaffenden Nasenrücken, das sog. *open nasal roof*, zu korrigieren. Gelegentlich ist die paramediane Osteotomie auch bei der Korrektur einer knorpeligen Schiefnase angezeigt. Sie erleichtert das Mobilisieren des Septums, besonders wenn es unter Spannung in einer schrägen Deviationsstellung am knöchernen Nasendach fixiert ist.

Die *paramediane Osteotomie* wird mit einem 6 mm breiten Osteom, d.h. mit einem beidseitig angeschliffenen Meißel, ausgeführt. Nach Nasenrückendecollement (s.S. 30) kann das Instrument entweder von einer intercartilaginären Incision (s.S. 25) oder von der Hemitransfixion (s.S. 27) in den Nasenrückentunnel eingeführt werden (Abb. 17a). Man kann dabei einen Aufricht-Haken (Abb. 9a/10) benutzen, der die Weichteilgewebe vor Verletzung mit der Osteotomieschneide schützt.

Das Osteotom wird neben dem Septum am caudalen Rand des Nasenbeins angesetzt und mit Hilfe vorsichtiger Hammerschläge gegen das Stirnbein vorgetrieben. Die Hammerschläge werden von einer Hilfsperson ausgeführt. Der Zeigefinger der linken Hand des Operateurs kontrolliert dabei die Spitze des Osteotoms, Daumen und Mittelfinger der linken Hand heben die durch das Nasenrückendecollement mobilisierten deckenden Weichteile etwas an. Auf diese Weise kann das Osteotom wie in einem Tunnel vorgetrieben werden, ohne die Weichteile zu verletzen. Eine deutliche Veränderung des Klopfschalls zeigt das Erreichen des Stirnbeinknochens an, in den der Meißel nicht eindringen soll. Empfehlenswert ist es, an dieser Stelle eine *Farbmarkierung auf der äußeren Haut* anzubringen, um die paramediane Osteotomie auf der Gegenseite sowie später die transversale Osteotomie auf gleicher Höhe ausführen zu können.

Nach vorausgegangener Höckerabtragung, d.h. bei Vorliegen eines „open nasal roof", ist die beiderseitige paramediane Osteotomie zur Korrektur des auseinanderklaffenden Nasenrückens erforderlich. Das Osteotom wird dabei unmittelbar seitlich neben dem Septum angesetzt.

Bei der knöchern-knorpeligen Schiefnase, bei der in der Regel auch eine Septumplastik mit ausgeführt werden muß, empfiehlt es sich, die paramediane Osteotomie intraseptal vorzunehmen. Das Osteotom wird durch die Hemitransfixion in einen anterioren linken subperichondralen Septumtunnel (Abb. 83 d, e) eingeführt und das Nasendach von ventral her aufgetrennt (Abb. 17b). Dabei wechselt die Richtung des Osteotoms, das zunächst steil von caudal gegen den Nasenrücken zielt und dann nach Durchtrennung des Knochens flach, nahezu parallel zum Nasenrücken, gegen das Stirnbein geführt wird. Um die paramediane Osteotomie auch auf der rechten Seite intraseptal vornehmen zu können, muß vor der Lamina perpendicularis eine verticale Incision in den Septumknorpel gelegt werden. Danach kann man einen subperiostalen Tunnel auf der rechten Septumseite anlegen und den Meißel durch diesen Tunnel gegen das knöcherne Nasendach führen.

Die *paramedianen Osteotomien* sollten besser *vor den anderen Osteotomien* vorgenommen werden, weil die knöcherne Pyramide dann noch stabil ist.

### β) Laterale Osteotomie

Die korrekt ausgeführte laterale Osteotomie, d.h. die *Knochendurchtrennung im Processus frontalis ossis maxillae*, ist für das Mobilisieren der knöchernen Nasenpyramide von größter Bedeutung. Für die Korrektur einer knöchernen Schiefnase ist sie unbedingt erforderlich. Auch nach Abtragen eines Nasenhöckers wird sie zur Wiederherstellung eines geschlossenen Nasendaches benötigt.

In der Regel führt man die laterale Osteotomie *von einem kleinen lateralen Vestibulumschnitt* (Abb. 13) aus durch. Mit einem schlanken Nasenspekulum ertastet man sich im linken Vestibulum nasi seitlich die Kante der Apertura piriformis und legt hier, noch in der Haut des Nasenvorhofs, mit einem Skalpell, Klinge Nr. 15 oder Nr. 11, einen oberflächlichen Schnitt. Auf diese Weise läßt sich die Verletzung der A. alaris nasi superior vermeiden. Mit einer stumpfen Schere wird der Schnitt bis zur Aperturkante aufgespreizt. Das schlanke Nasenspekulum drängt die Schnittränder auseinander, so daß man das Periost jetzt mit einem Raspatorium unter Sicht von der Außen- und Innenkante der Apertura piriformis abheben und ein subperiostales Decollement in der canthoalaren Linie anlegen kann.

Es ist ohne Bedeutung, ob die laterale Osteotomie *mit einer Säge oder einem Meißel* ausgeführt wird. Das Meißeln ist meistens etwas leichter und läßt sich schneller ausführen als die Arbeit mit der Säge. EY benutzt einen Meißel nach FOMON-MASING, der für die linke bzw. für die rechte Seite jeweils etwas medialwärts gebogen ist und eine stumpfe Führungsleiste hat, die vom tastenden Finger der freien Hand gut von außen kontrolliert werden kann. Im Unterschied zum Osteotom ist der Meißel nur von einer Seite angeschliffen und dringt in dieser Richtung vor, so daß man, falls gewünscht, auch eine gebogene laterale Osteotomielinie (Abb. 18) erzielen kann. Die Hammerschläge werden von einer Hilfsper-

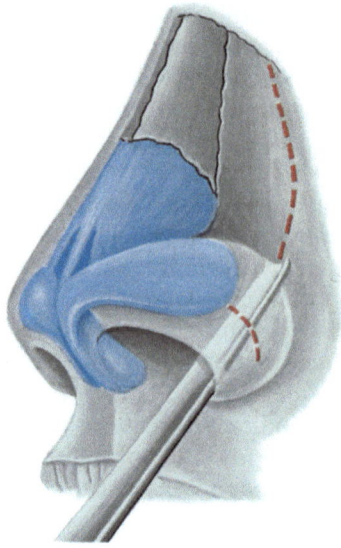

**Abb. 18.** Laterale Osteotomie. Der Meißel ist durch eine laterale Vestibulumincision (*kurze gestrichelte rote Linie*) eingeführt und auf die Kante der Apertura piriformis aufgesetzt. Er wird jetzt in leicht gebogener Richtung (*lange gestrichelte rote Linie*) längs der sog. canthoalaren Linie im Bereich des Processus frontalis des Oberkiefers cranialwärts vorgetrieben

son ausgeführt. Zu Beginn der Meißelarbeit wird der Meißel nahezu horizontal auf die untere seitliche Kante der Apertura piriformis aufgesetzt (Abb. 18), die Meißelspitze ist etwas nach lateral, etwa gegen das Foramen infraorbitale gerichtet. Mit jedem Hammerschlag wird der Meißelgriff weiter nach lateral geführt, so daß die Meißellinie einen leichten Bogen beschreibt. Man treibt den Meißel bis etwas oberhalb des inneren Canthus hinauf. Die leicht schräg nach medial angesetzte Meißelfläche verhindert dabei ein zu tiefes Eindringen des Instruments in Richtung auf den Sulcus praelacrimalis (Abb. 2a) mit der Möglichkeit einer Verletzung des Tränensackes oder des Ductus nasolacrimalis.

Bei der lateralen Osteotomie *vom endobuccalen Zugang* aus liegt die etwa 5 mm breite Incision etwas oberhalb der Umschlagsfalte im Vestibulum oris zwischen dem zweiten Schneidezahn und dem Eckzahn des Oberkiefers auf jeder Seite (Abb. 15).

Die laterale Osteotomie kann auch von einem kleinen Schnitt in der Nasenflügelfurche aus durchgeführt werden, sog. *nasoalare Incision* (Abb. 14) nach JORDAN. Dieses Vorgehen empfiehlt sich besonders bei breiter Nasenbasis, bei der eine Verschmälerung mit Excisionen im Breich des Nasenflügels erforderlich ist (s.S. 79).

### γ) Transversale Osteotomie

Um eine völlige Mobilisierung der lateralen Nasenwände herbeizuführen wird zusätzlich zu den paramedianen und den lateralen Osteotomien auch eine transversale Osteotomie beiderseits durchgeführt. Diese Osteotomie *durchtrennt die*

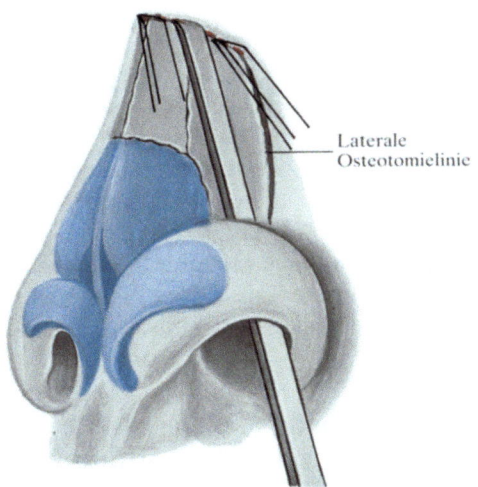

**Abb. 19.** Transversale Osteotomie. Ein über die Fläche gebogener 6 mm breiter Meißel ist durch die laterale Vestibulumincision eingeführt und in einem Winkel von etwa 90° auf den Processus frontalis des Oberkiefers aufgesetzt. Gemeißelt wird etwa entlang der Sutura frontonasalis (*rotgestrichelte Linie*). Die Spina nasalis ossis frontalis soll dabei mit durchtrennt werden. Die laterale Osteotomie wurde zuvor ausgeführt

*Nasenwurzel an ihrem Stirnbeinansatz.* Besonders bei der Korrektur der knöchernen Schiefnase ist es wichtig, daß die Spina nasalis ossis frontalis (Abb. 3a), die mit beiden Nasenbeinen einen Knochenblock bildet, durchschlagen wird. Nur so kann die Nase ohne Gefahr der späteren Rückfederung in die Medianebene verlagert werden.

Die transversale Osteotomie wird etwa in Höhe des inneren Augenwinkels ausgeführt. Man kann hierzu einen über die Fläche leicht gebogenen 6 mm breiten Meißel (Abb. 9c/4) durch die für die laterale Osteotomie gewählte Incision einführen und in der bereits angelegten lateralen Osteotomielinie mit dosierten Meißelschlägen bis in die Gegend des inneren Augenwinkels gelangen. Dann wird der Meißel neu angesetzt, und zwar so, daß seine abgebogene Fläche nahezu in einem Winkel von 90° auf dem Knochen des Processus frontalis aufsitzt (Abb. 19). Gemeißelt wird etwa entlang der Sutura nasofrontalis. Dabei wird der Meißel mit der rechten Hand gehalten und muß mit der linken Hand fest gegen den Knochen gepreßt werden. Eine Hilfsperson führt die Hammerschläge aus. Man muß den Meißel 2- bis 3mal ansetzen.

Gelegentlich kann es vorkommen, daß die Spina nasalis ossis frontalis dem Meißel starken Widerstand entgegensetzt. Es empfiehlt sich dann, den Meißel in den Nasenrückentunnel einzuführen und von oben her gegen die Spina nasalis ossis frontalis Meißelschläge auszuführen. Auch kann man den Meißel über den Spalt der paramedianen Osteotomie in den Bereich der Nasenwurzel bringen und ihn hier nach lateral treiben, d.h. ein sog. outfracturing ausführen. Auf keinen Fall soll die Nase an der Nasenwurzel gewaltsam abgebrochen werden, weil dann die Gefahr einer Knochensplitterung mit häufig schlechtem ästhetischen Resultat besteht.

*δ) Intermediäre Osteotomie*

Die intermediäre Osteotomie wird in der Regel nur bei sehr stark konvexer Steilseite einer knöchernen Schiefnase als zusätzliche Osteotomie erforderlich. Sie liegt *zwischen der paramedianen und der lateralen Osteotomielinie*, abhängig von dem jeweiligen Krümmungsradius der konvexen Nasenseite und von der Höhe der Steilseite und ist in diesen Fällen nur auf dieser Seite notwendig. Die intermediäre Osteotomie ist vor der lateralen Osteotomie vorzunehmen, da bei zu mobiler Seitenwand eine korrekte Meißelführung nicht mehr möglich ist. Als Zugang für die intermediäre Osteotomie können die intercartilaginäre Incision (s.S. 25) oder der laterale Vestibulumschnitt dienen (s.S. 27).

## i) Tamponade und Verbandtechnik bei der korrigierenden Rhinoplastik

Eine *intranasale Tamponade* ist erforderlich, wenn ein mehr oder weniger ausgedehnter septumplastischer Eingriff ausgeführt wurde. Sie dient neben der Vermeidung eines Septumhämatoms auch als innere Schiene für das Septum und muß beiderseits gleich stark ausgeführt werden, damit die mobilisierten Anteile des Septums nicht verschoben werden. Auch wenn Osteotomien ausgeführt wurden, empfiehlt sich eine intranasale Tamponade zur inneren Schienung. Im Vestibulum genügt eine lockere Tamponade zum Schutz der hier vernähten Incisionen und zur Verhütung einer möglichen Hämatombildung. Die Tamponade wird in der Regel nach 3 bis 4 Tagen entfernt. Danach sollte die Nasenschleimhaut täglich mit weicher Nasensalbe behandelt werden, da es anfänglich noch etwas zur Verkrustung kommen kann.

Ein *äußerer Pflasterstreifenverband* hat die Aufgabe, die Nase in der eingerichteten Position zu fixieren und die unterminierte Haut bzw. das abgelöste Periost gegen die Unterlage anzudrücken. Als besonders hautschonend hat sich ein Celluloseklebestreifen, z.B. das Leukovliespflaster, erwiesen.

Einen etwa 1 cm breiten Pflasterstreifen fixiert man an der Columella und führt ihn über die Nasenspitze in der Mitte bis zur Glabella hinauf. Ein zweiter Pflasterstreifen wird vom einen inneren Augenwinkel zum anderen um die Nasenbasis herumgezogen. Diese beiden Pflasterzüge dienen als wichtige Stütze der Nasenspitze und der gesamten knorpeligen Nasenpyramide. Schräge Pflasterzüge von der Stirn über die Nasenwurzel bis zur Nasolabialfalte fixieren besonders die nach den Osteotomien mobilisierten knöchernen Seitenwände der Nase. Nach Anlegen dieser Pflasterzüge wird der Nasenrücken mit weiteren Pflasterstreifen dachziegelförmig beklebt, wodurch die bei den Decollements abgehobenen Weichteile gegen die Unterlage gedrückt werden.

Der abschließende *Schienenverband* dient im wesentlichen nur als Schutz der Nase vor möglichen Verletzungen und Verschiebungen durch unwillkürliche Bewegungen besonders während der Nacht. Die Schiene darf keinen zusätzlichen Druck auf die Nase ausüben und kann keineswegs zur Nachkorrektur des Operationsresultats verwendet werden. Als Schienenmaterial kommen Gips, Stents oder auch Aluminiumblech zur Anwendung. Die der Nase angepaßte Schiene wird mit einigen zusätzlichen hautschonenden Pflasterstreifen fixiert. Die Nasenspitze wird dabei freigelassen, um eine Kontrollstelle für die Durchblutung der Haut zu behalten. Nach vorausgegangenen Osteotomien sollte die Nase 10 bis 14 Tage lang geschient werden, danach genügt ein nächtlicher Schienenschuz für weitere 2 Wochen.

## j) Zur Technik der Knorpel- und Knochenentnahme und der Knorpelkonservierung

Für den Wiederaufbau oder die Ergänzung des Nasengerüstes verwendet man in der korrigierenden sowie in der rekonstruktiven Rhinoplastik vorzugsweise Knorpel und Knochen. Kunststoffimplantate haben grundsätzlich den Nachteil von Fremdkörpern und werden häufig wieder abgestoßen. Knochen ist nicht so gut zu bearbeiten wie Knorpel und unterliegt einer gewissen Resorptionsrate. Beim Knorpel ist die Resorption geringer, es ist aber mit einer erheblichen Verbiegungstendenz zu rechnen. – Die alten und neuen Bezeichnungen für die verschiedenen Transplantate und Implantate finden sich in folgender Tabelle:

| Alte Bezeichnungen | Neue Bezeichnungen | Erläuterungen |
|---|---|---|
| autolog | autogenetisch | körpereigenes Gewebe, z.B. Knorpel |
| homolog | allogenetisch | Fremdgewebe von gleicher Spezies, z.B. konservierter Leichenknorpel |
| alloplastisch | alloplastisch | Fremdmaterial, z.B. Kunststoffe |

Bereits H. MANGOLDT, der 1899 und 1900 die ersten *freien Knorpeltransplantationen* beim Menschen zur Deckung von Kehlkopfdefekten und zur Nasenkorrektur durchführte, bemerkte, daß sich dünn zugeschnittene Rippenknorpelspäne verbiegen. Seither hat es nicht an Untersuchungen gefehlt, die Ursache dieser *Verbiegungstendenz* zu finden. Die Untersuchungen von GIBSON und DAVIS trugen entscheidend zur Lösung dieses Problems bei. Die beiden Autoren konnten nachweisen, daß bei einem explantierten *Rippenknorpel* in den äußeren, perichondriumnahen Schichten andere Spannungskräfte bestehen als im Inneren. Im Querschnitt des entnommenen Rippenknorpels herrscht ein ausbalanciertes Gleichgewicht der Spannungskräfte, d.h. Zugkräfte der äußeren Schichten wirken den Druckkräften der inneren Zonen entgegen. Die Störung dieses Gleichgewichts an irgendeiner Stelle führt zur Verbiegung des Knorpels.

Will man das verhindern, muß man bei der Bearbeitung eines Knorpelspans darauf achten, daß er einen *ausbalancierten Querschnitt* erhält. Soll z.B. aus einem Rippenknorpelstück ein gerades Implantat zugeschnitten werden, so ist auf die gleichmäßige Entfernung der Außenschichten des Spans zu achten. Das so erhaltene Mittelstück des Knorpels bleibt gerade, während sich die von ihm abgetragenen Späne der Außenschicht konkav nach außen verbiegen. Aus den Untersuchungen von GIBSON und DAVIS ergibt sich eindeutig, daß das Perichondrium für die Verbiegungstendenz des Knorpels nicht entscheidend ist.

FRY hat eine gleiche Gesetzmäßigkeit der Knorpelverbiegung auch für den *Septumknorpel* gefunden. Im Experiment läßt sich durch einseitige kleine Einschnitte in die äußere Schicht eines geraden Septumknorpelstückes eine Verbie-

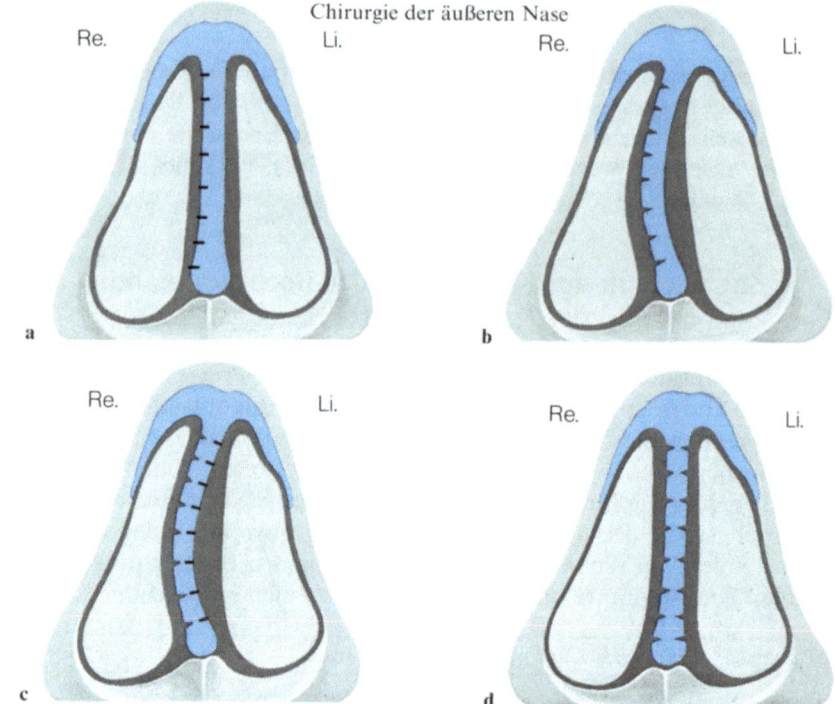

**Abb. 20a–d.** Biegungsverhalten des Septumknorpels nach GIBSON und DAVIS und nach FRY (Ansicht von vorn). **a, b** Wird eine gerade Septumknorpelplatte auf der rechten Seite durch mehrere parallele horizontale Schnitte eingeritzt, verbiegt sich die Knorpelplatte nach rechts infolge der Zugwirkung der intakten elastischen Fasern auf der linken Seite. **c, d** Ritzt man den Knorpel auch auf der linken Seite in horizontaler Richtung ein, so stellt sich die Knorpelplatte wieder gerade

gung zur gleichen Seite hervorrufen (Abb. 20a, b). Nimmt man gleiche Einschnitte auch auf der anderen, jetzt konkav gebogenen Seite des Septumknorpels vor, so werden auch hier die äußeren Zugkräfte gestört, der Knorpel kehrt in seine ursprüngliche gerade Ausgangslage zurück (Abb. 20c, d).

Neben der Verwendung autogenetischer Knorpeltransplantate haben sich die physikalischen und chemischen *Konservierungsmethoden* immer mehr durchgesetzt. Für *allogenetischen Knorpel* kommt neben der Kältekonservierung die chemische Konservierung in Merthiolat und Cialit in Betracht. Die vielfach in der Literatur geäußerte Ansicht über die unsichere Zukunft des allogenetischen Knorpeltransplantats kann nicht verallgemeinert werden. Vielmehr scheinen das Bindegewebe des Transplantatlagers und die Belastung des Transplantats ausschlaggebend für seine Zukunft zu sein. Zwischen autogenetischem und allogenetischem Knorpeltransplantat scheinen hinsichtlich Resorption und Fibrosierung keine wesentlichen Unterschiede zu bestehen (HELLMICH, SCHWENZER).

Die *Entnahme des allogenetischen Knorpels* erfolgt am besten aus den Rippen frisch verstorbener, möglichst jugendlicher Personen, die frei von Infektionskrankheiten waren. Die Knorpelstücke werden in einer Ringerlösung mit einem 4%igen Merthiolat-Zusatz bei 4° C im Kühlschrank aufbewahrt. Auch eine fertige Cialit-Lösung ist für die Knorpelkonservierung geeignet. Die Lösung sollte in den ersten drei Wochen dreimal gewechselt werden. Dabei können

Sterilproben entnommen werden. Anschließend ist der Knorpel für mehrere Monate haltbar.

Zur *Entnahme eines autogenetischen Rippenknorpelspans* legt man den anterioren Rippenbogen von einem 10 cm langen Schrägschnitt in Höhe der 7. Rippe frei. Der schräg gegen das Sternum verlaufende mediale Teil der 7. Rippe oder die Enden der 8. und 9. Rippe sind für die Entnahme von zweiteiligen Knorpelspänen geeignet (GILLIES, BARSKY, DENECKE und R. MEYER). Nach Spalten der Fascie wird der M. rectus abdominis in vertikaler Richtung durchtrennt und so weit abgeschoben, daß die 7. oder 8. Rippe dargestellt werden kann. Im Bereich des Überganges vom knorpeligen zum knöchernen Rippenanteil wird für die *Entnahme eines Knorpelspans* mit einem Skalpell eine Knorpelrinne ausgeschnitten. Zweckmäßigerweise schneidet man auch am cranialen und caudalen Rand der freigelegten Rippe jeweils eine Rinne ein, die der Führung von Hohlmeißel und Elevatorium dient, mit denen der Knorpelspan ausgelöst wird. Zuletzt wird der Knorpelspan an der medialen Begrenzung ebenfalls mit dem Skalpell durchtrennt und entnommen.

Will man ein *Knorpeltransplantat in der gesamten Dicke der Rippe* entnehmen, so wendet man die von den Thoraxchirurgen geübte Technik an. Mit einem Rippenraspatorium nach Doyen wird die Rippe unterfahren und subperichondral von der Unterlage gelöst. Das äußere Perichondrium bleibt dabei auf dem Knorpelspan erhalten und kann zum Beispiel bei der Anfertigung eines zweiteiligen Knorpelspans nach der Technik von GILLIES als Scharnier verwendet werden (DENECKE und R. MEYER).

Abschließend muß die Pleura auf eine mögliche Verletzung kontrolliert werden. Steigen nach Einbringen von Kochsalzlösung in die Rippenwunde bei Beatmung Luftblasen in der Flüssigkeit auf, so ist eine Pleuraverletzung entstanden, die übernäht werden muß, ehe man Muskel- und Hautschnitt nach Einlegen einer Gummilasche oder eines Redons schichtweise vernäht.

Anstatt Knorpel kann bei rhinoplastischen Eingriffen auch *Knochen* transplantiert werden. Er hat den Vorteil, daß er sich postoperativ nicht krümmt und daß er eine feste Verbindung mit der Unterlage eingeht, wenn ein knöchernes Transplantatlager vorhanden ist. Nachteilig ist die schlechtere Modellierbarkeit. Auch soll Knochen stärker als Knorpel resorbiert werden. Autogenetische Knochenspäne werden hauptsächlich aus der Crista iliaca, gelegentlich auch aus dem knöchernen Septum oder aus der Corticalis des Mastoids entnommen. ISRAEL (1896) hat als erster einen autogenetischen Tibiaspan in die Nase transplantiert. Auch Knochentransplantationen aus dem Stirnbein wurden zur Wiederherstellung des Nasengerüstes benutzt.

In der Regel wird der *Darmbeinkamm* für die Gewinnung eines oder mehrerer Knochenspäne gewählt. Die Crista iliaca besteht aus einer inneren und einer äußeren Tabula und einer dazwischenliegenden Spongiosaschicht. Es ist daher möglich, durch keilförmiges Herausmeißeln einen vorwiegend aus Spongiosa bestehenden Knochenspan zu gewinnen. Gleichzeitig kann man einen flachen Knochenspan von der inneren Tabula der Beckenschaufel entnehmen, der z.B. für den Aufbau des caudalen Septums Verwendung finden kann. Der Hautschnitt liegt etwas lateral und caudal der Crista iliaca. Das Periost wird auf beiden Seiten der Crista sorgfältig abgelöst, was auf der inneren Seite der Bek-

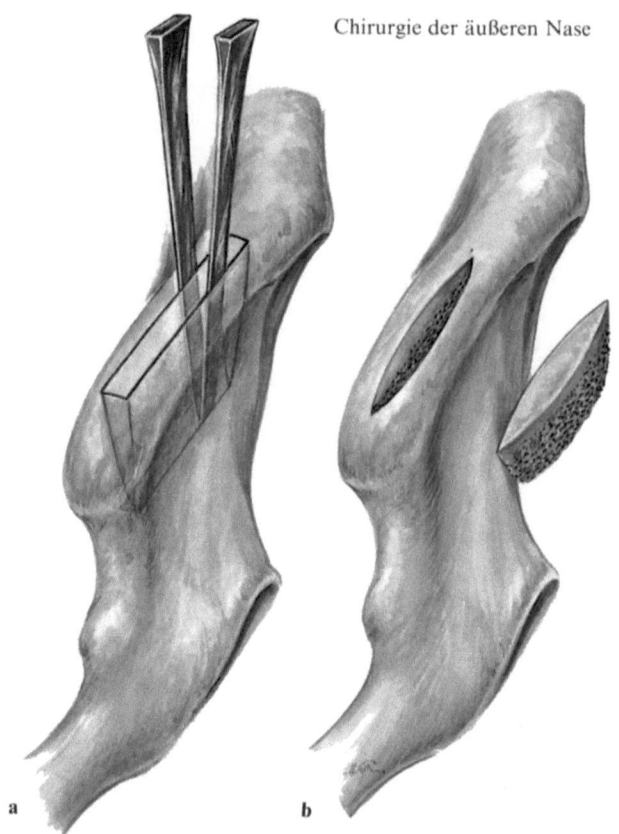

**Abb. 21a, b.** Entnahme eines Knochenspans aus der Crista iliaca. **a** Mit dem Meißel wird ein keilförmiges Knochenstück, das sowohl die Corticalis als auch die Spongiosa der Darmbeinschaufel enthält, herausgeschnitten. **b** Zustand nach Entnahme des Knochenspans. (Aus: DENECKE u. R. MEYER, 1964)

kenschaufel leichter gelingt als auf der Außenseite. Mit einem Osteom meißelt man nun auf der cranialen Kante der Crista iliaca zwei parallele Fissuren in den Knochen, die nach der Tiefe keilförmig zulaufen (Abb. 21a, b). Nach sorgfältiger allseitiger Lösung des so gewonnenen Spans mit einem Elevatorium kann man ihn aus der Darmbeinschaufel herausheben. Entsprechend der Führung des Osteotoms handelt es sich um einen Spongiosaspan mit dünner Corticalisschicht.

Für eine Implantation in das caudale Septum ist auch ein *Corticalisspan aus dem Mastoid* geeignet (DRUMHELLER). Man legt dazu einen retroauriculären Schnitt in die Umschlagsfalte der Ohrmuschel und befreit das Planum mastoideum vom Periost. Bei zu starker Krümmung des Planums kann man den Corticalisspan auch cranial der Linea temporalis gewinnen. Mit einer feinen Fräse und einem spitzkonischen Stichdiamanten wird die Corticalis im Bereich der markierten Begrenzung des Spans durchtrennt und der Span mit einem 4 bis 6 mm breiten Flachmeißel abgehebelt. Mit Fräse und Kugeldiamant wird seine Innenseite geglättet und die gewünschte Form und Größe hergestellt. Schleimhaut aus dem Mastoid darf auf keinen Fall mittransplantiert werden.

## 2. Korrektur der Höckernase

### a) Allgemeine Vorbemerkung

Die Höckernase ist dadurch charakterisiert, daß in den meisten Fällen ein Zuviel an Knochen und Knorpel vorhanden ist, wodurch insbesondere die Profillinie des Nasenrückens von der Norm abweicht. Für die Beurteilung eines Nasenhöckers sind der Gesichts-Nasenwinkel, normal ca. 30° bis 36°, und der Nasofrontalwinkel, normal ca. 150°, geeignet (Abb. 5a–c). Bei der Höckernase ist der Gesichts-Nasenwinkel deutlich vergrößert, der Stirn-Nasenwinkel erheblich verkleinert. Sind bei einem als Höckernase imponierenden Profil die beiden Winkel annähernd normal, so liegt eine sog. Pseudohöckerbildung infolge eines zurückgebliebenen Wachstums der knorpeligen Nase oder durch traumatischen Abriß des knorpeligen Gewölbes von der knöchernen Nase vor. In diesen Fällen ist ein ganz anderes Vorgehen erforderlich als bei der echten Höckernase (s.S. 48).

Die Höckernase tritt in vielen Fällen nur als *Abweichung von der als ästhetisch angesehenen Profillinie* in Erscheinung, ohne daß subjektive oder objektive funktionelle Folgen der vorliegenden Deformität bestehen. In diesen Fällen ist die *Indikation zum operativen Eingriff eine rein ästhetische*, die zumindest z.T. von den Vorstellungen des zu Operierenden abhängt. Der Operateur muß dabei abschätzen, inwieweit ein ästhetisch optimales Ergebnis zu erzielen ist, ohne daß die Funktion der Nase beeinträchtigt wird. Nötigenfalls muß er zusätzlich einen Eingriff am Septum und an den Flügel- und Seitenknorpeln oder auch an den Nasenmuscheln planen, um postoperativ eine einwandfreie Funktion zu gewährleisten.

In anderen Fällen handelt es sich um große schmale Höckernasen mit schmaler Nasenbasis, häufig verbunden mit einem zu langen und zu hohen Nasenseptum und mit Ansaugen der Nasenflügel. Diese sog. *„Spannungsnase"* ist in der Regel mit Funktionsstörungen verbunden, vor allem mit einer behinderten Nasenatmung und häufig mit Kopfschmerzen. In diesen Fällen wird die *Indikation zum operativen Eingriff* in erster Linie oder *zumindest in gleichem Maße aus funktionellen Gründen* gestellt. Es ist naheliegend, daß bei solchen „Spannungshöckernasen" neben der Korrektur des Nasenrückens auch eine Beseitigung der Funktionsstörung durch Korrekturmaßnahmen am Nasenseptum, an den sog. Nasenvorhofklappen (s.S. 6) und an den Nasenflügeln erfolgen muß.

Sowohl bei der ästhetischen Indikation als auch bei der Indikationsstellung aus funktionellen Gründen kann es zur Erzielung eines optimalen ästhetisch-funktionellen Ergebnisses erforderlich sein, die Höckernase in all ihren Abschnitten in der entsprechenden Relation zu verkleinern, d.h. eine sog. Reduktionsplastik (s.S. 44ff.) durchzuführen.

### b) Technik der Höckerabtragung

Prinzipiell gilt für alle Eingriffe zur Korrektur der Höckernase die Forderung, daß nach Abtragen des Nasenhöckers der subcutan offene Nasenrücken wieder in ein geschlossenes Nasendach verwandelt werden muß, da sonst die Gefahr der Entwicklung eines „*open-nasal-roof-Syndroms*" (COTTLE) mit Kopfschmerzen und besonderer Kälteempfindlichkeit in der Nase besteht. Die Korrektur der Höckernase schließt also neben der Höckerabtragung die Mobilisierung der knöchernen Seitenwände der Nase durch entsprechende Osteotomien ein (s.S. 31 ff.).

Der Eingriff kann in Lokalanaesthesie durchgeführt werden. Wird die Allgemeinanaesthesie bevorzugt, so empfiehlt sich eine zusätzliche Infiltrationsanaesthesie mit einem Lokalanaesthetikum unter Zusatz eines Vasoconstrictors.

Da die Höckerabtragung in der Regel mit einer Korrektur am caudalen Septum mit Kürzung der Knorpelkante kombiniert wird, empfiehlt es sich, den Eingriff mit der *Hemitransfixion* (Abb. 12) oder der *Transfixion* (Abb. 11a, b) zu beginnen. Die Wahl der Schnittführung sowie deren Vor- und Nachteile sind auf S. 27 diskutiert. Nach der Incision führt man zunächst ein *Decollement des Nasenrückens* durch (Abb. 16). Dazu wird eine leicht gebogene Schere in den zum Nasenrücken liegenden Schnittwinkel eingeführt und unter leicht spreizenden Bewegungen zur Nasenwurzel vorgeschoben. Mit der freien Hand kann man die Bewegungen des Instruments palpieren und die Weichteile über dem Nasenrücken etwas anheben. Anschließend wird mit einem Raspatorium auch das Periost vom Knochen abgelöst, um die deckenden Weichteile bei der Höckerabtragung besser vor Verletzungen schützen und damit eine narbige Einziehung des verletzten Gewebes vermeiden zu können. Die nun folgende beiderseitige *intercartilaginäre Incision* (Abb. 10), die auch gleichzeitig mit der Transfixion (Abb. 11a, b) vorgenommen werden kann, ermöglicht das zusätzliche *Mobilisieren der Weichteile über den Lateralknorpeln* und des Periostes über dem Os nasale. Das erleichtert die Handhabung der Instrumente bei der Höckerabtragung.

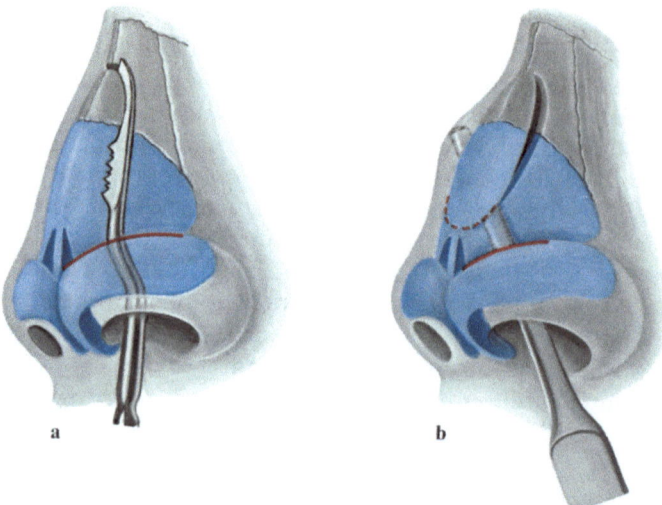

**Abb. 22a, b.** Höckerabtragung. **a** Abtragen des knöchernen Höckers mit einer Bajonettsäge. Das Instrument ist durch die intercartilaginäre Incision eingeführt. **b** Abtragen des knorpeligen Höckers mit einem geknöpften Plastikmesser. Das Instrument wird durch den intercartilaginären Schnitt in den Sägeschnitt eingeführt

Es ist zweckmäßig, bereits vor Beginn der Operation das Ausmaß der notwendigen Resektion am Nasenrücken festzulegen und das gewünschte neue Profil mit einem Farbstift auf der Haut der Nase beiderseits zu markieren. Bei sehr großen Höckernasen kann man, wie es CONVERSE angibt, auch die Konturen der Lateral- und der Flügelknorpel mit dem Farbstift auf der Haut umreißen.

Für das Abtragen des Höckers werden sehr unterschiedliche Instrumente empfohlen. Je nach Übung und Erfahrung des Operateurs kommen Sägen, Meißel oder Knochenzangen zur Anwendung.

JOSEPH, KAZANJIAN, SAFIAN und viele andere geben dem *Abtragen des Höckers mit der Säge* den Vorzug. Die bajonettförmig gestaltete Nasensäge nach JOSEPH oder eine ihrer Modifikationen wird durch den intercartilaginären Schnitt eingeführt und der Höcker entweder von beiden Seiten oder auch nur von links eingesägt (Abb. 22a).

Der nun noch anhaftende knorpelige Höckeranteil wird unter Einbeziehung der entsprechenden Teile des Septumknorpels und der Lateralknorpel mit einem geknöpften geraden Plastikmesser abgetragen (Abb. 22b). Dabei wird das geknöpfte Messer in den Sägeschnitt des knöchernen Höckers eingesetzt und über den Nasenrücken hinweg bis in den intercartilaginären Schnitt der Gegenseite geführt. Für den Rechtshänder ist es vorteilhaft, das Messer vom linken intercartilaginären Schnitt aus einzuführen. Die Finger der linken Hand fixieren dabei den bereits mobilisierten knöchernen Höcker.

Sobald er völlig gelöst erscheint, wird er vom linken intercartilaginären Schnitt aus mit einer Nasenzange (Abb. 9c/9) gefaßt und so lange zwischen den kontrollierenden Fingern in seiner Längsachse gedreht, bis er leicht ohne Anhaften des Bindegewebes entfernt werden kann.

Man kontrolliert nun den „offenen" Nasenrücken mit dem Finger und kann noch bestehende Unebenheiten ausgleichen. Hierzu bedient man sich im Bereich des knöchernen Nasenrückens einer Raspel (Abb. 9d/1), während man zur Begradigung im knorpeligen Anteil ein gewinkeltes Sichelmesser oder eine abgewinkelte Septumschwere (Abb. 9a/11) benutzt.

Die *Abtragung des Nasenhöckers mit dem Meißel* wurde zuerst von GATEWOOD (1947) beschrieben. Auch AUBRY, BARSKY, COHEN, MASING, MC INDOE und andere haben die Meißeltechnik empfohlen. Für die Korrektur der Schiefnase wurde der Meißel allerdings schon viel früher benutzt (TRENDELENBURG, 1889). Der Meißel ist auch geeignet, wenn zusätzlich zur Höckerabtragung der naso-glabellare Winkel ausgearbeitet werden soll und dazu am Übergang von der Nasenwurzel zur Glabella etwas Knochen entfernt werden muß.

Die Abtragung des Höckers mit dem Meißel wird in der Medianebene ausgeführt. Es werden dazu besonders gestaltete Meißel mit doppelter Führungsleiste (CINELLI, SKOOG) oder auch schwalbenschwanzartig geformte Meißel benutzt. Man kann die Höckerabtragung aber auch von beiden Seiten her mit einem Osteotom durchführen. Die Entfernung des knorpeligen Höckers erfolgt auch bei Anwendung der Meißeltechnik in der oben für die Sägetechnik beschriebenen Weise.

KAZANJIAN, ROWLAND und R. MEYER nehmen die Abtragung des knorpeligen und des knöchernen Höckers gleichzeitig vor und benutzen dazu eine *doppelgelenkige Knochen-Knorpelzange*. MEYER bedient sich einer modifizierten Row-

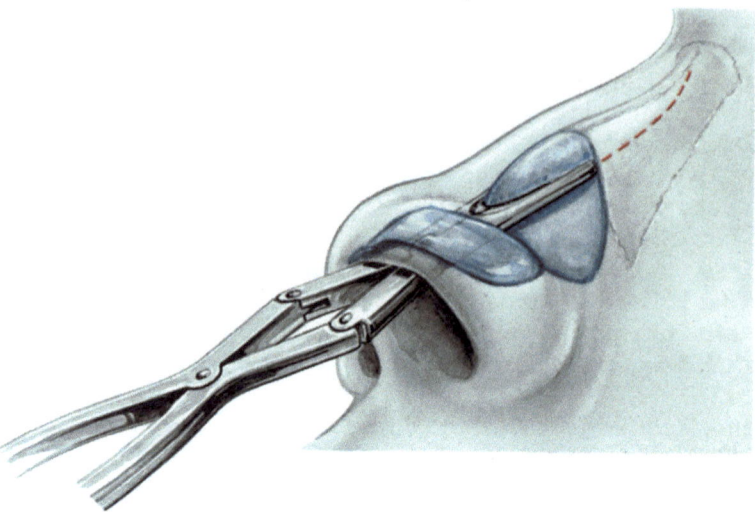

**Abb. 23.** Abtragen des knorpeligen und knöchernen Höckers mit einer modifizierten Zange nach Rowland. Im knöchernen Anteil wird der Höcker im Bereich der *rot punktierten Linie* mit der Zange abgetragen. (Aus: DENECKE u. R. MEYER, 1964)

land-Zange, die bei der Höckerabtragung eine leichte Konkavität am Nasenrücken erzeugt (Abb. 23).

## c) Reduktionsplastik – total reduction

Bei Höckernasen mit schmaler Basis, einem hohen Septum und engen Nasenlumina, d.h. bei sog. *Spannungsnasen*, liegen meistens erhebliche funktionelle Störungen vor. In diesen Fällen muß neben der ästhetischen Korrektur der Höckernase vor allem auch die funktionelle Rehabilitation angestrebt werden. Neben der Abtragung des Nasenhöckers führt die Kürzung des zu langen und zu hohen Septums und das Absenken des knöchernen Nasengerüstes zu einer Entspannung der inneren Nase mit entsprechender Verbesserung der Funktion. Da in diesen Fällen auch eine Kürzung der Nasenspitze, also eine Resektion am Flügelknorpel und am Lateralknorpel beiderseits erforderlich ist, werden praktisch alle Anteile des Nasengerüstes verkleinert, d.h., es wird eine *Reduktionsplastik* ausgeführt.

Eine totale Reduktion der knöchernen und der knorpeligen Nase ist auch *bei großen Nasen mit langer und hängender Nasenspitze* indiziert. Es ist allerdings darauf hinzuweisen, daß in diesen Fällen die Weichteilnase oft nicht in dem gewünschten Ausmaß mitkorrigiert werden kann und eventuelle Nachkorrekturen erforderlich sind.

Bei der Reduktionsplastik kann man entweder mit dem Abtragen des knöchernen Höckers beginnen, oder man leitet den Eingriff mit der Korrektur des knorpeligen Gerüstes ein. Wird zuerst der knöcherne Höcker abgetragen, müssen sich die anschließenden Korrekturen am knorpeligen Nasengerüst und am

Septum nach der neu entstandenen Profillinie der knöchernen Nase ausrichten. Dieses Vorgehen verlangt eine große Erfahrung vom Operateur, denn es besteht dabei die Gefahr, daß von vornherein zu viel vom knöchernen Höcker reseziert wird, was die Anpassung der knorpeligen Nase wesentlich erschwert. Deshalb soll hier der günstigere Operationsablauf beschrieben werden, bei dem mit der Reduktion der knorpeligen Nase begonnen und dann das Ausmaß der Höckerabtragung der neuen Form der Weichteilnase angepaßt wird.

Der Eingriff kann in Lokalanaesthesie oder in Allgemeinbetäubung mit zusätzlicher Infiltration eines Lokalanaesthetikums unter Zusatz eines Vasoconstrictors durchgeführt werden. Bei Anwendung der Allgemeinbetäubung ist es ratsam, die tracheale Intubation durch eine Tamponade des Hypopharynx abzusichern, um eine eventuelle Blutaspiration zu vermeiden.

*Man beginnt den Eingriff an den Flügelknorpeln.* Die dabei notwendigen Resektionen werden nach der Luxations- beziehungsweise der Eversionsmethode (s.S. 81, 83) oder nach einer anderen geeigneten Technik, z.B. der Hockeystockresektion, durchgeführt. Der Korrektur an den Flügelknorpeln schließt sich die erforderliche *Resektion am caudalen Rand beider Lateralknorpel* an (s.S. 54). Dabei benutzt man die als Zugang zu den Flügelknorpeln gewählte Incision.

Nach der Korrektur an den Flügel- und den Lateralknorpeln erfolgt die *Höckerabtragung,* die *im knorpeligen Anteil* des Höckers sowohl bei der übergroßen Nase als auch bei der Spannungsnase nach der „extramucösen" Technik (EITNER, POLLET) vorgenommen wird. Dafür wird die inter- oder intracartilaginäre Incision in die Transfixion des Septums (s.S. 25) übergeführt. Auch die Hemitransfixion (s.S. 27) kann als Zugang benutzt werden.

Es wird zunächst eine *subperichondrale Abtrennung der beiden Lateralknorpel vom Septumknorpel* vorgenommen. Dazu wird auf der linken Septumseite ein subperichondraler anteriorer (Abb. 83d) und auf der rechten Septumseite ein schmaler subperichondraler oberer, sog. anterior-ventraler Tunnel (Abb. 83d) angelegt. Anschließend führt man ein Decollement über dem Nasenrücken (Abb. 16) durch und hebt das Periost beiderseits am seitlichen Nasenabhang so weit ab, wie später der knöcherne Höcker abgetragen werden soll. Dann führt man einen Aufricht-Haken durch die Hemitransfixion oder durch die Transfixion in den Nasenrückentunnel ein und durchtrennt die Verbindung zwischen Lateralknorpel und Septumknorpel beiderseits unter Schonung des Mucoperichondriums (Abb. 24a). Man benutzt dafür am besten ein Skalpell, Klinge Nr. 15. Der Aufricht-Haken schützt die Weichteile des Nasenrückens vor Verletzungen durch das Skalpell.

Als nächster Schritt folgt die *streifenförmige Resektion an der freigelegten Nasenrückenkante des Septumknorpels* (Abb. 24b). Dabei richtet sich die Höhe des zu resezierenden Streifens nach dem Ausmaß des abzutragenden Gesamthöckers. Der Knorpelstreifen wird so geschnitten, daß cranial von der Nasenspitze in der sog. supra tip region (s.S. 8) eine leichte Excavation im Septumknorpel entsteht. Die bei der Abtrennung entstandenen oberen Kanten der Lateralknorpel müssen danach durch streifenförmige Resektionen der Höhe der Nasenrückenkante des Septumknorpels angepaßt werden. Für die Streifenresektionen am Septumknorpel und an den Lateralknorpeln eignet sich eine abgewinkelte Septumschere (Abb. 9a/11).

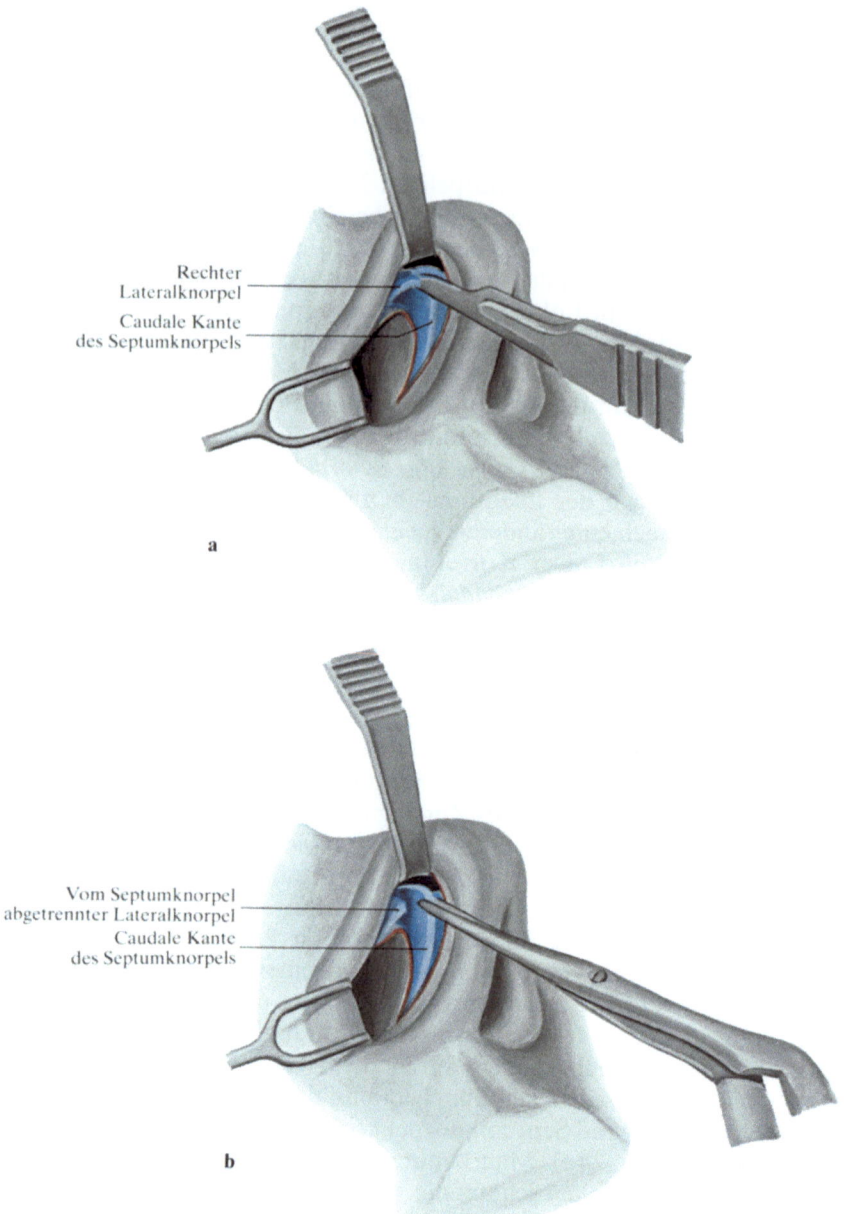

**Abb. 24a–c.** Extramucöse Höckerabtragung. **a** Extramucöse Abtrennung der Lateralknorpel vom Septumknorpel. Hemitransfixion und Nasenrückendecollement sind ausgeführt. Ein Haken nach AUFRICHT ist eingeführt und lädt den Flügelknorpel auf. Zwischen Lateral- und Septumknorpel ist ein rechter anterior-ventraler subperichondraler Tunnel angelegt. Mit einem Skalpell wird der Lateralknorpel vom Septumknorpel abgetrennt. **b** Extramucöse Abtragung der Nasenrückenkante des Septumknorpels. Nachdem die Lateralknorpel beiderseits vom Septumknorpel abgetrennt sind, wird zur Abtragung des knorpeligen Nasenhöckers eine Resektion an der Nasenrückenkante des Septumknorpels vorgenommen. Man benutzt dazu eine abgewinkelte Septumschere. **c** Der rechte Lateralknorpel ist vom Septumknorpel abgetrennt. Von der Nasenrückenkante des Septumknorpels ist ein Knorpelstreifen in dem für die Höckerabtragung notwendigen Ausmaß incidiert. Durch die *ausgezogene* und die *gestrichelte rote Linie* wird die Meißellinie beiderseits für die Abtragung des knöchernen Höckers angegeben

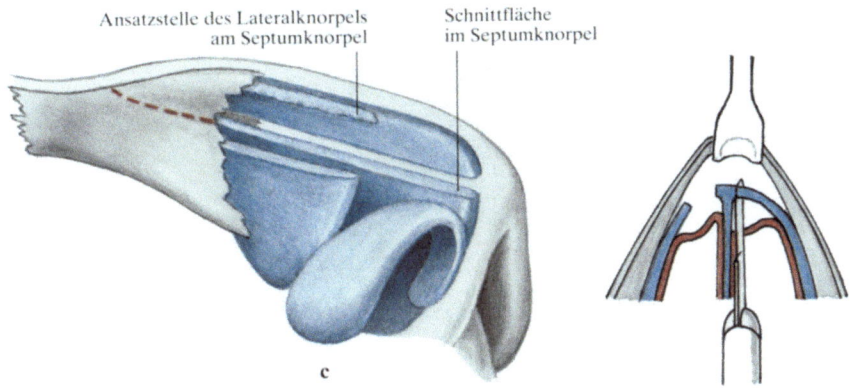

Es folgt das *Abtragen des knöchernen Höckers* in der Medianebene mit einem geeigneten Meißel oder mit der Rowland-Zange (s.S. 43). Danach können Unregelmäßigkeiten am knöchernen Rücken mit einer Raspel ausgeglichen werden. Ebenso sind Nachresektionen an der Septumkante und an den Kanten der Lateralknorpel zur Anpassung der Profillinie möglich.

In der Regel führt man nach der Höckerabtragung zunächst die *notwendigen Korrekturmaßnahmen am Septum* durch, die nach den Prinzipien der auf S. 139 ff. beschriebenen Technik der funktionellen Septumplastik vorgenommen werden.

Anschließend werden die *Osteotomien zur Absenkung des knöchernen Nasengerüstes und zur Wiederherstellung eines geschlossenen Nasendaches* durchgeführt. Dabei empfiehlt es sich, zunächst die mediane oder paramediane und danach die laterale Osteotomie auf jeder Seite vorzunehmen und sich zuletzt der transversalen Osteotomie beiderseits zuzuwenden (s.S. 31 ff.).

Ist die Nase vollständig mobilisiert, kann die *Medianverlagerung der lateralen Wände* vorgenommen werden. Meistens gelingt es, mit dem Druck zwischen den Daumen und den Zeigefingern beider Hände die Knochenkanten in der Mitte zusammenzuführen. Soll aber eine gute Verkeilung der seitlichen Nasenwände medial von der lateralen Osteotomielinie angestrebt werden – sog. „*infracturing*" (Abb. 25a) –, so benutzt man dazu am besten die Redressement-Zange nach WALSHAM (Abb. 9d/4 u. 26).

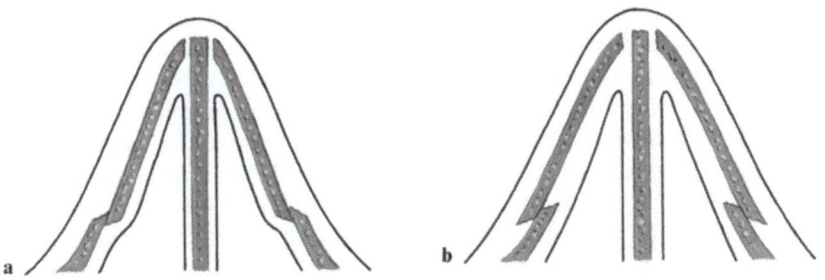

**Abb. 25a, b.** Einrichten der knöchernen Nase. **a** Infracture position, **b** outfracture position

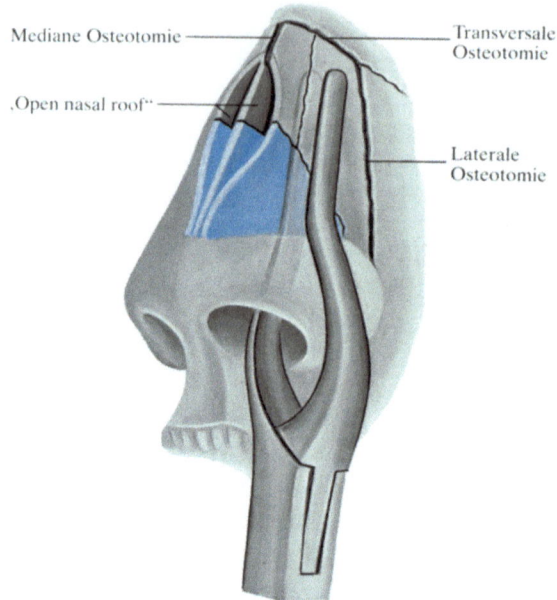

**Abb. 26.** Einrichten der Seitenwände der Nase unter Benutzung einer Walsham-Zange. Eine Zangenbranche liegt in der Nasenhöhle, die andere auf der Haut des seitlichen Nasenabhangs. Die durch die mediane, laterale und transversale Osteotomie mobilisierte knöcherne seitliche Nasenwand wird von der Zange erfaßt und durch eine Drehbewegung in der Längsachse in die gewünschte Position gebracht

Dieses Manöver kann bei extrem schmalen Nasen durch Außenrotation der Walsham-Zange auch als *„outfracturing"* durchgeführt werden (R. MEYER). Dabei werden die lateralen Knochenanteile beiderseits außerhalb der lateralen Osteotomielinien auf den Processus frontalis aufgestellt (Abb. 25b), was eine Erweiterung des Nasenlumens bewirkt. Ohne zusätzliche Maßnahmen riskiert man allerdings eine später tast- oder auch sichtbare Stufenbildung am seitlichen Nasenabhang. Will man sie vermeiden, so reseziert man durch Anlegen von jeweils zwei Meißelschnitten bei der lateralen Osteotomie einen Knochenkeil (JOSEPH, HUIZING) und bildet auf diese Weise gewissermaßen eine Rinne für die Aufnahme des nach außen verlagerten lateralen Nasenabhangs. Dabei soll der näher zum Nasenrücken gelegene Meißelschnitt zuerst ausgeführt werden.

Der Eingriff wird durch sorgfältige Naht aller Incisionen beendet. Die Nase wird beiderseits locker tamponiert, ohne die eingerichteten Nasenwände zu verschieben. Danach wird ein Heftpflasterschienenverband angelegt (s.S. 36).

Bei der sog. *Pseudohöckernase* (s.S. 41) muß man zunächst das abgesunkene oder frakturierte Septum durch septumplastische Maßnahmen aufrichten oder wieder aufbauen (s.S. 141 ff., 153 ff.). Die knöcherne Nase wird anschließend nach Ausführung aller Osteotomien entweder durch ein infracturing oder durch ein outfracturing (s.S. 47 ff.) nach der Profillinie des korrigierten knorpeligen Septums eingerichtet.

# 3. Korrektur der Schiefnase

## a) Allgemeine Vorbemerkung

Die Schiefnase ist eine äußerlich sichtbare Nasendeformität, die entweder durch ein Abweichen des knöchernen Nasenrückens von der Mitte oder durch eine Deflexion des knorpeligen Gewölbes zustandekommt. Häufig findet man auch ein Abweichen sowohl der knöchernen als auch der knorpeligen Nase. In den meisten Fällen sind mit den äußeren Deviationen auch Verbiegungen der Nasenscheidewand verbunden.

Die Ursachen der Entwicklung einer Schiefnase sind sehr unterschiedlich. In erster Linie ist das Trauma mit seinen Folgen zu nennen. Wachstumsfaktoren oder angeborene Anomalien, z.B. Lippen-Kiefer-Gaumenspalten, können ebenfalls eine Rolle spielen.

Wenn die äußere Nasendeformität mit einer inneren Deviation am Septum verbunden ist, sind häufig Funktionsstörungen nachzuweisen, die in die Planung des operativen Eingriffs mit einbezogen werden müssen.

Das Operationsziel bei der Korrektur der Schiefnase muß daher die Wiederherstellung der äußeren Nasenform nach den jeweiligen individuellen ästhetischen Erfordernissen und die Bewahrung oder Wiederherstellung einer guten Nasenfunktion sein. Jede Nasendeformität, ob sie nun die innere oder die äußere Nase oder beide Teile betrifft, erfordert eine eigene spezielle Analyse und Indikation. Trotzdem gibt es prinzipielle Gesichtspunkte, unter die man die verschiedenen Formen der Schiefnase einordnen und für die man jeweils eine bestimmte Operationstechnik vorsehen kann.

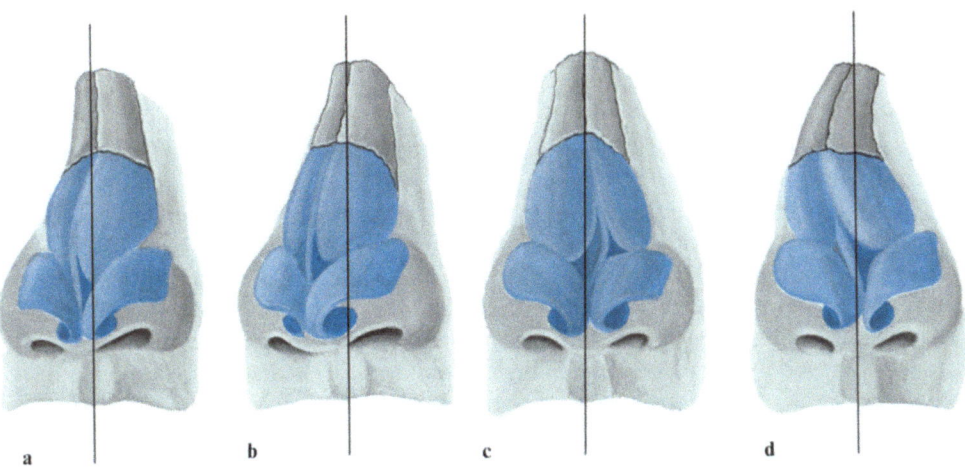

**Abb. 27 a–d.** Verschiedene Formen der Schiefnase. **a** Knorpelige Schiefnase mit Deviation der Nasenspitze. **b** Knöchern-knorpelige Schiefnase mit Deviation der Nasenspitze. **c** Knorpelige Schiefnase ohne Deviation der Nasenspitze mit Septumdeviation und Verlagerung des Lateral- und Flügelknorpels der linken Seite. **d** Knorpelig-knöcherne Schiefnase ohne Deviation der Nasenspitze mit Verlagerung des knorpelig-knöchernen Gewölbes der Nase und mit Septumdeviation im mittleren Abschnitt sowie mit Verlagerung des linken Flügelknorpels

Wie in Abb. 27a–d dargestellt, kann man bei der Schiefnase vier Grundtypen unterscheiden:
die knorpelige Schiefnase mit Deviation der Nasenspitze,
die knöchern-knorpelige Schiefnase mit Deviation der Nasenspitze,
die knorpelige Schiefnase ohne Deviation der Nasenspitze und
die knöchern-knorpelige Schiefnase ohne Deviation der Nasenspitze.

## b) Korrektur der knorpeligen Schiefnase mit Deviation der Nasenspitze

Bei der einfachen knorpeligen Schiefnase handelt es sich im wesentlichen um ein *Abweichen des knorpeligen Septums von der Medianebene unter Mitnahme der Nasenspitze* (Abb. 27a). Die knöcherne Nasenpyramide ist dabei von der Deviation nicht betroffen, auch das knöcherne Septum weist meistens keine Abweichung auf.

Die Ursache der knorpeligen Schiefnase ist in vielen Fällen ein Trauma im Kindesalter, z.B. ein Sturz auf die Nasenbasis mit Vertikalfraktur des knorpeligen Septums und Ausbildung eines Vertikalknicks. Es kann sich auch um eine Störung des Wachstums häuptsächlich der knorpeligen Nase mit Vertikaldeviation des zu langen Septums handeln oder auch um die Kombination von Traumafolgen und Wachstumsstörungen.

Als Operationsmethode zur Korrektur dieser Form der knorpeligen Schiefnase kommt die *Septumplastik nach der von* SELTZER *angegebenen „swinging-door"-Technik* (s.S. 151) oder die *Septumplastik mit extramucöser subperichondraler Abtrennung der Lateralknorpel nach* FOMON und COTTLE in Betracht. Diese Technik wird auch von MASING und in etwas abgewandelter Form von FARRIOR angewendet.

Der Eingriff kann in der Regel in Lokalanaesthesie (s.S. 18ff.) ausgeführt werden. Nur bei besonders empfindlichen oder ängstlichen Patienten beziehungsweise bei Kindern wird die Allgemeinanaesthesie mit trachealer Intubation erforderlich.

Bei der Technik nach FOMON und COTTLE beginnt man mit der *Hemitransfixion* (s.S. 27). Um das devierte Septum gut mobilisieren zu können, werden *mehrere Septumtunnel* angelegt (Abb. 83d). Zur Mobilisation des caudalen Septums empfiehlt es sich, sowohl einen linken anterioren (Abb. 83e) als auch einen rechten inferioren (s.S. 83d), nötigenfalls auch einen linken inferioren Tunnel auszubilden. Gleichzeitig wird auf der rechten Seite ein schmaler, nasenrückennahe gelegener, subperichondraler, anterior-ventraler Septumtunnel (Abb. 83d, g) angelegt. Auch ist ein *Nasenrückendecollement* (Abb. 16) mindestens über dem knorpeligen Nasenrücken erforderlich. Auf der Höhe der vertikalen Deviation oder des bestehenden Vertikalknicks wird der Knorpel vom linken anterioren Septumtunnel aus unter Schonung des rechten Mucoperichondriums mit einem Ritzmesser eingeschnitten (Abb. 9b/7) und eine *verticale Streifenresektion von mehreren Millimetern Breite aus dem knorpeligen Septum* bis unter den Nasenrücken durchgeführt (Abb. 88). Ein *Horizontalschnitt*, der vom Vertikalschnitt bis zur Spina nasalis anterior *am Boden der caudalen Septumplatte* verläuft und je nach Gegebenheit einen Knorpelstreifen enthalten kann (Abb. 88), erleichtert das Mobilisieren der deviierten caudalen Knorpelplatte.

Nun erfolgt die subperichondrale *Abtrennung der Lateralknorpel vom Septum* (Abb. 24a, b). Ein Haken nach Aufricht schützt die untertunnelten Nasenrückenweichteile. Das Mucoperichondrium muß beiderseits gut vom Septumknorpel und der septodorsalen Übergangsregion zu den Seitenknorpeln abgelöst sein. Dann wird mit einem Skalpell, Klinge Nr. 15, der Lateralknorpel beiderseits scharf vom Septumknorpel abgetrennt. Damit ist die caudale, anteriore Septumknorpelplatte völlig mobilisiert, behält aber auf der rechten Seite bis auf den schmalen oberen Tunnel völligen Kontakt mit dem rechten Mucoperichondrium. Auf diese Weise wird die Ernährung des Knorpels sichergestellt.

Der so *mobilisierte caudale Septumknorpelanteil* kann jetzt auf den von Spina und Praemaxilla gebildeten Knochentisch in der Medianebene aufgestellt werden. Nötigenfalls wird dieser vorher geglättet bzw. begradigt. Zur besseren *Fixierung der caudalen Knorpelplatte* empfiehlt es sich, eine bis in die Columella reichende Tasche in das Septum membranaceum hineinzupräparieren, in die man den Septumknorpel hineinzieht. Zwei atraumatische Nähte, 4-0, die von außen durch die Columella gestochen werden, erfassen die caudale Kante des Septumknorpels und werden durch die beschriebene Tasche wieder aus der Columella herausgeführt und vor dieser über kleine Gazetupfer oder Schaumstoffstücke geknüpft. Dadurch ist das Septum sicherer in seiner neuen Position zu halten. Eine zusätzliche Fixierung erreicht man durch das Einbringen von zwei Splints aus Teflon oder Silicon, die mit einer Naht gehalten werden, die durch den Septumknorpel und das Mucoperichondrium beider Seiten gelegt wird. Eine Tamponade mit einem Salbenstreifen oder mit einem in einer Reverin-Kochsalzlösung getränkten Schaumstoffstreifen auf beiden Seiten ist für etwa 4 Tage erforderlich.

## c) Korrektur der knöchern-knorpeligen Schiefnase mit Deviation der Nasenspitze

Bei der knöchern-knorpeligen Schiefnase mit Deviation der Nasenspitze *weicht die knöcherne Nasenpyramide seitlich von der Medianebene ab* (Abb. 27b). *Knöchernes und knorpeliges Nasenseptum mit der Nasenspitze* folgen dieser Deviation. Im Bereich des knöchernen Nasenskeletts entsteht dadurch eine kürzere Steil- und eine etwas längere Breitseite (Abb. 28b). Im Querschnitt setzt das Septum nicht mehr im Scheitelpunkt der knöchernen Pyramide an, sondern weicht meistens nach einer Seite ab (Abb. 28c).

JOSEPH hatte ursprünglich zur Korrektur der Schiefnase die Resektion eines Knochenkeils auf der Breitseite vorgeschlagen, um dadurch eine Verlagerung der knöchernen Pyramide in die Mittelebene zu erreichen. Es läßt sich damit wohl ein ästhetisch zufriedenstellendes Ergebnis erzielen, jedoch treten infolge der dabei zwangsläufig entstehenden Verlagerung der nasenrückennahen Septumabschnitte (Abb. 28c) häufig erhebliche Funktionsstörungen ein. Der operative Eingriff muß *deshalb sowohl die Korrektur des knöchernen Nasenske-*

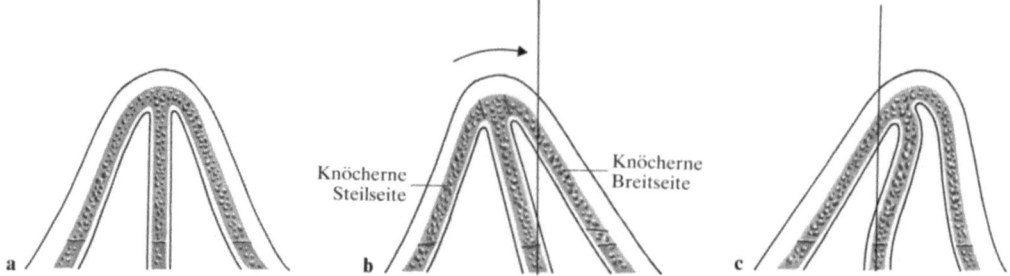

**Abb. 28a–c.** Querschnitte durch die knöcherne Nasenpyramide (schematisch). **a** Normale knöcherne Nasenpyramide. **b** Querschnitt bei knöcherner Schiefnase. Die *roten Linien* zeigen die notwendigen Osteotomien an. Entsprechend der Steil- und der Breitseite einer knöchernen Schiefnase liegen die lateralen Osteotomieschnitte in unterschiedlichen Ebenen. Nach Mobilisierung wird die knöcherne Nasenpyramide in Pfeilrichtung eingerichtet. **c** Abweichen des Septums vom Scheitelpunkt bei knöcherner Schiefnase

*letts als auch die des Septums* einschließen und wird als *Septo-Rhinoplastik* durchgeführt.

Bei guter Vorbereitung und nicht zu ängstlichen Patienten kann man den Eingriff in Lokalanaesthesie vornehmen. Wird die Allgemeinanaesthesie bevorzugt, so kombiniert man sie mit der Lokalanaesthesie unter Zusatz eines Vasoconstrictors.

Die Septo-Rhinoplastik beginnt mit der Septumkorrektur. Der Zugang erfolgt über die *Hemitransfixion* oder die *Transfixion* (s.S. 27, 25). Die Korrekturmaßnahmen am Septum richten sich nach dem vorliegenden Befund und werden nach den Prinzipien der Septumplastik (s.S. 139ff.) ausgeführt.

In den Fällen, in denen das Septum an seinem Ansatz am Nasenrücken zur Breitseite hin deviiert ist (Abb. 28c), wird auch eine Mobilisierung des knöchernen Septums im Bereich der schiefstehenden knöchernen Pyramide erforderlich. Sie erfolgt durch eine paramediane Osteotomie (Abb. 17), die in der Regel doppelseitig ausgeführt wird. Da bereits die Korrektur des knorpeligen Septums vorausgegangen ist, können die beiden paramedianen Osteotomien in schleimhautschonender Weise intraseptal ausgeführt werden (Abb. 17b). Ein *Nasenrückendecollement* (s.S. 30) muß vorausgegangen sein.

Es folgt die *laterale Osteotomie* (Abb. 18), die man auf beiden Seiten vornehmen muß (s.S. 33).

In der Regel führt man die laterale Osteotomie von einem kleinen *lateralen Vestibulumschnitt* (Abb. 13) aus durch. Der Verlauf der Osteotomielinie richtet sich nach der Stellung der Wandung der zu korrigierenden Pyramide. Sie liegt auf der Breitseite immer etwas höher als auf der Steilseite, so daß nach Korrektur und Einstellung des Septums in der Medianebene die beiden Seitenwände gleichlange Schenkel bilden. Dem weniger Geübten wird empfohlen, die Meißel- oder Sägelinien auf der Haut zu markieren.

Bei der knöchernen Schiefnase sollte die komplette Mobilisierung des knöchernen Nasengerüstes durch eine *transversale Osteotomie* (Abb. 19) beiderseits herbeigeführt werden. Diese Osteotomie durchtrennt die Nasenwurzel an ihrem

Stirnbeinansatz. Dabei ist darauf zu achten, daß die Spina nasalis ossis frontalis (Abb. 3a), die mit beiden Nasenbeinen einen Knochenblock bildet, durchschlagen wird. Nur so kann die Nase ohne Gefahr der späteren Rückfederung in die Medianebene verlagert werden.

Die *Reposition der mobilisierten Wandungen* kann abschließend mit der Redressement-Zange von WALSHAM (Abb. 9d/4) erfolgen, und zwar entweder in „infracture"- oder in „outfracture"-Stellung (Abb. 25a, b). Dazu nimmt man die Walsham-Zange auseinander und führt zunächst die eine Zangenbranche unter Sichtkontrolle in das Nasenlumen ein. Dann wird der andere Zangenteil in das Schloß gelegt und von außen über einen Mulltupfer an der mobilisierten knöchernen Nasenwand angesetzt (Abb. 26). Leichte Hebe- und Drehbewegungen lassen die Wandung in die gewünschte Position gleiten.

Nach der Reposition des Knochengerüsts ist es wichtig, die *Position des Septums zu kontrollieren*. Es können noch Nachresektionen ausgeführt werden, besonders wenn das Septum zu hoch erscheint. Sind Reimplantationen in das Septum erforderlich, so werden sie jetzt vorgenommen (s.S. 150). Danach vergewissert man sich nochmals, daß das Septum in der Mitte steht, und tamponiert beide Nasenhöhlen locker aus.

Die Korrektur der knöchernen Schiefnase durch Septo-Rhinoplastik wird nach sorgfältiger Naht aller Incisionen mit einem Heftpflasterschienenverband (s.S. 36) abgeschlossen, der 10 bis 14 Tage belassen wird.

## d) Korrektur der knorpeligen Schiefnase ohne Deviation der Nasenspitze

Bei der knorpeligen Schiefnase ohne Deviation der Nasenspitze befinden sich das knöcherne Nasenskelett und die Nasenspitze in der Regel in der Medianebene (Abb. 27c). Das *knorpelige Septum weist eine S-förmige Krümmung auf*, was zu einer *Verlagerung des knorpeligen Nasenrückens* führt. Auch kommt es oft zu einer Verziehung des Flügelknorpels auf der Deviationsseite. Hieraus ergibt sich, daß nach genauer Analyse der vorliegenden Veränderungen neben der Korrektur des Septums auch ein Eingriff an den Lateralknorpeln und an den Flügelknorpeln in die Operationsplanung einbezogen werden muß.

Die Korrektur der knorpeligen Schiefnase ohne Deviation der Nasenspitze kann man in Lokalanaesthesie durchführen. Man beginnt mit der *Hemitransfixion* und der *subperichondralen Präparation des Septumknorpels* auf der linken Seite (s.S. 143), um von hier aus die Korrektur am deviierten knorpeligen Septum durchführen zu können.

Ist der *Septumknorpel unter Spannung* nach einer Seite verbogen, so läßt sich die Verbiegung durch einfache Entspannung beseitigen. Dazu wird der Septumknorpel durch ein sog. *cross hatching* auf der konkaven Seite der Verbiegung geradegestellt. Besser als das cross hatching ist in diesen Fällen ein *mehrfaches horizontales Einritzen des Septumknorpels* auf der Gegenseite der Konvexität (Abb. 29). Ist die konvexe Verbiegung nach links gerichtet, so muß zusätzlich ein subperichondraler Tunnel auf der rechten Septumseite angelegt werden, um

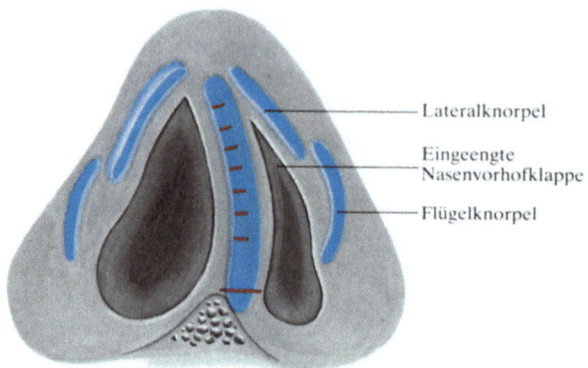

**Abb. 29.** Horizontales Einritzen des Septumknorpels auf der konkaven Knorpelverbiegung zur Begradigung des Septumknorpels

das Einritzen entsprechend dem gesetzmäßigen Knorpelbiegungsverhalten nach GIBSON und DAVIS (Abb. 20 a–d) durchführen zu können. Ist die *Septumdeviation durch eine horizontale oder vertikale Knickbildung* verursacht, so genügt das cross hatching bzw. das horizontale Einritzen nicht. Man muß dann eine *vertikale und eine horizontale Streifenresektion aus dem Septumknorpel* vornehmen (Abb. 88).

Nun erfolgt die *Korrektur des knorpeligen Gewölbes*. Dazu wird eine intercartilaginäre Incision (Abb. 10) auf beiden Seiten angelegt. Diese Incision ermöglicht die Beurteilung der Infrastruktur der Lateralknorpel. Liegt keine gröbere Deformierung vor, wird die Lage der Flügelknorpel nach retrograder Mobilisierung der Weichteile über Dom und Crus laterale beiderseits kontrolliert. Geeignet dafür ist eine stark gebogene Schere, die man durch die intercartilaginäre Incision einführt (Abb. 51 a). Durch spreizende Bewegungen in Richtung auf die Nasenspitze und den Nasenflügelrand werden die deckenden Weichteile vom Knorpel abgelöst. Danach läßt sich feststellen, ob sich das deviierte und verzogene Knorpelgewölbe bei der Einstellung des Septums gleichfalls in die Mitte zurückverlagern läßt.

Ist das nicht der Fall, muß eine *Korrektur an den Lateral- und an den Flügelknorpeln* mit in den Operationsplan einbezogen werden. Zum Beispiel kann man durch eine streifenförmige Resektion des nach oben und auswärts umgebogenen caudalen Randes des Lateralknorpels ein sog. „returning" beseitigen (Abb. 30, 31 a). Dadurch wird die Mincksche Nasenvorhofklappe (s.S. 6) beweglicher. Reicht die Resektion am caudalen Rand des Lateralknorpels nicht aus, muß zusätzlich eine subperichondrale extramucöse Abtrennung des Lateralknorpels vom Septumknorpel erfolgen (Abb. 24 a).

Zur *Korrektur des verzogenen Flügelknorpels* wählt man am besten die marginale Incision (Abb. 50 a) und führt eine Luxation oder die totale Exposition des Flügelknorpels durch (s.S. 81, 72). Eine keilförmige Resektion im Dombereich und eine schmale Streifenresektion am cranialen Rand des Crus laterale

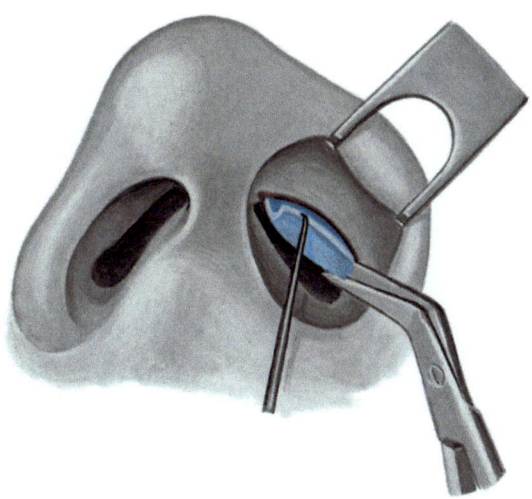

**Abb. 30.** Beseitigung eines „returning" des Lateralknorpels. Der lateral- und cranialwärts umgebogene caudale Rand des linken Lateralknorpels wird vom intercartilaginären Schnitt aus dargestellt, mit einem Häkchen gefaßt und mit einer gewinkelten Schere abgetragen

löst die Verziehung des Flügelknorpels meistens auf. Man muß diese Korrektur jedoch an beiden Flügelknorpeln durchführen, um eine gleichseitige Spitzengestaltung zu erzielen.

### e) Korrektur der knöchern-knorpeligen Schiefnase ohne Deviation der Nasenspitze

Hierbei handelt es sich in der Regel um ein *schwieriges Septumproblem*. Die Deviation betrifft vor allem den mittleren Nasenteil (Abb. 27d), speziell an der knöchern-knorpeligen Übergangszone des Septums (Abb. 31 b) und im Bereich des knöchern-knorpeligen Gewölbes der Nase. Die Ursache ist häufig ein inferior-frontales Nasentrauma mit Stauchungseffekt. Erhebliche Funktionsstörungen liegen in der Regel vor. Die *Korrektur* ist daher *als Septo-Rhinoplastik mit extramucöser Korrektur des Nasenrückens* zu planen.

Der Eingriff kann sowohl in Lokalanaesthesie als auch in Allgemeinanaesthesie mit intratrachealer Intubation erfolgen. Man beginnt mit der *Hemitransfixion* oder *Transfixion* und legt dann beiderseits einen *subperichondralen Septumtunnel* an, einen linken anterioren (Abb. 83d, e) und einen rechten anteriorventralen, d.h. einen unmittelbar unter dem Nasenrücken liegenden (Abb. 83d, g). Am oberen Wundwinkel der Hemitransfixion oder Transfixion geht man mit einer leicht gebogenen Schere ein und führt ein *Decollement am Nasenrücken* durch (Abb. 16). Danach wird die extramucöse subperichondrale *Abtrennung der Lateralknorpel vom Septumknorpel* (Abb. 24a) mit einem Skalpell Nr. 15 ausgeführt. Es kann jetzt notwendig sein, den zu großen Lateralknorpel auf

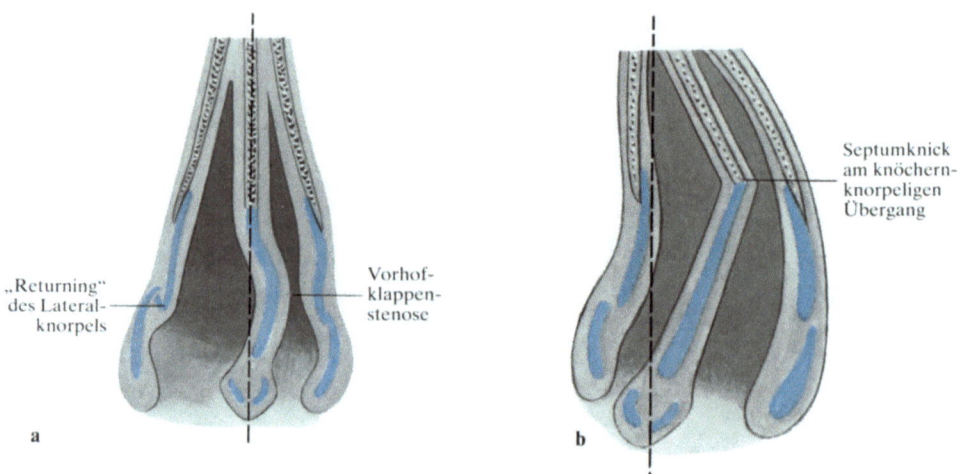

**Abb. 31 a, b.** Knorpelige und knöchern-knorpelige Schiefnase ohne Deviation der Nasenspitze. Die *schwarz gestrichelte Linie* entspricht der Medianebene (schematisch). **a** Knorpelige Schiefnase ohne Deviation der Nasenspitze. **b** Knöchern-knorpelige Schiefnase ohne Spitzenabweichung

der Breitseite der Schiefnase durch Nachresektion am nasenrückennahen Schnittrand zu verschmälern. Anschließend muß die *Septumplastik* durchgeführt werden. In diesen Fällen ist es unbedingt erforderlich, die Lamina quadrangularis nach den bei der knorpeligen Schiefnase beschriebenen Techniken zu mobilisieren (s.S. 53ff.).

An der *knorpelig-knöchernen Übergangszone des Septums*, d.h. zwischen Lamina quadrangularis und Lamina perpendicularis, soll möglichst keine Resektion vorgenommen werden. Vielmehr soll man zunächst eine sorgfältig geführte *paramediane Osteotomie* zu beiden Seiten des knöchernen Septums intraseptal anlegen (Abb. 17b). Während die caudal mobilisierte Septumknorpelplatte meistens nach Abtrennen der Lateralknorpel leicht auf die Praemaxilla und die Spina nasalis anterior in die Mitte eingestellt werden kann, gelingt die endgültige *Korrektur an der knöchern-knorpeligen Übergangszone* und im Bereich des knöchernen Septums meistens erst nach Mobilisierung der knöchernen Nasenwandung mittels *lateraler und transversaler Osteotomien* beiderseits (s.S. 33ff.). Man kann dann das gesamte Septum durch leichte Frakturierung der Übergangszone in die Mitte bringen. Die durch die Osteotomien mobilisierten knöchernen Seitenwände der Nase werden am besten mit der Redressement-Zange teleskopartig am Processus frontalis der Maxilla in der sog. infracture position nach innen verkeilt (Abb. 25a, 26).

Am Ende des Eingriffs ist wegen der ausgiebigen septumplastischen Maßnahmen eine Tamponade beider Nasenhöhlen erforderlich. Die mobilisierte caudale Septumplatte kann zusätzlich mit zwei Splints aus Teflon oder Silikon geschient werden. Naht aller Incisionen ist erforderlich. Die abgetrennten oberen Lateralknorpel sind durch eine sorgfältige lockere Tamponade im Bereich der Nasenvorhofklappe zu stützen, ohne daß die Klappe dabei zu sehr auseinandergedrängt wird. Ein Heftpflaster-Nasenschienenverband ist für 10 bis 14 Tage erforderlich.

## 4. Korrektur der Sattelnase

### a) Allgemeine Vorbemerkung

Der *Verlust stützender Elemente des Nasengerüstes*, seien sie knöchern oder knorpelig, führt zur Einsattelung der Nase. Die entstandene Einsattelung kann unterschiedlichen Ausmaßes sein. Eine *geringgradige Einsattelung in der sog. „supra tip region"* (s.S. 8, 45) ist in der Regel iatrogen verursacht. Sie entsteht hauptsächlich nach submuköser Septumresektion, wenn kein ausreichender Knorpelrahmen belassen wird und es im sog. „schwachen Dreieck" von CONVERSE (Abb. 2a) in der Medianebene des Nasenrückens zur Einziehung kommt. Auch Nasentraumen mit Haematombildung können besonders im Kindesalter nachfolgend eine knorpelige Sattelnase verursachen.

Bei einem *subtotalen oder totalen Verlust des knorpeligen Septums*, z.B. als Folge eines Septumabszesses, entwickelt sich durch Narbenzug ebenfalls eine knorpelige Sattelnase. Dabei kommt es oft zu einer Einsattelung des gesamten knorpeligen Gewölbes der Nase mit Retraktion der Columella und Verbreiterung der Nasenbasis. Die Nasenlöcher werden rundlich, ähnlich wie bei der negroiden Nase. Die fehlende Septumstütze für die Flügelknorpel läßt die Nasenspitze absinken. Der Verlust an Höhe des knorpeligen Nasenrückens führt zur Veränderung des Winkels am Ansatz der Seitenknorpel am Septum im Bereich der Minkschen Nasenvorhofklappe (Abb. 3b, c). Während dieser Winkel normalerweise 10° bis 20° beträgt, kann er bei der Sattelnase Werte bis zu 90° annehmen, was als „ballooning" (COTTLE) bezeichnet wird. Dadurch ist die für die Nasenatmung wichtige Funktion der Vorhofklappe gestört, so daß es zur Strömungsverlangsamung mit Wirbelbildung und zur Austrocknung der Schleimhaut kommt (COTTLE, VAN DISHOECK, MASING). Der Operateur hat also bei der Korrektur der knorpeligen Sattelnase *neben dem erstrebten ästhetischen Effekt* immer auch die *funktionelle Rehabilitation* zu beachten.

Ein weitgehender *Verlust des knöchernen Stützgerüstes* führt zur knöchernen Sattelnase. Sie ist häufig Folge eines Mittelgesichtstraumas. Daneben spielen frühkindliche Infektionen, auch die Lues connatalis, eine Rolle. Für *Planung und Durchführung der Korrekturmaßnahmen* sind Ausmaß und Ort des Geweberverlustes von Bedeutung. Außerdem hat man zu berücksichtigen, ob eine rein knorpelige, eine rein knöcherne oder eine knorpelig-knöcherne Einsattelung vorliegt.

### b) Korrektur der knorpeligen Sattelnase

Für die Korrektur der knorpeligen Sattelnase stehen vor allem zwei Operationsmethoden zur Verfügung: *die Implantation von Knorpel in den Sattel* und die *Verwendung von Schwenklappen aus den Flügel- oder aus den Lateralknorpeln*, sog. Flügellappentechnik. Als Implantationsmaterial kann man autogenetischen Knorpel aus der Ohrmuschel oder allogenetischen Knorpel von der Knorpelbank benutzen.

### α) Korrektur mit Knorpelimplantaten

In Lokalanaesthesie führt man eine *Hemitransfixion* (Abb. 12) durch. Von hier aus wird mit einer leicht gebogenen Schere ein *umschriebens Decollement* (Abb. 16) im Bereich der Einsattelung vorgenommen. Auf diese Weise wird eine Implantattasche gebildet, die jedoch nicht größer sein soll, als es für die Einlagerung des Implantats notwendig ist.

Es hat sich als zweckmäßig erwiesen, den Knorpel wegen seiner Verbiegungstendenz nicht in einem Stück zu implantieren, sondern ihn in Form *mehrerer Scheibchen* aufeinanderzuschichten und mit einer resorbierbaren Naht *zu einem Spanimplantat zu vernähen* (Abb. 32b, c). Die Naht wird in der Art eines Pilotfadens gelegt. Dabei wird am Fadenende ein doppelter Knoten geknüpft, der ein Durchgleiten des Fadens durch das Implantat verhindert. Die Nadel wird zunächst durch das Implantat und danach in das Implantatbett geführt. An der Stelle, an der das Implantat liegen soll, wird sie durch die Haut nach außen gestochen. Durch Zug am Faden kommt das *Implantat in die gewünschte Position*. Das durch die Haut geführte Fadenende wird für einige Tage mit Pflaster auf der Haut fixiert. Danach kann der Faden abgeschnitten werden und hinterläßt keine Druckmarke auf der Haut des Nasenrückens.

Man kann den zu implantierenden Knorpel auch *in einem Knorpel-Knochenquetscher* (Abb. 9d/6) so *zerdrücken*, daß er seine Verbiegungstendenz verliert und die auf diese Weise gewonnenen Knorpelstücke in die Einsattelung einschichten.

Zum Abschluß wird der Hemitransfixionsschnitt vernäht. Eine lockere Tamponade des Vestibulums beiderseits und ein Heftpflasterschienenverband sind zu empfehlen.

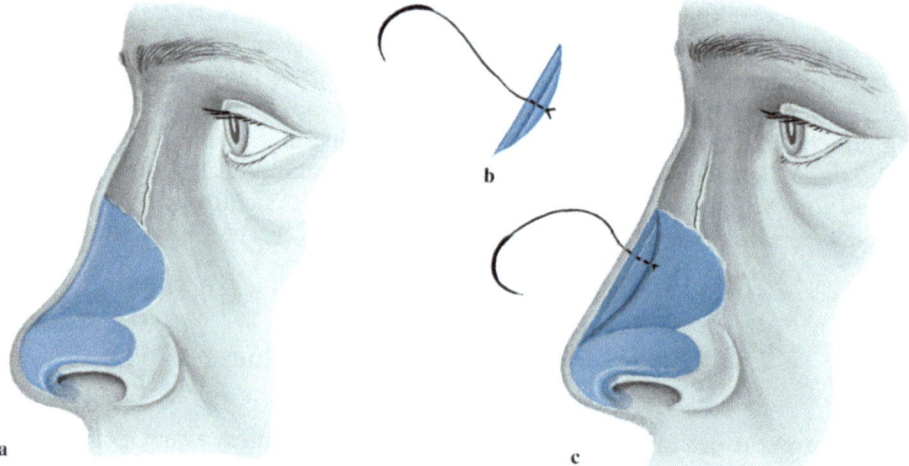

**Abb. 32a–c.** Korrektur der partiellen knorpeligen Sattelnase mit Knorpelimplantaten. **a** Partielle knorpelige Sattelnase. **b** Mehrere Knorpelchips sind zu einem Implantat aufeinandergeschichtet und mit einer Pilotnaht zusammengehalten. **c** Das Knorpelchipimplantat ist in eine subcutane Tasche eingeführt und mit der durch die Haut auf den Nasenrücken geführten Pilotnaht in die gewünschte Position gebracht

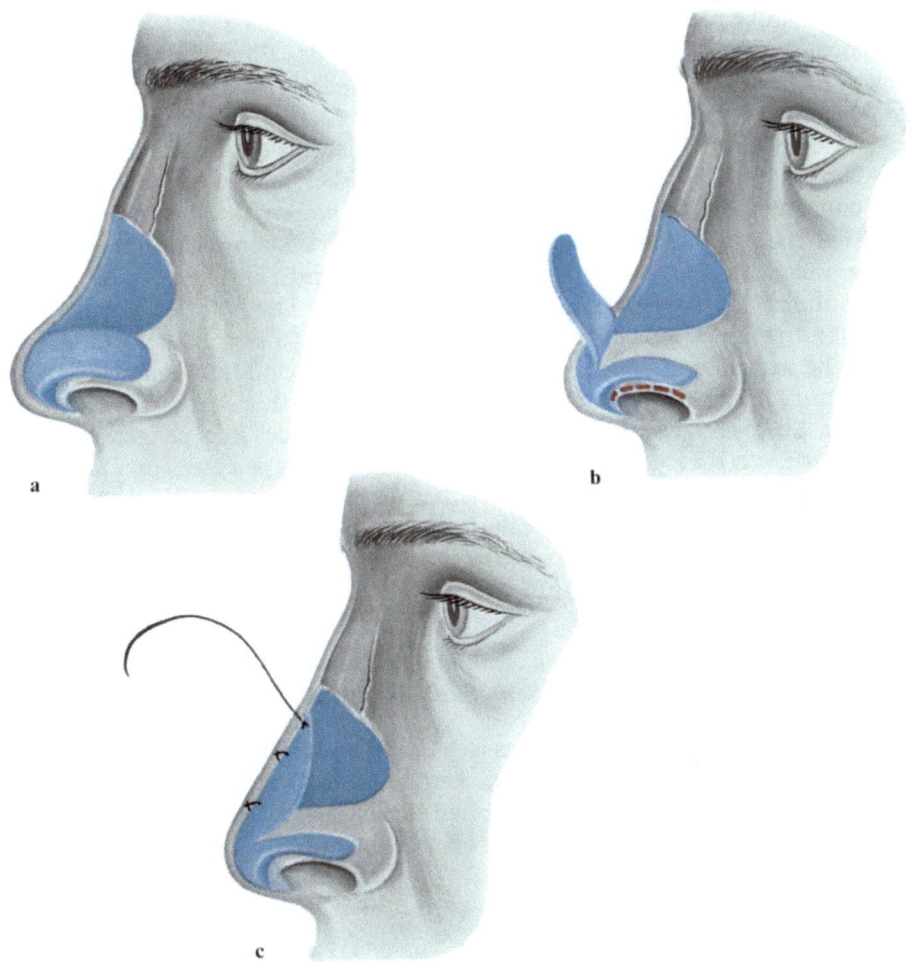

**Abb. 33a–c.** Korrektur der knorpeligen Sattelnase mittels Flügelknorpelschwenklappen. **a** Knorpelige Sattelnase. **b** Sogenannte „flying wing procedure" nach KAZANJIAN. Vom marginalen Flügelknorpelschnitt aus (*gestrichelte rote Linie*) ist beiderseits ein Flügelknorpellappen gebildet. **c** Die beiden Flügelknorpellappen sind cranialwärts in den Bereich des knorpeligen Sattels hineingeschwenkt und miteinander vernäht. Zusätzlich werden beide Spitzen der Knorpellappen durch eine Naht, die durch die Haut des Nasenrückens geführt wird, vorübergehend in ihrer Position fixiert

### β) Korrektur durch Schwenklappen aus den Flügelknorpeln und den Lateralknorpeln

In Fällen, in denen aus kosmetischen Gründen *gleichzeitig eine Verschmälerung der Nasenspitze angestrebt* wird, kann ein geringgradiger knorpeliger Sattel durch einen Schwenklappen aus dem cranialen Anteil beider Crura lateralia der Flügelknorpel zum Ausgleich des Sattels über den Nasenrücken geschwenkt werden – sog. *„flying wing procedure"* nach KAZANJIAN (Abb. 33a–c).

In Lokalanaesthesie wird beiderseits eine *marginale Incision* (Abb. 50a) durchgeführt und das Crus laterale mit dem Dom des Flügelknorpels auf beiden Seiten nach der Luxationsmethode (s.S. 81) freigelegt. Dann führt man ein *Decollement über den Lateralknorpeln und über dem Nasenrücken* durch (s.S. 30).

An den beiden Flügelknorpeln werden nun jeweils die cranialen zwei Drittel des Crus laterale bis in die Höhe des Doms incidiert, wodurch *zwei Knorpellappen* entstehen. Sie werden *im Dombereich nasenrückenwärts geschwenkt* und in der Medianebene durch Nähte gegeneinander fixiert. Dafür hebt man die Nasenrückenweichteile mit einem Aufricht-Haken an und führt die Nadel mit dem Faden durch die marginale Incision einer Seite ein. Die Naht erfaßt die beiden Flügelknorpellappen an ihrem medianen Rand. Nadel und Faden werden dann durch die marginale Incision der Gegenseite heraus- und auf dem gleichen Weg wieder zurückgeführt. Danach wird die Naht geknüpft.

Zum Ausgleich einer geringgradigen Einsattelung des knorpeligen Nasenrückens wurde von KAZANJIAN ein *rechteckiger Knorpellappen aus dem Lateralknorpel* beiderseits angegeben. Ähnlich wie bei der extramucösen Höckerabtragung (s.S. 45) wird eine subperichondrale Incision in den Lateralknorpel beiderseits vorgenommen. Die nasenrückenwärts hochgeschlagenen Knorpelstreifen werden gegeneinander durch Naht fixiert.

### γ) Korrektur durch Spanimplantation in das Septum, sog. Septumaufbauplastik

Bei Verlust des knorpeligen Septums ist es nicht statthaft, die eingesattelte Profillinie der Nase nur durch ein Nasenrückenimplantat auszugleichen, da die funktionellen Störungen vor allem im Bereich der Nasenvorhofklappe (s.S. 6) durch den Druck des Implantats noch vergrößert werden.

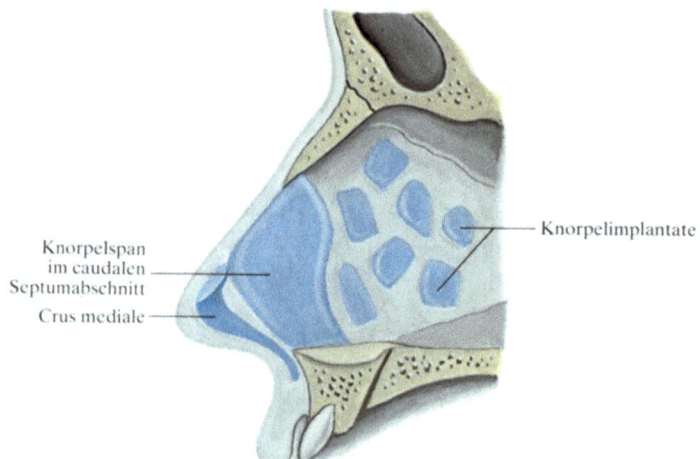

**Abb. 34.** Korrektur der knorpeligen Sattelnase mittels Knorpelspanimplantation in das Septum, sog. Septumaufbauplastik. Zwischen die aufpräparierten Septumschleimhautblätter ist ein entsprechend großer autogenetischer Rippelknorpelspan implantiert. Mehrere kleine Knorpelspäne füllen die Knorpel- und Knochenlücke im Septum auf

In diesen Fällen ist eine *Septumaufbauplastik* erforderlich. Dabei wird eine Tasche in das Septum membranaceum und in den caudalen Abschnitt des knorpeligen Septums zwischen die Schleimhautblätter präpariert, in die ein entsprechend großer Span implantiert wird (Abb. 34). Dieser *Span soll* sowohl *das gesamte Knorpelgewölbe der Nase abstützen* als nach Möglichkeit auch den Sattel ausgleichen. Um dem Nasenrücken die gewünschte Höhe geben und um gleichzeitig die versteiften Nasenvorhofklappen korrigieren zu können, müssen die Lateralknorpel meistens vom verbliebenen Septumknorpel abgetrennt werden (Abb. 24a). Einzelheiten über die Technik der Septumaufbauplastik sind auf S. 153 ff. näher beschrieben.

## c) Korrektur der knöchernen Sattelnase

Bei teilweisem Verlust des knöchernen Gerüstes genügt in vielen Fällen die Implantation eines Spans in den Nasenrücken. Als Transplantat bzw. Implantat stehen Knochen oder Knorpel zur Verfügung. Die Autoren bevorzugen autogenetischen Knochen aus dem Beckenkamm bzw. autogenetischen Rippenknorpel. Beide Materialien weisen bestimmte Nachteile auf, die bei der Herstellung des Spans berücksichtigt werden müssen. Während das *Knorpeltransplantat* eine gewisse Verbiegungstendenz erkennen läßt, kann das *Knochentransplantat* im Laufe der Zeit Resorptionserscheinungen zeigen. Bei der Verwendung von Knorpel muß daher bei der Herstellung des Spans unbedingt die von GIBSON und DAVIS für die verschiedenen Spanformen angegebene *Ausbalancierung des jeweiligen Querschnittes* beachtet werden (s.S. 37). Es hat sich auch die von DENECKE und R. MEYER angegebene Methode bewährt, den Knorpelspan vor der Implantation beiderseits seitlich mehrfach einige Millimeter tief einzukerben. – Der Knochenspan sollte wegen möglicher Resorptionserscheinungen nicht zu klein gestaltet werden.

Der gerade einteilige Nasenrückenspan hat gewöhnlich eine schiffchenartige Gestalt oder weist eine spindelige Auftreibung auf (Abb. 35b, c). Beim Knorpelspan kann man diese Form mit dem Skalpell schnitzen. Bei Verwendung eines knöchernen Spans muß man sich einer Fräse, d.h. eines Rosen- oder eines Diamantbohrers bedienen.

Der Eingriff wird in Lokalanaesthesie ausgeführt. Die Spanimplantation erfolgt von einer *intercartilaginären Incision* aus (s.S. 25). Wenn zusätzlich eine Korrektur am Septum erforderlich wird, kann man den Span auch über den oberen Wundwinkel der Hemitransfixion oder Transfixion (s.S. 27, 25) einführen. Bei der *Anlage der Implantattasche* über der Einsattelung ist darauf zu achten, daß sie dem Ausmaß des Sattels genau entspricht, damit das Implantat nicht verrutschen kann. Kippbewegungen des Spans in der Längsachse werden dadurch verhindert, daß man auf dem verbliebenen Knochen des Nasenrückens durch Abraspeln eine *plane Auflagefläche* schafft. Auch in der Gegend der Nasenwurzel wird zur besseren Auflagerung des Spans etwas Knochen abgetragen. Bei Verwendung eines knöchernen Implantats soll die Spongiosaseite dem Implantatlager aufliegen, während die Corticalislamelle unter die Weichteile des Nasenrückens zu liegen kommt (Abb. 35a).

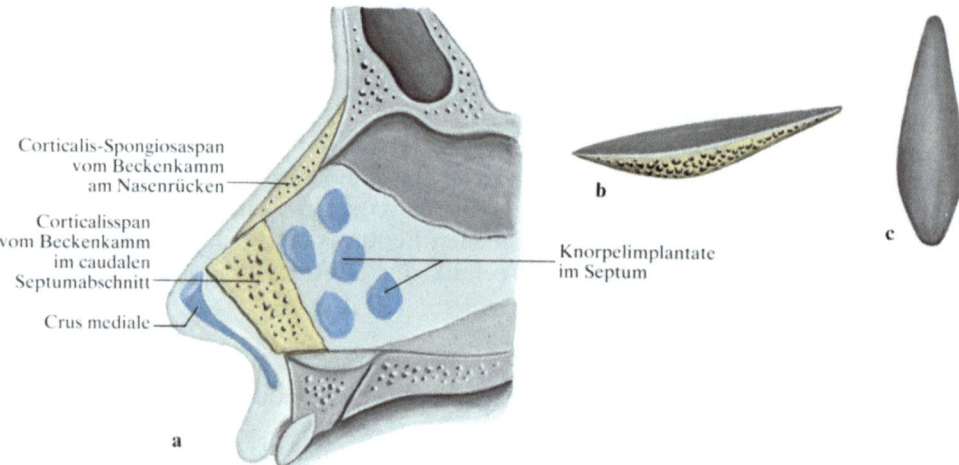

**Abb. 35a–c.** Korrektur der knöchern-knorpeligen Sattelnase. **a** Ein aus dem Beckenkamm gewonnener autogenetischer Corticalis-Spongiosaspan ist in den Bereich des knöchernen Sattels implantiert. Der knorpelige Anteil der Sattelnase ist im Sinne einer Septumaufbauplastik korrigiert. Dabei wurde für das caudale Septum ein Span aus der medialen Corticalisschicht des Beckenkamms verwendet. Das restliche Septum ist mit Knorpelspänen aufgefüllt. **b, c** Schiffchenförmig gestalteter Corticalis-Spongiosaspan. **b** Ansicht von lateral. **c** Aufsicht

Durch einen abschließenden Heftpflasterschienenverband wird die Fixierung des Spans gewährleistet.

### d) Korrektur der knöchern-knorpeligen Sattelnase

Bei ausgiebigem Verlust sowohl des knorpeligen als auch des knöchernen Stützgerüstes erfolgt der Wiederaufbau *durch die Kombination zweier Späne*, d.h. eines Septum-Columellastützspans und eines Nasenrückenspans *oder durch ein einteiliges l-förmig gestaltetes Rippenknorpelimplantat*, den sog. Profilgerüstspan.

Das zweiteilige Implantat kann entweder aus Rippenknorpel oder aus dem Knochen des Beckenkamms hergestellt werden. Man kann auch den Septumanteil des Implantats aus Rippenknorpel und den Nasenrückenanteil aus Beckenknochen bilden. Dieses Vorgehen hat den Nachteil, daß man zwei getrennte Entnahmestellen in Kauf nehmen muß.

Es läßt sich nach EY aber durchaus auch die mediane Corticalisschicht der Crista iliaca für die Herstellung des Septum-Columellastützspans verwenden (Abb. 35a).

#### α) *Zweiteiliges Implantat*

Für das zweiteilige Implantat muß dort, wo die beiden Teile unter der Nasenspitze zusammenstoßen, eine *Verbindung* geschaffen werden, die verhindert, daß die beiden Spanenden sich überscheren und gegeneinander abrutschen.

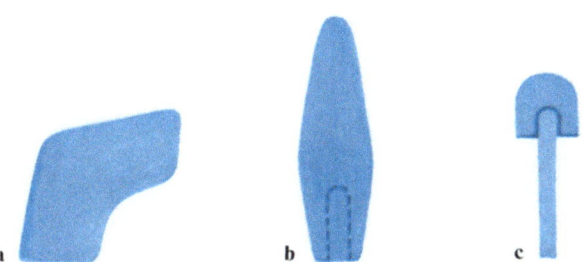

**Abb. 36a–c.** Zweiteiliges Implantat zur Korrektur der Sattelnase. **a** Flach geschnitzter Septumstützspan aus Rippenknorpel. Ansicht von lateral. **b** Nasenrückenspan aus Rippenknorpel oder aus Knochen vom Beckenkamm. Aufsicht. Die *schwarz punktierte Linie* deutet die in den Span eingeschnittene Rinne zur Aufnahme des Septumstützspans an. **c** Zweiteiliger Span für Septum und Nasenrücken. Der Septumstützspan ist in eine Rinne des Nasenrückenspans eingefalzt. Ansicht von vorn

Bei Benutzung von zweiteiligen Knorpelspänen hat GILLIES die beiden Späne schon bei der Entnahme so präpariert, daß sie über eine Art Perichondrium-Scharniergelenk miteinander in Verbindung bleiben. Verwendet man einen Knorpel- und einen Knochenspan oder zwei Knorpel- bzw. auch zwei Knochenspäne, so wird der Septum-Columellaspan in ein Loch oder eine Aushöhlung am vorderen Ende des Nasenrückenspans eingelassen (Abb. 36b, c).

Als *Septum-Columellastützspan* (Abb. 36a) wird ein aus der Mitte eines autogenetischen Rippenknorpelspans geschnittener flacher, maximal 2 mm dicker Span mit einer Fläche von etwa 15 × 25 mm verwendet. Der zweite *ausbalancierte* (s.S. 37) *Knorpelspan für den Nasenrücken* nimmt den stützenden Septumspan in einer entsprechend langen Rinne an seinem caudalen Drittel auf (Abb. 36c).

Will man die Verbiegungstendenz des Knorpelspans im Nasenrücken vermeiden, kann man für den Nasenrücken einen aus dem Beckenkamm gewonnenen Knochenspan (Abb. 35a–c) benutzen. Bei diesem Vorgehen muß man dem Patienten allerdings neben dem Eingriff zur Gewinnung des autogenetischen Rippenknorpels für den Septum-Columellastützspan zusätzlich einen Eingriff am Beckenkamm zumuten.

### β) L-förmiger Profilgerüstspan

Bei Vorliegen einer bis an das Septum membranaceum heranreichenden *Septumperforation* oder *bei stark vernarbten*, nicht ohne Perforationsgefahr aufzutrennenden *Septumschleimhautblättern*, ist die Korrektur der knöchern-knorpeligen Sattelnase durch Implantation eines Spans in das Septum nicht möglich. In diesen Fällen kann ein einteiliges Implantat in der Gestalt eines L-förmigen Profilgerüstspans zur Korrektur benutzt werden.

Die Schwierigkeit bei Verwendung eines solchen Spans liegt einerseits in seiner *Gewinnung*, andererseits in der passenden *Formgebung*. Es ist nicht einfach, ein günstiges Rippenstück zu finden, das die L-förmige Spangestaltung ermöglicht. Ein Verschnitzen des Spans kann leicht passieren. Es ist daher ratsam, die Länge der Winkelarme und die Größe des Winkels an einer Form vorzubestimmen. Als *Probeform* eignet sich zum Beispiel ein zurechtgeschnitte-

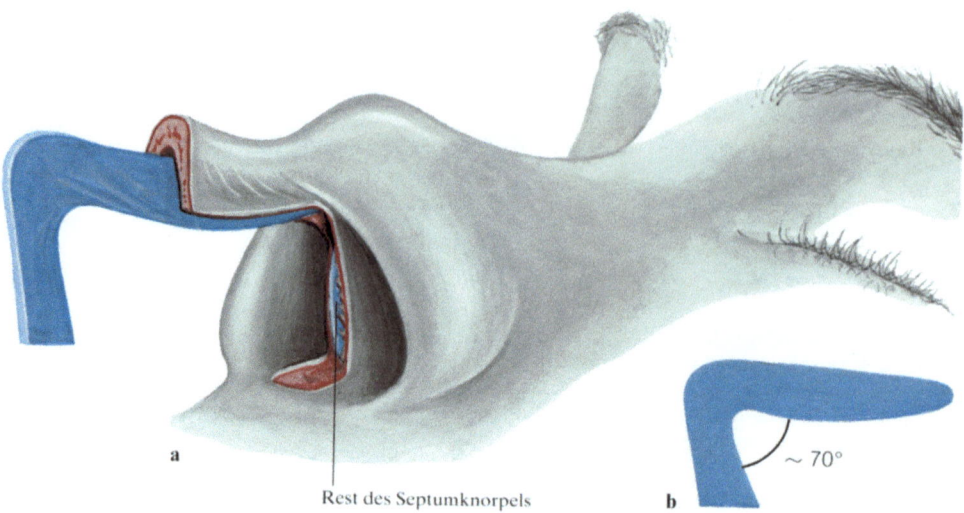

Rest des Septumknorpels

**Abb. 37a, b.** Korrektur der Sattelnase mittels einteiligen L-förmigen Spans. **a** Einführen des Spans vom Gensoul-Lexerschen Schnitt aus mit Hochklappen eines Columellarüssels nach R. MEYER.
**b** Form des L-förmigen, aus Rippenknorpel geschnitzten Winkelspans

nes Stück Aluminiumblech oder ein Knorpelstück aus der Knorpelbank. *Der Winkel soll nicht mehr als 70° betragen* (Abb. 37b). Ein zu großer Winkel stellt die Columella zu steil, ein zu kleiner Winkel führt zu einer hängenden Nasenspitze. – Wenn es die Länge des Sattels erfordert, ist es durchaus möglich, noch *ein Stück aus der knöchernen Rippe am Nasenrückenteil des Spans zu belassen.* – Der leicht aus der Hand entgleitende Knorpelspan läßt sich am besten schnitzen, wenn man über die Gummihandschuhe Zwirnshandschuhe stülpt.

Die Korrektur der Sattelnase mittels eines einteiligen Profilgerüstspans wird wegen der Spanentnahme meistens in Allgemeinanaesthesie ausgeführt. Lokalanaesthesie ist aber durchaus möglich.

Für die *Einführung des L-Spans* hat R. MEYER die von der Gensoul-Lexerschen Incision abgeleitete Schnittführung mit *Hochklappen eines Columellarüssels* (Abb. 37a) angegeben. Zunächst legt man beiderseits einen intercartilaginären Schnitt (Abb. 10) an und führt dann beide Incisionen in die Transfixion des Septum membranaceum (Abb. 11a, b) über. Ein Horizontalschnitt verläuft um die Basis der Columella und erreicht beiderseits den Schnittrand der Transfixion des Septums. Auf diese Weise wird ein „Columellarüssel" umschnitten, der auch die Crura medialia der Flügelknorpel enthält. Nach *Decollement des Nasenrückens* (s.S. 30) ist es möglich, die Columella und die gesamte Nasenspitze von der Oberlippe abzuheben, so daß man den L-Span mit seinem langen Arm in die am Nasenrücken entstandene Tasche einschieben kann. In der Columella werden die Crura medialia von retrograd auseinandergespreizt, so daß eine Tasche zur Aufnahme des kürzeren Columellateils des Winkelspans entsteht. Dieser ist nach Zurückklappen des Columellarüssels auf der Spina nasalis anterior und auf der Maxilla abgestützt. Abschließend erfolgt ein sorgfältiges Vernähen der Schnittränder. Eine lockere Tamponade wird beiderseits in das Vestibulum eingeführt und ein Heftpflaster-Schienenverband angelegt.

Man kann den L-förmigen Profilgerüstspan aber auch von einem *intraoralen Zugang* aus einführen, wie ihn KRETSCHMANN für die Septumoperation angegeben hat. Die etwa 1 cm lange Incision liegt in der Umschlagsfalte des Mundvorhofs am oberen Ansatz des Frenulums. Die Spina nasalis anterior und die caudale Kante der Apertura piriformis beiderseits werden freigelegt. Mit einer leicht gebogenen stumpfen Schere versucht man, in das Septum membranaceum einzugehen und eine Tasche zu bilden. Ist noch Knorpel im caudalen Septumabschnitt vorhanden, so lassen sich die beiden Schleimhautblätter ganz gut subperichondral zur Nasenspitze hin ablösen. Von hier aus führt man die Schere zum Nasenrücken und präpariert eine entsprechende Implantattasche. Nach Einführen des L-förmigen Implantats wird die Schleimhautwunde durch Nähte sorgfältig verschlossen.

Es ist darauf zu achten, daß die *Haut im Bereich der Columella und der Nasenspitze nicht zu sehr gespannt über dem Implantat* liegt, da sonst Decubitalulcera auftreten können. – Bei Vorliegen einer Septumperforation oder bei narbigen Verhältnissen im Bereich der caudalen Septumabschnitte und im Septum membranaceum ist dieser Zugang nicht geeignet.

Die *medio-columellare Incision* nach BROWN und MC DOWELL, die auch von RÉTHI, DUFOURMENTEL u.a. angewendet wurde, ist heute nicht mehr üblich.

## e) Korrektur der Sattel-Schrumpfnase – compound saddle nose – durch Lappenplastiken

Bei hochgradiger Sattelnase, überwiegend durch Trauma oder auch durch Lues bedingt, kann zusätzlich zu dem Defekt am Nasengerüst auch ein *Substanzverlust der deckenden Weichteile mit Narbenbildung* vorliegen. Es besteht dann das Bild der Stülp- oder Schrumpfnase, der sog. compound saddle nose. Diese Veränderung kann so stark ausgeprägt sein, daß z.B. die Nasenlöcher fast vertikal stehen, ein Zustand, den man als nasus recurvatus bezeichnet.

In diesen Fällen muß in erster Linie Hautmaterial herbeigeschafft werden. Bei der Rekonstruktion wird zunächst die hochgeschrumpfte Nasenspitze in ihre normale Position zurückverlagert und dann in den dabei entstehenden Defekt genügend Gewebe zur Bildung der Innenauskleidung und des Nasenrückens eingeheilt (JOSEPH). Hierzu bedient man sich verschiedener Lappenplastiken.

Um die *Nasenspitzenpartie nach caudal verlagern* zu können, legt man an ihrer cranialen Begrenzung einen Querschnitt durch die gesamte Dicke der Nase. Dieser Schnitt reicht auch in das narbige Septum hinein und durchtrennt es so tief, daß die Nasenspitzenpartie in ihre normale Position gebracht werden kann (Abb. 38a, b). Der durch die quere Incision entstandene *durchgehende Substanzdefekt oberhalb der Nasenspitze wird nun mit einer Innenauskleidung versehen*, die man aus dem cranial davon gelegenen, den eingesattelten Nasenrücken deckenden Hautanteil nehmen kann. Größe und Form des herabzuklappenden Lappens richten sich dabei nach dem Defekt. Der Lappen wird zunächst umschnitten und von seiner Unterlage abgelöst. Dabei sollte man die Basis nicht zu schmal gestalten. Dann wird der Lappen nach caudal umgeschlagen

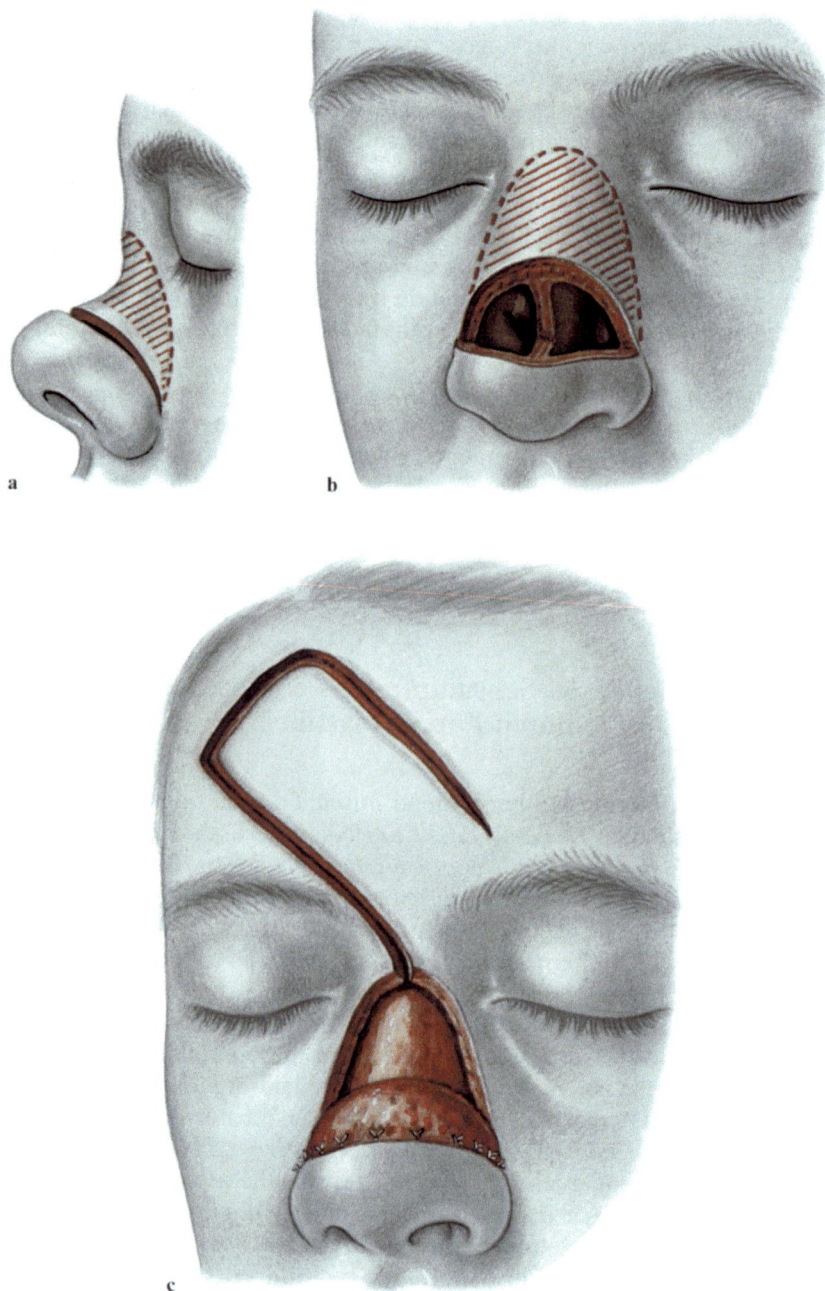

**Abb. 38a–c.** Korrektur einer Sattel-Schrumpfnase, sog. „compound saddle nose", durch Lappenplastik nach JOSEPH. **a, b** Die infolge des Weichteildefektes nach cranial geschrumpfte Nasenspitze ist durch eine quere Incision, die auch durch das Septum hindurchgeht, abgelöst und caudalwärts verlagert. Die Innenauskleidung der Nase wird aus der den Nasenrücken deckenden Haut gebildet (*rot schraffiertes Gebiet*). **c** Die Innenauskleidung der Nase ist hergestellt. Der Defekt auf dem Nasenrücken wird durch einen schrägen Stirnlappen gedeckt

und mit seinem nunmehr caudalen Rand spannungsfrei mit der Innenseite des cranialen Wundrandes der verlagerten Nasenspitze vernäht (Abb. 38c).

Eignet sich das Gewebe am Nasenrücken z.B. bei strahlengeschädigter Haut nicht zur Transplantation, dann steht zur Bildung der Innenauskleidung Haut aus der Nasolabialfalte beiderseits zur Verfügung (Abb. 74a, b) oder es müssen Fernlappen (s.S. 125ff.) herangeführt werden.

Die *ausgedehnte Wundfläche am Nasenrücken*, die durch das Herabsenken der Nasenspitze und die Bildung der Innenauskleidung aus der Nasenrückenhaut entstanden ist, kann auf verschiedene Weise gedeckt werden. Man kann nach der indischen Methode einen schrägen Stirnlappen entsprechender Größe oder andere Stirnlappen verwenden (Abb. 38c). Zur Vermeidung zusätzlicher Narben im Gesicht oder bei besonders niedriger Stirn kann man aber auch nach der italienischen Methode vorgehen, die auf TAGLIACOZZI zurückzuführen ist. Dabei wird ein gestielter Hautlappen vom Oberarm auf dem Nasenrücken zur Einheilung gebracht (s.S. 125ff.).

## 5. Eingriffe an der Columella

### a) Korrektur der retrahierten Columella

Normalerweise ist die Columella im Gesichtsprofil zu sehen. Sie tritt in einer leicht caudalwärts gerichteten konvexen Kurve vor dem lateralen Nasenflügelrand hervor. Die retrahierte Columella ist einwärts- und hochgezogen. Sie bleibt in der Profilansicht verborgen – sog. hidden columella. Der naso-labiale Winkel (Abb. 4) beträgt dann weniger als 90°. Ursache hierfür ist entweder eine fehlende Spina nasalis anterior oder es handelt sich um die Folge einer mangelnden Unterstützung durch das caudale Septum nach Trauma, Entzündung oder vorausgegangener Septumchirurgie.

*α) Korrektur durch Implantate*

Ist die Columella nicht zu stark narbig eingezogen, so kann der Ausgleich des naso-labialen Winkels mittels Implantation eines Knorpelspans erfolgen.

Wird gleichzeitig eine Septumkorrektur oder eine Rhinoplastik ausgeführt, empfiehlt es sich, von der Hemitransfixion (s.S. 27) eine Tasche in das Septum membranaceum sowie zwischen die Crura medialia und in die Columella hineinzupräparieren (Abb. 84). In diese Columellatasche wird dann ein entsprechend zugeschnittener Knorpelspan eingesetzt (Abb. 39a, b). Man fixiert ihn mit zwei Pilotnähten (s.S. 58), die durch die Columella nach außen geführt und vor der Columella mit Pflasterstreifen fixiert werden. Zusätzlich kann man einige Knorpel- oder Knochenspäne (Abb. 40a, b) in die Spinaregion implantieren (AUFRICHT, HINDERER, SULSENTI).

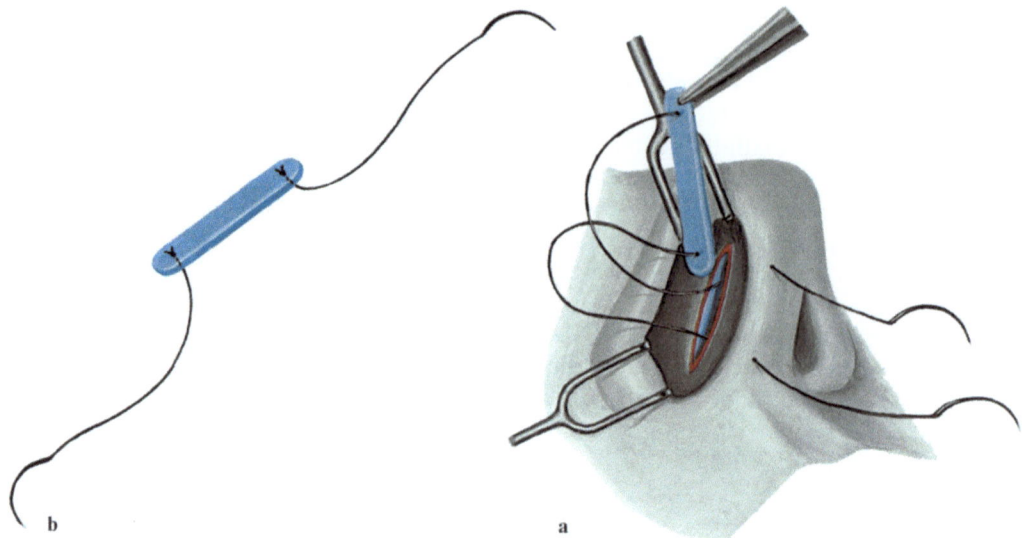

**Abb. 39 a, b.** Korrektur der retrahierten Columella, sog. „hidden columella", mit einem Knorpelspan. **a** Vom Hemitransfixionsschnitt wird eine Tasche in das Septum membranaceum und zwischen die Crura medialia in die Columella hinein präpariert und ein entsprechend zurechtgeschnittener Knorpelspan implantiert. Der Span wird durch zwei Pilotnähte, die durch die Columella hindurchgreifen, vorübergehend in seiner Position fixiert. **b** Die Nebenskizze zeigt den Span mit 2 Pilotnähten

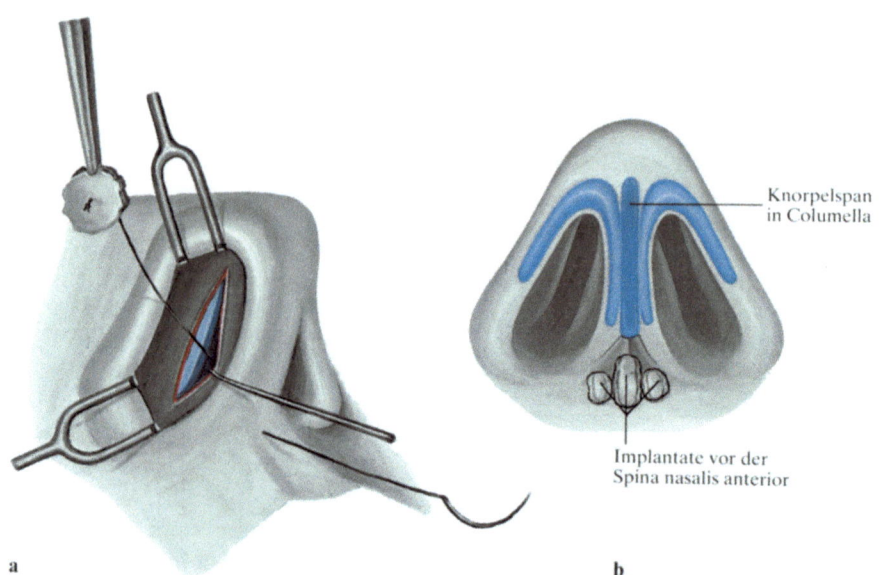

**Abb. 40 a, b.** Korrektur der retrahierten Columella, sog. „hidden columella", mittels Spanimplantation. **a** Implantation eines Knorpel- oder Knochenspans vor die Spina nasalis anterior. **b** Zustand nach Implantation eines Knorpelspans in eine Columellatasche sowie von Knorpel- oder Knochenspänen in die Spinaregion

### β) Korrektur mittels eines composite graft

Findet sich eine stärkere narbige Einziehung der Columella, so kann' man die Columella-Projektion durch Transplantation eines composite graft aus der Ohrmuschel erreichen. Nach Ausführen des Transfixionsschnittes (s.S. 25) wird der Nasensteg, d.h. das Septum membranaceum, caudalwärts gezogen. In den entstehenden Gewebsdefekt zwischen caudaler Septumkante und Nasensteg wird ein aus der gesamten Dicke der Ohrmuschel im Conchabereich entnommenes composite graft (Abb. 56a, b) eingenäht. Das Transplantat enthält die Ohrmuschelhaut der Vorderseite des Cavum conchae, den dazugehörigen Knorpel und den rückwärtigen Hautbezirk. Nasentamponade beiderseits für 7 Tage ist erforderlich.

### b)' Korrektur der hängenden Columella

Die Kontur der Columella wird vornehmlich durch die Crura medialia der Flügelknorpel gestaltet. Diese liegen normalerweise an der Nasenspitze dicht nebeneinander, während sie zur Nasenbasis hin auseinanderweichen und neben der Spina nasalis anterior gelegen sind. So erhält die Nase ihr natürliches Aussehen. Bisweilen werden die Crura medialia aber durch ein zu langes knorpeliges Septum extrem nach caudal verlagert und auseinandergedrängt. Das Resultat ist eine zu ausgeprägte Columella-Biegung, eine Erscheinung, die man als hängende Columella bezeichnet.

Die Korrektur der hängenden Columella hat diese beiden Veränderungen, d.h. das *zu lange caudale Septumende* und das *Auseinanderweichen der mittleren Flügelknorpelschenkel*, zu berücksichtigen. In Lokalanaesthesie wird von einem

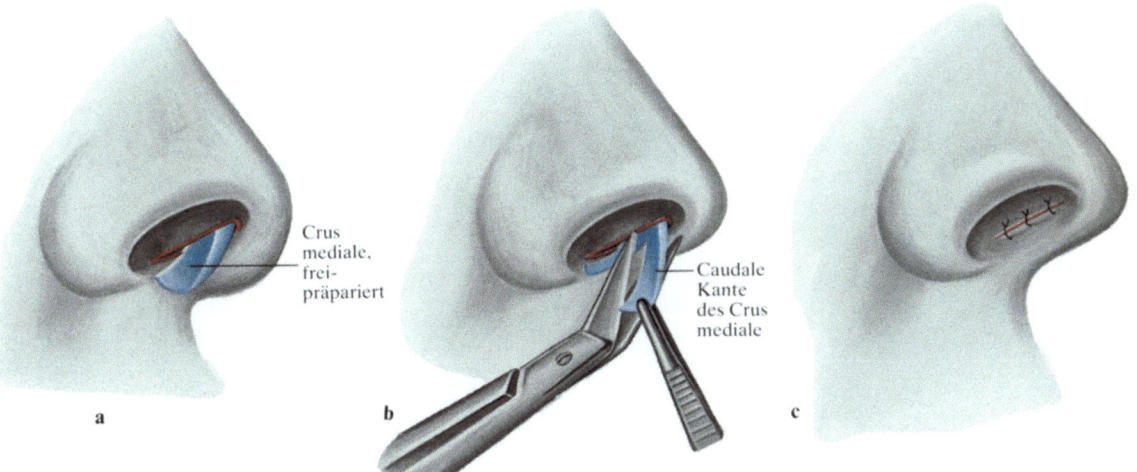

**Abb. 41a–c.** Korrektur der hängenden Columella. **a** Von einem Hemitransfixitionsschnitt ist das Crus mediale des rechten Flügelknorpels freigelegt. **b** mit der abgewinkelten Schere wird ein Streifen von seinem caudalen Rand reseziert. **c** Die Incision ist vernäht

Hautschnitt am caudalen Rand des Crus mediale der einen Seite oder vom Hemitransfixionsschnitt (s.S. 27) zunächst das caudale Septumende beiderseits subperichondral freipräpariert (s.S. 143 ff.) und durch eine streifenförmige Resektion verkürzt. Sodann wird das Crus mediale des Flügelknorpels auf der Seite der Hautincision freipräpariert. Von seinem caudalen Rand wird ebenfalls ein schmaler Streifen reseziert (Abb. 41a, b). Auf der Gegenseite wird ein zweiter Hautschnitt am caudalen Rand des Crus mediale gelegt. Er ermöglicht auch hier die Streifenresektion. Gelegentlich muß eine zu weit vorragende Spina nasalis anterior durch Abmeißeln von Knochen gekürzt werden. – Die Hautincisionen werden durch feine Nähte verschlossen (Abb. 41 c).

### c) Korrektur der zu kurzen Columella

Das ästhetisch optimale Profil des Gesichtes weist bei der kaukasischen Rasse einen Nasolabialwinkel von rund 100° auf (Abb. 4). Dieser wird von Lage und Länge des Septums, der Spina nasalis anterior, der Columella und der Oberlippe bestimmt. Auch die Entwicklung des Oberkiefers, des Gaumens und der Zahnreihe nehmen einen Einfluß auf die Relation zwischen Nasenspitze, Columella und Oberlippe. In manchen Fällen findet sich eine Unterentwicklung der Spina nasalis anterior mit zu kurzer Columella und hängender Nasenspitze.

*α) Columellaverlängerung durch VY- und Z-Plastik*

Ist bei zu kurzer Columella die Oberlippe von genügender Länge, so ist die VY-Plastik im Philtrum nach JOSEPH und LEXER (Abb. 42a, b) eine einfache Methode der Columellaverlängerung. Auch durch eine beidseitige z-förmige Plastik, die von GILLIES angegeben und von REES und WOOD-SMITH modifiziert wurde, erreicht man eine Verlängerung der Columella zugleich mit einer Vergrößerung des Nasolabialwinkels.

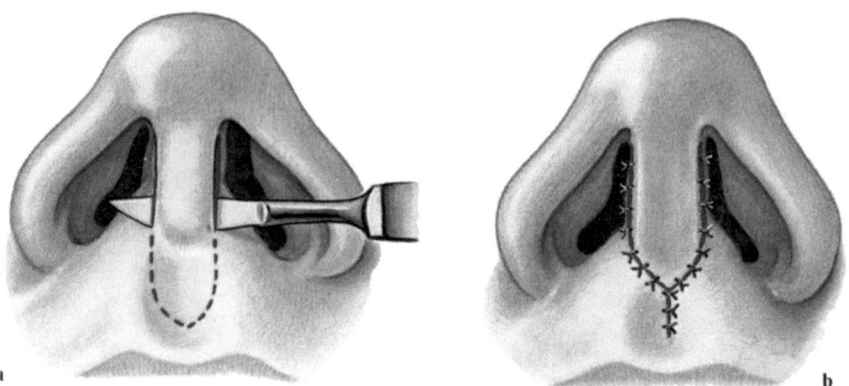

**Abb. 42a, b.** Korrektur der kurzen Columella durch VY-Plastik nach JOSEPH. **a** Die *rot punktierte Linie* umreißt den zur Verlängerung dienenden Hautstreifen aus der Oberlippe. **b** Naht der Oberlippe und der Columellaincision in Y-Form

### β) Columellaverlängerung mittels composite graft

Bei narbig verkürzter Columella nach Trauma ist deren Verlängerung nur mit Hilfe von Transplantaten oder durch Hautlappenplastiken (s.S. 96ff.) zu erreichen. Ist die Verkürzung weniger stark ausgeprägt, so kann man ein composite graft aus der Ohrmuschel benutzen (Abb. 58a–d). Nach Ausschneiden des Narbenbezirkes im Bereich der Columella wird es in den entstandenen Gewebedefekt eingenäht.

Bei hochgradig narbiger Verkürzung der Columella und bei Columellaverlust sind die Techniken der rekonstruktiven Rhinoplastik anzuwenden.

## d) Korrektur der zu breiten und der verzogenen Columella

Bei der zu breiten Columella ist häufig die caudale Kante des Septumknorpels neben die Spina nasalis anterior subluxiert. Eine Verziehung der Columella nach einer Seite ist in der Regel durch eine gleichzeitig vorliegende Deviation und Subluxation des caudalen Septums verursacht.

Für die Korrektur der *zu breiten Columella* ist eine streifenförmige Resektion an der caudalen Kante des Septumknorpels erforderlich. Diese kann vom Hemitransfixionsschnitt (s.S. 27) aus vorgenommen werden. Auch ein cross hatching der Crura medialia führt eine Columellaverschmälerung herbei. Es empfiehlt sich, im Bereich der Columella zusätzlich subcutan etwas Bindegewebe zu resezieren. Beim Verschluß des Hemitransfixionsschnittes wird an der Columellabasis eine durchgreifende Naht gelegt, durch die die erreichte Verschmälerung fixiert wird.

Bei der verzogenen Columella muß das subluxierte und deviierte Septum durch eine Septumplastik (s.S. 139ff.) korrigiert werden. Zusätzlich wird aus der Columella subcutan Gewebe entnommen und eine durchgreifende Naht an der Columellabasis gelegt. Bleibt nach diesen Korrekturmaßnahmen noch eine Verziehung der Columella zurück, ist eine zusätzliche Z-Plastik an der Columellabasis erforderlich.

## 6. Eingriffe bei Stellungsanomalien der Nasenflügel und der dadurch bedingten Formveränderungen der Nasenlöcher

### a) Korrektur des Ansaugens der Nasenflügel, sog. Nasenflügelkollaps

#### α) Allgemeine Vorbemerkung

Das Ansaugen der Nasenflügel, der sog. *Flügelkollaps*, beeinträchtigt die Funktion der Nase. In vielen Fällen ist die *sog. Spannungsnase* (s.S. 41) für das Ansaugen verantwortlich zu machen. Die Spannungsnase ist charakterisiert durch ein zu langes und zu hohes Septum bei schmaler knöcherner Apertur und engen Nasenhöhlen. Häufig handelt es sich um Höcker- oder Schiefnasen oder auch um eine Kombination dieser beiden Formfehler. Durch das hohe Septum bei enger Nasenhöhle wird der Winkel der sog. Minkschen Nasenvorhofklappe (s.S. 6) zwischen Septum und caudalem Rand des oberen Lateralknorpels extrem klein. Er beträgt in diesen Fällen unter 10°. Das vorhandene Nasenlumen ist in diesem Bereich für den Atemstrom zu eng. Die durch das hohe Septum hochgezogenen Flügelknorpel können dem Unterdruck während der Inspiration nicht widerstehen und werden angesaugt.

Gelegentlich kommt auch eine besondere *Weichheit der Flügelknorpel* als Ursache für das Ansaugen in Frage. Sie kann congenital bedingt sein, häufiger aber ist sie iatrogen nach einer Nasenspitzenplastik entstanden. In diesen Fällen handelt es sich um die sog. pinched tip nose.

*Narbige Stenosen* im Bereich des Vestibulums, die sich nach Traumen oder rhinoplastischen Eingriffen entwickeln, können ebenfalls ein Ansaugen der Nasenflügel verursachen.

### β) Korrektur des Nasenflügelkollapses bei der Spannungsnase mittels Septo-Rhinoplastik

Das Prinzip der Korrektur des Flügelknorpelkollapses bei der Spannungsnase besteht im Verkürzen und Absenken des zu langen und zu hohen Septums in Verbindung mit einem Absenken der knöchernen Nase in die sog. outfracture position (s.S. 48). Man sollte nicht vergessen, den Patienten vor der Operation auf die nachfolgende Profilveränderung hinzuweisen.

Das operative Vorgehen entspricht der Septo-Rhinoplastik (s.S. 52). Sie beginnt mit der Transfixion oder Hemitransfixion (s.S. 25, 27) und dem Darstellen der caudalen Septumkante, aus der eine keilförmige Resektion vorgenommen wird. Die Spitze des Keils ist dabei auf der Spina nasalis anterior, die Basis unter dem Nasenrücken gelegen. Das Absenken des Septums wird durch entsprechende Streifenresektion am Boden des knorpeligen Septums und entlang des Vomer erreicht (Abb. 88). Dadurch wird der Winkel der Nasenvorhofklappe auf > 10° vergrößert.

Um auch den knöchernen Nasenrücken absenken zu können, werden die paramedianen, die lateralen und die transversalen Osteotomien beiderseits durchgeführt (s.S. 31 ff.). Danach werden die seitlichen knöchernen Nasenwände in eine outfracture position gebracht (Abb. 25b), was ein Absenken des knöchernen Nasenrückens sowie eine Erweiterung der Nasenlumina (s.S. 48) bewirkt. – Will man auf die outfracture-Stellung verzichten, so kann man nach HUIZING bei der lateralen Osteotomie beiderseits einen gleichgroßen Knochenkeil mit Säge oder Meißel entnehmen (s.S. 48).

Der Eingriff wird mit einer Tamponade der Nasenhöhlen und mit einem Schienenverband beendet.

### γ) Korrektur durch Rotation der Flügelknorpel

Bei älteren Menschen, wie auch gelegentlich nach Spitzenplastiken, kommt es zum *Absinken der weichen Flügelknorpel*. Beide Schenkel befinden sich sozusagen in der gleichen Ebene, das Crus laterale senkt sich in das Vestibulum hinein und wird bei der Inspiration angesaugt. In diesen Fällen ist die *Rotation des*

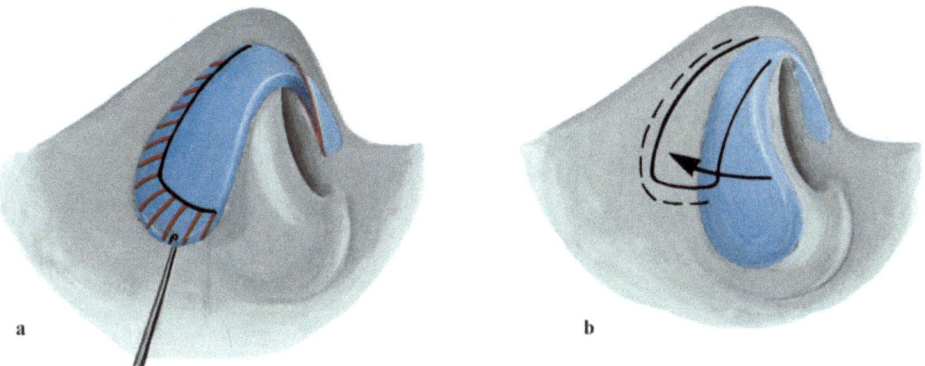

**Abb. 43a, b.** Rotation des Nasenflügelknorpels. **a** Von einer marginalen Incision (Abb. 50a) ist der Flügelknorpel in toto freipräpariert und mit einem Einzinkerhaken aus dem Nasenloch herausgeführt. Am cranialen und am lateralen Rand des Flügelknorpels werden Resektionen vorgenommen (*rot schraffierte Gebiete*). **b** Das in seiner Länge und Breite reduzierte Crus laterale (*ausgezogene schwarze Linie*) wird nach cranial in einem Winkel von ca. 30° rotiert (*Pfeil*) und nach lateral in eine präparierte subcutane Tasche (*schwarz gestrichelte Linie*) verlagert

Crus laterale nach cranial und lateral um einen Winkel von ca. 30° (Abb. 43a) angezeigt (MASING). Allerdings wird der caudale laterale Nasenabhang dadurch etwas vorgewölbt.

Der Eingriff kann in Lokalanaesthesie durchgeführt werden und ist immer an beiden Nasenflügeln vorzunehmen. Zur Rotation des Crus laterale wird der Flügelknorpel sozusagen komplett freigelegt, d.h. es wird eine totale Exposition vorgenommen. Dabei wird das Crus laterale von einer marginalen Incision (Abb. 50a) sowohl auf seiner lateralen wie auf seiner medialen Fläche freipräpariert. Auch das Crus mediale muß weitgehend freigelegt werden (Abb. 43b). Danach bildet man cranial- und lateralwärts eine neue subcutane Tasche im Bereich der Weichteile des Nasenflügels und etwas über dem Lateralknorpel. Der oft zu große Flügelknorpel wird an seinem lateralen Rand etwas gekürzt. Zusätzlich kann man zur Erleichterung der Rotation auch an seinem cranialen Rand eine Streifenresektion durchführen. Danach verlagert man den Flügelknorpel in die neu gebildete subcutane Tasche, wo er mittels Fibrinklebers fixiert wird. Abschließend wird das Vestibulum gut tamponiert.

### δ) Korrektur durch Flügelknorpelschwenklappen

Bei Fällen mit *weichen aber ausreichend großen Flügelknorpeln* kann auch die von WALTER beschriebene Technik der Flügelknorpelschwenklappen Anwendung finden.

Der Eingriff wird in Lokalanaesthesie durchgeführt. Von einer intercartilaginären Incision bildet man auf beiden Seiten einen medial gestielten Schwenklappen, der die *cranialen 2/3 des Crus laterale* des jeweiligen Flügelknorpels mit der zugehörigen Vestibulumhaut enthält (Abb. 44a, b). Danach werden beide Lateralknorpel vom Septumknorpel abgetrennt (Abb. 44c), wobei man mit der

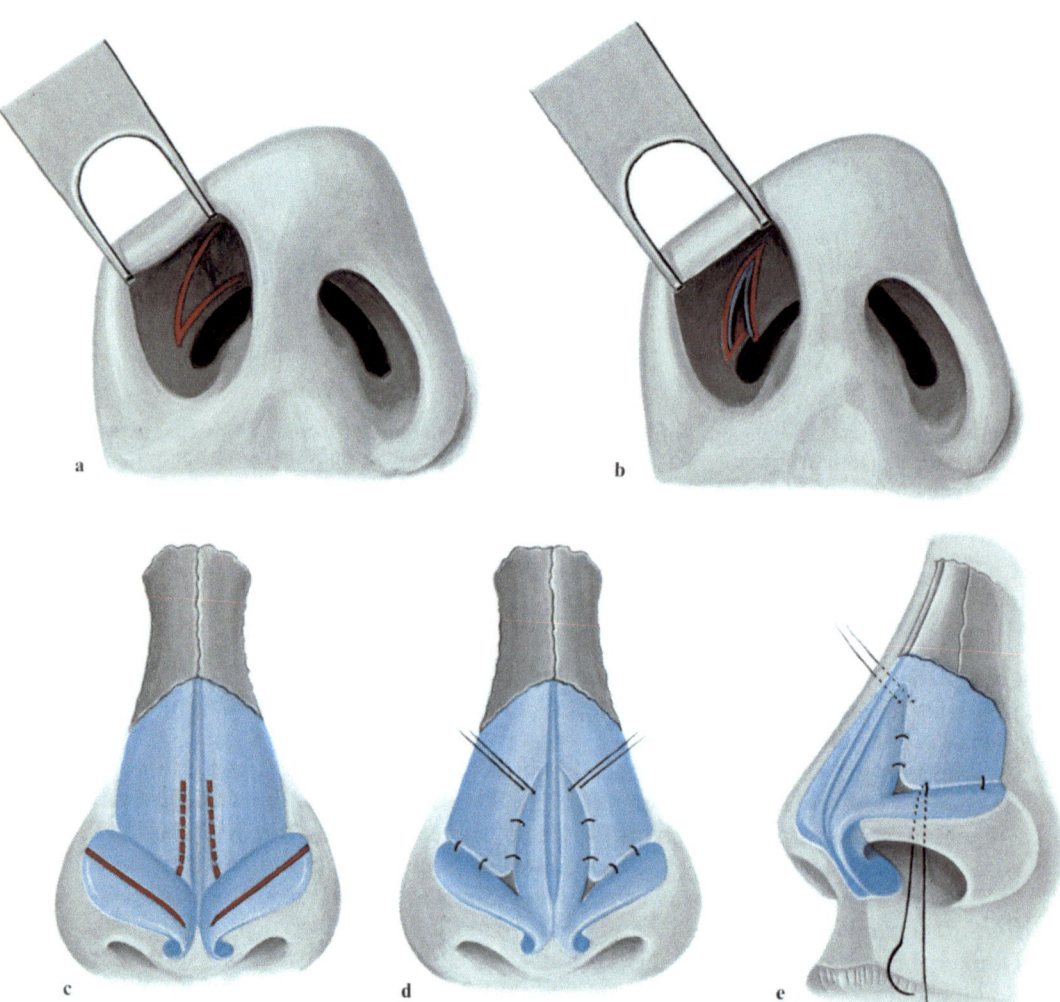

**Abb. 44a–e.** Korrektur des Nasenflügelkollapses durch Flügelknorpelschwenklappen. **a, b** Im Vestibulum ist ein dreieckförmiger Schwenklappen aus dem Crus laterale unter Mitnahme der Vestibulumhaut umschnitten und abgehoben. **c** Die *roten Linien* zeigen die Incisionen zur Bildung der Schwenklappen aus dem Crus laterale beiderseits an. Im Bereich der *rot gestrichelten Linien* werden die Lateralknorpel vom Septumknorpel abgetrennt. **d, e** Die Schwenklappen sind nach medial in die Lücke zwischen Lateral- und Septumknorpel hineingeschwenkt und vernäht. Eine beiderseits nach außen durch die Haut des Nasenrückens geführte Naht hält sie in ihrer Position. Die caudalen Anteile der Flügelknorpel werden an die Lateralknorpel genäht

Incision auch die Schleimhaut durchtrennt. Nach ausreichender Mobilisation werden die Flügelknorpellappen in den *zwischen Septum und Lateralknorpeln* geschaffenen Defekt eingeschwenkt und mit einer durch die Haut des Nasenrückens geführten Naht fixiert. Die Haut-Knorpel-Schnittränder an der Entnahmestelle der Lappen werden mit Knopfnähten versorgt. Dabei werden die caudalen Anteile der Crura lateralia an die Lateralknorpel angenäht (Abb. 44d, e).

Korrektur des durch Narbenzug bedingten Ansaugens der Nasenflügel mittels composite graft 75

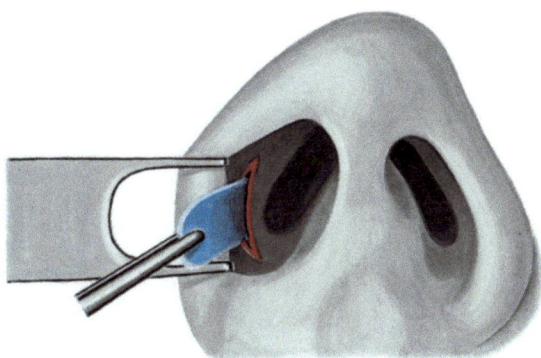

**Abb. 45.** Korrektur des Nasenflügelkollapses durch Spanimplantation. Von einem Schnitt am caudolateralen Rand des Flügelknorpels im Vestibulum nasi wird ein Knorpelspan in eine präparierte Tasche über dem Crus laterale implantiert

*ε) Korrektur durch Implantate*

Bei *zu schlaffen und weichen Flügelknorpeln* oder nach zu ausgedehnter Resektion bei einer Spitzenplastik empfiehlt sich die *Versteifung der Nasenflügel durch Knorpelimplantate*. In Lokalanaesthesie wird am caudo-lateralen Rand des Flügelknorpels eine Incision im Vestibulum vorgenommen (Abb. 45) und der caudale Rand des Crus laterale freigelegt. Ist dieser stark lumenwärts gekrümmt, so wird er um einige Millimeter gekürzt. Mit der Schere legt man nun eine subcutane Tasche *auf der Außenseite des Crus laterale* an und führt eine *1 mm dicke Knorpelscheibe* von etwa 15 bis 20 mm Länge und 5 bis 8 mm Breite ein (Abb. 45). Das autogenetische Knorpelimplantat wird am besten aus dem Cavum conchae der Ohrmuschel gewonnen (s.S. 96). Die Implantation erfolgt so, daß die konvexe Seite des Knorpels lateralwärts zeigt. Eine durch die Weichteile des Nasenflügels gehende Naht, die außen auf dem Nasenflügel über einem Tupfer oder einer Folie geknüpft wird, fixiert das Implantat. Die Naht der Incision und eine Tamponade des Vestibulums schließen den Eingriff ab.

Nach zu ausgedehnter Knorpelresektion, d.h. wenn *nach einer Spitzenplastik* eine sog. *pinched tip nose* entstanden ist (Abb. 46a), wird die Knorpelimplantation besser von einer äußeren *Incision in der lateralen Nasenflügelfurche* aus durchgeführt (Abb. 46b), da infolge der vorausgegangenen rhinoplastischen Eingriffe Narben am Nasenflügelrand und im Vestibulum ein intranasales Vorgehen erschweren. Häufig findet man in diesen Fällen zusätzlich eine Vestibulumbodenstenose vor. Es ist dann zweckmäßig, die Spanimplantation mit einer Z-Plastik an der Nasenflügelbasis zu kombinieren (Abb. 46c).

*ζ) Korrektur des durch Narbenzug bedingten
Ansaugens der Nasenflügel mittels composite graft*

Nach unzweckmäßig ausgeführten *Rhinoplastiken* kann es durch Narbenzug im Vestibulum zu einem inspiratorischen Ansaugen der Nasenflügel kommen.

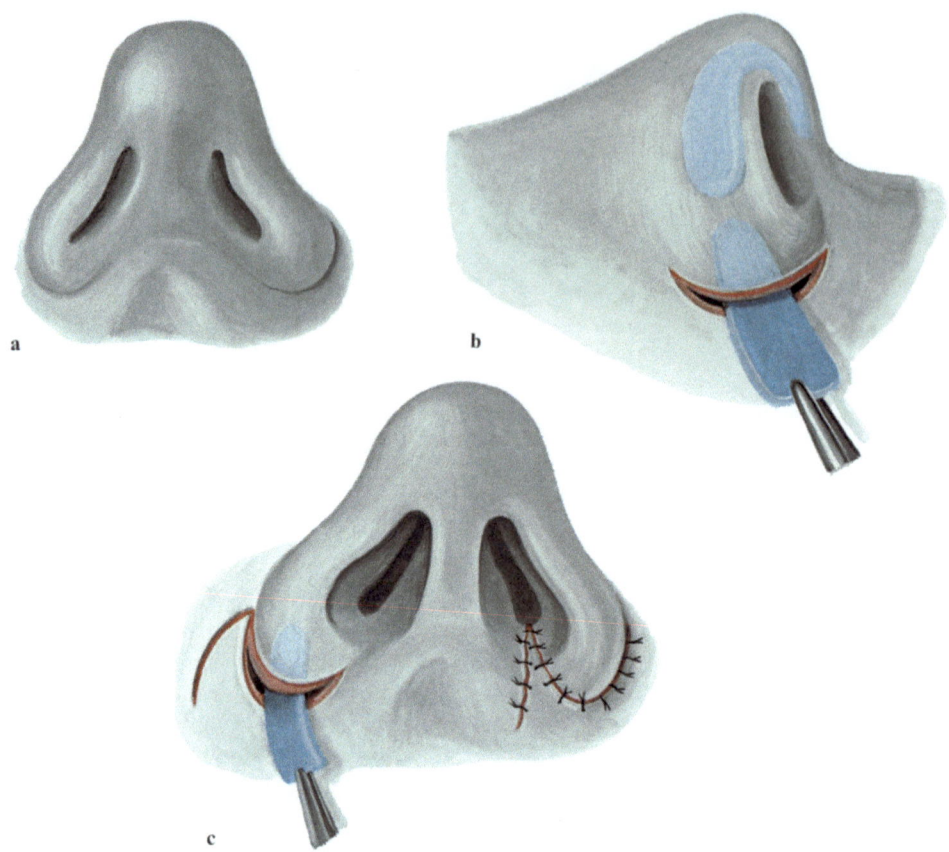

**Abb. 46a–c.** Korrektur des Flügelknorpelkollapses bei sog. pinched tip nose mittels Spanimplantation von einer äußeren Incision. **a** Sogenannte pinched tip nose mit Nasenflügelkollaps und Vestibulumstenose nach vorausgegangenem, zu ausgedehntem rhinoplastischen Eingriff. **b** Von einer nasoalaren Incision wird ein entsprechend zugeschnittener Knorpelspan in eine auf der lateralen Fläche des Crus laterale vorgebildete Tasche eingeschoben. **c** Bei gleichzeitig vorliegender Vestibulumstenose im Bereich des Nasenbodens kann zusätzlich zur Knorpelspanimplantation eine Z-Plastik zur Erweiterung des Nasenloches durchgeführt werden

Die Störung tritt besonders dann ein, *wenn mit den Flügelknorpeln zu viel Vestibulumhaut reseziert wurde.* In diesen Fällen ist es erforderlich, unter sorgfältiger Schonung der noch vorhandenen Haut eine *Narbenexcision* vorzunehmen und das Vestibulum anschließend mit *freien Hauttransplantaten* auszukleiden. In der Gegend des cul de sac und der Nasenvorhofklappe (s.S. 6) ist das besonders wichtig.

Ist bei der vorangegangenen *Rhinoplastik sowohl zu viel Haut als auch zu viel Knorpel entfernt* worden, so entsteht ein starker Narbenzug. Die Korrektur mit freien Hauttransplantaten reicht dann nicht mehr aus, und es empfiehlt sich, ein *composite graft* zu benutzen. Als Spenderregion ist die anteriore Seite des Cavum conchae der Ohrmuschel (Abb. 56b) besonders geeignet. Die Haut ist hier fest mit dem Ohrknorpel verbunden, was der anatomischen Situation

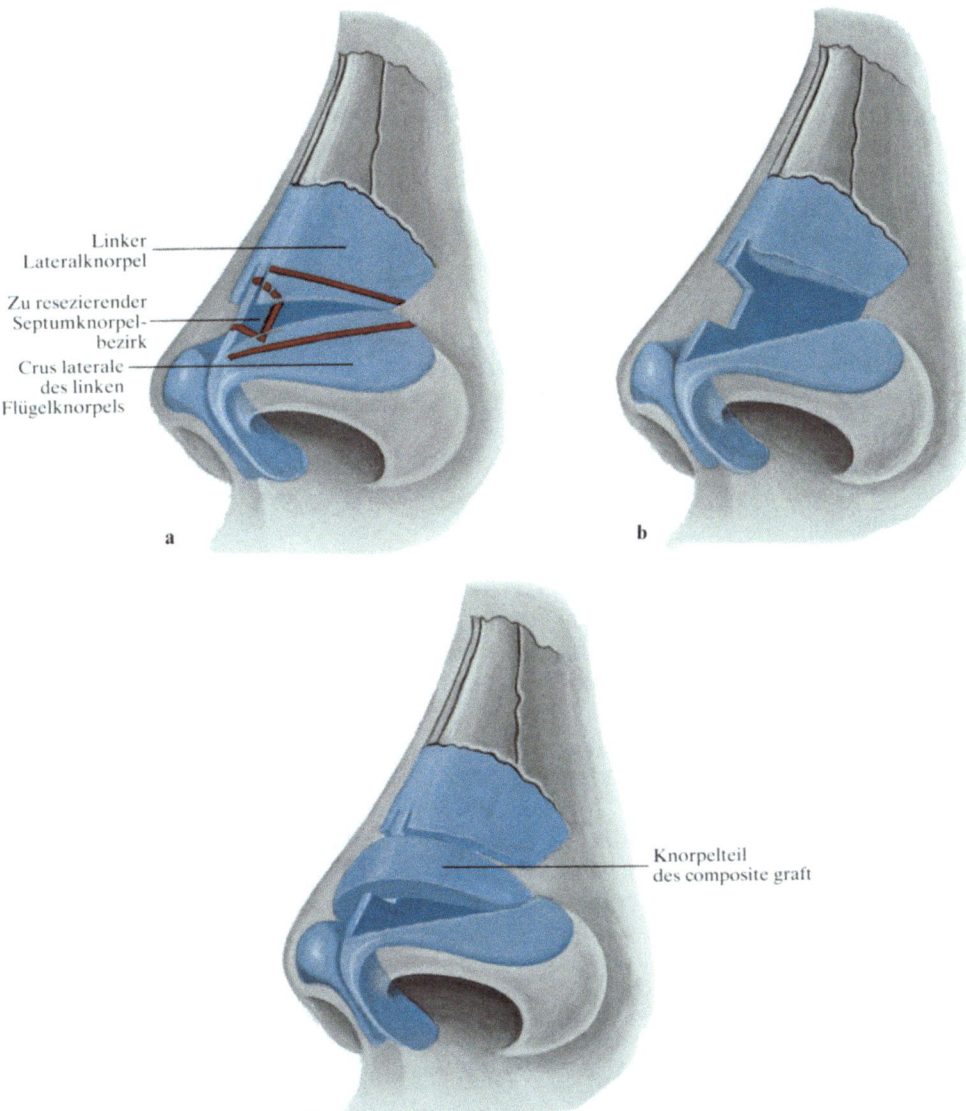

**Abb. 47 a–c.** Korrektur des durch Narbenzug bedingten Ansaugens der Nasenflügel mittels composite graft. **a** Aus dem Septum, vom caudalen Rand des Lateralknorpels und vom cranialen Rand des Flügelknorpels (*rote Linien*) werden Resektionen vorgenommen. **b** Dadurch ist ein Aufnahmelager für das einzusetzende composite graft vorbereitet. **c** Das aus dem Cavum conchae gewonnene Haut-Knorpel-composite-graft ist in die Septumlücke und zwischen Lateral- und Flügelknorpel implantiert. Die Haut des composite graft wird im Vestibulum mit dem dort angelegten Schnitt im Bereich des Cul de Sac vernäht (auf der Abbildung nicht dargestellt)

im Vestibulum nasi entgegenkommt. Vor allem aber kann sich die Haut über dem Knorpel nach der Transplantation kaum kontrahieren. Die Ausbildung einer erneuten Stenosierung wird dadurch vermieden.

Bei beiderseitig notwendig werdender Transplantation im Vestibulum empfiehlt sich die Technik von R. MEYER und von WALTER. Zunächst werden die stenosierenden Narben im Bereich des Limen vestibuli bzw. im cul de sac (s.S. 6) sorgfältig entfernt. Um für das vorgesehene Haut-Knorpel-composite-graft Platz zu schaffen, sind kleine Randexcisionen am Lateral- und am Flügelknorpel beiderseits erforderlich. Auch aus der Nasenrückenkante des Septumknorpels wird ein etwa rechteckiges Stück zur Aufnahme des Transplantats reseziert (Abb. 47a, b). Als Zugang dient ein Transfixionsschnitt (s.S. 25).

Das Haut-Knorpel-composite-graft wird rautenförmig auf der anterioren Seite des Conchaknorpels gewonnen (Abb. 56b). Dann wird die Haut des composite graft in der Mitte vertikal eingeschnitten und etwas vom Knorpel abgelöst, damit es so in den Defekt eingebracht werden kann, daß es gewissermaßen auf dem Septum reitet (Abb. 47c). Nach der Einfügung des Transplantates über den Transfixionsschnitt werden seine Ränder sorgfältig mit den Schnitträndern der Transfixion und des Vestibulums vernäht. Eine fixierende Tamponade des Vestibulums ist für 5 bis 7 Tage erforderlich. Danach kann für weitere 1 bis 2 Wochen mit gesalbten Gazestreifen etwas lockerer tamponiert werden, bis eine sichere Einheilung des composite graft gewährleistet ist.

In den meisten Fällen wird man das auriculäre Entnahmebett des composite graft durch primäre Naht versorgen können. Gegebenenfalls kann man auch einen retroauriculär geschnittenen, basal gestielten Hautverschiebelappen inselförmig in den Defekt auf der anterioren Seite des Cavum conchae einnähen.

## b) Korrektur abnorm geformter Nasenflügel

Vom ästhetischen Gesichtspunkt aus bestimmt die Form der Nasenlöcher das äußere Erscheinungsbild der Nase ganz wesentlich mit. Nüsternartig ausgebauchte Nasenlöcher mit breiter Nasenbasis sind charakteristisch für die negroide Rasse, sie finden sich aber auch bei Asiaten und Indios. Bei der Nase

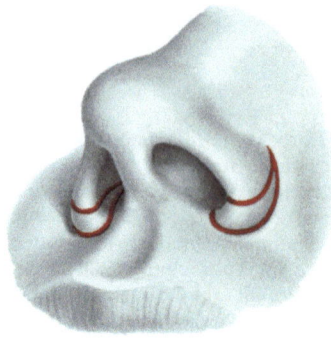

**Abb. 48.** Korrektur der ausgebauchten Nasenflügel. Bei der sog. „flaring nose" mit an der Basis ausgebauchten Nasenflügeln wird nach WEIR eine sichelförmige Excision aus dem am weitesten lateral gelegenen Anteil der Nasenflügel vorgenommen (*rote Linien*). Die beiden Incisionen reichen weit in das Vestibulum nasi bis fast an die Schleimhautgrenze heran. (Aus: KLEINSCHMIDT, 1935)

der kaukasischen Rasse wirkt die *breite negroide Nasenbasis* unschön. Sie ist bisweilen Folge einer Entwicklungsstörung der Nase oder aber posttraumatisch bei Verlust des caudalen knorpeligen Septums entstanden. Nach zu ausgedehnten Knorpelresektionen am caudalen Septum kann eine negroide Nasenbasis auch iatrogen entstehen.

### α) Korrektur der ausgebauchten Nasenflügel bei sog. flaring nose

Die *Korrektur der ausgebauchten Nasenflügel* erfolgt durch eine *sichelförmige Excision* aus dem am weitesten lateral gelegenen Anteil der Flügel. Die Resektion wird in der ganzen Dicke der Nasenflügel vorgenommen und reicht in das Vestibulum bis fast an die Schleimhautgrenze heran (Abb. 48). Diese Methode stammt von WEIR (1892).

### β) Verschmälerung der zu breiten Nasenbasis

Für die *Verschmälerung der zu breiten Nasenbasis* mit gleichzeitiger Korrektur der ausbauchenden Nasenflügel haben JOSEPH und AUFRICHT eine Modifikation der oben beschriebenen WEIRschen Methode angegeben, bei der die Keilexcision am Nasenflügel nur am Übergang zum Nasenboden und in das Vestibulum hinein vorgenommen wird. – Eine weitere Modifikation der WEIRschen Technik stellt die Verschmälerung der Nasenbasis durch eine Verschiebelappenplastik nach REES und WOOD-SMITH dar (Abb. 49a–c). Die Narbenbildung ist dabei relativ gering.

Allerdings muß darauf hingewiesen werden, daß bei allen angeführten Methoden die Vernarbung im Bereich der lateralen Nasenflügelbasis oft nicht optimal ist. Der weniger erfahrene Operateur sollte deshalb mit Resektionen an der Flügelbasis möglichst zurückhaltend sein und sie nur als letzte Maßnahme im Rahmen rhinoplastischer Korrekturen sehen.

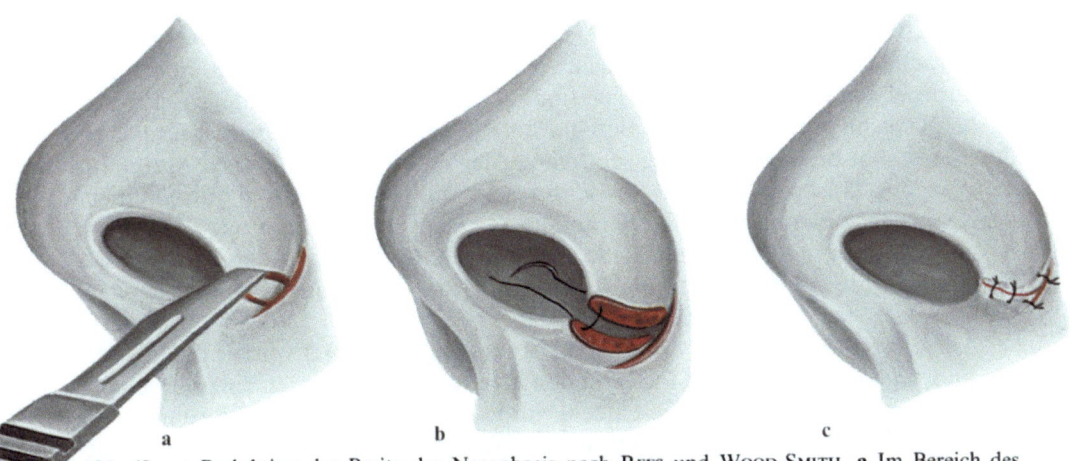

**Abb. 49a–c.** Reduktion der Breite der Nasenbasis nach REES und WOOD-SMITH. **a** Im Bereich des lateralen Ansatzes des Nasenflügels wird eine Resektion durch die ganze Dicke des Flügels vorgenommen. **b** Zur besseren Adaptation der Schnittränder ist zusätzlich eine nasoalare Incision ausgeführt. **c** Der Defekt ist vernäht

### γ) Erweiterung des Nasenloches durch Z-Plastik

Bei *zu engen Nasenlöchern* kann man zur Erweiterung des Nasenloches nach JOSEPH einen dreieckförmigen Hautlappen aus der Nasolabialfalte in Form einer Z-Plastik auf den Nasenboden einschwenken, wodurch der Nasenflügelansatz lateralwärts verlagert wird (vgl. Schnittführung in Abb. 46c).

### δ) Korrektur des hängenden Nasenflügelrandes

Zu dicke Nasenflügel bedingen meistens einen unter die Ebene der Columella herabreichenden Nasenflügelrand, sog. *hangig nostril*. Die Korrektur wird von einer ovalären Incision in der Mitte des caudalen Randes des Nasenflügels aus durchgeführt, aus dem eine keilförmige Excision von Haut und Bindegewebe vorgenommen wird. Eine sorgfältig adaptierte Naht ist erforderlich.

## 7. Eingriffe an der Nasenspitze

### a) Allgemeine Vorbemerkung

Die Nasenspitze, im anglikanischen Schrifttum als „lobule" bezeichnet, ist anatomisch nicht streng zu definieren. Im wesentlichen wird sie vom Dom der beiden Flügelknorpel und der Columella mit den beiden Crura medialia gebildet. Länge und Höhe des caudalen Septumknorpels sind an der Gestaltung der Nasenspitze jedoch ebenso beteiligt wie die Beschaffenheit der Haut im Bereich der Flügelknorpel.

Die Relation zwischen Gesamtlänge der Nase einerseits und Breite der Nasenspitze andererseits weist bei den verschiedenen Rassen erhebliche Unterschiede auf. Im kaukasischen Gesichtsschädel bildet die ästhetische Nasenspitze von der Basis her betrachtet ein gleichschenkeliges Dreieck. Nach FOMON ist die Ursache der Abweichung von dieser ästhetischen Form vor allem im caudalen knorpeligen Gewölbe der Nase zu finden. Aber es sind auch andere Faktoren zu berücksichtigen. Dicke und Beschaffenheit der Haut spielen insofern eine Rolle, als man bei dicker, fetter, seborrhoischer Haut mit korrektiven Maßnahmen an der Nasenspitze sehr vorsichtig sein muß. Dislokation oder Fehlen des caudalen Septumknorpels, Veränderungen am Lateralknorpel, besonders das sog. ballooning-Phänomen (s.S. 153) und Veränderungen der knöchernen Nasenpyramide können ebenfalls Einfluß auf die Gestaltung der Nasenspitze nehmen.

Alle diese Faktoren sind vor jeder Korrektur an der Nasenspitze zu analysieren und gegebenenfalls in die Planung der Korrekturmaßnahmen einzubeziehen. Desgleichen müssen Alter, Geschlecht und Rasse sowie die Erhaltung bzw. Wiederherstellung der Atemfunktion der Nase Berücksichtigung finden. Der Operateur, vor allem aber auch der Patient, müssen sich darüber im klaren sein, daß das gewünschte Resultat nicht immer und oft nicht mit einem einzigen Eingriff erreicht werden kann. Die *Spitzenkorrektur ist der schwierigste Teil der Rhinoplastik* und erfordert Einfühlungsvermögen und Flexibilität des Operateurs. Es gibt daher auch nicht eine bestimmte Technik, die für alle Veränderungen an der Nasenspitze geeignet wäre. In der Literatur ist eine Vielzahl von Operationsmethoden angegeben. Hier sollen nur einige bewährte Techniken hervorgehoben werden.

*Zentraler Ansatzpunkt für die Nasenspitzenkorrektur sind die Flügelknorpel.* Um sie für die erforderlichen Korrekturmaßnahmen freizulegen, kommen verschiedene Techniken in Betracht. Im wesentlichen handelt es sich um die Luxationsmethode, die Eversionsmethode, das intracartilaginäre Vorgehen, die Flügellappentechnik und die totale Exposition der Flügelknorpel. Welche dieser Techniken man anwendet, hängt unter anderem vom Ort der geplanten Korrektur am Flügelknorpel ab, d.h., ob sie am Crus laterale, am Dom, am Crus mediale oder an allen diesen Abschnitten vorgenommen werden soll. Auch die Erfahrung des Operateurs spielt bei der Wahl der Technik eine Rolle.

## b) Luxationsmethode zur Freilegung der Flügelknorpel für die Spitzenkorrektur

Die Bezeichnung „Luxation der Flügelknorpel" stammt von EITNER (1951). Die Technik wurde, z.T. in etwas modifizierter Form, auch von BROWN und MC DOWELL (1951), FOMON (1951), SAFIAN (1970) u.a. geübt.

Bei der Luxationsmethode bleibt die Vestibulumhaut fest mit dem Flügelknorpel in Kontakt, während die ihn deckende äußere Haut von einer marginalen Incision aus von dem gesamten Crus laterale bis zur medialen Seite des Crus mediale subperichondral abpräpariert wird. Nach Luxation nahezu des gesamten Flügelknorpels aus dem Nasenloch heraus können die notwendigen Korrekturen am freiliegenden Knorpel unter Schonung seines caudalen Randes ausgeführt werden. Bei dieser Methode kann man auch zwischen den Knorpeldomen im Bereich des Lobulus (s.S. 2) Weichteilresektionen vornehmen.

Die Luxationsmethode ist *für die meisten Spitzenkorrekturen geeignet*. Wegen der guten Übersicht ist sie für den weniger geübten Operateur besonders empfehlenswert. Es müssen aber immer beide Flügelknorpel aus dem jeweiligen Nasenloch herausluxiert werden, bevor man die notwendigen Veränderungen am Knorpel vornimmt, damit ein guter Seitenvergleich möglich ist. Die Luxation ist auch bei asymmetrisch ausgebildeten Flügelknorpeln und bei früher durchgeführter Spitzenkorrektur mit Knorpelresektion angezeigt.

Die Spitzenkorrektur unter Anwendung der Luxationsmethode wird in Lokalanaesthesie ausgeführt. Dabei ist es zweckmäßig, eine Infiltrationsanaesthesie im Bereich des Vestibulumrandes und zwischen äußerer Haut und Knorpel des Crus laterale vorzunehmen.

Die Freilegung des Flügelknorpels erfolgt von einer *marginalen Incision*, auch rim incision (SAFIAN) oder slot incision (COTTLE) genannt. Sie wird vorsichtig mit einem Skalpell Nr. 15 oder Nr. 11 ausgeführt (Abb. 50a). Dabei hebt man den Vestibulumrand mit einem Zweizinkerhaken spitz-stumpf (Abb. 9a/6, 7) oder auch spitz-spitz an und sucht die caudale Kante des Crus laterale mit dem tastenden Finger oder mit dem Skalpellgriff auf. Sie liegt lateral 5 bis

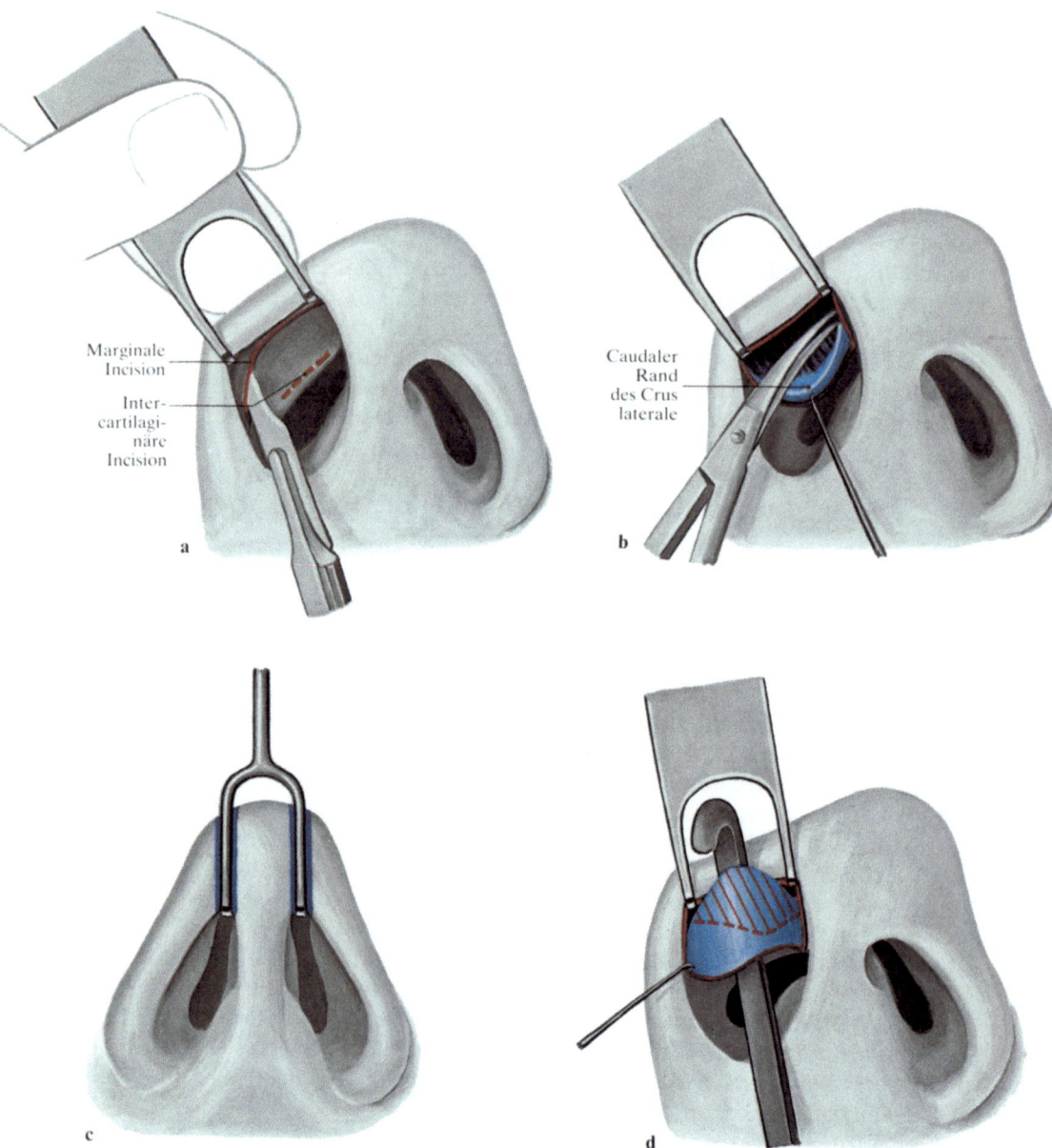

**Abb. 50 a–d.** Korrektur der Nasenspitze mittels der Luxationsmethode. **a** Die marginale Incision (*rote Linie*) wird hier als sog. „slot incision" ausgeführt. Die für die Luxation des Flügelknorpels zusätzlich erforderliche intercartilaginäre Incision ist am caudalen Rand des Lateralknorpels im Vestibulum markiert (*gestrichelte rote Linie*) **b** Der Flügelknorpel wird auf seiner lateralen Fläche subperichondral freipräpariert. Die Vestibulumhaut bleibt mit dem Knorpel verbunden. **c** Vor der Luxation des Flügelknorpels wird der Dombereich auf der Haut der Nasenspitze unter Zuhilfenahme eines Zweizinkerhakens mit Farbstoff markiert. **d** Der Flügelknorpel ist aus dem rechten Nasenloch herausluxiert. Cranial der *rot gestrichelten Linie* soll zur Verschmälerung der Nasenspitze eine Resektion aus dem Crus laterale und im Dombereich vorgenommen werden (*schraffiertes Gebiet*)

7 mm nasenlumenwärts vom Vestibulumrand. Hier beginnt man mit der Incision, die sehr exakt unmittelbar entlang des caudalen Knorpelrandes geführt werden muß. Wenn der Vestibulumrand an der vorderen Commissur mit dem Zweizinkerhäkchen gut nach vorn und aufwärts gezogen und gleichzeitig die Vestibulumseite des Nasenflügels durch Fingerdruck auf die Nasenspitze nach außen gedreht wird, gelingt die korrekte Schnittführung ohne Schwierigkeiten. Besonders am Übergang vom Nasenflügel auf die Columella, wo der Flügelknorpel etwas weiter vom Hautrand zurücktritt – sog. „weiches Dreieck" von CONVERSE (Abb. 2a) – hat die Incision dem Knorpelrand genau zu folgen, um hier Einrisse in die Haut zu vermeiden, die zu narbigen Einziehungen führen können. Die marginale Incision soll bis zum cranialen Drittel des Crus mediale geführt werden.

Mit einer feinen Schere wird nun zunächst das *Crus laterale des Flügelknorpels subperichondral freipräpariert* (Abb. 50b). Lateral soll der M. dilatator – die Pars alaris musculi nasalis – dabei geschont werden. Danach wird der Flügelknorpel über den Dom hinweg auf der medialen Seite des *Crus mediale freigelegt*. Ein Einzinkerhäkchen, das in den Schnittrand der Vestibulumhaut eingesetzt wird, unterstützt diese Präparation.

Für die vorgesehene Knorpelluxation wird nun beiderseits eine *intercartilaginäre Incision* (s.S. 25) angelegt. Es empfiehlt sich, vor der Luxation des Knorpels den Dombereich an der Außenseite der Nasenspitze beiderseits zu markieren, um ein symmetrisches Arbeiten zu erleichtern (Abb. 50c). Für die Luxation wird dann ein Einzinkerhaken unmittelbar unter der Markierung in die Vestibulumhaut eingestochen. Durch diese Lage des Einzinkerhakens sind der Übergang vom Crus mediale zum Crus laterale und der Dombereich gekennzeichnet.

Sind diese Vorbereitungen getroffen, so führt man einen rinnenförmigen Haken durch die intercartilaginäre Incision ein und *luxiert damit den Flügelknorpel nach außen*. Durch gleichzeitigen Zug an dem in die Vestibulumhaut eingestochenen Einzinkerhaken kann man die gesamte freigelegte Fläche des Flügelknorpels aus dem Nasenloch herausluxieren (Abb. 50d).

Nunmehr können die *notwendigen Knorpelresektionen* vorgenommen werden. Um häßliche Einziehungen am Nasenlochrand zu vermeiden, sollten sie ausschließlich am cranialen Rand des Flügelknorpels sowie im Bereich des Domes erfolgen (Abb. 50d).

Nach Rückverlagerung der Flügelknorpel werden die intercartilaginären und marginalen Incisionen durch Naht verschlossen. Das Vestibulum wird beiderseits locker tamponiert und ein Heftpflasterschienenverband angelegt.

## c) Eversionsmethode zur Freilegung der Flügelknorpel für die Spitzenkorrektur

Bei der Eversionsmethode wird der Flügelknorpel, d.h. vor allem das Crus laterale, aus dem Nasenloch herausgedreht, so daß der craniale Rand des Knorpels nach caudal zweigt. Die Übersicht über den Flügelknorpel ist dabei nicht so gut wie bei der Luxationsmethode. Allerdings kann das Crus laterale unmittelbar vom intercartilaginären Schnitt aus freigelegt werden, der für andere Kor-

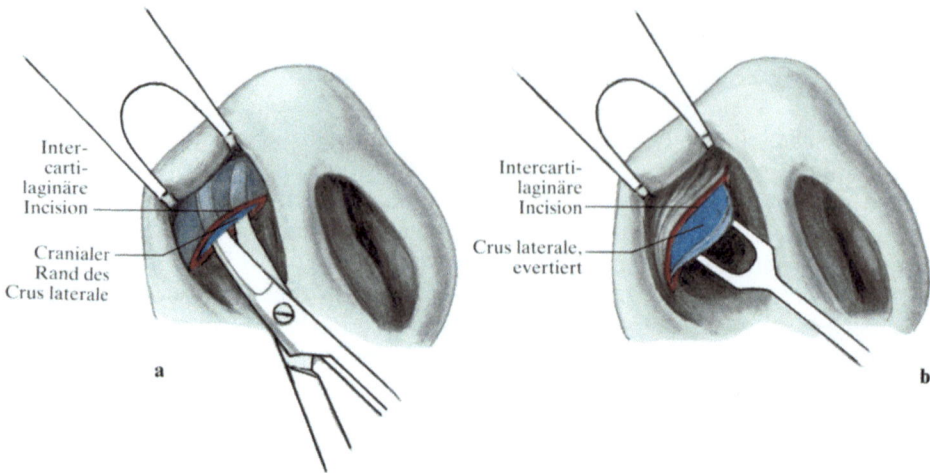

**Abb. 51a, b.** Eversion des Flügelknorpels. **a** Mit einer gebogenen Schere, die durch den intercartilaginären Schnitt eingeführt ist, wird ein Decollement über der lateralen Seite des Flügelknorpels durchgeführt. **b** Der craniale Rand des Crus laterale ist mittels eines Einzinkerhakens durch den intercartilaginären Schnitt in das Vestibulum hineingezogen und liegt nun caudalwärts. Die notwendige Resektion aus dem Flügelknorpel wird im Bereich des *rot schraffierten Gebietes* durchgeführt

rekturen bereits angelegt wurde. Eine zusätzliche Incision am Flügelknorpelrand erübrigt sich.

Die Eversionstechnik kommt *bei geringfügigen Korrekturen am Flügelknorpel* im Betracht, besonders wenn durch eine Keilresektion im Dombereich eine Spitzenverschmälerung angestrebt wird. Bei plumper Nasenspitze mit dicker Haut kann man zusätzlich subcutanes Gewebe aus dem Nasenspitzenbereich entfernen.

Die Spitzenkorrektur unter Anwendung der Eversionsmethode wird in Lokalanaesthesie ausgeführt. Ist für weitere rhinoplastische Maßnahmen eine Allgemeinanaesthesie vorgesehen, so empfiehlt sich eine zusätzliche Infiltrationsanaesthesie unter Zusatz eines Vasoconstrictors im Bereich zwischen äußerer Haut und Flügelknorpel.

Als Zugang dient der *intercartilaginäre Schnitt* (s. S. 25). Von hier aus erfolgt ein Decollement über dem Crus laterale und dem Dom des Flügelknorpels mit einer leicht gebogenen Schere (Abb. 51a). Danach kann man die freipräparierte laterale, d.h. die zur äußeren Hautbedeckung gerichtete Fläche des Flügelknorpels mit einem Einzinkerhäkchen aus dem Nasenloch herausziehen, so daß der craniale Rand des Flügelknorpels nun nach caudal zeigt (Abb. 51b). Es erfolgt die Korrektur am Knorpel. Dabei werden z.B. zur Verschmälerung der Nasenspitze aus dem Dombereich und vom cranialen Flügelknorpelrand entsprechende Knorpelanteile reseziert. Nach Rückverlagerung des Flügelknorpels wird der intercartilaginäre Schnitt beiderseits durch Naht geschlossen. – Auf der Gegenseite wird in gleicher Weise verfahren, so daß eine symmetrisch wirkende Nasenspitze resultiert.

Zum Abschluß wird eine lockere Salbentamponade beiderseits in das Vestibulum gelegt. Ein Heftpflasterschienenverband schützt die Nasenspitze in den nächsten Tagen.

## d) Intracartilaginäre Incision mit Hockeystockresektion zur Korrektur der Nasenspitze

Die intracartilaginäre Incision (s.S. 26) wird von CONVERSE mit einer sog. *„Hockeystockresektion"* kombiniert. Sie ist für den geübten Rhinoplastiker relativ einfach auszuführen und kann *für die meisten Spitzenkorrekturen* Anwendung finden, ausgenommen bei sehr ausgeprägter Spitzenprojektion oder bei spitzwinklig ausgebildetem Dombereich. Auch für die Korrektur der bifid ausgebildeten Nasenspitze und bei plumpen Nasen mit großen Flügelknorpeln und excessivem Weichteilgewebe ist die „Hockeystockresektion" ungeeignet.

Die Incision (Abb. 52a) beginnt medial im Vestibulum, korrespondierend zu einer außen auf der Nasenspitze im Dombereich gesetzten Markierung (Abb. 50c) wenige Millimeter cranial des caudalen Randes des Flügelknorpels. Sie verläuft zunächst schräg nach lateral-cranial und biegt dann in etwa 1 cm Abstand vom Vestibulumrand nach lateral ab, so daß eine gewisse Hockeystockform entsteht. Sie durchtrennt gleichzeitig Vestibulumhaut und Knorpel. Der cranial dieser intracartilaginären Incision gelegene Anteil des Flügelknorpels wird nun ausgelöst, indem zunächst die Vestibulumhaut und dann die äußere Bedeckung mit einer spitzen Schere subperichondral abpräpariert werden (Abb. 52b). Anschließend wird er entfernt. Zum Abschluß der Operation wird der Vestibulumschnitt mit Einzelknopfnähten verschlossen und das Vestibulum locker tamponiert.

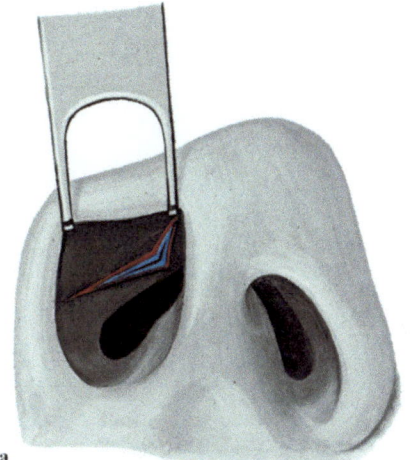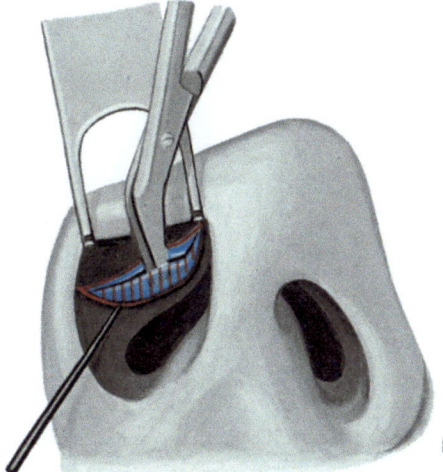

**Abb. 52a, b.** Hockeystockresektion. **a** Intracartilaginäre hockeystockförmige Incision in das Crus laterale des Flügelknorpels. Der Schnitt wird durch die Vestibulumhaut und durch den Knorpel hindurchgeführt. **b** Der craniale Anteil des Flügelknorpels wird an seiner lateralen Fläche und auf der Seite der Vestibulumhaut subperichondral freipräpariert und im Bereich des *rot schraffierten Gebietes* reseziert

### e) Flügellappentechnik zur Korrektur der Nasenspitze

Bei der Flügellappentechnik zur Korrektur der Nasenspitze werden Vestibulumhaut und anheftender Knorpel im Bereich von Dom und lateralem Flügelknorpel als einseitig lateral gestielter Verschiebelappen gestaltet. Nach entsprechender Knorpel- und Hautresektion ist die Reduktion der Nasenspitze besonders gut möglich. Die Technik wurde bereits von EITNER (1932) empfohlen und von AUFRICHT, GOLDMAN, SAFIAN und LIPSETT modifiziert. Der Eingriff kann in Lokalanaesthesie ausgeführt werden, wobei man eine Infiltrationsanaesthesie sowohl im Bereich der Vestibulumhaut als auch zwischen Flügelknorpel und äußerer Hautbedeckung setzt.

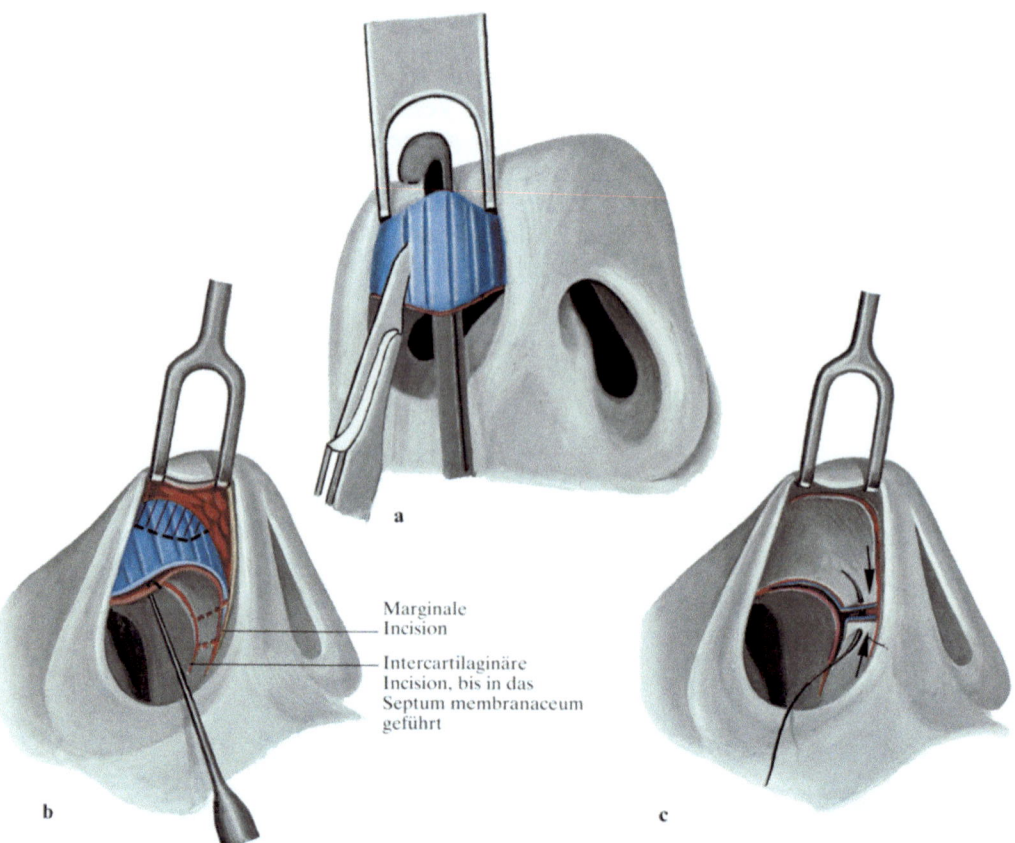

Abb. 53a–c. Flügellappentechnik nach LIPSETT, modifiziert. a Das Crus laterale ist aus dem Nasenloch luxiert. In den Flügelknorpel werden vertikale Ritzungen vorgenommen. b Die marginale Incision ist bis zum unteren Drittel des Crus mediale gezogen. Auch die intercartilaginäre Incision ist bis in das Septum membranaceum geführt. Die *rot gestrichelten Linien* deuten die Incisionen an, die für die Haut-Knorpelresektion am Crus mediale erforderlich sind. Das *rot schraffierte Feld* entspricht dem Ausmaß der Knorpelresektion am Crus laterale. c Die beiden Haut-Knorpellappen werden nach Resektion des Haut-Knorpelstreifens im Bereich des Crus mediale einander genähert (Pfeile) und wieder vernäht

Bei dem Vorgehen nach LIPSETT wird die marginale Incision (Abb. 50a) noch weiter entlang dem anterioren Rand des Crus mediale in die Columella hineingeführt. Auch die intercartilaginäre Incision (Abb. 50a), die für das Herausluxieren des Crus laterale erforderlich ist, führt man medial bis in das Septum membranaceum hinein (Abb. 53b). Nach Luxation des Flügelknorpels werden der gesamte Dombereich und das Crus laterale durch zahlreiche, vom cranialen bis in den caudalen Flügelknorpelrand reichende, aber nicht durch die gesamte Dicke des Knorpels geführte Incisionen flexibel und modellierbar gemacht (Abb. 53b). Zusätzliche Knorpelresektionen am cranialen Rand von Dom und Crus laterale sind nun möglich. Danach durchtrennt man am Übergang vom oberen zum mittleren Drittel des Crus mediale den Knorpel mit der bedeckenden Vestibulumhaut und erhält je einen längeren lateralen und einen kürzeren medialen gestielten Haut-Knorpellappen (Abb. 53c). Im Bereich der Incision durch das Crus mediale nimmt man entsprechend der gewünschten Spitzenkorrektur eine Haut-Knorpelresektion vor. Danach werden die Vestibulumhaut-Knorpellappen beiderseits einander genähert und miteinander vernäht (Abb. 53c). Bei dieser Technik wird eine gute Reduktion der Nasenspitze in der Projektion und auch in der Breite erreicht.

Für die Korrektur der zu breiten Nasenspitze sind die Methoden der Basisverschmälerung geeignet (s.S. 79).

## f) Totale Exposition der Flügelknorpel zur Korrektur der Nasenspitze

Die Technik der totalen Flügelknorpelexposition ist auf S. 72 im Kapitel über die Korrektur des Flügelkollapses durch Rotation der Flügelknorpel beschrieben. Bei Anwendung dieser Technik kann auch eine Verstärkung bzw. eine Versteifung der Flügelknorpel vorgenommen werden. Das kann durch Aufsteppen von Knorpelteilen erfolgen, die man bei Resektionen aus dem Crus laterale oder aus dem Septumknorpel gewonnen hat.

## II. Eingriffe bei Defekten der Nase, rekonstruktive Rhinoplastik

### 1. Zur Geschichte der rekonstruktiven Rhinoplastik

Während die Methoden der korrigierenden Rhinoplastik erst gegen Ende des 19. Jahrhunderts entwickelt und in unserem Jahrhundert vervollkommnet wurden, geht die Überlieferung von Kenntnissen und die Ausübung rekonstruktiver rhinoplastischer Maßnahmen bis weit in die vorchristliche Zeit zurück. Die ersten schriftlichen Aufzeichnungen über rekonstruktive rhinoplastische Methoden finden wir in altindischen Sammlungen, den Samhita, die den Autoren SUSRUTA (500 v.Chr.) und CARAKA (120 n.Chr.) zugeschrieben werden. Diese Sammlungen enthalten die Überlieferungen der altindischen Veda (MAZARS). Die Inder gebrauchen dieses Wort für die gesamte heilige Überlieferung ihrer Frühzeit. Ein Teil dieser Veda, das sog. Ayurveda, was soviel wie „Wissen über das Leben" bedeutet, soll bis auf Brahman zurückgehen, der der hinduistischen Göttertriade Brahman, Vischnu und Schiva zugehört. Durch die Vermittlung der Götter sei sie auf den Menschen gelangt. Die ayurvedische Medizin, die noch immer in einigen Teilen Indiens praktiziert wird, teilt sich in 8 Zweige auf, darunter in die allgemeine Chirurgie, Salya, und die Oto-Rhino-Laryngologie mit der Ophthalmologie, Salakya. SUSRUTA soll an der Universität Benares gelehrt haben. Er beschrieb viele chirurgische Operationen und Instrumente und soll einer der ersten gewesen sein, der auf ein beschädigtes Ohr Haut von einer anderen Körperstelle übertrug. Von ihm wurde auch die *Rekonstruktion der äußeren Nase aus Stirnhaut* beschrieben, die heute als *indische Methode* bezeichnet wird. Das Abschneiden der Nase bei kriegerischen Kampfhandlungen oder insbesondere als Strafvollzug war nicht nur in Indien üblich, sondern läßt sich auch in Europa bis in das Mittelalter hinein verfolgen. Von JUSTINIAN II. von Byzanz wird berichtet, daß ihm von LEOTIUS, einem früheren General und späteren Rebellen öffentlich Zunge und Nase abgeschnitten worden seien, damit er als Nasenloser aus der Gesellschaft ausgestoßen und nie mehr als Kaiser auf den Thron zurückkehren könne. JUSTINIAN, der in die Geschichte auch als „JUSTINIAN RHINOMETOS" einging, was soviel bedeutet wie JUSTINIAN der Nasenlose, soll sich später eine goldene Nase haben anfertigen lassen und ist als byzantinischer Kaiser auf den Thron zurückgekehrt. JUSTINIAN hätte damit die erste historisch belegte Nasenprothese getragen.

Während die sog. indische Nasenplastik nachweislich auf vorchristliche Zeiten zurückgeht, ist eine andere Methode der rekonstruktiven Rhinoplastik, die sog. italienische Methode, erst etwa um die Mitte des 15. Jahrhunderts beschrieben worden. Bei dieser Plastik wird das Ersatzgewebe gestielt aus dem Oberarm übertragen. In der „Geschichte der Welt" von PETER RANZANO, Bischof von Lucera, wird 1422 von der sizilianischen Familie BRANCA berichtet, besonders von ANTONIO BRANCA, der Defekte an Ohren und Lippen durch Lappen vom Gesicht und von der Stirn gedeckt haben soll. BRANCA soll auch *Haut aus dem Oberarm auf die Nase* verpflanzt haben. Die gestielte Ferntransplantation von Haut aus dem Oberarm auf die Nase hat 1460 HEINRICH VON PFALZPAINT beschrieben, der als Deutschordensritter auf der Marienburg in Ostpreußen war und der wohl als Wundarzt mittelbar oder direkt Kontakt mit der Familie BRANCA in Süditalien gehabt haben muß.

Ihre auch heute noch gültige Bedeutung für die rekonstruktive Rhinoplastik hat die sog. *italienische Methode* aber erst durch das Wirken und die Publikationen des Italieners GASPARE TAGLIACOZZI, 1546–1599, erfahren. TAGLIACOZZI, Professor für Anatomie in Bologna, veröffentlichte 1597 in Venedig einen Folianten mit dem Titel „De Curtorem Chirurgia per Insitionem", in dem er die Methode der gestielten Hautlappenplastik vom Oberarm auf die Nase darstellt. Dieses Werk ist reichlich illustriert und beschreibt im Detail das Anlegen des gestielten Hautlappens am Oberarm, das Einnähen des Lappens an der Nase und das spezielle Fixieren des Armes an Kopf und Brust. Es wird auch beschrieben, daß der Lappen nach 14 bis 20 Tagen von seiner Basis am Oberarm abgetrennt und später an der Nase weiterverarbeitet werden kann.

TAGLIACOZZI hatte nur wenige Nachahmer. Er und die rekonstruktive Rhinoplastik gerieten in Vergessenheit, nicht zuletzt durch die katholische Kirche, die seine Seele verdammte und die Verstümmelungen durch Geburt oder Unglück als gottgewollt betrachtete.

Erst um 1800 sind dann wieder Nachrichten über gelungene Fälle von Nasenersatzplastiken aus Indien über England nach Europa gekommen. CARPUE führte 1814 erstmals in England eine erfolgreiche Nasenrekonstruktion nach der indischen Methode durch. 1817 ersetzte KARL FRIEDRICH VON GRÄFE in Berlin bei einem Soldaten eine abgeschlagene Nase durch eine Armlappenplastik. Er wollte seine Technik als deutsche Methode bezeichnet wissen, da die italienische Methode in Vergessenheit geraten war und ein Nachdruck des Werkes von TAGLIACOZZI erst 1821 in Berlin erschien.

Das Interesse an der rekonstruktiven Nasenchirurgie war wieder geweckt. Auch die vielfach Aufsehen erregenden plastischen Operationen des Berliner Arztes JOHANN FRIEDERICH DIEFFENBACH, der neben der indischen und der italienischen Methode der Rhinoplastik auch andere Gesichtsplastiken ausführte, liefern dafür die Bestätigung. – In Frankreich wurde versucht, das Gewebe für die Nasenersatzplastik hauptsächlich *aus dem Wangenbereich* zu entnehmen. Diese französische Methode der Rhinoplastik ist mit den Namen LISFRANC (1827), DUPUYTREN (1832) und SERRE (1842) verbunden. – Die gestielte Einpflanzung der Haut und eines Knochengliedes des *linken Zeigefingers* in einen Nasendefekt wird als russische Methode bezeichnet und wurde zuerst von WOLCOWICZ (1896) angewendet.

Die Erweiterung der indischen Methode geht auf den deutschen Chirurgen FRANZ KÖNIG zurück. Er verbesserte die indische Nasenplastik 1886 dadurch, daß er aus der Stirn zwei Lappen bildete, von denen der eine zum Ersatz von Schleimhaut und Gerüst der Nase und der andere zur Deckung dieses ersten Lappens sowie zum gleichzeitigen Hautersatz diente.

Standen bis zum Anfang dieses Jahrhunderts die Rekonstruktionen der Nase aus Stirn- und Armlappen im Vordergrund, so kam in und nach dem 1. Weltkrieg die Rekonstruktion mit Rundstiellappen als weitere Methode hinzu (GANZER, FILATOW, GILLIES).

Die Methode der freien Transplantation von zusammengesetzten Haut- und Knorpeltransplantaten, sog. composite grafts, zum Ersatz von Teildefekten der Nase wird zuerst von FRITZ KÖNIG erwähnt, der diese Technik 1902 in der „Berliner klinischen Wochenschrift" publizierte. Über den Ersatz eines Unterliddefektes mit einem freien Haut-Knorpel-Transplantat berichtete im gleichen Jahr BÜDINGER in der „Wiener klinischen Wochenschrift". Von GILLIES in England und von BROWN und CANNON in Amerika wurde diese Methode 1943 und 1946 neu ausgearbeitet und bekanntgemacht, nachdem sie zwischenzeitlich praktisch in Vergessenheit geraten war. Die Autoren machten besonders beim Ersatz eines Nasenflügels, der Nasenspitze oder der Columella gute Erfahrungen.

Die Prinzipien der indischen und der italienischen Methode der Nasenersatzplastik sind aber bis heute für alle Abwandlungen und Verfeinerungen moderner Techniken des partiellen und totalen Nasenersatzes von grundlegender Bedeutung geblieben.

## 2. Allgemeine Vorbemerkung

Bei der rekonstruktiven Rhinoplastik ist auf Faktoren zu achten, die besonders im Gesichtsbereich bei der Defektdeckung und der dabei entstehenden Narbenbildung ästhetische Bedeutung erlangen. So ist die Haut des Gesichts nach Dicke, Unterpolsterung, Behaarung, Elastizität und Farbe in verschiedenen Regionen unterschiedlich gebildet. CLOEST und SERCER bezeichnen diese Regionen als die „ästhetischen Zonen des Gesichts", CONVERSE als die „esthetic units of the face". Jede Region stellt eine Einheit dar, die bei der Entnahme von Lappen bzw. bei der Defektdeckung berücksichtigt werden sollte (Abb. 54).

In der rekonstruktiven Rhinoplastik kommen hauptsächlich die Frontalregion, die supraorbitale und die temporale Region sowie die nasobuccale und die labiale Region als Spenderbezirke in Betracht. Man muß dann darauf achten, daß die jeweilige Einheit nicht durch ungeeignete Schnittführungen und durch vermeidbare unästhetische Narben zerstört wird. Die Versorgung des Entnahmedefektes sollte sofort herbeigeführt werden. Dabei ist die weitgehende Wiederherstellung der ästhetischen Einheit anzustreben, gegebenenfalls durch zusätzliche lokale Verschiebeplastiken in Z- oder in W-Form oder durch ein freies Hauttransplantat.

Für eine günstige Narbenentwicklung ist auch die *Beachtung der Spannungsverhältnisse der Haut* von Bedeutung. Es hat sich nämlich gezeigt, daß neben der Nahttechnik und der postoperativen Betreuung auch die Richtung, in der eine Incision verläuft, einen großen Einfluß auf das Aussehen der späteren Narbe hat.

Beobachtungen hierüber wurden schon von CLOQUET (1816) und von DUPUYTREN (1834) mitgeteilt. LANGER hat diese Beobachtungen um das Jahr 1861 weiter verfolgt und ein Schema der sog. *Spannungslinien der Haut* für den gesamten menschlichen Körper aufgestellt. Spätere Überprüfungen vor allem von

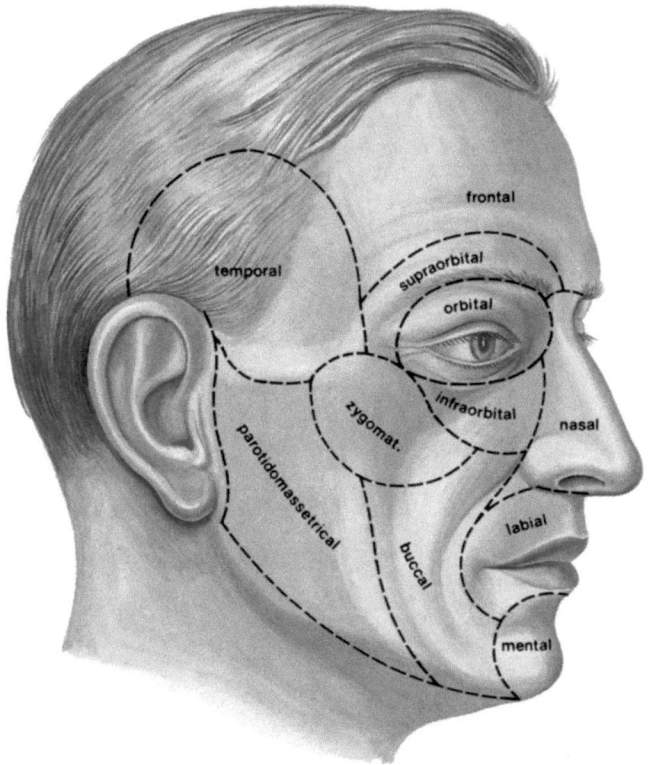

**Abb. 54.** Sog. „esthetic units of the face" nach CONVERSE

Cox, von COURTISS et al. und von BORGES et al. haben erhebliche Abweichungen von diesem Schema ergeben. – WEBSTER (1935) schlug vor, sich bei Hautincisionen nicht an die Langerschen Linien sondern an die *Faltenlinien der Haut*, die sog. wrinkle lines, zu halten. Auch KRAISSL und CONWAY sahen die Linien der minimalen Spannung in den Gesichtsfalten vorgezeichnet.

Nach jüngeren Untersuchungen von BORGES et al. bringt eine Incision in Richtung der Hauptspannungskräfte der Haut die größtmögliche Entspannung der Schnittränder und damit auch der späteren Naht. BORGES spricht deshalb von den *„relaxed skin tension lines"*, abgekürzt RSTL (Abb. 55). Man bestimmt sie, indem man die Haut zwischen den beiden Mittelfingern gegeneinander verschiebt. Die Richtung, in der sich dabei viele parallel verlaufende Falten bilden, entspricht den RSTL. In der Gegenrichtung wird die Haut bei dem Verschiebetest nur zu einer Falte aufgeworfen.

Im Gesicht stimmen die RSTL an verschiedenen Stellen nicht mit den Faltenlinien der Haut überein. Es handelt sich dabei vor allem um die vertikalen Stirnfalten, die laterale Commissur der Augenlider, den Nasenrücken, den seitlichen Nasenabhang, die Nasenflügel und die Nasenspitze. Ob man sich in diesen Regionen bei den Incisionen nach den RSTL oder nach den Faltenlinien richtet, hängt nach den Erfahrungen der Autoren vor allem vom Alter der Patienten

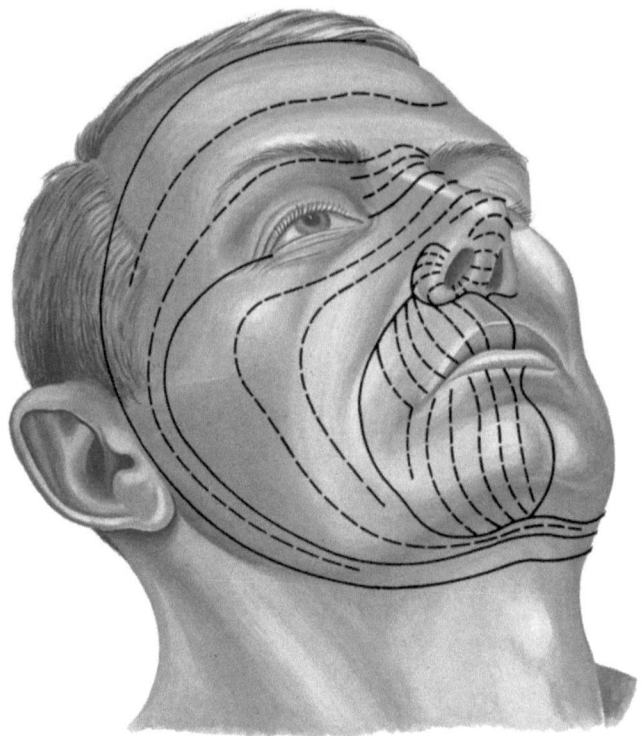

**Abb. 55.** Spannungslinien der Gesichtshaut, sog. „relaxed skin tension lines" (RSTL) nach BORGES

ab. Während man sich bei jüngeren Patienten besser an die RSTL hält, legt man die Incisionen bei älteren Patienten, die bereits sichtbare Falten aufweisen, in die Verlaufsrichtung der wrinkle lines.

## 3. Allgemeine Technik der Lappenplastiken

Für die Rekonstruktion von Defekten im Nasenbereich stehen im wesentlichen vier Techniken zur Verfügung, die Nahlappenplastik, der regionale Lappen, die Fernlappenplastik und freie Gewebetransplantationen.

### a) Nahlappenplastik

Nahlappen sind gestielte Lappen, die alle Schichten der Cutis und der Subcutis enthalten und aus der unmittelbaren Umgebung des Defektes stammen. Sie werden durch Verschieben, Drehen oder Schwenken direkt auf den Defekt gebracht. Nach Mobilisation der Wundränder kann das Entnahmebett meistens durch primäre Naht verschlossen werden. Bei richtigem Größenverhältnis zwischen Basis und Länge ist ihre Ernährung praktisch immer sichergestellt.

*Die Länge des angelegten Lappens kann in der Regel das $1^1/_2$- bis 2fache der Breite seiner Basis* betragen. In gut vaskularisierten Körperregionen kann man das Längen-Breitenverhältnis auch auf 3:1 ausdehnen (DENECKE). Neben einer guten arteriellen Versorgung ist ein ungestörter venöser Abfluß sicherzustellen. Daher darf beim Einnähen des Lappens keinerlei Spannung entstehen. Auch sollen die Nähte locker geknüpft werden. Eine Kompression des Lappenstiels durch Verband oder Kleidung ist auf jeden Fall zu vermeiden.

Die Entnahmestelle wird so vernäht, daß der vom Defekt entfernt liegende Anteil der Lappenbasis durch die Nähte näher an den Defekt herangebracht wird und dadurch eine Entspannung der Basis zustandekommt.

## b) Regionale Transpositionslappen

Für die rekonstruktive Rhinoplastik kommen im wesentlichen die regionalen Transpositionslappen aus der Stirn- oder der Stirn-Skalp-Region in Betracht. Die aus der Stirn oder Stirn-Skalp-Region gebildeten Transpositionslappen sind meistens sog. *Arterienlappen, deren Stiel eine anatomisch definierte Arterie enthält. Die Länge* dieses Transpositionslappens ist nicht von der Breite der Lappenbasis sondern *nur von der Größe des Areals abhängig, das von der Arterie versorgt wird*. Transpositionslappen aus der Stirn- oder der Stirn-Skalp-Region können daher in der Regel ohne Autonomisierung sofort zur Defektdeckung im Nasenbereich benutzt werden.

Bei gefährdeter Einheilung des zu verpflanzenden Lappens, eine Situation, wie sie hauptsächlich bei hochgradig bestrahlter Aufnahmeregion entsteht, sollte besser eine *Autonomisierung* des Lappens vorgenommen werden. Dabei wird der Lappen vor seiner Verlagerung umschnitten, teilweise von seiner Unterlage abgehoben und anschließend wieder in der ursprünglichen Position eingenäht. Nach DENECKE soll die Zeitspanne für den Autonomisierungsprozeß mindestens 8 bis 12 Tage betragen. In besonderen Fällen kann dieses Vorgehen vor der endgültigen Verlagerung des Lappens auch wiederholt bzw. erweitert werden.

Regionale Transpositionslappen machen in der Regel eine zweite Sitzung zur Rückverlagerung des Lappenstiels erforderlich. Außerdem ist nach Entnahme großer regionaler Transpositionslappen die Abdeckung des Entnahmebettes mit einem Spalthauttransplantat oder mit Metalline-Folie notwendig.

## c) Fernlappen

Bei der Fernlappenplastik wird das zur Rekonstruktion erforderliche Gewebe aus einer von dem Defekt entfernt gelegenen Körperregion herangeschafft. Für die rekonstruktive Rhinoplastik kommen als Fernlappen entweder ein *Rundstiellappen aus der seitlichen Hals- oder Brustregion oder gestielte Lappen aus dem Oberarm* (sog. italienische Methode) in Betracht.

Der Rundstiellappen wurde in der Zeit des ersten Weltkrieges entwickelt. In Deutschland war es GANZER, der im März 1917 auf einer Sitzung der Laryngologischen Gesellschaft zu Berlin über langgestielte „Stranglappen" vorgetragen hat. In Rußland hat FILATOW im gleichen Jahr im „Vestnik ophthalmologie" über Rundstiellappen bei Augenlidplastik berichtet und in England hat GILLIES 1920 den „tubed pedicle flap in plastic surgery" im „Journal of Surgery, Gynecology and Obstetrics" beschrieben.

### d) Freie Gewebetransplantation

Es handelt sich in erster Linie um die autogenetische Hautverpflanzung oder die Verpflanzung von autogenetischen composite grafts, d.h. von zusammengesetzten zweischichtigen Haut-Knorpel- bzw. dreischichtigen Haut-Knorpel-Haut-Transplantaten.

Bei der autogenetischen Hautverpflanzung unterscheidet man je nach Dicke der verpflanzten Gewebeteile Spalthaut- und Vollhautlappen. Nach der Einteilung von ANDINA besteht der *dünne Spalthautlappen*, sog. Epidermislappen oder auch Thiersch-Lappen, aus Epidermis und einer dünnen Coriumschicht von einer Gesamtdicke von ca. 0,2 bis 0,25 mm. Der *dicke Spalthautlappen* hat eine Stärke von etwa 0,5 bis 0,6 mm. Der *Vollhautlappen* enthält neben der Epidermis praktisch das gesamte Corium. Seine Dicke variiert je nach der Region aus der er entnommen ist.

Für den Nasenbereich ist der aus der retroauriculären bzw. aus der supra- oder infracalviculären Region entnommene haarfreie Vollhautlappen zu bevorzugen, da er sich am besten in die Aufnahmeregion einfügt. Auch von der Innenseite des Oberarms sind haarfreie Vollhautlappen zu gewinnen.

Die *composite grafts aus Haut und Knorpel* haben gerade für die Versorgung von Defekten im Bereich der Nase große Bedeutung. Wie erwähnt, stammt der erste Bericht über die Anwendung von composite grafts von FRITZ KÖNIG aus dem Jahre 1902. Schon 1914 berichtete er über 47 Fälle von Nasenflügeldefekten, die er durch Verwendung von zusammengesetzten Haut-Knorpel-Transplantaten aus der Ohrmuschel versorgt hat. Die Erfolgsrate dieser Serie lag bei 53%. Heute lassen moderne Erkenntnisse über die *Besonderheiten bei der Einheilung von composite grafts* (D.L. BALLANTYNE, CONVERSE) und eine danach ausgerichtete Operations- und Verbandstechnik eine wesentlich höhere Einheilungsquote erwarten (MEADE u.a.).

Einen wichtigen Faktor für die komplikationslose Einheilung stellt die *richtige Größe des Transplantats* dar. Nach RUSCH soll kein Teil des Transplantats weiter als 1 cm vom freien Transplantatrand entfernt liegen. Bei der Größenbestimmung des Transplantats ist auch seine Schrumpfungsneigung zu beachten. DENECKE und R. MEYER empfehlen, das composite graft 1 mm dicker, breiter und länger zu entnehmen als es der Defektgröße entspricht.

Ein weiterer bedeutender Faktor für eine gute Einheilung ist die *Beschaffenheit des Aufnahmebettes*. Bei Nasenflügeldefekten beispielsweise kann man das Aufnahmebett verbessern, indem man einen Scharnierlappen anlegt. Dieser sog. „hinge flap" vergrößert nicht nur die Kontaktfläche zwischen Aufnahmebett

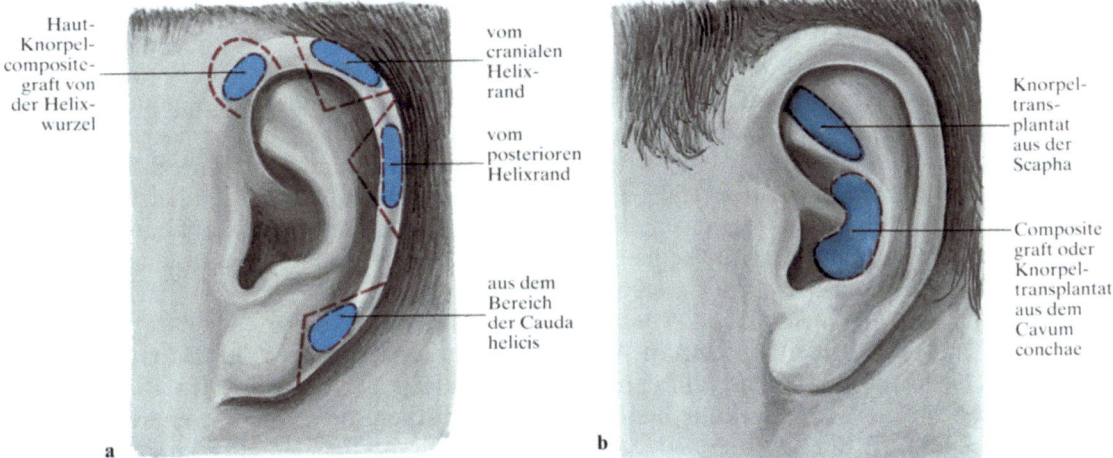

**Abb. 56a, b.** Entnahmebezirke für composite grafts und Knorpelspäne aus der Ohrmuschel. **a** Die *rot gestrichelten Linien* stellen die Hautincisionen für die Entnahme von vier verschiedenen composite grafts dar. Die zugehörigen Knorpelanteile sind *blau* eingezeichnet. **b** Entnahmebezirke für Knorpelspäne (*blau*) und composite grafts aus Scapha bzw. Cavum conchae. Die Entnahme erfolgt von einer retroauriculären Incision aus

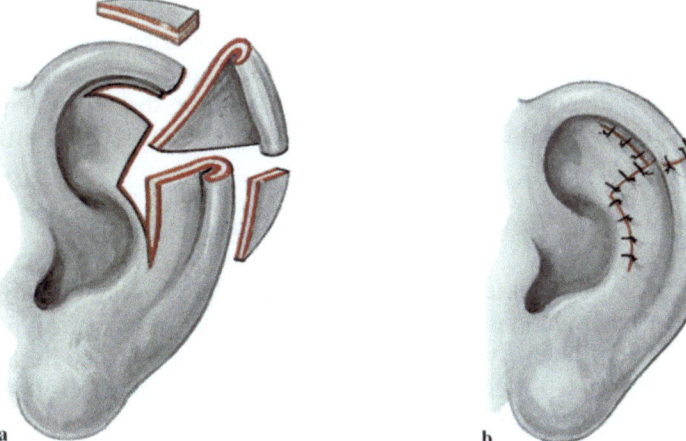

**Abb. 57a, b.** Entnahme eines keilförmigen dreischichtigen composite graft aus der Ohrmuschel. **a** Das composite graft ist excidiert. Um einen unmittelbaren Defektverschluß zu ermöglichen, sind zwei Hilfsexcisionen vorgenommen worden. **b** Der in **a** dargestellte Defekt ist vernäht. (Aus: DENECKE u. R. MEYER, 1964)

und Transplantat, er sorgt außerdem für die Bildung der Innenauskleidung der Nase (Abb. 64a, b).

Das *Einnähen des composite graft* erfolgt mit atraumatischen Nadeln und feinem Nahtmaterial. Auf subcutane Nähte wird verzichtet. Um eine unnötige Behinderung der Vaskularisation zu vermeiden, soll man nur so viele Nähte legen, wie gerade für eine gute Haftung des Transplantats erforderlich sind. Die Nähte dürfen keinesfalls fest geknüpft und sollen möglichst oberflächlich gestochen werden. Der *Verband* darf nicht im Sinne eines Druckverbandes angelegt werden. Am besten bedient man sich einer schützenden Metallschiene, die ebenfalls keinerlei Druck ausüben darf.

Die *geeigneten Entnahmestellen* für Haut-Knorpel-composite-grafts und Knorpeltransplantate sind in Abb. 56a, b dargestellt. Die Wahl des Ortes, an dem man diese Transplantate am Ohr entnimmt, ist von der Form abhängig, die für die Defektdeckung benötigt wird. Der durch die Entnahme entstandene Defekt an der Ohrmuschel kann entweder unmittelbar durch primäre Naht oder durch einen inselförmig gestalteten retroauriculär gestielten Lappen verschlossen werden.

Dreischichtige Haut-Knorpel-Haut-Transplantate werden durch eine keilförmige Excision aus der Ohrmuschel gewonnen. Durch zusätzliche Hilfsexcisionen kann der Ohrmuscheldefekt direkt verschlossen werden (Abb. 57a–c).

# 4. Partieller Nasenersatz

Es würde den Rahmen dieser Operationslehre sprengen, sollten alle Operationsmethoden und Modifikationen, die bei der Vielfalt der möglichen Verletzungen und Defekte im Nasenereich zur Anwendung gelangen können, Erwähnung finden. Hier sollen vielmehr die Methoden näher beschrieben werden, über die umfangreiche Erfahrungen vorliegen und die auch dem weniger geübten Operateur als Leitlinie dienen können. Das gilt sowohl für die partiellen als auch für die im folgenden Kapitel dargestellten subtotalen und totalen Ersatzplastiken der Nase.

## a) Rekonstruktion der Columella

Partielle oder totale Defekte der Columella und des Septum membranaceum sind entweder Folge einer notwendigen Tumorresektion oder traumatisch bedingt. Früher waren auch Lupus und Lues häufiger die Ursache derartiger Defekte. Eine zu kurze Columella findet sich vor allem nach der Operation von Lippen-Kiefer-Gaumenspalten.

Die Wiederherstellung der Columella ist eine schwierige rhinoplastische Aufgabe. Für die Rekonstruktion partieller Defekte und die Korrektur der zu kurzen Columella kommen composite grafts, für ausgedehntere Defekte Fernlappen in Betracht. Bei älteren Menschen mit erschlaffter Gesichtshaut können auch nasolabiale Rundstiellappen verwendet werden (GILLIES).

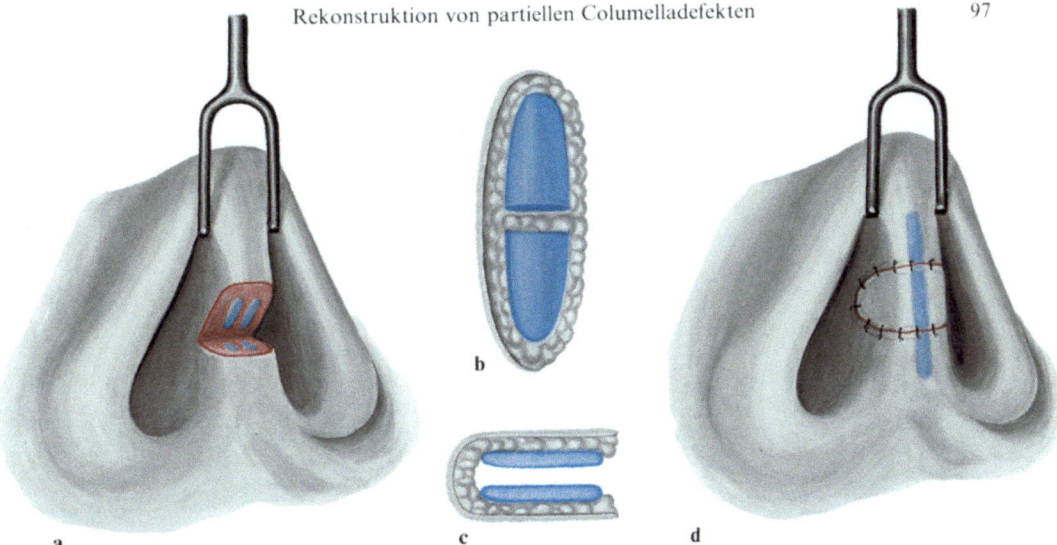

**Abb. 58a–d.** Rekonstruktion der Columella mittels Haut-Knorpel-composite-graft von der Rückseite der Ohrmuschel. **a** Die zu kurze Columella wird so incidiert, daß ein keilförmiger Defekt entsteht. Das Crus mediale beider Seiten wird dabei durchtrennt. **b, c** Haut-Knorpel-composite-graft von der Rückseite der Ohrmuschel. Zur besseren Defektanpassung des Transplantats wird in der Mitte ein schmaler Knorpelstreifen excidiert. Danach wird das Transplantat zusammengefaltet. **d** Das Transplantat ist in den Defekt eingenäht. Zusätzlich ist ein ca. 2 mm dicker Knorpelspan (*blau durchschimmernd*) in eine Columellatasche implantiert

α) *Rekonstruktion von partiellen Columelladefekten und Korrektur der zu kurzen Columella mit freien Transplantaten*

Für die Versorgung von *partiellen Defekten der Columella* sowie für die Korrektur der zu kurzen Columella sind freie Transplantate, vor allem in Form der *Haut-Knorpel-composite-grafts* sehr gut geeignet, wenn keine stärkere Strahlenvorbelastung der Empfängerregion vorliegt.

Für die *Rekonstruktion von Teildefekten der Columella* hat Walter ein postauriculäres composite graft empfohlen. Dabei wird auf der Rückseite der Ohrmuschel ein ca. 2 bis 2,5 cm langes und 8 bis 10 mm breites Haut-Knorpel-Transplantat entnommen. Der Hautrand muß den Knorpelrand gut überragen (Abb. 58b). In der Mitte des Transplantats wird ein Knorpelstreifen excidiert, so daß das längliche Transplantat in der Mitte gefaltet werden kann (Abb. 58c). Die Columella wird etwa in der Mitte incidiert, so daß ein keilförmiger Defekt entsteht (Abb. 58a), der in das Septum membranaceum hereinreicht. In diesen Defekt wird das Haut-Knorpel-Transplantat eingefügt. Vor dem Vernähen der Schnittränder wird zur Stabilisierung ein Knorpelspan in die Columella eingebracht (Abb. 58d), der autogenetisch vom Septum oder allogenetisch von der Knorpelbank entnommen werden kann.

Zur Korrektur der zu *kurzen Columella*, besonders bei Nasendeformitäten nach der Operation von Lippen-Kiefer-Gaumenspalten, empfiehlt Meade ein Haut-Knorpel-composite-graft vom Helixrand. Er trennt die Columella horizontal von der Basis ab, führt die Incision dann im Septum membranaceum beider-

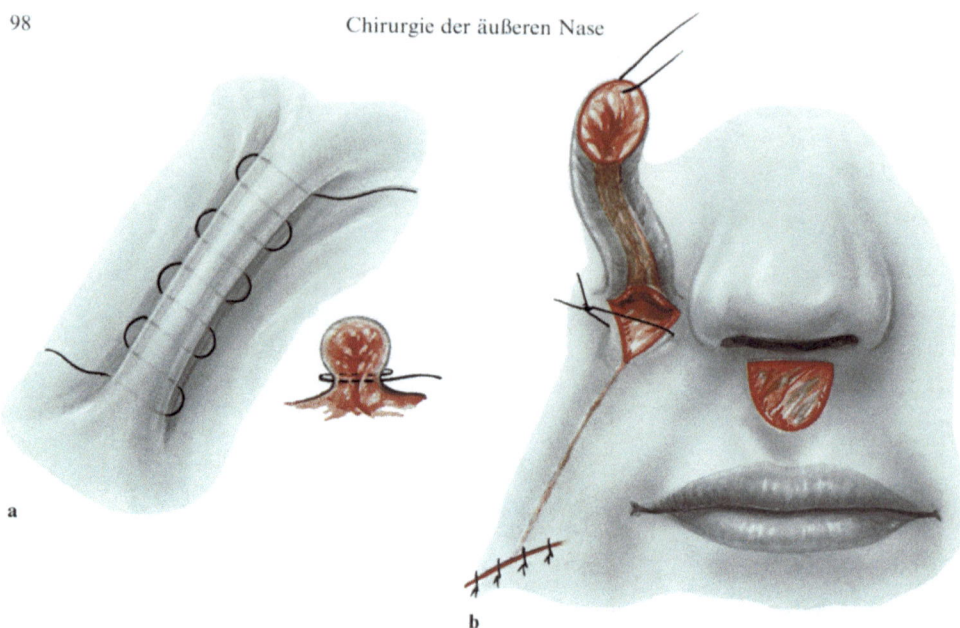

**Abb. 59a–d.** Rekonstruktion der Columella durch einen nasolabialen Rundstiellappen nach GILLIES. **a** In der Nasolabialregion ist eine Hautfalte abgehoben und durch eine fortlaufende Naht einem Rundstiellappen ähnlich gestaltet. *Nebenskizze:* Querschnitt durch die Lappenanlage. **b** Der Rundstiellappen ist an seinem caudalen Ende abgetrennt, ein Aufnahmebett ist an der Oberlippe vorbereitet. Die *zart-rote Linie* deutet die bei der Anlage des Lappens entstandene Narbe an. **c** Das caudale Lappenende ist in die Oberlippe so eingenäht, daß die Längsnarbe des Rundstiellappens nasenlumenwärts zu liegen kommt. **d** Das craniale Lappenende ist in den cranialen Columelladefektrand eingenäht. (Aus: DENECKE u. R. MEYER 1964)

seits in Richtung zur Nasenspitze und zieht diese hoch, bis sie in der richtigen Position steht. In den entstandenen Defekt wird das composite graft eingenäht. Der Entnahmedefekt an der Ohrmuschel kann durch primäre Naht verschlossen werden. Die geringfügige Verkleinerung der Ohrmuschel ist kosmetisch nicht auffallend. Beide Vestibula nasi werden zur Stütze der Nasenspitze locker tamponiert. Das Transplantat an der Columella wird durch eine geeignete Verbandabdeckung geschützt.

*β) Rekonstruktion der Columella mittels Rundstiellappens aus der Nasolabialfalte*

Bei älteren Patienten eignet sich ein in der Nasolabialfalte angelegter Rundstiellappen für die Rekonstruktion der Columella. Nach erfolgter Lokalanaesthesie wird in der Nasolabialfalte, ohne jegliche Incisionen, eine ca. 2 cm breite Hautfalte abgehoben (GILLIES). An der Basis dieser Falte legt man eine fortlaufende Naht (Abb. 59a), die der abgehobenen Hautfalte die Gestalt eines Rundstiellappens verleiht. In diesem Nahtbereich kann die als Rundstiel gestaltete Hautfalte nach etwa 1 Woche durch Incision abgehoben werden. Die Entnahmestelle kann spannungslos mit einfacher Naht verschlossen werden. Nach einer weiteren Woche wird zuerst das distale Lappenende durchtrennt und in ein Aufnahmebett an der Columellabasis im Breich der Oberlippe eingenäht (Abb. 59b, c). In

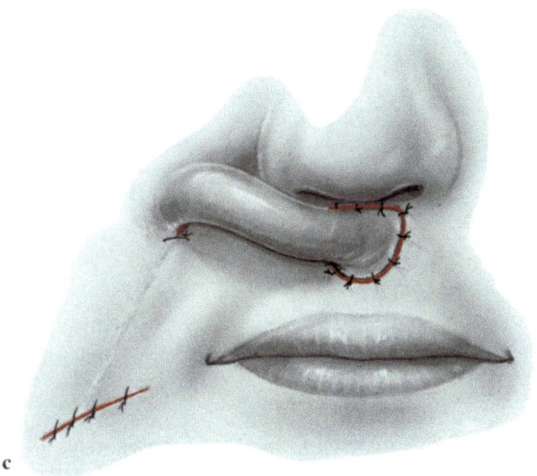
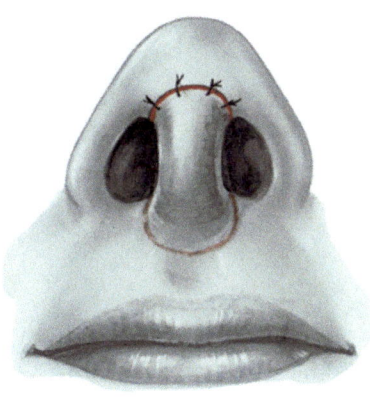

Abb. 59 c, d

einer vierten Sitzung wird der proximale Lappenstiel an der Nasolabialfalte abgetrennt und unter die Nasenspitze eingearbeitet (Abb. 59 d).

Zur Abkürzung des Verfahrens kann der nasolabiale Rundstiellappen unter Verwendung eines Spalthautlappens in einer Sitzung gebildet werden. In der Nasolabialfalte legt man in einem Abstand von ca. 1,5 cm zwei parallele Hautschnitte und hebt die Haut mit der Subcutis in diesem Bereich von ihrer Unterlage ab. Auf die Wundfläche des so entstandenen Brückenlappens wird ein Spalthautlappen genäht. Die weitere Verarbeitung des Lappens zu einer Columella erfolgt in der oben beschriebenen Weise.

### γ) Rekonstruktion der Columella durch Fernlappen

Bei weitgehendem oder vollständigem Verlust der Columella werden für die Rekonstruktion am besten Fernlappen verwandt. Will man zusätzliche Narben im Gesicht zum Beispiel bei älteren Menschen mit faltiger Haut in Kauf nehmen, so eignet sich der fronto-temporale Lappen, der zwar aus der Gesichtsregion stammt, von seiner Anlage her aber als Fernlappen aufzufassen ist. Sollen zusätzliche Narben im Gesicht vermieden werden, so kommen Rundstiellappen aus dem Oberarm nach der italienischen Methode (s.S. 101 ff.) oder aus der seitlichen Halsregion in Betracht.

Der *fronto-temporale Lappen* ist ursprünglich von SCHMID (1952) zur Deckung von Nasenflügeldefekten entwickelt worden. R. MEYER hat ihn auch für den Columellaersatz benutzt und die Methode insofern modifiziert, als er die in der Schläfenregion vorgebildete Columella bereits mit einem Knorpeleinschluß stabilisierte. Bei sorgfältiger Beachtung der einzelnen operativen Schritte und der zeitlichen Reihenfolge kann dieser Lappen empfohlen werden, zumal es sich praktisch um einen autonomisierten Lappen handelt.

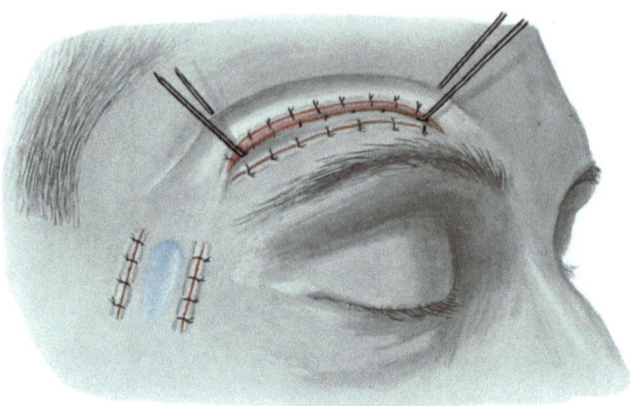

**Abb. 60.** Anlegen eines fronto-temporalen Lappens. Die Stirnhaut ist cranial der Augenbraue in Form eines Brückenlappens abgehoben. Die Wundfläche des Brückenlappens ist mit einem freien Spalthauttransplantat gedeckt, das Entnahmebett durch primäre Naht verschlossen. In der Schläfenregion ist ein Hautlappen autonomisiert und durch ein freies Knorpeltransplantat unterlegt

Zunächst wird ein horizontaler supraciliarer Brückenlappen gebildet, der von der A. supraorbitalis versorgt ist. Die Breite des Lappens beträgt 0,5 bis 1 cm. Bei Jugendlichen und Frauen wird der Lappen eher schmaler angelegt als bei älteren Menschen mit faltiger Stirnhaut. Die Länge des Lappens entspricht in der Regel der Länge der Augenbraue. Die Relation von Breite zu Länge des Lappens kann wegen der guten Blutversorgung geringer sein als das Verhältnis 1:2. Der Lappen wird nicht zu einem Rundstiel gerollt sondern als Band geschnitten, als Brückenlappen abgehoben und seine Unterfläche mit einem Spalthaut-Transplantat gedeckt (Abb. 60). Der entstehende Entnahmedefekt kann durch Herunterziehen der mobilisierten Stirnhaut primär verschlossen werden. Durch multiple parallel verlaufende Incisionen in die Fascie des Venter frontalis musculi occipitofrontalis und in das subcutane Gewebe kann man den Wundverschluß erleichtern. Um ein Verziehen der Augenbraue nach cranial zu verhindern, können einige Haltenähte gelegt werden, die subperiostal am Orbitalrand eingestochen und mit dem cranialen Wundrand subcutan vereinigt werden. Der dünne Spalthautlappen, der die Wundfläche des Brückenlappens deckt, muß sorgfältig eingenäht werden. Dabei sollte man die Nadel immer zuerst durch den Spalthautlappen und dann durch die Haut des Brückenlappens stechen.

In der gleichen Sitzung wird an der Schläfe ein etwa 2 bis maximal 2,5 cm breiter Hautlappen an zwei Seiten eingeschnitten, wobei die Incisionen schräg caudalwärts verlaufen (Abb. 60). In eine subcutane Tasche wird ein entsprechend großes Knorpelstück implantiert, das als autogenetischer Knorpel vom Septum oder von der Ohrmuschel entnommen werden kann. Die beiden Hautschnitte werden danach wieder vernäht.

3 Wochen später wird auch im Bereich des Knorpeleinschlusses an der Schläfe entsprechend den vorher gelegten Incisionen ein Brückenlappen abgehoben und an seiner Unterfläche mit einem dünnen Spalthautlappen gedeckt. Die

Wundfläche, die durch das Abheben des kleinen Brückenlappens an der Schläfe entstanden ist, kann nach Mobilisieren der Wundränder fast immer durch primäre Naht geschlossen werden. Zu diesem Zeitpunkt ist noch immer ein 1 bis $1^1/_2$ cm breiter unberührter Hautbezirk zwischen dem supraciliaren Brückenlappen und dem an der Schläfe abgehobenen Lappen vorhanden.

Das Abheben dieses Hautstückes und damit des gesamten fronto-temporalen Lappens erfolgt nach weiteren 3 Wochen in einer dritten Sitzung. Die in der Schläfenregion vorgebildete Columella wird dabei in ein vorbereitetes Lappenbett an der Basis der Columella auf der Oberlippe eingenäht.

Man muß noch etwa 3 Wochen abwarten, ehe man den Lappenstiel in einer vierten Sitzung abtrennen und den von der Schläfenregion transplantierten Lappen unter die Nasenspitze einnähen kann. Der abgetrennte Stiel des frontotemporalen Lappens, der dem Transport und der Ernährung des temporalen Lappens diente, kann nach Auftrennen der supraciliaren Narbe wieder in diesen Bereich zurückverlagert werden. Insgesamt erfordert die Columellarekonstruktion mit einem fronto-temporalen Lappen also einen Zeitraum von 9 bis 12 Wochen.

Die gute farbliche Übereinstimmung der Haut der Schläfenregion mit der der Columella-Nasenspitzengegend ist zweifellos ein Vorteil des fronto-temporalen Lappens. Es muß aber sowohl supraciliar an den Rändern des rückverlagerten Lappenstiels als auch im Bereich der temporalen Entnahmestelle mit sichtbaren Narben gerechnet werden. Besonders bei jungen Patienten ist der Verschluß der Entnahmestelle nicht spannungsfrei möglich, was zu hyperplastischer Narbenbildung oder gar zu Keloiden führen kann. Außerdem können Verziehungen im Bereich der Augenbraue resultieren, die besonders bei Frauen als störend empfunden werden. Will man diese Nachteile vermeiden, so führt man den Gewebeersatz besser aus dem Oberarm oder aus der seitlichen Halsregion herbei.

Die *Lappenbildung an der Innenfläche des Oberarms* kann sowohl als Rundstiellappen mit entsprechend verzögerter Transplantation oder auch als Stiellappen mit sofortigem Einnähen in den Columelladefekt erfolgen, sog. *italienische Methode* (s.S. 125). Ist der totale Ersatz der Columella erforderlich, so wird der Lappen am besten zu einem Rundstiel ausgebildet. Um die Lage des Lappens richtig bestimmen zu können, wird der Oberarm des Patienten in sitzender Position zur Nase geführt und der für die Anlage des Lappens geeignete Bezirk auf der Innenseite des Oberarms markiert. Der Lappen darf nicht zu klein angelegt werden, da die Haut am Oberarm eine besondere Schrumpfungsneigung besitzt. Das zu umschneidende Hautareal muß ca. 3 cm breit und 4 bis 5 cm lang sein (Abb. 61a). Will man einen *Rundstiellappen* anlegen, so wird der abgehobene Lappen sofort entsprechend vernäht. Die Entnahmeregion läßt sich meistens nach Mobilisieren der Wundränder primär ohne große Spannung verschließen, kann aber auch mit Spalthaut abgedeckt werden. Der Eingriff wird zweckmäßigerweise in Lokalanaesthesie ausgeführt.

Nach 12 bis 14 Tagen kann der Rundstiellappen an seiner distalen Basis durchtrennt werden. Der Oberarm wird dann zur Nase hochgeführt und der Lappen in eine frisch geschaffene Wundfläche in der Mitte der Innenseite der Nasenspitze eingenäht (Abb. 61b). Man muß dabei berücksichtigen, daß der Lappen in der Regel im Liegen eingenäht wird, während die Fixierung des

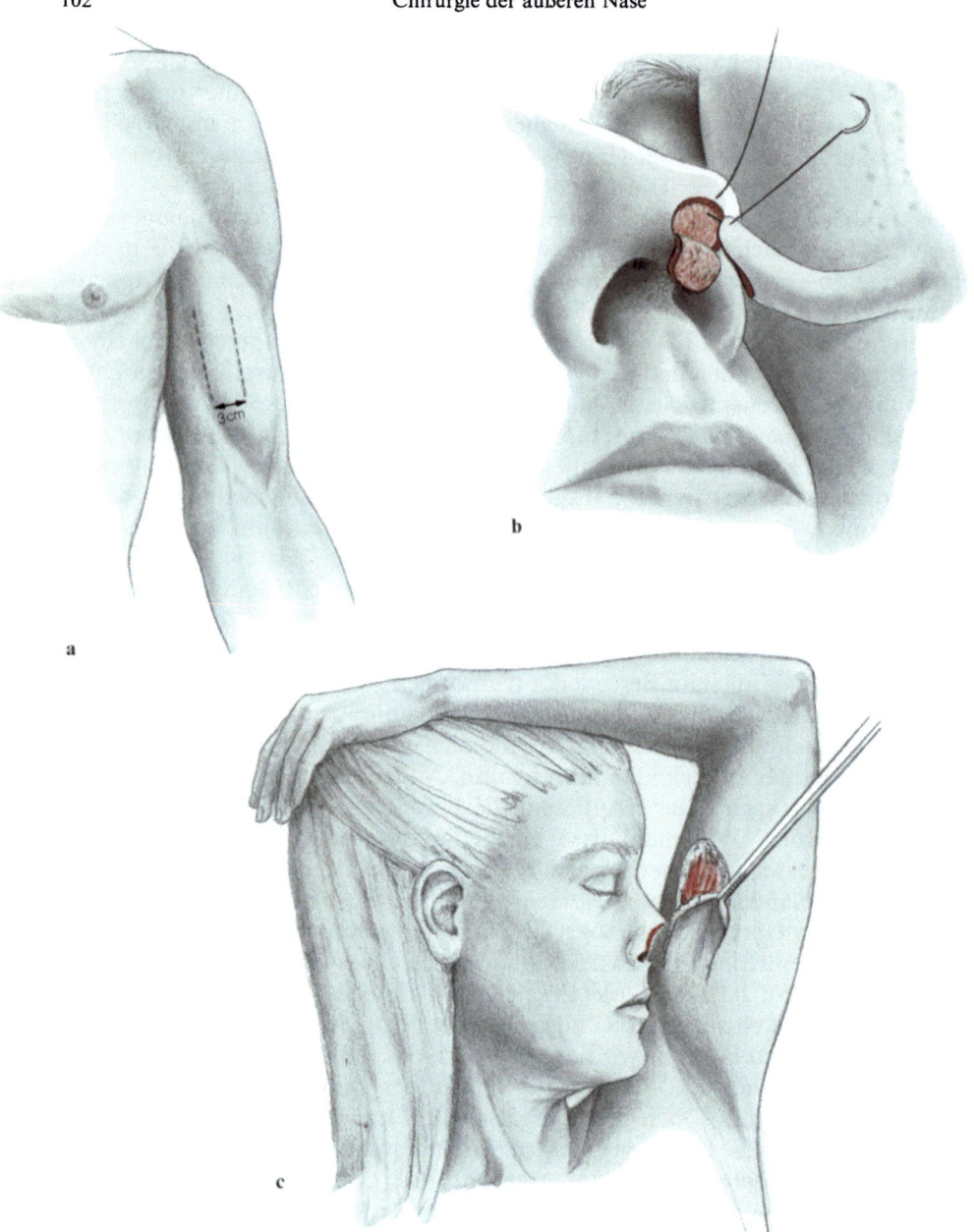

**Abb. 61 a–c.** Rekonstruktion von Columella und Nasenspitze nach der sog. italienischen Methode. **a, b** Rekonstruktion der Columella durch einen Rundstiellappen vom Oberarm. **a** Auf der Innenfläche des Oberarms ist ein Brückenlappen von ca. 3 cm Breite und 4–5 cm Länge markiert. Er wird zu einem Rundstiellappen vernäht. **b** Der Oberarm ist zur Nase hochgeführt und der Rundstiellappen an seiner distalen Basis vom Oberarm abgetrennt. Der Lappen wird in ein Aufnahmebett über dem Defekt eingenäht. **c** Rekonstruktion von Nasenspitze und Columella durch einen Stiellappen vom Oberarm (vgl. Abb. 78). Der Lappen ist am Oberarm axillarwärts gestielt. Der Unterarm liegt mit seinem distalen Drittel auf der Scheitelgegend, das Gesicht ist mit der Nase leicht zum Oberarm hingewendet, das Kinn etwas angezogen. In dieser Position wird der Lappen eingenäht und der Arm durch einen Gipsverband gegen den Kopf fixiert

Oberarms gegen den Kopf in sitzender Stellung erfolgt. Deshalb ist auch bei diesem Operationsschritt die Lokalanaesthesie zu bevorzugen.

Um keine Spannung im Bereich der Naht zu erzeugen, muß beim Einnähen des Lappens ein gewisser Spielraum hinsichtlich der Lappenlänge erhalten bleiben und die Lappenbasis fast in Höhe des Defektes liegen (Abb. 61 b). Der Lappen bleibt am Oberarm *axillarwärts gestielt*, da auf diese Weise der venöse Abfluß am wenigsten behindert wird.

Durch Anlegen eines Gipsverbandes wird der Arm so gegen den Kopf fixiert, daß er sich nicht verschieben kann. Auf diese Weise wird jede Spannung am Lappenstiel oder gar ein Ausreißen des Lappens vermieden. Der Unterarm kommt mit seinem vorderen Drittel auf die Scheitelgegend zu liegen, die Hand umfaßt das Hinterhaupt. Das Gesicht wird mit der Nase leicht zum Oberarm hingewendet, das Kinn ist etwas angezogen (Abb. 61 c). Es muß eine gute Unterpolsterung der auf dem Kopf aufliegenden Teile des Unterarms und des der Jochbein-Wangen-Gegend anliegenden Oberarms erfolgen. Der Gipsverband soll über beide Schultern hinweg wie ein Küraß um den Brustkorb herumgelegt werden. Auch hier ist, besonders im Bereich zur Achselhöhle und am Unterrand des Gipses, eine gute Abpolsterung mit Watte erforderlich.

Nach 10 bis 14 Tagen kann durch Abbinden des Lappenstiels am Oberarm kontrolliert werden, ob die Ernährung des Lappens von der Nasenspitze her ausreicht. Um den Lappen nicht zu gefährden, erfolgt diese Drosselung der Blutzufuhr zunächst nur für 10 bis 15 Minuten, später für länger. Erweist sich die Ernährung als ausreichend, so wird der Lappen am Oberarm abgesetzt und an der Columellabasis eingenäht.

Nach dem Abtrennen des Lappenstiels ist für das Entfernen des fixierenden Verbandes eine gute Sedierung des Patienten erforderlich. Mit dem aus der Fixation befreiten Arm ist sorgsam umzugehen, da die Mobilisierung nach 2 Wochen Schmerzen verursacht. Vorsichtige krankengymnastische Übungen mit dem Arm sind zu empfehlen. Eine bleibende funktionelle Schädigung wird bei entsprechendem Vorgehen nicht beobachtet.

Bei größeren Teildefekten der Columella, bei denen die Einheilung eines freien Transplantates zu unsicher erscheint und ein Lappen aus dem Oberarm benutzt werden soll, ist die Ausbildung eines Rundstiels nicht erforderlich. Es kann ein *einfacher Stiellappen am Oberarm* gebildet und direkt in den Columelladefekt eingenäht werden. Bei narbiger Empfängerregion empfiehlt sich die vorherige Autonomisierung. – Die Columellarekonstruktion nach der italienischen Methode beansprucht einen Zeitaufwand von $3^{1}/_{2}$ bis maximal 4 Wochen.

Steht die Stirn-Schläfenregion z.B. aus ästhetischen Gründen oder wegen Narbenbildung für die Rekonstruktion der Columella nicht zur Verfügung, und kommt auch ein Lappen aus dem Oberarm nicht in Frage, so kann man einen *Lappen aus der Halsregion* verwenden. In Betracht kommt ein Rundstiellappen, der *entlang dem M. sternocleidomastoideus* etwa von der Warzenfortsatzspitze bis zur Clavicula angelegt wird. Nach 2 bis 3 Wochen wird er an der Clavicula abgetrennt und in den angefrischten, zur Nasenspitze hin gelegenen Abschnitt des Columelladefektes eingenäht. Ein fixierender Verband, der die Kopf-Halspartie in der erforderlichen, zur Seite der Lappenbasis gewendeten Position hält, ist für die Einheilungsphase empfehlenswert. Nach weiteren 3 bis 4 Wochen kann der Lappen an der Stelle durchtrennt werden, die für die Einheilung an der Basis des Columelladefektes vorgesehen ist.

Man kann den Rundstiellappen für die Rekonstruktion der Columella auch *aus der submandibulären-retroauriculären Region* entnehmen (BARKSI, YOUNG). Ein fixierender Verband für die Kopf-Halspartie ist dann nicht erforderlich. Für die Einheilung in den zur Nasenspitze hin gelegenen Abschnitt des Columelladefektes wird der Rundstiellappen retroauriculär abgesetzt. Seine Basis liegt dann submandibulär. Das übrige Vorgehen entspricht dem oben Dargestellten.

## b) Rekonstruktion der Nasenspitze

Für die Rekonstruktion der Nasenspitze können die für die Columellarekonstruktion beschriebenen Fernlappen mit gutem kosmetischen Resultat benutzt werden. Man kann sich aber auch eines regionalen inselförmig gestalteten Stirnlappens in der Modifikation nach LOEB bedienen, muß dann aber Narben im Stirnbereich in Kauf nehmen.

Composite grafts, z.B. aus der Ohrmuschel, sind für die Rekonstruktion der Nasenspitze weniger gut geeignet. Zum einen sind sie an der Nasenspitze nicht so gut einzuheilen, andererseits ist ihre Schrumpfungstendenz schwer vorauszuberechnen. Das kosmetische Resultat kann dadurch erheblich beeinträchtigt werden.

### α) *Rekonstruktion der Nasenspitze durch Fernlappen*

Für die Rekonstruktion der Nasenspitze eignet sich der fronto-temporale Lappen nach SCHMID und nach R. MEYER. Die Technik der Lappenanlage und der Lappenverlagerung sind auf Seite 99ff. beschrieben.

Bei ausgedehnten Nasenspitzendefekten kann man einen sichelförmigen Lappen aus der Stirnmitte in der Modifikation nach FARRIOR (Abb. 76) zur Defektversorgung benutzen. Auch der für die Columellarekonstruktion beschriebene Rundstiellappen aus der Halsregion (s.S. 103) läßt sich für die Deckung eines Nasenspitzendefektes verwenden.

Sprechen ästhetische oder andere Gesichtspunkte (s.S. 101) gegen die Anwendung der erwähnten Lappen aus der Stirn-, der Schläfen- oder der Halsregion, so kann ein gestielter Lappen aus dem Oberarm nach der sog. italienischen Methode, für die Rekonstruktion der Nasenspitze herangezogen werden (Abb. 61c).

### β) *Rekonstruktion der Nasenspitze durch einen inselförmig gestalteten medianen Stirnlappen*

Der von LOEB modifizierte mediane Stirnlappen (Abb. 62a) hat seine Basis im Bereich der Glabella zwischen den beiden Augenbrauen. Seine Spitze liegt an der Stirn-Haar-Grenze. Er enthält beide Aa. supratrochleares. Wegen dieser guten arteriellen Versorgung kann der Lappen inselförmig ausgebildet und durch einen Tunnel unter der Nasenrückenhaut zur Empfängerregion bis in den Bereich der Nasenspitze geführt werden (Abb. 62b).

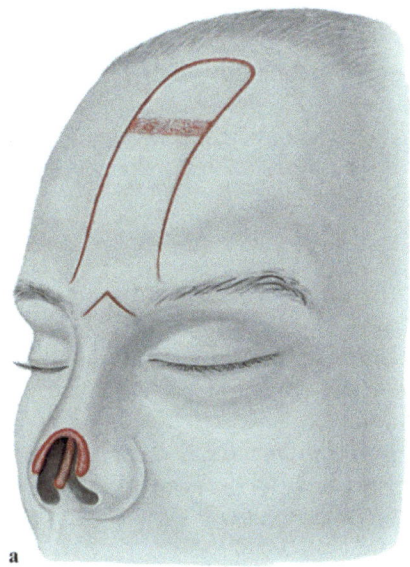 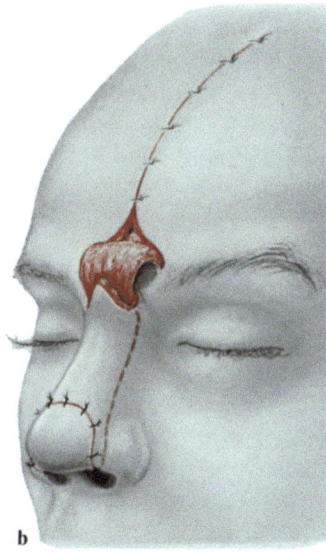

**Abb. 62a, b.** Rekonstruktion der Nasenspitze durch einen medianen Stirnlappen nach LOEB. **a** Der Lappen ist auf der Stirnmitte bis zur Haargrenze umschnitten. Der *rot markierte Streifen* stellt die zu deepithelisierende Zone dar. Die Incision über der Nasenwurzel dient der subcutanen Tunnelung über dem Nasenrücken. **b** Der Stirnlappen ist durch den Nasenrückentunnel hindurchgezogen, das Lappenende ist retrograd in den cranialen Defektrand eingenäht. Zuvor wurde die deepithelisierte Zone mit dem Innenrand des Nasenspitzendefektes vereinigt (in der Abbildung nicht dargestellt)

Der Eingriff kann in Lokalanaesthesie durchgeführt werden. Nach Umschneiden und Abheben des im Bereich der Glabella gestielten medianen Stirnlappens incidiert man die Haut über der Nasenwurzel. Dabei muß man darauf achten, daß zwei ausreichend breite Lappenstiele erhalten bleiben, in die beiderseits die A. supratrochlearis einstrahlt. Von der Incision an der Nasenwurzel aus legt man am Nasenrücken einen subcutanen Tunnel an, der bis zu dem Nasenspitzendefekt reicht und zieht den Lappen durch.

Um ihn allseits in den Defekt einnähen zu können, muß er zu einem Insellappen ausgebildet werden. Dazu wird dort, wo er an die Innenseite des Defektes grenzt, ein schmaler Streifen deepithelisiert. Diese hautfreie Zone wird mit dem Innenrand des Nasenspitzendefektes durch Naht vereinigt. Danach wird der periphere Rand des umgeschlagenen Lappens mit dem äußeren Defektrand vernäht, so daß die Insel eine neue Nasenspitze mit Innenauskleidung und Außendeckung bildet (Abb. 62b). An der Nasenwurzel soll der Lappenstiel lose umgeschlagen sein, um seine Ernährung nicht zu gefährden. Die hier verbleibende Wundfläche des Lappens wird vorübergehend mit einer Metalline-Folie abgedeckt.

Nach etwa drei Wochen kann man den Lappenstiel am inneren Defektrand mit einem über die Fläche gebogenen Ritzmesser abtrennen. Der Lappenstiel kann nun unter der Haut des Nasenrückens ausgelöst und in den Stirnbereich zurückverlagert werden. – Eventuell notwendig werdende Korrekturen am Übergang von der Nasenspitze zu den Flügeln oder zur Columella nimmt man besser erst später in einer weiteren Sitzung vor.

Der Vorteil des Stirnlappens liegt in der Möglichkeit einer Defektdeckung in nur zwei Sitzungen innerhalb von 3 bis 4 Wochen, der Nachteil in der zusätzlich entstehenden, vertikal zu den RSTL verlaufenden Narbe in der Stirnmitte. Auch kann der Lappen nur bei hoher Stirn, d.h. bei weit zurückliegendem Haaransatz in ausreichender Länge angelegt werden.

### c) Rekonstruktion bei Nasenflügeldefekten

Bei den Nasenflügeldefekten kann es sich um einschichtige, zweischichtige oder durchgehende Gewebedefekte handeln. Welcher dieser Defekte vorliegt, entscheidet über das operative Vorgehen. Auch Größe und Lokalisation des Defektes sind für die Wahl der rekonstruktiven Maßnahmen von Bedeutung.

Für die Rekonstruktion kommen in erster Linie freie Transplantate in Frage. Auch mit Nahlappen lassen sich bei den Nasenflügeldefekten gute Resultate erzielen. Bei ausgedehnteren Defekten benutzt man am besten Fernlappen wie den fronto-temporalen Lappen oder den Oberarmlappen nach der italienischen Methode.

#### α) Rekonstruktion mit freien Transplantaten

Einschichtige Gewebsdefekte im Nasenflügelbereich können mit *freien Vollhauttransplantaten aus der retroauriculären Region* gedeckt werden. Spalthautlappen

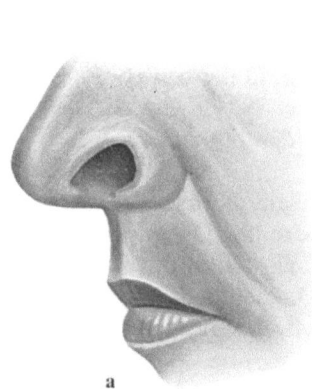 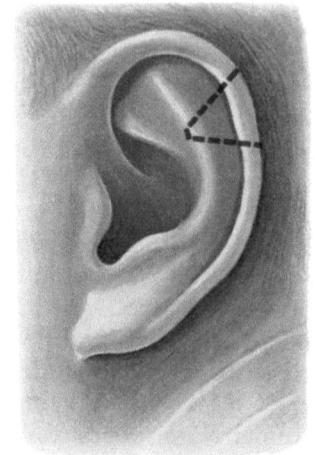 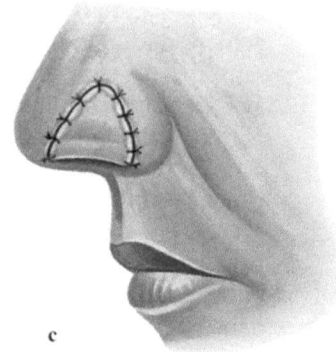

**Abb. 63a–c.** Rekonstruktion eines durchgehenden Nasenflügeldefektes mit einem Haut-Knorpel-Haut-composite-graft aus dem Ohrmuschelrand. **a** Durchgehender dreischichtiger Defekt des Nasenflügels. **b** Die *rot gestrichelte Linie* zeigt die Entnahmestelle für ein keilförmiges dreischichtiges composite graft aus der Ohrmuschel an. Es enthält alle Schichten der Ohrmuschel und der Helix. **c** Das composite graft ist in den Nasenflügeldefekt eingenäht. Die anteriore Kante des Helixrandes und die von der anterioren Ohrmuschelseite entnommene Hautfläche des composite graft liegen nach innen zum Vestibulum nasi

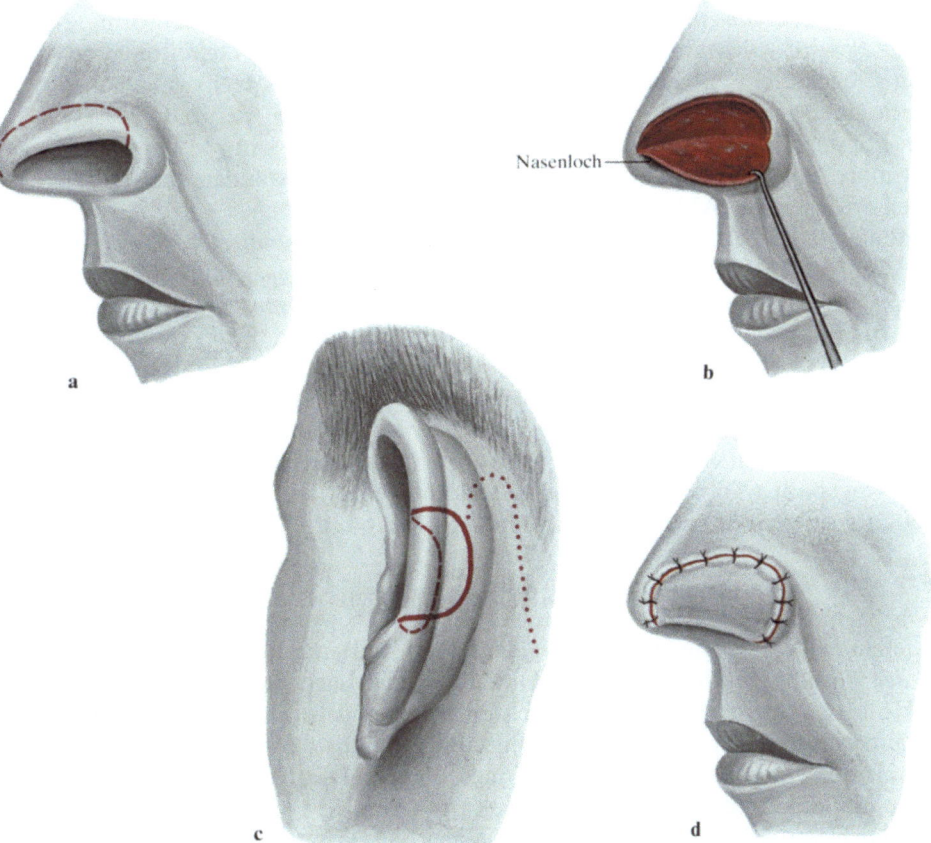

**Abb. 64a–d.** Rekonstruktion eines Randdefektes am Nasenflügel durch die Kombination eines Scharnierlappens mit einem zweischichtigen composite graft aus der Ohrmuschel. **a** Der Randdefekt des Nasenflügels wird zur Bildung eines Scharnierlappens längs der *rot gestrichelten Linie* cranial vom Defekt umschnitten. **b** Der Scharnierlappen, sog. „hinge flap", ist als Innenauskleidung des Vestibulum nasi nach caudal umgeschlagen. Die entstandene Wundfläche bildet das Aufnahmebett für das composite graft. **c** Das zweischichtige composite graft wird aus dem Helixrand (*rote gestrichelte Linie*) und einem Haut-Knorpelstück der Ohrmuschelrückseite (*rote Linie*) gewonnen. Der Entnahmedefekt wird durch einen retroauriculär gestielten Schwenklappen (*rot punktierte Linie*) gedeckt. **d** Das composite graft ist auf den Defekt im Bereich des „hinge flap" aufgenäht, der Helixrand zeigt nach innen zum Vestibulum und bildet den Nasenflügelrand

sind wegen der unterschiedlichen Hautdicke und wegen ihrer Schrumpfungsneigung mit der Gefahr einer Verziehung des Nasenflügels abzulehnen.

Für den Ausgleich zweischichtiger Gewebedefekte werden häufig *Haut-Knorpel-composite-grafts* verwendet. Wegen der besseren Anpassung an die Krümmung des Nasenflügels werden sie am besten von der Rückseite der Ohrmuschel gewonnen. Eine geeignete Entnahmestelle ist aber auch die kontralaterale Helixwurzel (Abb. 56a).

Durchgehende „dreischichtige" Nasenflügeldefekte, besonders solche am Nasenflügelrand, sind bis zu einem Durchmesser von 1 cm mit einem *dreischich-*

*tigen Ohrmuschel-composite-graft* zu ersetzen (Abb. 63a–c). Das keilförmige Transplantat wird nach einer Schablone aus dem Helixrand geschnitten und so in den Flügeldefekt eingepaßt, daß die anteriore Kante des Helixrandes mit der anterior gelegene Hautfläche des Keils nach innen zum Vestibulum nasi zu liegen kommen. Der Entnahmedefekt an der Ohrmuschel kann in der Regel durch primäre Naht einfach verschlossen werden. Unter Umständen sind Hilfsexcisionen erforderlich (Abb. 57a, b).

Randdefekte des Nasenflügels können auch durch ein *kombiniertes Verfahren* versorgt werden. Dabei wird neben einem als *Scharnierlappen* ausgebildeten Nahlappen ein *zweischichtiges composite graft aus der Ohrmuschel* verwandt. Der Scharnierlappen, sog. „hinge flap", hat seine Basis am Defektrand und wird cranialwärts umschnitten (Abb. 64a). Er wird dann nach caudal umgeklappt, so daß seine Haut der Innenauskleidung des Vestibulum nasi dient (Abb. 64b). In das so entstandene breitflächige Wundbett wird ein aus dem Helixrand und der Ohrmuschelrückseite entnommenes zweischichtiges composite graft eingepaßt (Abb. 64c, d). Der Entnahmedefekt wird durch einen retroauriculär gestielten Schwenklappen gedeckt (Abb. 64c).

### β) Rekonstruktion mit Nahlappen

Bei partiellen mehrschichtigen Nasenflügeldefekten sind gute Resultate mit *Lappen aus der Nasolabialfalte* zu erzielen. Dabei liegt die Basis des Nasolabiallappens in Höhe des oberen Randes des defekten Nasenflügels. Das in der Nasolabialfalte umschnittene caudal gelegene Ende des Lappens wird zur Bildung der Innenauskleidung des Vestibulum nasi eingeschlagen. Die Umschlagsfalte des Lappens bildet dabei den neuen Nasenflügelrand (Abb. 65a–c). Die Außendeckung des Defektes erfolgt durch die in der Nähe der Basis gelegene Lappenregion.

### γ) Rekonstruktion mit Fernlappen

An geeigneten Fernlappen sind hier wiederum der fronto-temporale Lappen nach SCHMID-MEYER (s.S. 99ff.) und der Oberarmlappen nach der italienischen Methode (s.S. 101) zu nennen.

Beim Anlegen des *fronto-temporalen Lappens* (Abb. 60) wird der in der Schläfenregion liegende Lappenanteil für die Rekonstruktion des Nasenflügels etwas anders ausgebildet als für die Columella. Er wird etwa schuhförmig umschnitten, wobei die „Ferse" des Schuhs nach cranial und die Spitze nach caudal zeigt. In der ersten Sitzung wird der supraciliare Lappen in oben beschriebener Weise angelegt (s.S. 99ff.) und ein entsprechendes Knorpelstück aus der Concha des Ohres subcutan in den geplanten Schläfenlappen implantiert. Das übrige Vorgehen entspricht der Technik, wie sie bei der Columellarekonstruktion beschrieben wurde.

Wird ein *Oberarmlappen* zur Nasenflügelrekonstruktion benutzt, so sind seine genaue Lokalisation und seine Abmessungen ebenso sorgfältig zu beachten, wie es für die Rekonstruktion der Columella nach der italienischen Methode angegeben wurde (s.S. 101, 125). Der Lappen wird als Stiellappen angelegt.

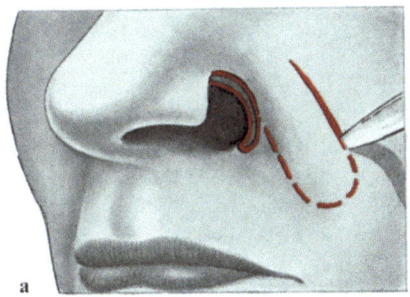
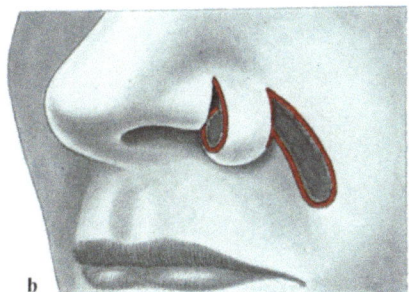
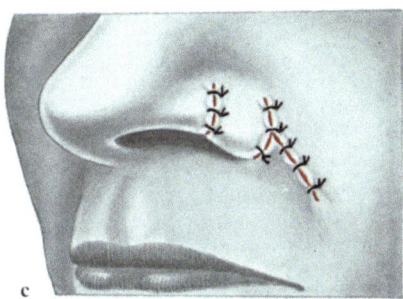

**Abb. 65a–c.** Ersatz bei einem Defekt der Nasenflügelbasis durch einen naso-labialen Lappen. **a** Umschneiden des naso-labialen Lappens. Seine Basis liegt in Höhe des oberen Randes des Defektes. **b** Das distale Lappenende ist zur Bildung der Innenauskleidung des Vestibulums umgeschlagen. **c** Der Lappen ist in den Nasenflügeldefekt eingenäht, die Entnahmeregion durch primäre Naht verschlossen

Seine Basis liegt axillarwärts, um nach dem Einnähen in den Defekt einen guten venösen Abfluß zu gewährleisten. Nachdem der Lappen umschnitten und von der Unterlage abgehoben wurde, wird er in gleicher Sitzung in den Nasenflügeldefekt eingenäht. Die Einheilung wird begünstigt, wenn man ein flächenhaftes Aufnahmebett schaffen kann, z.B. durch die Ausbildung eines sog. „hinge flap" (s.S. 108). Zur Ruhigstellung des Lappens wird der Oberarm entsprechend gegen den Kopf fixiert (s.S. 103).

Ist der Oberarmlappen nach etwa 14 Tagen in den Nasenflügeldefekt eingeheilt, wird der Lappenstiel durchtrennt und der Lappen am Nasenflügelrand sowie nötigenfalls auch zur Bildung der Innenauskleidung entsprechend verarbeitet. – Die Versorgung des für etwa 2 Wochen fixierten Oberarms erfolgt in oben beschriebener Weise (s.S. 103).

### d) Rekonstruktion bei Defekten der seitlichen Nasenwand und bei partiellen Defekten des Nasenrückens

Die Defekte an der seitlichen Nasenwand und am Nasenrücken können ein- oder zweischichtig sein, d.h. es kann sich um Defekte mit oder ohne Knorpelverlust handeln. Es können aber auch durchgehende dreischichtige Defekte mit

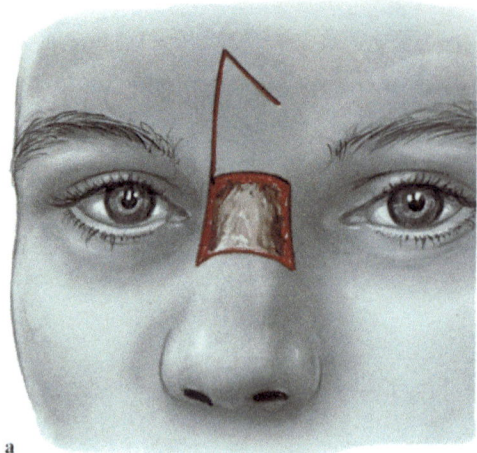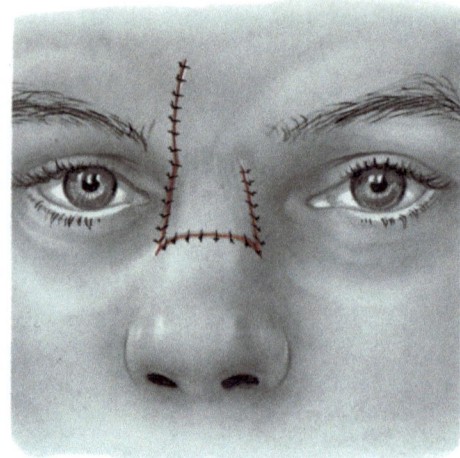

**Abb. 66a, b.** Deckung eines partiellen Nasenrückendefektes durch einen trapezförmigen Schwenklappen nach McGregor. (Aus: Denecke u. R. Meyer, 1964)

Eröffnung der Nasenhöhle vorliegen. Welchen dieser Defekte man im Einzelfall vorfindet, entscheidet über die Wahl des Operationsverfahrens.

### α) Deckung von ein- und zweischichtigen Defekten

Nicht durchgehende Defekte von maximal 1 bis 1,5 cm Durchmesser können bei unbestrahlter Haut mit einem freien Transplantat gedeckt werden. Bei einschichtigen Defekten genügt ein *Vollhautlappen*, der am besten *aus der retroauriculären Region* entnommen wird. Spalthautlappen sind wegen des Niveauunterschieds und der später einsetzenden narbigen Einziehung ungeeignet. Kleine zweischichtige Defekte, bei denen auch der Knorpel beteiligt ist, werden am besten durch ein *composite graft aus der Ohrmuschel* rekonstruiert. – Im bestrahlten Gebiet werden die kleinen Defekte aus Sicherheitsgründen nicht durch freie Transplantate sondern durch Rotations-, Verschiebe- oder Insellappen versorgt.

Für nicht perforierende Defekte am Nasenrücken kommt bei kleineren Gewebeverlusten im Bereich der *Nasenwurzel* der trapezförmige mediane *Rotationslappen von der Stirn* nach McGregor (Abb. 66a, b) oder ein sog. *„sliding flap"* nach Barron und Lejour (Abb. 67a, b) in Betracht.

Für Defekte am seitlichen Nasenabhang im Bereich des canthonasalen Winkels hat sich der *zweizipflige Lappen* nach Esser (1918) und Zimany (1952) als brauchbar erwiesen. Im angloamerikanischen Schrifttum wird er auch als *„bilobed flap"* bezeichnet und ist vor allem von Tardy in mehreren Variationen beschrieben worden. Es handelt sich um die Verlagerung eines 2-zipfligen Hautlappens, bei dem beide Lappenzipfel einen gemeinsamen Stiel bzw. eine gemeinsame Basis haben. Er dient der Deckung des primären, durch Tumorexcision oder Verletzung entstandenen Hautdefektes mit dem defektnahen Lappenzipfel und der gleichzeitigen Deckung des Entnahmedefektes durch den zweiten Lap-

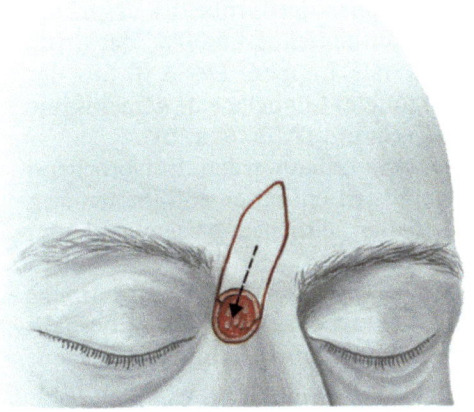 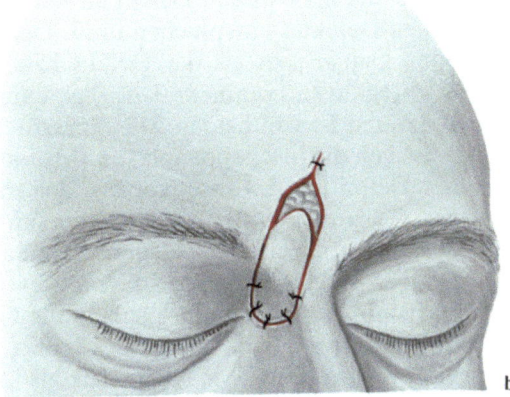

**Abb. 67a, b.** Versorgung eines Defektes im canthonasalen Winkel mittels eines „sliding flap". **a** Der Lappen ist umschnitten (*rote Linie*) und soll in Pfeilrichtung in den Defekt verschoben werden. In der Tiefe bleibt ein Gewebestiel für seine Ernährung erhalten. **b** Der Lappen ist verschoben und eingenäht. Die Entnahmestelle wird primär verschlossen

penzipfel. Dabei muß die Region, die für die Entnahme des zweiten Lappenzipfels benötigt wird, durch einfache Hautmobilisation mit primärer Naht verschlossen werden können. Der „bilobed flap" wird entweder in der Glabella-Nasenwurzelregion oder am Übergang vom seitlichen Nasenabhang zur Wange und in der Nasolabialfalte angelegt. Die beiden Lappenzipfel, die einen gemeinsamen Stiel haben, sollen etwa die gleiche Größe aufweisen und ungefähr um 90° auf die Defekte geschwenkt werden.

Eine weitere Modifikation des Esser-Zimanyschen Lappens ist der sog. „*tri-*

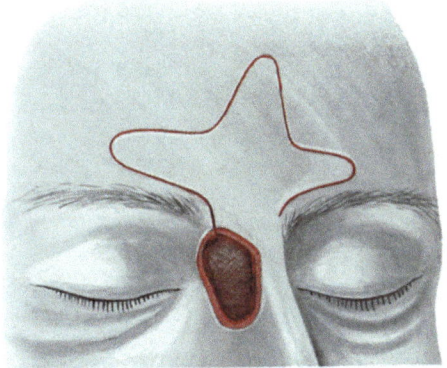 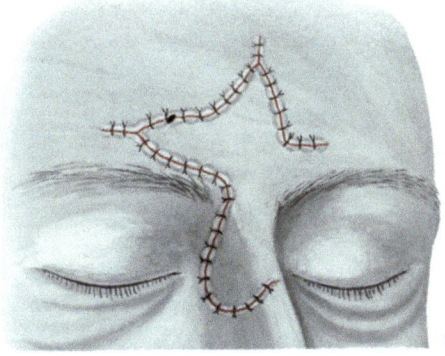

**Abb. 68a, b.** Deckung eines Defektes im canthonasalen Winkel mittels eines sog. trilobed flap. **a** Beim Anlegen des dreizipfligen Lappens muß der dem Defekt am nächsten gelegene Lappen der Defektgröße entsprechen. Der zweite Lappenzipfel kann etwa 30%, der dritte Lappenzipfel 70% kleiner sein als der Defekt. **b** Zustand nach Rotation des „trilobed flap" in den Defekt mit Verschluß der Entnahmeregion mittels Naht

*lobed flap"* nach HARASHINA et al. Es handelt sich um einen 3-zipfligen Lappen, wobei der erste in den Defekt zu schwenkende Lappen der Größe des ursprünglichen Defektes entsprechen muß. Der zweite Hautlappen kann 30%, der dritte 70% kleiner sein als der Defekt bzw. als der erste Lappen. Der z.B. aus der Stirnregion entnommene 3-zipflige Lappen hat auf der Glabella eine gemeinsame Basis und ist von beiden Aa. supratrochleares versorgt (Abb. 68a, b).

Auch die Insellappenplastik (MONKS) kann empfohlen werden. Entsprechend der Definition des Insellappens, der einen Gefäßstiel enthalten soll, bieten sich für die Versorgung von Defekten im Bereich der seitlichen Nasenwand und des Nasenrückens verschiedene Möglichkeiten an.

Der *paramediane Stirn-Insellappen* (Abb. 69a, b) enthält die A. supratrochlearis nur einer Seite. Der subcutane Gewebestiel mit der Arterie kann deshalb nur auf etwa 2,5 cm Länge präpariert werden. Seine Anwendung ist daher auf die craniale Hälfte des Nasenrückens und der seitlichen Nasenwand beschränkt.

Der von CONVERSE modifizierte *mediane Stirn-Insellappen* wird von *beiden* Aa. supratrochleares versorgt. Dieser Lappen ist daher auch für die Defektdeckung im caudalen Nasenrückenbereich geeignet. Man umschneidet zunächst eine der Defektgröße entsprechende, diese aber um 1 bis 2 mm überragende Hautinsel oberhalb der Glabella. An den lateralen Schnitträndern des Insellappens incidiert man tiefer in das Gewebe, so daß man einen subcutanen Stiel mit dem Gefäßband von der Unterlage, d.h. von der Galea aponeurotica, abpräparieren kann. Der Hautinsellappen und der subcutane Stiel mit den Aa. supratrochleares beider Seiten werden dann um 180° caudalwärts gedreht und an den Defekt geführt. Dabei kann man entweder einen Nasenrückentunnel anlegen

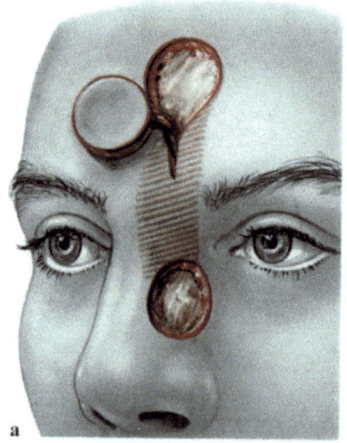 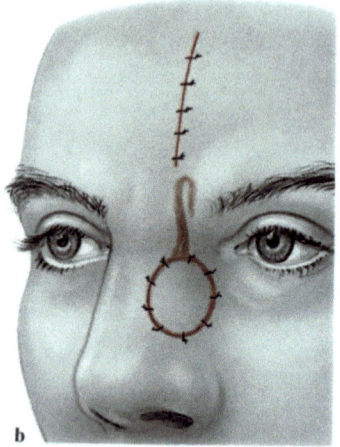

**Abb. 69a, b.** Versorgung eines Defektes im seitlichen Nasenabhang mittels eines paramedianen Insellappens aus der Stirn. **a** Umschneiden des Insellappens auf der Stirn und Präparation des die A. supratrochlearis enthaltenden Gewebestiels. Die Haut zwischen Lappenbett und Defekt wird untertunnelt (*rot schraffiert*). **b** Der subcutan verlagerte Insellappen ist in den Nasendefekt eingenäht. Der die Arterie enthaltende Gewebestiel ist *rötlich* angedeutet. Der Entnahmedefekt ist durch primäre Naht verschlossen. (Aus: DENECKE u. R. MEYER, 1964)

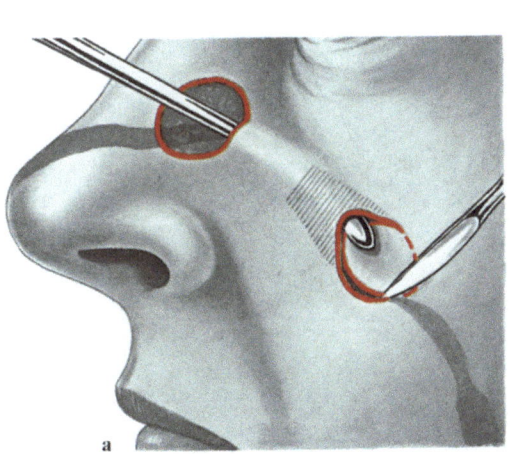 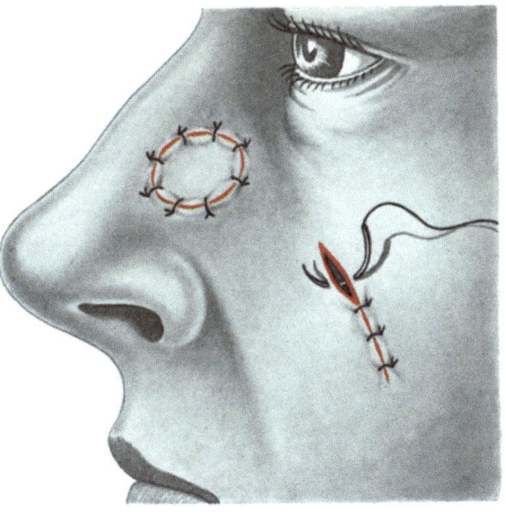

**Abb. 70a, b.** Deckung eines einschichtigen Defektes an der seitlichen Nasenwand durch einen Insellappen aus der Wangenregion. **a** Umschneiden der Hautinsel im Bereich der Wange und Untertunnelung der Haut zwischen Defekt und Insellappen. Der Bindegewebegefäßstiel des Insellappens ist schraffiert dargestellt. **b** Der Hautinsellappen ist mit seinem Bindegewebegefäßstiel durch den Hauttunnel in den Defektbereich hineingezogen und hier durch Nähte fixiert. Die Entnahmeregion kann durch primäre Naht verschlossen werden. Die Narbe liegt in Richtung der RSTL. (Aus: DENECKE u. R. MEYER, 1964)

(s.S. 30) oder nach CONVERSE und WOOD-SMITH die Hautbrücke zwischen Entnahmestelle und Defekt durchtrennen. Die Torsion des breiten, die Arterien enthaltenden Bindegewebestiels kann dadurch kontrollierter ausgeführt werden, und die Ernährung des Lappens ist besser gewährleistet. Anschließend wird die Incision wieder vernäht. Der Defekt an der Stirn wird durch Zusammenziehen der Wundränder primär verschlossen. Man kann dafür aber auch eine beiderseitige Verschiebeplastik in H-Form ausführen. Bei sehr gespannter Haut kann ein freies Vollhauttransplantat aus der retroauriculären Region verwendet werden. Die ästhetische Einheit der Stirnregion ist dadurch allerdings gestört.

Der *Insellappen aus der oberen seitlichen Stirnregion* an der Grenze zum Haaransatz gehört dem Versorgungsgebiet von A. supraorbitalis und A. temporalis superficialis an. Auch *Insellappen aus der Schläfenregion* können benutzt werden. Sie sind von der A. temporalis superficialis versorgt (KERNAHAN und LITTLEWOOD sowie WALTER). Schließlich kommen *Insellappen aus der Nasolabial- und Wangenregion* (Abb. 70a, b) ohne sicher definierte Gefäßversorgung für die Deckung der Defekte im Bereich der seitlichen Nasenwand und des Nasenrückens in Frage.

### β) Versorgung durchgehender dreischichtiger Defekte

Es ist nicht zulässig, perforierende Defekte nur von außen zu decken. Stets muß auch eine epitheliale Innenauskleidung zur Nasenhöhle hin geschaffen werden.

*Kleine perforierende Defekte* der seitlichen Nasenwand können im unbestrahlten Gebiet durch ein *freies dreischichtiges Haut-Knorpel-Haut-composite-*

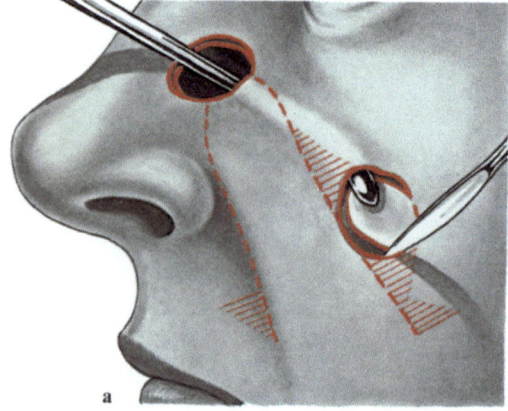 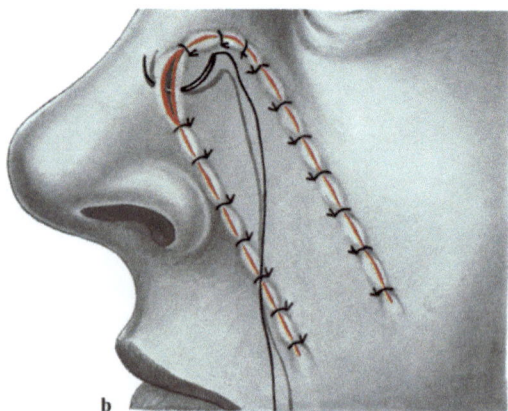

**Abb. 71 a, b.** Versorgung eines durchgehenden dreischichtigen Defektes der seitlichen Nasenwand mittels eines Insellappens und eines Verschiebelappens aus der Wangen-Nasolabialregion. **a** Der Insellappen wird in der Wangengegend umschnitten. Vom Defekt aus wird die Haut zur Bildung des Lappenstiels untertunnelt. In den *rot schraffierten Gebieten* werden zusätzliche Hautexcisionen zur Lappenverschiebung vorgenommen. **b** Der Verschiebelappen ist auf die Wundseite des die Innenauskleidung bildenden Insellappens verlagert und wird mit den Defekträndern durch Naht vereinigt. (Aus: DENECKE u. R. MEYER, 1964)

*graft aus der Ohrmuschel* (s.S. 94ff.) versorgt werden. Etwas schwierig gestaltet sich dabei das Einnähen der Innenschicht in den Defektrand der Schleimhaut. Bei größeren perforierenden Defekten ist ein *kombiniertes Vorgehen* vorzuziehen. Dabei kann für die Innenauskleidung ein Insellappen aus der Stirn oder ein inselförmiger Lappen aus der Wange benutzt (Abb. 71 a) werden. Zur äußeren Defektdeckung dient ein in der Nasolabialfalte gebildeter Verschiebelappen (Abb. 71 b).

*Große perforierende Defekte* am seitlichen Nasenabhang oder auf dem Nasenrücken werden am besten durch *Fernlappen* versorgt. Es kommen der Frontotemporallappen (s.S. 99ff.) oder der Oberarmlappen nach der italienischen Methode (s.S. 101) in Betracht. Auch ein regionaler Transpositionslappen aus der Stirn, z.B. der mit einem composite graft unterfütterte Sichellappen nach FARRIOR (Abb. 76), kann zur Wiederherstellung von großen perforierenden Defekten im Bereich der seitlichen Nasenwand und des Nasenrückens zur Anwendung gelangen. Allerdings muß hierbei mit Narben im Stirnbereich gerechnet werden.

Bei Verwendung eines *fronto-temporalen Lappens* zur Deckung eines dreischichtigen Defektes am Nasenrücken werden Innenauskleidung und Stabilisierung im Defektbereich durch Unterfüttern des in der Schläfenregion angelegten Lappens (Abb. 60) mit einem zweischichtigen Haut-Knorpel-composite-graft aus der Ohrmuschel (s.S. 94ff.) vorbereitet werden. – Für Defekte im Bereich der seitlichen Nasenwand ist der fronto-temporale Lappen weniger geeignet. Infolge der relativ geringen Entfernung zwischen dem Ursprung des Lappenstiels oberhalb der Augenbraue und dem Defekt an der seitlichen Nasenwand kann es zu Stauchungen im Lappenstiel und damit zu Ernährungsstörungen kommen.

Geeignet für die Versorgung von perforierenden Defekten sowohl am caudalen Nasenrücken als auch an der seitlichen Nasenwand ist der *Oberarmlappen nach der italienischen Methode* (s.S. 101, 125). Häufig ist es möglich, die Innenauskleidung durch Umschneiden der Defektränder zu bilden, die nach entsprechender Mobilisierung zur Nasenhöhle hin umgestülpt und vernäht werden. In gleicher Sitzung wird ein gestielter Lappen am Oberarm angelegt und als Außendeckung in den Defekt eingenäht. Die Fixierung des Arms gegen den Kopf sowie das Abtrennen des Lappens und seine Verarbeitung erfolgen in oben beschriebener Weise (s.S. 103).

*Bei bestrahlten Fällen* empfiehlt es sich, den Oberarmlappen zunächst als Rundstiellappen anzulegen, da er hinsichtlich der Ernährung eine größere Sicherheit bietet. In einer zweiten Sitzung werden dann die Defektränder zur Bildung der Innenauskleidung umschnitten, eingestülpt und vernäht. Der Rundstiellappen wird am Oberarm ellenbogenwärts abgetrennt, entsprechend aufgearbeitet und in den verbleibenden Defekt eingenäht. Das weitere Vorgehen entspricht dem oben Gesagten. – Bei Verwendung eines einfachen gestielten Lappens vom Oberarm sind also zwei, bei Benutzung eines Rundstiellappens drei Sitzungen erforderlich. Kleinere Nachkorrekturen können später erforderlich werden.

## 5. Subtotale und totale Ersatzplastik der Nase

### a) Allgemeine Vorbemerkung

Verletzungsfolgen, vor allem aber die angestrebte Radikalität bei der chirurgischen Behandlung von Tumoren der äußeren und inneren Nase stellen den Operateur vor die Aufgabe, die entstandenen Defekte der Nase plastisch zu ersetzen und gleichzeitig eine ästhetisch sowie funktionell befriedigende Rehabilitation herbeizuführen.

Bei Defekten durch Verletzungen nimmt man den plastischen Eingriff zum *frühestmöglichen Zeitpunkt* vor. Auch für die Ersatzplastik nach Tumorentfernung ist es aus funktionellen und ästhetischen Gründen günstiger, eine sofortige Defektdeckung durchzuführen. Bei Beachtung des nötigen Sicherheitsabstandes von 5 bis 10 mm während der Tumorresektion bzw. von 10 bis 15 mm bei der Resektion des Tumorrezidivs, bei histologischer Kontrolle der Excisionsränder und bei Anwendung der Lupenchirurgie ist eine Tumorexstirpation im gesunden Gewebe in der Regel gewährleistet. Nur in Ausnahmefällen ist es bei ausgedehnten malignen Tumoren empfehlenswert, mit der Defektversorgung einige Monate zu warten, um ein mögliches Rezidiv besser kontrollieren zu können. In dieser Zeit muß man den entstellenden Defekt durch geeignete Verbände oder mit einer angepaßten Epithese überdecken. Gegebenenfalls kann man diese Zeit schon für die Vorbereitung einer Fernlappenplastik benutzen.

Für die Durchführung der rekonstruktiven Maßnahmen sind in der Regel drei Grundprinzipien zu beachten: Die Schaffung der Naseninnenauskleidung, die zur Wiederherstellung der Nasenfunktion erforderlich ist, die Rekonstruktion der äußeren Hautbedeckung, die eine ästhetische Rehabilitation sicherstellen soll und die eventuelle Herstellung eines Stützskeletts, das sowohl der funktionellen wie auch der ästhetischen Wiederherstellung dient.

Während die *Innenauskleidung* des Defektbezirkes meistens aus der Nase selbst oder der unmittelbaren Umgebung der Defektregion gebildet wird, ist das Heranschaffen von ausreichendem und passendem Gewebe für die *äußere Defektdeckung* oft eine schwierige Aufgabe. Es stehen hierfür im wesentlichen drei verschiedene Methoden zur Verfügung, die sich vor allem hinsichtlich der Spenderregion unterscheiden. Es sind dies *Schwenklappen aus der Stirn* nach der sog. indischen Methode oder auch Transpositionslappen aus dem Stirn-Skalpbereich, *Fernlappen aus der Oberarmregion* nach der sog. italienischen Methode und Fernlappen aus anderen Körperregionen. In jüngster Zeit gelangen auch *frei transplantierte, vaskularisierte, mikroanastomosierte Gewebe* zur Anwendung. Im Gesichtsbereich handelt es sich dabei in erster Linie um Haut- und Haut-Muskellappen.

## b) Deckung durch Schwenk- oder Transpositionslappen aus der Stirn, sog. indische Methode

Grund für die gute Verwendbarkeit der Stirnhaut für Nasenersatzplastiken ist die gleichartige Pigmentierung in beiden Regionen, die einen wichtigen Faktor

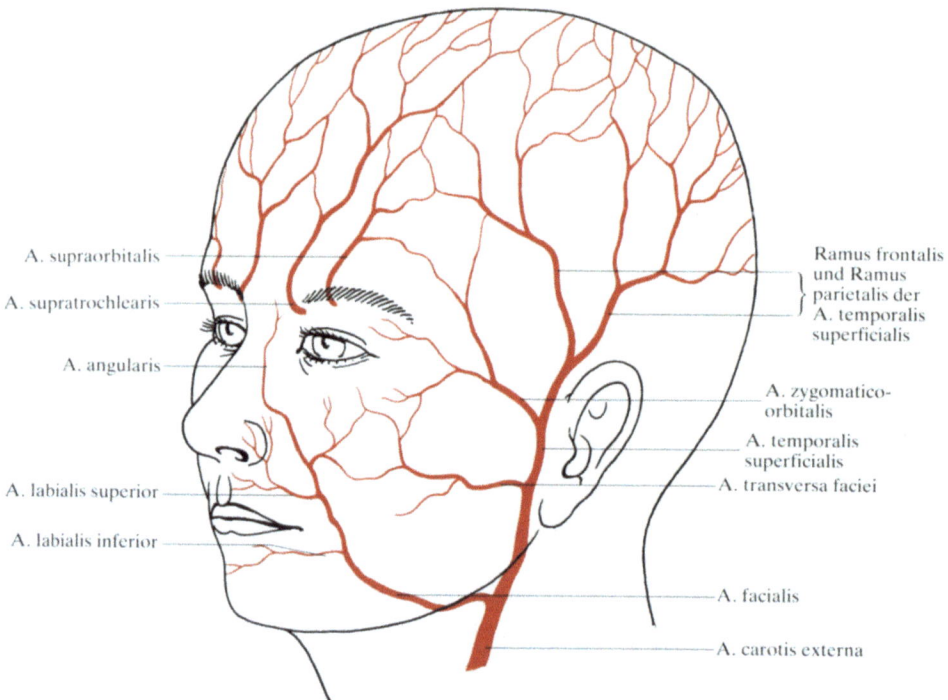

**Abb. 72.** Arterielle Versorgung im Bereich des Gesichtsschädels. Die Aa. supraorbitalis und supratrochlearis entstammen der A. ophthalmica aus der A. carotis interna. Die übrigen dargestellten Arterien stammen aus der A. carotis externa

für das ästhetische Resultat darstellt. Bei der Transplantation von Haut aus anderen Körperregionen ist dieser Vorzug meistens nicht gegeben. Weiterhin gestattet die hervorragende Blutversorgung (Abb. 72) der verschiedenen Stirnregionen eine relativ großzügige Gestaltungsmöglichkeit hinsichtlich Torsion und Faltung des Lappens, weshalb die Rekonstruktion häufig in ein oder zwei Sitzungen vollzogen werden kann. Der große Nachteil der Stirnlappen liegt darin, daß im Stirnbereich neue Narben geschaffen werden und eine auffallende Region der esthetic units des Gesichts gestört wird.

### α) Vorbereitung des Nasenstumpfes und Bildung der Innenauskleidung der Nase

Liegt ein Defekt im unteren Drittel der Nase vor, der auch die Nasenflügel betrifft, so wird die *Haut des verbliebenen Nasenstumpfes und der Nasenwurzel zur Bildung der Innenauskleidung* verwendet (Abb. 73a).

Durch zwei Incisionen, die beiderseits dicht neben dem lateralen Ansatz der in den Defekt einbezogenen Nasenflügel beginnen, an der lateralen Begrenzung des Nasenstumpfes nach cranial ziehen und sich im Bereich der Nasenwurzel treffen, umschneidet man einen Hautlappen, der abgelöst und nach caudal umgeschlagen wird (Abb. 73b). Beim Ablösen des Lappens ist darauf zu achten, daß die ernährende Basis nicht zu klein ausfällt. Es ist ferner zweckmäßig, einen kleinen 0,5 cm langen und 1 cm breiten Hautlappen in der Gegend des Ansatzes des ehemaligen Septumsstegs zu umschneiden (Abb. 73a), dessen Basis cranial liegt und dessen Epithelfläche beim Aufrichten zum Nasenlumen zeigt. Im Bereich der Nasenwurzel wird der für die Innenauskleidung vorgesehene Hautlappen zungenförmig geschnitten (Abb. 73a), so daß diese Lappenzunge mit dem aus der Oberlippe gebildeten Lappen zum Septumsteg vernäht werden kann (Abb. 73b).

Bei größeren Defekten der Nase können zur Bildung der Innenauskleidung auch *Lappen aus der Nachbarschaft* herangezogen werden. Bei älteren Menschen sind hierfür Nasolabiallappen (Abb. 74a, b) geeignet (von Hacker, Thiersch, Joseph).

Wenn es nicht möglich ist, die Innenauskleidung aus dem Defektrand oder aus der Nachbarschaft herzustellen, muß der für die Außendeckung vorgesehene *Stirnlappen* vor seiner Verlagerung *entsprechend unterfüttert* werden. Hierzu kann man Spalthaut oder composite grafts benutzen. Bei Verwendung von Fernlappen aus der Oberarmgegend oder aus anderen Körperregionen werden die Lappen in solchen Fällen als *Rundstiellappen* anlegen, damit so viel Haut in den Defektbereich transplantiert werden kann, daß sie sowohl für die Außendeckung als auch für die Bildung für die Innenauskleidung ausreicht.

Beim totalen Nasenersatz, bei dem für die Innenauskleidung vorwiegend Haut verwendet werden muß, kann es nach der Rekonstruktion zu *ozaenaartigen Beschwerden* kommen. Sie stellen sich besonders dann ein, wenn die Nasenhöhle im mittleren und oberen Abschnitt zu hoch und zu weit ausgebildet wurde. Um diese unangenehmen Beschwerden zu vermeiden, empfiehlt Denecke, die Nasenhöhle bei ausgedehnten Ersatzplastiken relativ flach anzulegen. Auf diese Weise wird einer übermäßigen Borkenbildung vorgebeugt.

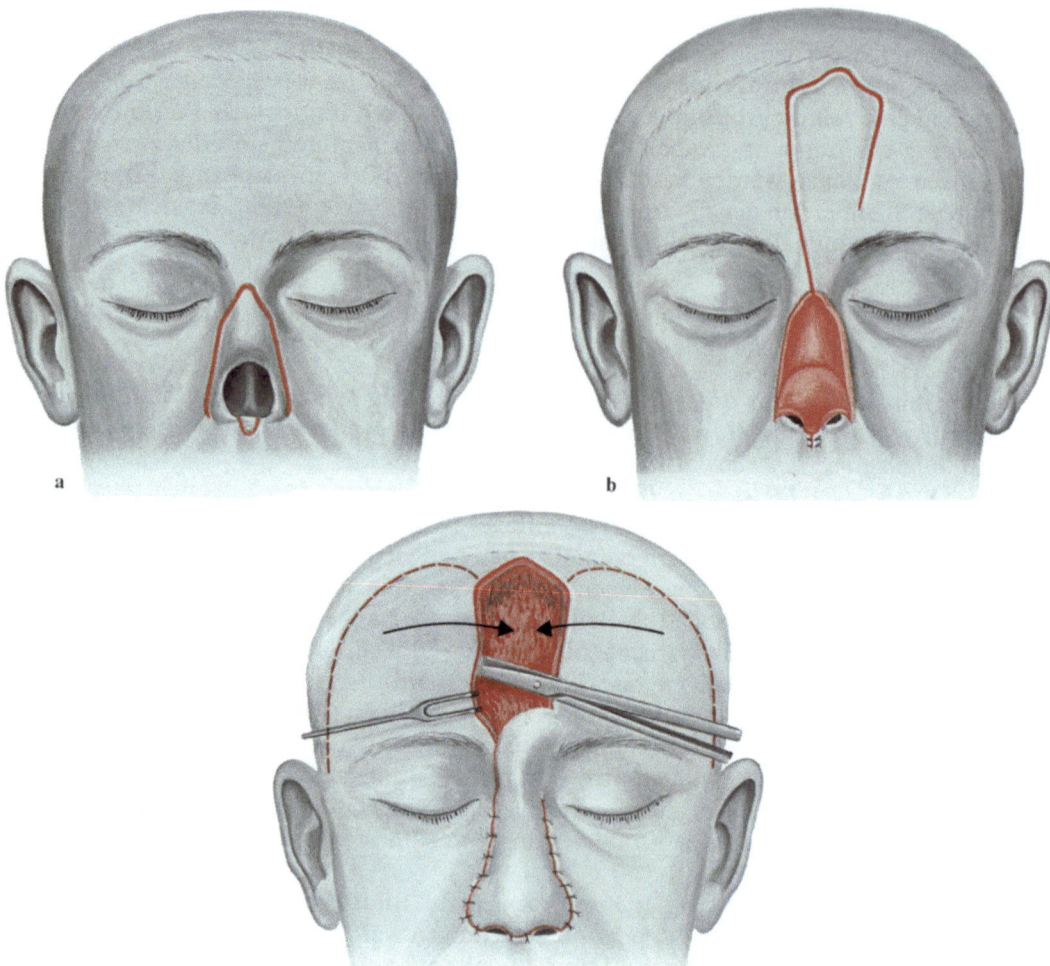

**Abb. 73a–c.** Rekonstruktion bei subtotalem Defekt der caudalen Nasenabschnitte. **a** Schnittführung zur Bildung der Innenauskleidung der Nase mit Epithelisierung der Innenfläche des zu rekonstruierenden Septumstegs. **b** Der umschnittene Hautbezirk ist zur Bildung der Naseninnenauskleidung nach caudal geschwenkt. Dabei ist der an der Nasenwurzel zungenförmig geschnittene Lappenteil mit dem in der Oberlippe umschnittenen kleinen Hautlappen zur Epithelisierung des Septumstegs durch versenkte Naht vereinigt. Die Deckung der Wundfläche erfolgt durch einen medianen Stirnlappen, sog. indische Methode. **c** Der mediane Stirnlappen ist auf den Nasendefekt heruntergeschwenkt, die zungenförmig geschnittene Lappenspitze mit dem gebildeten Septumsteg durch Naht vereinigt und der Stirnlappen in den Defekt eingenäht. Das Entnahmebett kann durch zwei Verschieberotationslappen aus der Stirn primär verschlossen werden

### β) Medianer Stirnlappen

Nach Vollendung der Innenauskleidung der Nase kann die Wundfläche im Bereich des Nasenrückens und der Nasenspitze durch einen Schwenklappen aus der Stirn plastisch versorgt werden. Der mediane Stirnlappen *entspricht der originalen indischen Methode* (s.S. 88) und wurde später besonders von KAZAN-

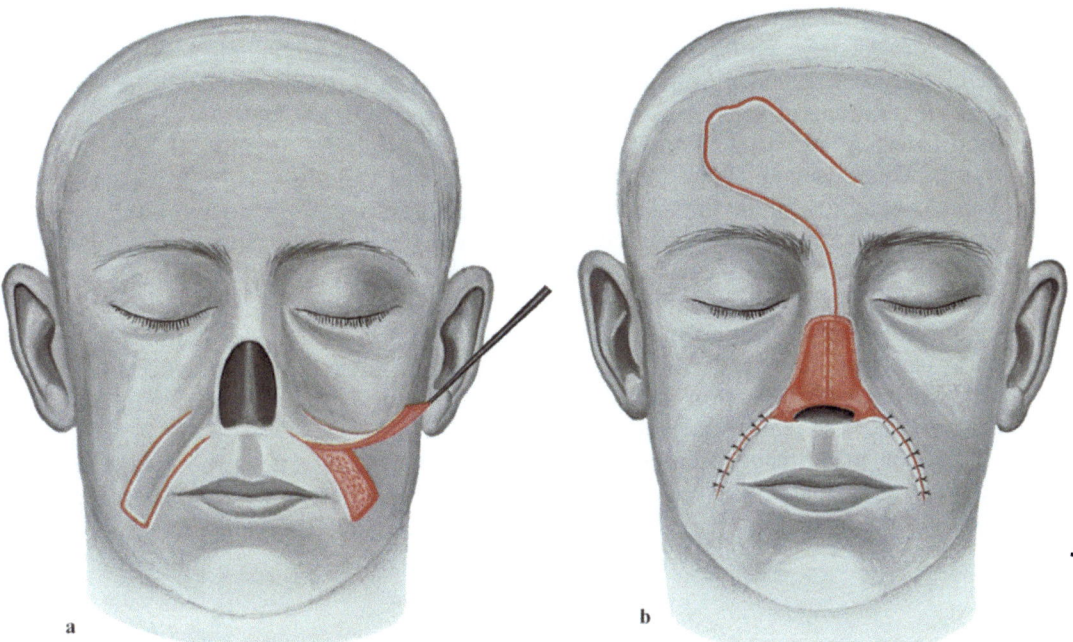

**Abb. 74a, b.** Rekonstruktion bei Subtotaldefekt der Nase mit Hilfe von Nasolabial- und Stirnlappen. **a** Die Innenauskleidung der Nase wird aus zwei Nasolabiallappen gebildet, deren Basis in der Nasenflügelfurche liegt. Die beiden Hautlappen werden nach cranial umgeschlagen und mit dem inneren Rand des angefrischten Nasendefektes so vernäht, daß ihre Epithelseite nach der Nasenhöhle gerichtet ist (nach JOSEPH). **b** Die Wundfläche der zur Innenauskleidung benutzten Nasolabiallappen soll durch einen schrägen Stirnlappen (*rote Linie*) gedeckt werden. Die Entnahmestellen der Nasolabiallappen sind primär verschlossen

JIAN propagiert. Er wird etwa in der Mitte der Stirn angelegt und erhält seine arterielle Versorgung durch die *A. supratrochlearis mindestens der einen Seite* (Abb. 73b). Die Basis des Lappens liegt über der Glabella. In Form und Größe wird er dem zu schließenden Defekt angepaßt. Sein distales Ende erstreckt sich bis an die Stirn-Haargrenze (Abb. 73b).

Der Lappen wird durch die gesamte Dicke der Haut bis auf die Galea aponeurotica geschnitten. Zwischen den Augenbrauen werden zunächst nur die Haut und die Subcutis incidiert. Danach durchtrennt man hier auch das Periost und *präpariert den Lappenstiel im Bereich der Nasenwurzel subperiostal*. Auf diese Weise wird eine Verletzung der in dieser Gegend in den Lappen eintretenden A. supratrochlearis vermieden. Der Lappen wird dann um 180° nach caudal gedreht und in die Wundränder des Nasendefektes eingenäht (Abb. 73c). Eine zungenförmige Ausbuchtung am distalen Lappenende (Abb. 73b) gestattet eine bessere *Gestaltung der Columella*. Die Lappenzunge wird dabei auf das vorher gebildete Septumstegläppchen (Abb. 73a, b) aufgesteppt.

Nach Einheilung des Lappens im Defekt wird der zur Deckung nicht erforderliche Lappenanteil abgetrennt und auf die Stirn zurückverlagert. – Ein Vorteil des medianen Stirnlappens liegt darin, daß es meistens möglich ist, den etwa

2 bis 2,5 cm breiten *Entnahmedefekt* (Abb. 73 c) primär zu verschließen. Hierzu sind verschiedene Hilfsincisionen erforderlich. Bei gut beweglicher Stirnhaut gelingt es, den Defekt durch eine H-förmig gestaltete Verschiebeplastik aus beiden Stirnhälften zu vernähen. Nach einer anderen Methode, der von SAWHNEY modifizierten SCHIMMELBUSCH-Technik (1895), läßt sich der Stirnhautdefekt dadurch primär verschließen, daß man beiderseits des Defektes große Rotations-Verschiebelappen bildet und sie nach medial verlagert. Der bogenförmige Schnitt beginnt beiderseits am seitlichen cranialen Rand des Defektes und wird an der Stirnhaargrenze lateralwärts bis in die Gegend der Helixwurzel geführt (Abb. 73 c). Die beiden so umschnittenen Lappen werden auf der Galeaperiostschicht ausgiebig mobilisiert, nach medial verschoben und in der Mitte durch Naht vereinigt. Die an der Stirnhaargrenze entstehenden Entnahmedefekte lassen sich nach Mobilisation der Schnittränder eventuell unter Excision von Burowschen Dreiecken primär vernähen.

Ist der mediane Stirndefekt breiter als 3,5 cm, muß man seine Deckung zumindest partiell durch ein *Vollhauttransplantat* aus der retroauriculären Region vornehmen.

### γ) Schräger Stirnlappen

Bei jüngeren Patienten und bei Frauen liegt die Stirnhaargrenze oft tiefer, so daß bei Planung des medianen Stirnlappens Schwierigkeiten entstehen können. In diesen Fällen kann der Schwenklappen als schräger Stirnlappen angelegt werden (Abb. 74 b, 75). Allerdings ist dabei mit einer auffallenden Narbenbildung zu rechnen.

Die Basis dieses Stirnlappens liegt schräg über der Glabella. Der Lappen selbst erstreckt sich fast über die gesamte Stirnhälfte. Die Incision an der caudalen Längsseite des Lappens beginnt am cranialen Rand der Entnahmestelle für die Innenauskleidung der Nase. Die craniale Incision verläuft parallel zur caudalen in dem der Breite des zu bildenden Lappens erforderlichen Abstand. Sie beginnt etwa 1 bis 2 cm oberhalb des medianen Endes der gegenseitigen Augenbraue (Abb. 74 b, 75).

Es ist darauf zu achten, daß die *Lappenbasis breit genug angelegt* wird. Da nur eine partielle arterielle Versorgung des Lappens gegebenen ist (Abb. 72), sollte das Verhältnis von 1 zu 2 zwischen der Breite der Lappenbasis und der Länge des Lappens nicht wesentlich überschritten werden. Das Ablösen des Lappens erfolgt direkt oberhalb der Galea aponeurotica. Auch die Basis, um die der Lappen geschwenkt werden soll, wird unter Schonung der A. supratrochlearis unterminiert.

Ist der Lappen auf die Wundfläche im Bereich der Nase aufgelegt, so fixiert man ihn zunächst mit einigen Situationsnähten. Dabei ist darauf zu achten, daß keine Spannung entsteht, durch die die Ernährung des Lappens gefährdet werden könnte. Im Bereich der Entnahmestelle an der Stirnhaargrenze werden die Wundränder so weit wie möglich durch Naht verschlossen. Die restliche Wundfläche wird durch einen frei transplantierten Spalt- oder Vollhautlappen abgedeckt. Ist die Einheilung des schrägen Stirnlappens vollzogen, wird der überschüssige Lappenanteil im Bereich der Basis zurückverlagert.

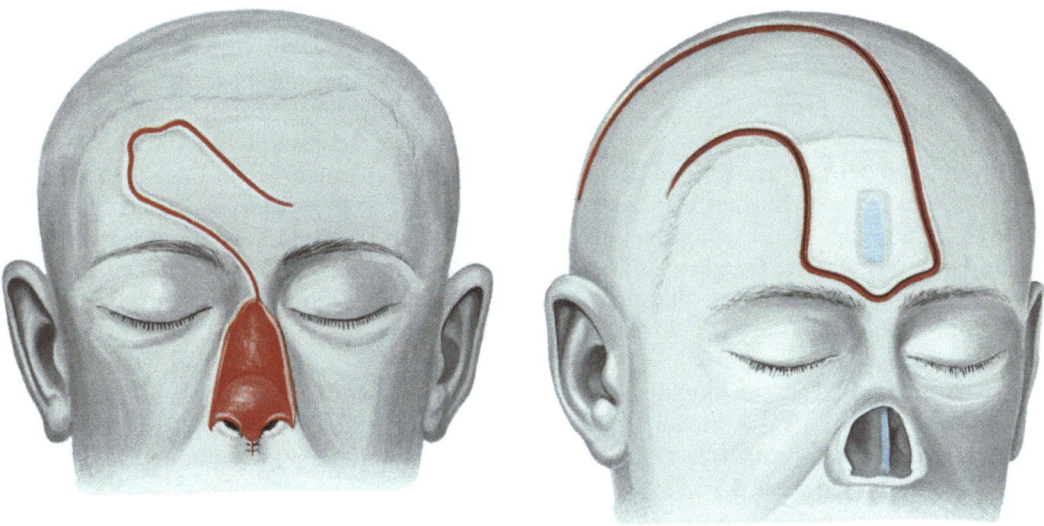

**Abb. 75**

**Abb. 76**

**Abb. 75.** Defektdeckung mittels eines schrägen Stirnlappens. Zur Bildung der Innenauskleidung der Nase wurde die gleiche Technik wie in Abb. 73a, b angewendet. Bei niedriger Stirn erfolgt die äußere Deckung der entstandenen Wundfläche durch einen schrägen Stirnlappen (*rote Linie*)

**Abb. 76.** Sichelförmiger Stirn-Skalplappen nach FARRIOR. Der Lappen wird arteriell über den Ramus auricularis aus der A. occipitalis und über die Rami auriculares anteriores sowie den Ramus parietalis aus der A. temporalis superficialis vesorgt. Er ist in Stirnmitte mit einem Haut-Knorpel-compositegraft zur Stabilisierung der Nase unterfüttert und wurde bei der Unterfütterung autonomisiert

### δ) Sichelförmiger Stirnlappen

Um die auffällige Narbenbildung im Entnahmegebiet des schrägen Stirnlappens zu vermeiden und die ästhetische Einheit der Region weitgehend zu erhalten, wurden sichel- und bogenförmige Transpositionslappen entwickelt. Zur Dekkung des Nasendefektes wird Haut aus der paramedianen oder lateralen Stirnregion benutzt. Unter Verwendung von Teilen der behaarten *Kopfhaut* ermöglichen diese Lappen als sog. *Stirn-Skalplappen* das Heranschaffen von genügend Material. Die arterielle Versorgung ist gut. Die im Entnahmegebiet entstehenden Narben sind relativ wenig sichtbar.

Der von NEW angegebene *temporo-frontale Sichellappen*, der sog. *„sickel flap"*, reicht für den subtotalen oder totalen Ersatz der Nase nicht aus. Er macht bei der Verlagerung in den Defektbereich eine erhebliche Torsion erforderlich und sollte deshalb autonomisiert werden.

DUREHAM und GILLIES empfehlen einen großen sichelförmigen Lappen, den sog. *„up and down forehead flap"*. Da er eine gute Ernährungsbasis besitzt, kann er ohne Autonomisierung in den Defekt eingeheilt werden. Etwas modifiziert wird dieser Lappen auch von FARRIOR benutzt, der den Stirnhautteil in die Mitte legt. Das distale Lappenende liegt zwischen beiden Augenbrauen (Abb. 76). Der Lappen erhält seine Versorgung aus den Aa. occipitalis, postauricularis und temporalis. Die bogenförmig geführte caudale Incision des Lappenstiels verläuft etwa in der Stirnhaargrenze und beginnt am Übergang der frontalen zur temporalen Region. Die posteriore craniale Incision beginnt etwa 3 Querfinger breit oberhalb und dorsal des cranialen Ohrmuschelrandes und zieht in Scheitelbeinhöhe bogenförmig durch die behaarte Kopfhaut auf die Stirn. Im Bereich der Stirnmitte wird der distale Lappenanteil entsprechend der Größe des Defektes umschnitten und zusammen mit dem Lappenstiel von der Unterlage abgehoben. Der sichelförmige Lappen wird auf den Defekt geschwenkt und sorgfältig in die Defekträder eingenäht. Der Entnahmedefekt auf der Stirn wird mit einem freien Vollhauttransplantat von retroauriculär gedeckt. Im Skalpbereich kann die Entnahmeregion vorübergehend mit einer Metalline-Folie versorgt werden.

Soll für die Innenauskleidung der Nase ein Haut-Knorpel-composite-graft unter den Stirnteil des Sichellappens unterfüttert werden (Abb. 76), so ist es zweckmäßig, den Lappen in gleicher Sitzung zu autonomisieren und seine Verlagerung erst nach 2 bis 3 Wochen vorzunehmen.

Wenn der Lappen nach weiteren 2 bis 3 Wochen vom Empfängergebiet ausreichend mit Blut versorgt ist, wird er am cranialen Rand des Nasendefektes durchtrennt. Seine behaarte Partie wird zum Skalp zurückverlagert. Der Entnahmedefekt auf der Stirn wurde bereits bei der Lappenverlagerung mit einem freien Vollhauttransplantat gedeckt.

Die sichelförmigen Stirnlappen haben gegenüber dem medianen und dem schrägen Stirnlappen den Vorteil, daß sie mehr Gewebe zur Defektdeckung zur Verfügung stellen und besser an die caudal gelegenen Nasendefekte herangeführt werden können.

*ε) Stirn-Skalp-Lappen*

Bei strahlenbelasteter Region oder bei ausgedehnten Nasendefekten kommt der erweiterte Stirn-Skalp-Lappen zur Anwendung. Dieser Lappen, der von CONVERSE (1942) als sog. *„scalping flap"* angegeben wurde, hat eine breite Basis mit einer *guten arteriellen Blutversorgung* aus dem Gebiet der Aa. temporalis

---

**Abb. 77a–g.** Rekonstruktion eines Nasendefektes mittels eines Stirn-Skalp-Lappens nach CONVERSE. **a** Der Nasendefekt ist zur Bildung einer Innenauskleidung umschnitten (*gestrichelte rote Linie*). Auf der Stirn ist lateral ein entsprechend großer Lappen gebildet, der durch eine coronare Schnittführung eine sehr breite und mit Gefäßen gut versorgte Basis besitzt. **b** Der Stirn-Skalp-Lappen ist abgehoben, der M. frontalis wird im Bereich des für die Defektdeckung vorgesehenen Stirnhautlappens geschont und in situ belassen. Der übrige Stirn-Skalp-Lappen wird unter Mitnahme der Galea aponeurotica und des M. frontalis der Gegenseite bis auf das Periost (Pericranium) abgelöst. **c** Sogenanntes „infolding" des caudalen Lappenrandes. Der etwas zungenförmig geschnittene Lappenrand wird zur Bildung einer Columella gefaltet und mit einer Naht fixiert. **d, e** Der zur Columellabildung gefaltete Lappenteil wird mit einer zweiten, im Bereich der Basis des „Rüssels" gelegten Naht einwärts gewinkelt. **f** Bei der Einwärtswinkelung des zur Columella gefalteten Lappenendes lassen sich zwei Nasenflügel formen. **g** Der Stirn-Skalp-Lappen ist mit seinem Stirnhautanteil nach „infolding" des caudalen Lappenendes in den Nasendefekt eingenäht. Der Entnahmebezirk im lateralen Stirnbereich ist mit einem Spalt- beziehungsweise Vollhautlappen abgedeckt. Die Entnahmefläche auf der Stirn und der behaarten Kopfhaut ist vorübergehend mit einer Metalline-Folie versorgt

# Stirn-Skalp-Lappen

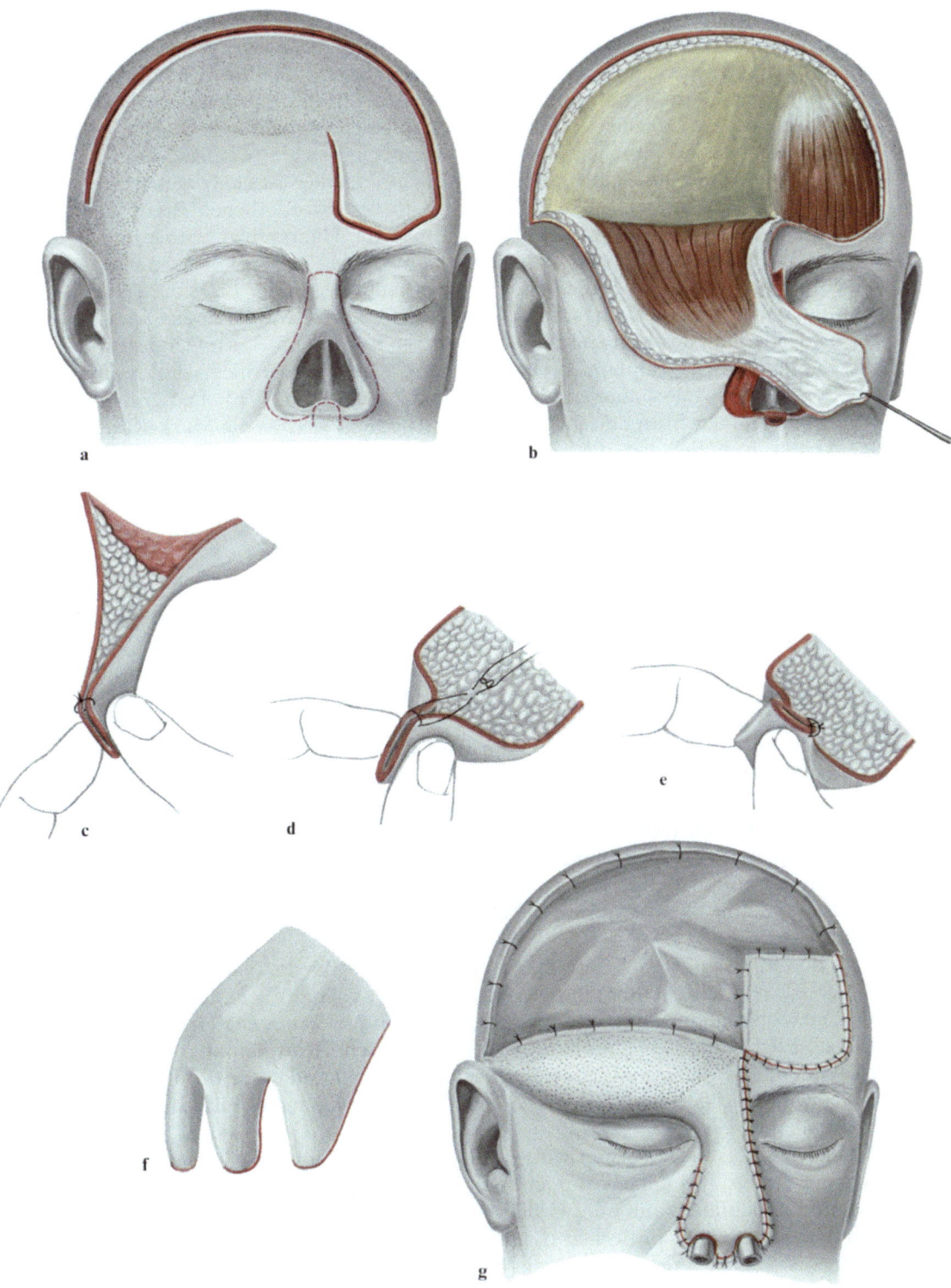

superficialis, supraorbitalis und supratrochlearis (Abb. 72). Er hat den Vorteil, daß der *größere Anteil der Incisionen im Bereich der behaarten Kopfhaut* und der resultierende Stirnhautdefekt mehr lateral im Stirnwinkel liegt. Beim Anlegen des Lappens wird der Stirnmuskel, Venter frontalis des M. occipitofrontalis, im Bereich des eigentlichen Entnahmedefektes geschont, was sich günstig auf die Erhaltung der ästhetischen Einheit der Stirnregion (Abb. 54) auswirkt.

Bei guter Sedierung kann der Eingriff in Lokalanaesthesie vorgenommen werden. Der Hautlappen auf der Stirn wird in der erforderlichen Breite umschnitten und die Incision medial bis maximal zur Haargrenze hochgezogen. Von der lateralen Begrenzung des Stirnhautanteils des Lappens legt man eine bogenförmige Incision über die behaarte Kopfhaut etwa in der Linie des Bügelschnittes nach UNTERBERGER (s.Bd. V/2 dieser Operationslehre) bis zwei Querfinger breit oberhalb des Helixansatzes der anderen Seite (Abb. 77a). Der gesamte umschnittene Stirn-Skalplappen wird mit der Galea aponeurotica vom Periost des Stirnbeins abgelöst und caudalwärts geschlagen (Abb. 77b). Lediglich im Bereich des auf der Stirn umschnittenen Lappenanteils werden die Muskelfasern des Venter frontalis und die Galea aponeurotica nicht mit abgehoben. Der Vorteil des Niveauwechsels bei der Lappenpräparation liegt neben dem oben erwähnten besseren ästhetischen Resultat auch darin, daß man auf diese Weise für das Einfalten und die Gestaltung der Nasenspitze im distalen Lappenbereich einen dünneren Hautbezirk gewinnt.

Bevor der Lappen in die Defekträder der Nase eingenäht wird, versucht man, Columella und Nasenflügel durch sog. „infolding" des caudalen Lappenrandes zu gestalten. Die Technik des sog. *„folding of the forehead flap"* wird DUBOWITZKY zugeschrieben. Es wurde zuerst von LABAT (1833) praktiziert und von PETRALI beschrieben. CONVERSE hat die Technik etwas modifiziert (Abb. 77c–f). Das caudale Lappenende wird bei diesem Vorgehen zusammengefaltet und an der Spitze vernäht. Dann wird der so entstandene Rüssel gegen die Wundfläche des Lappens eingeschlagen und mit einer Naht festgehalten. Auf diese Weise entsteht eine Columella, bei deren Einwärtsfalten zwei Nasenflügel gebildet werden (Abb. 77f). Danach wird der gesamte Stirnhautanteil des Stirn-Skalplappens in die Defektränder der Nase und des zungenförmigen Läppchens an der Columellabasis eingenäht (Abb. 77g). Der craniale Rand des Skalpanteils des Lappens wird durch subcutane Nähte am Periost des Stirnbeins fixiert.

In den Stirnwinkel, aus dem die unbehaarte Haut für die Nase entnommen worden ist, wird ein Spalthautlappen oder bei nicht allzu großem Defekt besser noch ein Vollhautlappen frei transplantiert. Die übrige Entnahmefläche auf der Stirn und der behaarten Kopfhaut wird mit Thiersch-Transplantaten oder mit einer Metalline-Folie provisorisch abgedeckt. Der Vollhautlappen für den Stirnwinkel wird aus der retroauriculären oder aus der supraclaviculären Region entnommen.

Nach drei bis vier Wochen wird der craniale, am Periost fixierte Rand des großen Stirn-Skalp-Lappens aufgetrennt und an der Glabella abgesetzt. Die gesamte Lappenfalte kann nun wieder auf den Schädel zurückgelegt und ausgebreitet werden. Nach Entfernen der Metalline-Folie bzw. des Thiersch-Transplantats ist ein sauberes, gut granulierendes Wundbett auf dem Periost vorhanden. – Zusätzliche Korrekturen im Bereich der Nasenspitze und der Nares können nach weiteren zwei bis drei Monaten vorgenommen werden.

In Fällen, in denen keine ausreichende Innenauskleidung aus der den Defekt umgebenden Region gebildet werden kann, ist eine *Unterfütterung des Stirn-Skalp-Lappens* im Bereich des Stirnhautteils mit einem Haut-Knorpel-composite-graft aus der Ohrmuschel möglich (WALTER). Man verbessert damit gleichzeitig die Stabilisation der Nasenflügel. Allerdings kann das Abheben des Stirn-Skalp-Lappens dann erst nach etwa drei Wochen erfolgen.

## c) Plastische Rekonstruktion bei subtotalen und totalen Nasendefekten durch Fernlappen

α) *Rekonstruktion durch Stiellappen aus dem Oberarm, sog. italienische Methode*

Soll nach Vollendung der Innenauskleidung der Nase (s.S. 117) die Deckung der entstandenen Wundfläche aus dem Oberarm erfolgen, so eignet sich das Verfahren von TAGLIACOZZI (1597), das JOSEPH in den 30er Jahren wieder aufgegriffen hat. Hierbei wird an der Innenseite des Oberarms ein gestielter Lappen gebildet.

Vor dem Umschneiden des Oberarmlappens werden seine *Lage, Größe und Form am sitzenden Patienten* durch Anlegen des Oberarms an den Nasendefekt *genau abgemessen und aufgezeichnet*. Dabei richtet man sich nach den Ausmaßen des Defektes. Um einen guten venösen Abfluß zu garantieren, soll die Lappenbasis caudal – d.h. bei hochgelagertem Arm zur Achselhöhle hin – gelegen sein. Für die Außendeckung der gesamten Nase hat der Lappen eine romboide Form (Abb. 78). Seine Breite beträgt an der Basis etwa 5 bis 6 cm, am distalen Lappenende nur 2,5 bis 3 cm, seine Gesamtlänge etwa 10 cm. Der caudale Lappenrand soll nicht näher als 5 bis 6 cm an die Cubitalfurche heranreichen. Da die Armhaut eine besonders große Schrumpfungsneigung besitzt, ist darauf zu achten, daß der Lappen nicht zu klein angelegt wird.

Ist der Lappen aufgezeichnet, so wird der Patient zur Operation gelagert. Nach entsprechender Lokalanaesthesie wird der Lappen am Oberarm umschnitten und vom Perimysium abpräpariert. Die entstandene Wundfläche am Arm kann bis dicht vor der Lappenbasis direkt vernäht werden. Stehen die Wundränder jedoch unter zu großer Spannung und besteht dadurch die Gefahr einer Abschnürung der Basis, erfolgt die Deckung des Entnahmebettes besser mit einem freien Spalthautlappen oder mit Metalline-Folie.

Der Arm des Patienten wird nun so gegen den Kopf gelagert (Abb. 61 c), daß der Lappen auf die breite Wundfläche im Nasenbereich aufgelegt und die Wundränder vernäht werden können. Um keine Spannung im Bereich der Naht zu erzeugen, muß die Länge des Lappens einen gewissen Spielraum lassen. Seine Basis soll fast in Höhe des Nasendefektes liegen. – Das Anlegen des fixierenden Verbands geschieht in der auf S. 103 beschriebenen Weise.

Treten während der Einheilungsphase z.B. durch eine ungewöhnliche Gewebereaktion oder Schwellungszustände Zeichen einer Ernährungsstörung im Lappen auf, so werden alle unter Spannung stehenden Nähte sofort gelöst und erst nach Abklingen der Reaktion neu gelegt.

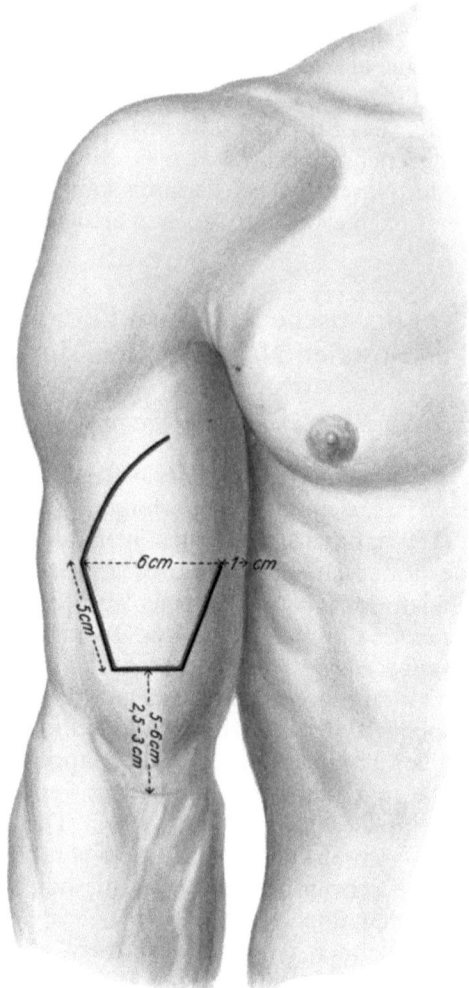

**Abb. 78.** Anlegen eines gestielten Lappens am Oberarm zur plastischen Deckung von subtotalen bzw. totalen Nasendefekten. An der Innenseite des Oberarms ist ein gestielter Lappen gebildet, dessen Basis in Richtung zur Achselhöhle zeigt (Aus: KLEINSCHMIDT, 1935)

Nach etwa 2 Wochen ist in der Regel eine ausreichende Ernährung des Lappens von der Nase her gewährleistet. Man kann das testen, indem man den Lappenstiel in der Nähe seiner Basis am Oberarm zunächst kurzfristig, später für längere Zeit abbindet. Verfärbt sich der Lappen bei diesem Test nicht, so kann er am Arm abgesetzt werden. Bei der Schnittführung ist zu beachten, daß vom Lappenstiel und von der Lappenbasis genügend Gewebe zur Rekonstruktion von Columella und Nasenflügeln mitgenommen wird.

Ist der Lappen am Arm abgetrennt, so kann der fixierende Verband abgenommen und die Verarbeitung des Lappenstiels zu Columella und Nasenflügeln vorgenommen werden. Nachkorrekturen in diesem Bereich müssen für spätere

Sitzungen vorgesehen werden. – Der Verschluß der Entnahmestelle am Arm erfolgt durch Lappenverschiebung.

### β) Rundstiellappen

Als Fernlappen kommen für die Rekonstruktion von subtotalen und totalen Nasendefekten auch Rundstiellappen in Betracht, die außer in der oben beschriebenen Oberarmregion auch in anderen Spenderregionen angelegt werden können. Dabei handelt es sich um Rundstiellappen aus der pectoralen (JOSEPH), der delto-pectoralen (AYMARD, BAKAMJIAN) und der acromio-pectoralen Region (GILLIES), aus denen neben der Außendeckung auch die Innenauskleidung der Nase hergestellt werden kann. Die Operationstechnik bei Anlage und Transplantation dieser Lappen ist in Band XII dieser Operationslehre dargestellt.

### γ) Myocutaner Pectoralis-major-Lappen

Eine Sonderform des Fernlappens stellt der von ARIYAN beschriebene myocutane Pectoralis-major-Lappen dar. Dieser Lappen enthält neben der Haut und der Subcutis die gesamte Schichtdicke des Pectoralismuskels einschließlich der daruntergelegenen Fascie. In dieser Fascie verlaufen A. und V. thoracoacromialis sowie der N. thoracicus lateralis anterior, die den Haut-Muskel-Lappen versorgen. Infolge der *ausgezeichneten Gefäßversorgung* kann man den Lappen bei einer relativ schmalen Basis genügend lang gestalten. Er kann ohne Autonomisierung in einer Sitzung angelegt und von der Brust in den Bereich des Nasendefektes hochgeschlagen werden. Dabei kann er zu einem Rundstiel geformt oder an seiner Wundfläche mit einer Metalline-Folie abgedeckt werden. Er kann ferner an seinem distalen Ende einen *verbreiterten Hautfuß* erhalten, der ein „infolding", ähnlich wie bei dem Stirn-Skalp-Lappen nach CONVERSE (Abb. 77 c–f), erlaubt.

Eine inselförmige Verlagerung des benötigten Hautareals an einem Gefäß-Muskelstiel des M. pectoralis major ist zwar grundsätzlich möglich, empfiehlt sich aber nicht für die Defektversorgung im Nasenbereich, da die dafür erforderliche Untertunnelung der Haut für die Führung des Gefäß-Muskelstiels ungünstig ist.

Die Transplantation des myocutanen Pectoralis-major-Lappens kann in Lokalanaesthesie durchgeführt werden. Ehe man den Lappen anlegt, müssen die Bezugspunkte Acromion (A) und Processus xyphoideus (B) markiert werden (Abb. 79 a). Eine Verbindungslinie zwischen diesen beiden Punkten deutet die Richtung der Lappenachse an. Sie wird auf die Haut aufgezeichnet. Der Hauptast der A. thoracoacromialis entspringt etwa in Höhe der Mitte der Clavicula. Auch dieser Punkt wird markiert (C). Die Lappenbasis liegt dann medial und lateral von diesem Punkt. Größe und Form des Lappens richten sich nach der Ausdehnung des Defektes und nach seinem Abstand von der Lappenbasis. Die Begrenzung des Lappens, die man sich jetzt auf die Haut aufzeichnet, ist durch die Verlaufsrichtung der A. thoracoacromialis vorgegeben (Abb. 79 a). Das Gefäß verläuft von seinem Ursprung, d.h. etwa von Punkt C aus, auf

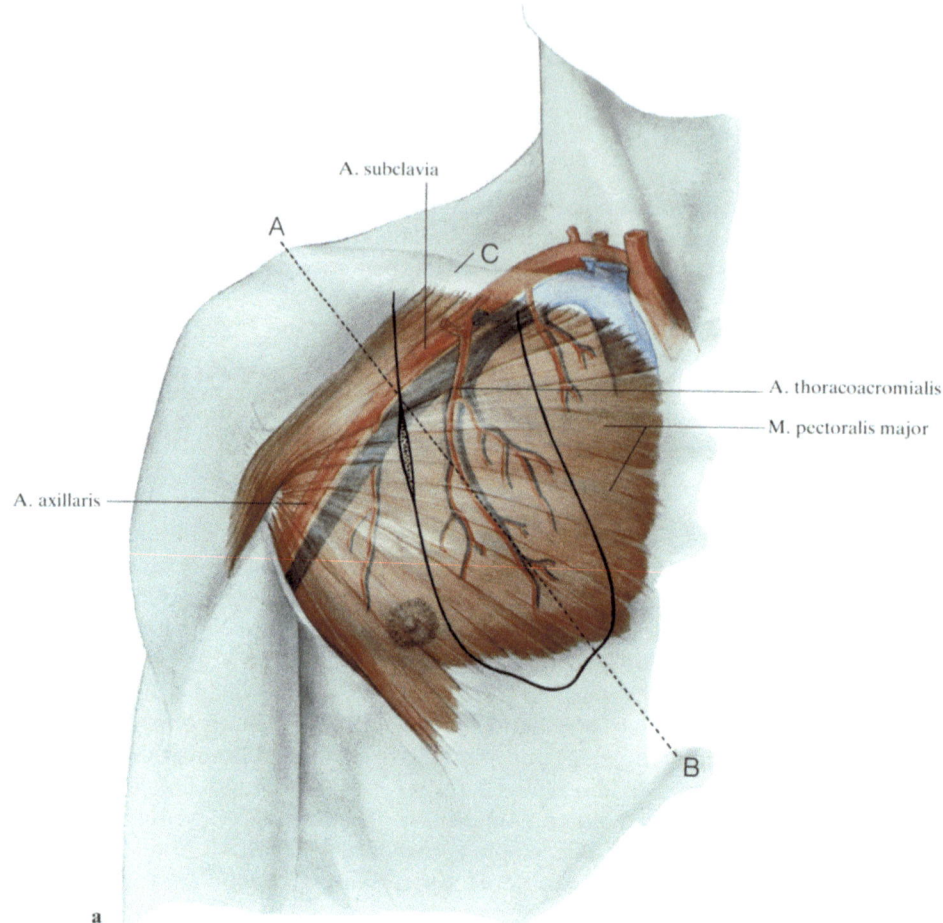

**Abb. 79a, b.** Anlegen eines myocutanen Pectoralis-major-Lappens zur Versorgung eines totalen Nasendefektes. **a** Der myocutane Lappen wird auf der rechten Brustseite markiert (*schwarze Linie*). Zur Bestimmung seiner Lage bedient man sich mehrerer Orientierungspunkte: Die Verbindungslinie AB vom Acromion zum Proc. xyphoideus gibt etwa die Lappenachse an. Der Punkt C entspricht etwa der Mitte der Clavicula. Hier tritt die A. thoracoacromialis in die Fascie des M. pectoralis major ein. Das punktierte Feld deutet die Stelle an, an der man die Incision zur Abhebung des Lappens beginnt. **b** Der myocutane Pectoralis-major-Lappen ist abgehoben und um 180° nach cranial geschwenkt. Er enthält die versorgende A. thoracoacromialis in der Fascie des Muskels. Das Lappenende ist so geschnitten, daß es in den Nasendefekt eingepaßt werden kann

die Linie A–B zwischen Acromion und Xyphoid zu und biegt hier in die Verlaufsrichtung der Linie A–B um.

In diesem Bereich wird etwa 1 bis 2 Querfinger lateral von der Linie A–B eine *Hautincision* von etwa 5 cm Länge vorgenommen, von der aus der Lappen abgehoben und das *versorgende Gefäß aufgesucht* wird. Man durchtrennt dabei die Haut und die gesamte Schicht des M. pectoralis major bis auf den M. pectoralis minor. Dann löst man durch stumpfe digitale Präparation den M.

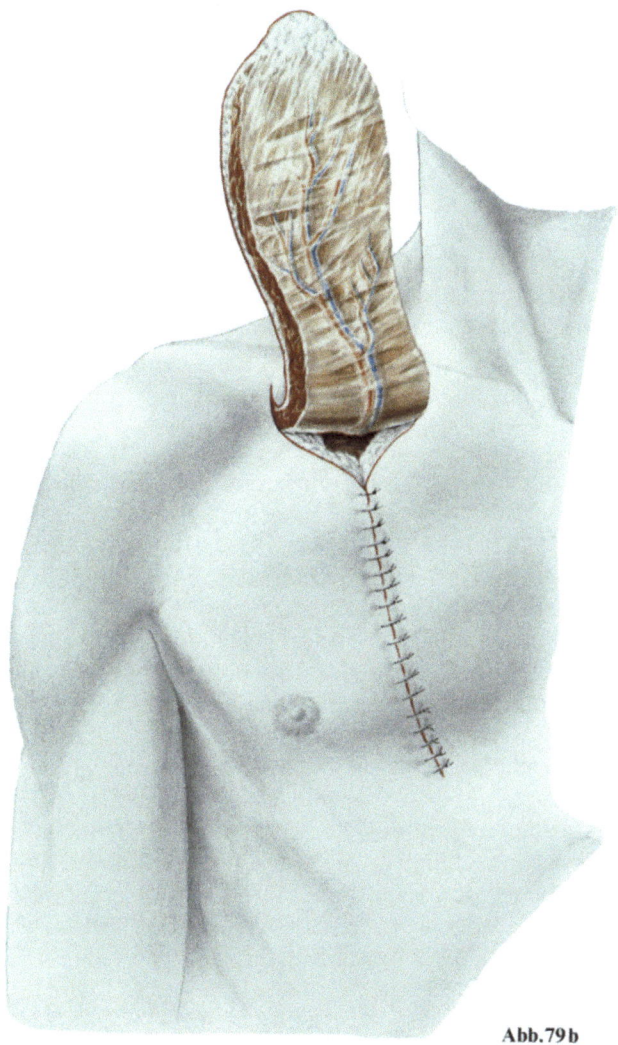

Abb. 79 b

pectoralis major mit der darunterliegenden Fascie vom M. pectoralis minor ab. In der Fascie kann man die versorgenden Gefäße palpieren oder beim Ausleuchten des Gebietes mit dem parallelstrahligen Licht einer Stirnlampe auch sehen. Der Lappen wird jetzt in dieser Schicht durch *stumpfe Präparation* weitgehend unterminiert. Dann werden Haut- und Muskelschicht längs der markierten Lappenbegrenzung durchtrennt und der bereits unterminierte Lappen von seiner Unterlage abgehoben.

Im Bereich des Nasendefektes sind die entsprechenden Vorbereitungen mit Innenauskleidung und Anfrischen der Defekträder bereits getroffen, so daß der myocutane Pectoralis-major-Lappen um nahezu 180° rotiert (Abb. 79 b) und *im Bereich des Nasendefektes eingenäht* werden kann. – Die Versorgung der Entnahmestelle des Lappens erfolgt durch primäre Naht der Wundränder. Für die Zeit der Einheilung im Nasenbereich wird der Lappenstiel mit einer Metalline-Folie abgedeckt. Zur besseren Fixierung des Lappens während der Einheilungsphase empfiehlt es sich, eine Gipsschale anzufertigen, die eine Anteflexion des Kopfes sicherstellt. – Der Lappenstiel kann in der Regel nach 10 bis 14 Tagen abgetrennt und das an der Nase eingeheilte Lappenmaterial verarbeitet werden.

Alle Fernlappen bringen hinsichtlich Farbe und Turgor des Gewebes nur partiell befriedigende Resultate. Außerdem ist ihre feine Konturierung im Bereich der Nasenspitze problematisch. Sie sollten daher nur für besondere Fälle, z.B. bei mehr oder weniger ausgedehnten Strahlenschäden der Nasenregion, in Betracht gezogen werden.

*δ) Frei transplantierte Lappen
mit microvasculärer Anastomosierung*

Als eine weitere Sonderform der Lappenbildung muß der frei transplantierte Lappen mit microvasculärer Anastomose Erwähnung finden (DANIEL u. TAYLOR 1973; O'BRIEN 1973, 1974; HARII u. OHMORI 1974).

Von HARII und OHMORI ist die erfolgreiche Anwendung eines frei transplantierten *myocutanen Lappens vom Oberschenkel unter Einschluß des M. gracilis* zur Deckung eines ausgedehnten Stirn- und Nasendefektes beschrieben worden. Bei dieser Technik wird im Bereich der Innenseite des Oberschenkels ein 8 mal 15 cm messender Hautlappen umschnitten, der im compound mit der Haut auch das subcutane Fett und den cranialen Teil des M. gracilis enthält. Die Lappenentnahme muß sehr sorgfältig geschehen, damit Muskel- und Fettgewebe nicht in der Ebene der Fascie auseinandergleiten, was die Gefäßversorgung zerstören würde. Die den compound-Lappen versorgenden Gefäße stammen aus der A. und V. profunda femoris. Sie werden freipräpariert und etwa 5 cm von der Lappengrenze entfernt abgetrennt. Die Empfängergefäße sind A. und V. temporalis superficialis oder A. u. V. facialis, die gleichfalls sorgfältig freigelegt werden müssen. Die Anastomosierung erfolgt nach den Prinzipien der microvasculären Chirurgie (BIEMER).

Auch andere Spenderregionen – wie deltopectorale Region, Leistengegend oder der Bereich des M. latissimus dorsi – kommen in Betracht.

# III. Operatives Vorgehen beim Rhinophym

## 1. Allgemeine Vorbemerkungen

Beim Rhinophym (HEBRA 1856) handelt es sich um eine Hyperplasie der Talgdrüsen mit einer periglandulären Fibrose, wobei es zuweilen zur monströsen Vergrößerung der Nase, zur sog. Knollennase, kommen kann. Die Hyperplasie geht meistens von den oberen Hautschichten aus. Deshalb muß die erkrankte Haut nicht in ihrer gesamten Dicke entfernt werden, sondern kann in ihren tieferen Schichten erhalten bleiben. Von dem belassenen Follikelepithel erfolgt dann die Epithelisierung der entstandenen Wundfläche. Nimmt man die Haut in ihrer gesamten Dicke weg, so entstehen unschöne Narben.

Für die Behandlung des Rhinophyms gibt es eine Reihe von unterschiedlichen Operationsmethoden. Als erster hat DIEFFENBACH (1845) eine Excision in Form einer senkrechten Ellipse aus dem Nasenrücken und der Nasenspitze sowie einer queren Ellipse aus je einem Nasenflügel empfohlen. Die Abschälung der Wucherungen bis auf das knorpelige Nasengerüst geht auf v. LANGENBECK (1851) zurück und wurde auch von STROMEYER (1864) sowie von OLLIER (1876) beschrieben. Seit OLLIER wird diese Technik auch als *Decortication* bezeichnet. Wird dagegen bei schichtweisem Abtragen der hyperplastischen Haut das Follikelepithel in den unteren Schichten zur Epithelisierung der Wundfläche erhalten, so sollte man nach SERCER von einer *Abrasion des Rhinophyms* sprechen. Eine subcutane Rhinophym-Entfernung wurde von WEINLECHNER (1901) und von BERSON (1948) angegeben. Das Abtragen des Rhinophyms mit der Diathermieschlinge (FARINA, ROSENBERG u.a.) birgt die Gefahr der Knorpelnekrose in sich. Eine kryochirurgische Behandlung des Rhinophyms empfehlen NOLAN sowie LINEHAN et al. Das Abschleifen mittels Drahtbürsten oder Fräsen (FARRIOR) kann nur als zusätzliche Maßnahme betrachtet werden. Über eine Behandlung des Rhinophyms mit Laserstrahlen finden sich in der Literatur bisher keine Angaben.

## 2. Technik der schichtweisen Rhinophymabtragung mit dem Messer, sog. Abrasion

Die gebräuchlichste Methode der Rhinophymbehandlung ist fraglos das schichtweise Abtragen des hyperplastischen Hautgewebes mit dem Messer. Geeignet ist ein Thierschsches Plastikmesser mit scharfer breiter Klinge, mit dem das Rhinophym breitflächig abgetragen werden kann (Abb. 80). Der Eingriff wird in Lokalanaesthesie ausgeführt, was zur Verminderung der Blutung beiträgt.

Bei der Abtragung ist darauf zu achten, daß auf der Schnittfläche *Follikelepithel zur Epithelisierung der Wundfläche stehenbleibt,* da sonst häßliche Narben entstehen. Nirgends sollte man bis zum Perichondrium oder bis zum Knorpel

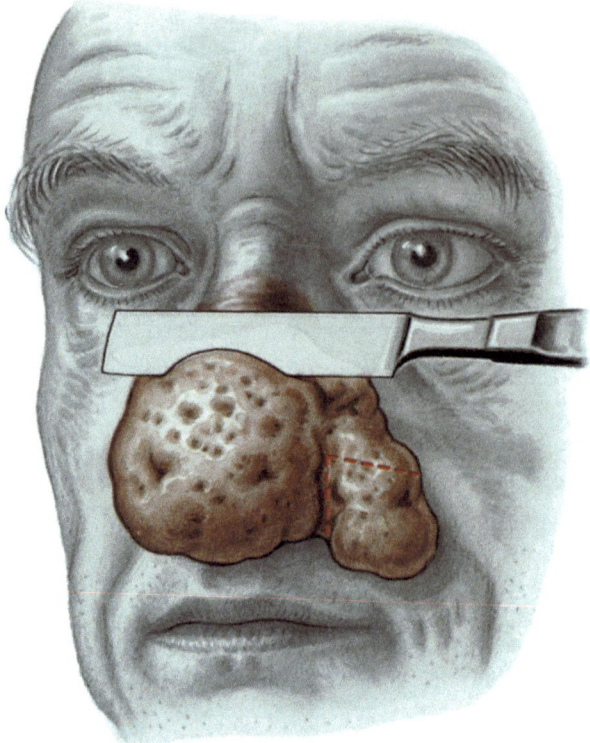

**Abb. 80.** Schichtweises Abtragen eines Rhinophyms, sog. Abrasion, mit dem Plastikmesser nach Thiersch. Bei knollenförmiger Lappenbildung des Rhinophyms werden die überhängenden Teile keilförmig excidiert (*rot gestrichelte Linie*)

vordringen. Ist man doch einmal so weit in die Tiefe gelangt, daß kein Follikelepithel mehr vorhanden ist, sollte man diese Partie mit einem Spalthauttransplantat abdecken, um eine narbige Einziehung zu verhindern.

Das *Abschälen der Nasenflügel* ist technisch einfacher, wenn man einen Finger in das Nasenloch einführt und dadurch den Flügel spannt. Auch die benachbarten Teile der Nase sollen, wenn sie Zeichen einer Hyperplasie tragen, in der gleichen Sitzung bearbeitet werden. Dabei empfiehlt sich die zusätzliche Anwendung von Schleifzylindern und Drahtbürsten, die mit Preßluft- oder Elektromotor betrieben werden (FARRIOR).

Bei sehr großen Rhinophym-Nasen mit mehreren „Knollen" muß man diese *knolligen Auswüchse* zusätzlich von einem Hautschnitt subcutan excidieren. Überschüssige Hautanteile werden reseziert. – Eine Verminderung der intraoperativen Blutung erreicht man durch zwischenzeitliches Aufdrücken eines mit einem Vasoconstrictor oder mit physiologischer Kochsalzlösung getränkten Gazetupfers.

Es ist darauf hinzuweisen, daß sich in einem Rhinophym gelegentlich ein Carcinoma in situ oder gar ein Plattenepithel-Carcinom verbergen kann (FREEMAN). Der Operateur ist daher angehalten, alles entfernte Rhinophymgewebe der histologischen Untersuchung zuzuführen.

Nach Beendigung des Eingriffs deckt man die Wundfläche mit einem Verband ab. Sehr geeignet dazu sind fertige, mit einer antibioticumhaltigen Salbe getränkte Gazeplatten. Mittels einer Aluminiumschiene kann man eine Druckverbandwirkung erzielen.

## 3. Subcutane Exstirpation des Rhinophyms

Die Methode von WEINLECHNER (1901) wird heute nur noch in der Modifikation nach BERSON (1948) durchgeführt. Von einem Bogenschnitt, der beiderseits am Nasenflügelrand entlang und über den cranialen Columellaansatz führt, wird die oberflächliche Rhinophymhaut hochgeklappt und das darunterliegende hyperplastische Rhinophymgewebe bis auf den Knorpel excidiert. Dann mobilisiert man die nicht am Rhinophym beteiligte Haut des Nasenrückens und der seitlichen Nasenabhänge im Sinne eines Decollements (s.S. 30) und zieht die gesamte hochgeklappte und mobilisierte Haut soweit caudalwärts, bis man die nicht erkrankte Haut mit der Incision am Nasenflügelrand beider Seiten durch Naht vereinigen kann. Die den Rhinophymrest enthaltende Hautpartie erscheint nun als Überschuß und kann reseziert werden.

Die subcutane Exstirpation des Rhinophyms hat den Vorteil, daß keine Wundflächen entstehen, die sekundär epithelisieren müssen. Sie eignet sich jedoch nicht bei ausgedehntem Rhinophym, da man das Mobilisieren und Herunterziehen der Nasenrückenhaut nicht übertreiben darf. Es wurden schon Nekrosen des Hautlappens mit Zerstörung des darunterliegenden Knorpels beobachtet.

## 4. Rhinoplastische Maßnahmen beim Rhinophym

Vielfach besteht beim Rhinophym eine Ptosis des gesamten knorpeligen Gewölbes der Nase mit Behinderung der Luftpassage durch die Nase. In derartigen Fällen sind neben der Abrasion des Rhinophyms zusätzliche rhinoplastische Maßnahmen zum Anheben der Nasenspitze erforderlich. Dabei kann es sich z.B. um eine keilförmige Knorpelresektion an der caudalen Septumkante mit Resektion eines keilförmigen Hautstreifens aus dem Septum membranaceum beiderseits handeln oder auch um eine Flügelknorpelrotation (s.S. 72).

# IV. Unterbindung der V. angularis bei Thrombophlebitis infolge von Entzündungen im Bereich von Nase und Oberlippe

Kommt es bei Entzündungen im Bereich der äußeren Nase und der Oberlippe, besonders bei Nasen- und Oberlippenfurunkeln, zu einer Thrombophlebitis der V. angularis, so droht das Fortschreiten dieses Prozesses über die Orbitalvenen bis zum Sinus cavernosus mit der Gefahr der Entwicklung einer Sinus-cavernosus-Thrombose. Druckschmerzhaftigkeit und Schwellung etwas medial oberhalb des Nasenaugenwinkels zeigen die Entwicklung der Thrombophlebitis in der V. angularis an und sind eine Indikation zum sofortigen operativen Eingriff.

Eine kleine bogenförmige Incision wird im Bereich des Nasenaugenwinkels an der seitlichen Nasenwand durch die Haut geführt, wobei der Schnitt gerade eben bis in die Subcutis reichen soll. Dann legt man die V. angularis präparatorisch frei und durchtrennt sie zwischen zwei Ligaturen. Erscheint die Vene normal, so genügt dieser Eingriff. Findet man sie aber thrombosiert bzw. thrombophlebitisch, grauweißlich verändert, so muß man sie in die Orbita hinein verfolgen, bis sie gesund erscheint, und hier unterbinden. – Es ist nicht zu empfehlen, die Vene nur von einem Hautschnitt aus zu durchtrennen, ohne sie vorher freipräpariert zu haben, da man dabei nicht sicher entscheiden kann ob der thrombophlebitische Prozeß nicht bereits weiter in Richtung zum Cavernosus fortgeschritten ist.

Ist schon eine Thrombose des Sinus cavernosus eingetreten, so ist die Schlitzung der Periorbita bis in den dorsalen Orbitaltrichter mit Spreizen des um die thrombosierten Venen gelegenen Gewebes zur Entlastung angezeigt (DENECKE). Den thrombophlebitischen Prozeß im Sinus cavernosus versucht man durch höchstdosierte antibiotische, fibrinolytische Therapie zum Stillstand zu bringen.

# B. Operationen an der inneren Nase

## I. Eingriffe an der Nasenscheidewand

### 1. Submuköse Fensterresektion des Septums

#### a) Indikationen zur submukösen Septumresektion

Die submuköse Septumresektion nach KILLIAN (1904) und nach FREER (1902) ist bei *Nasenscheidewandverbiegungen* indiziert, die eine Behinderung der Luftdurchgängigkeit der Nase verursachen. Häufig ist die Deviation des knorpeligen und knöchernen Septums mit einer sog. *Septumleiste*, einer Crista, verbunden, die entsprechend dem cranialen Vomerrand schräg von anterior caudal nach posterior cranial verläuft. Oft findet sich im Vomerbereich gleichzeitig ein *knöcherner Dorn*, eine sog. Spina, die sich bisweilen in die untere Muschel einbohrt. Durch den Muschelkontakt einer Crista oder einer Spina des Septums kann es zu dauernden Schwellungszuständen der Muschel kommen, die eine zusätzliche Behinderung der Nasenatmung verursachen. Ein in die Muschel eingespießter Dorn kann außerdem migränoiden Kopfschmerz auslösen. Die Beseitigung von Crista und Spina stellt daher eine der Indikationen zur submukösen Septumresektion dar.

Die submuköse Septumresektion kann auch als *präliminare Operation bei endonasalen Eingriffen* besonders an den Nasennebenhöhlen indiziert sein. Eine weitere Indikation ist *bei rezidivierendem Nasenbluten* gegeben, wenn die Blutungsquelle hinter einer ausgeprägten Deviation oder einer Spina liegt und man die erforderliche Tamponade erst nach dem Eingriff am Septum an den Ort der Blutung heranbringen kann. Außerdem kann die submuköse Entfernung des Septumknorpels oder -knochens zur Entspannung der Septumschleimhaut im Bereich der Blutungsstelle führen und auf diese Weise zur Blutstillung beitragen. Schließlich wird die submuköse Septumresektion *bei der perseptalen transsphenoidalen Hypophysenoperation* als Zugangsweg benutzt (s.S. 245).

Bei der Indikationsstellung zur submukösen Septumresektion muß die von KILLIAN und von FREER angegebene Technik berücksichtigt werden, die verlangt, daß ein Knorpelrahmen caudal und ventral erhalten bleibt, d.h. es wird eine sog. *Fensterresektion* vorgenommen. Alle Veränderungen am Septum, die auch den Bereich des zu erhaltenden Knorpelrahmens einschließen, sind für die submuköse Septumresektion nach KILLIAN-FREER nicht geeignet.

## b) Anaesthesie bei der submukösen Septumresektion

Der Eingriff wird in der Regel in Lokalanaesthesie vorgenommen. Zunächst wird eine *Oberflächenanaesthesie* der Schleimhaut durchgeführt. Man benutzt dazu am besten einen Watteträger, mit dem man Septumschleimhaut und Muscheln bestreicht. Danach legt man einen mit dem Oberflächenanaesthetikum getränkten Watteträger unter den Nasenrücken, um hier die Rami nasales septi aus dem N. ethmoidalis anterior zu treffen. Ein weiterer mit dem Oberflächenanaesthetikum getränkter Watteträger wird in den mittleren Nasengang zwischen unterer und mittlerer Muschel eingelegt, um eine Anaesthesie der Rami nasales posteriores laterales et septi des N. maxillaris zu bewirken, die aus der Flügelgaumengrube durch das Foramen sphenopalatinum in die Nasenhöhle eintreten. Danach wird die Septumregion zusätzlich mit einem *Lokalanaesthetikum* unter Zusatz eines Vasokonstriktors subperichondral und subperiostal injiziert, so daß sich Mucoperichondrium und Mucoperiost polsterartig von der knorpeligen oder knöchernen Unterlage abheben.

Wird der Eingriff in *Intubationsnarkose* durchgeführt, sollte man besonders im knorpeligen Anteil des Septums zusätzlich eine Infiltrationsanaesthesie vornehmen, um hier besser präparieren zu können. Es empfiehlt sich außerdem, eine Gazestreifentamponade neben den liegenden Tubus in den Hypopharynx einzulegen, um einer eventuellen Blutaspiration vorzubeugen.

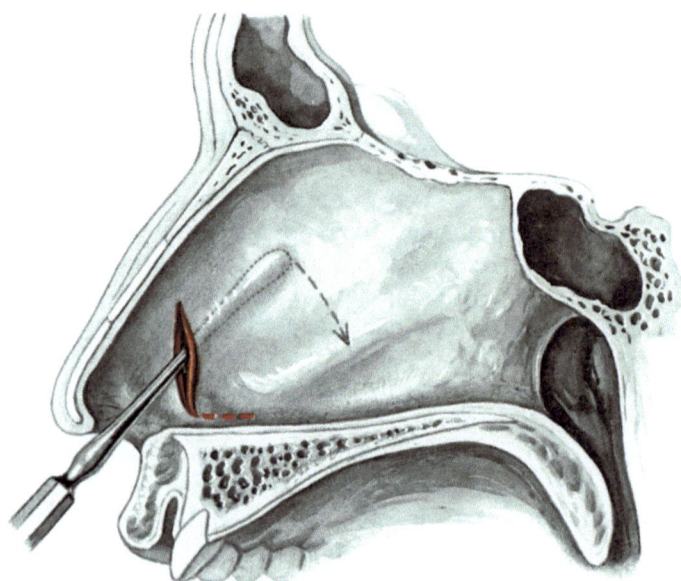

**Abb. 81.** Submucöse Septumresektion. Schnittführung auf der linken Septumseite. Die rot *gestrichelte Linie* stellt die mögliche Verlängerung des Schleimhautschnittes nach dorsal dar. Das durch den Schnitt eingeführte Elevatorium löst das Mucoperichondrium in Pfeilrichtung vom Knorpel

## c) Technik der submukösen Septumresektion

Bei Ausführung des Eingriffs in Lokalanaesthesie wird der Patient in halbsitzender Position gelagert. Es empfiehlt sich, beiderseits einen kleinen, spitz ausgezogenen Gazetupfer in die Nasenhöhle einzulegen, um das Abfließen von Blut in den Nasenrachenraum zu verhindern.

Für den rechtshändig operierenden Arzt ist es empfehlenswert, die Incision auf die linke Seite des Septums zu legen (Abb. 81). Dabei ist es ohne Bedeutung, nach welcher Seite das Septum verbogen ist. Die *Incision* wird vertikal geführt und muß so weit dorsal von der caudalen Septumkante liegen, daß hier ein tragfähiger Knorpelpfeiler von mindestens 10 mm Breite stehenbleibt (Abb. 82a). Ein ebenso breiter Knorpelstreifen ist unter dem Nasenrücken zu belassen. Längs des Nasenbodens kann die Incision etwas nach dorsal verlängert werden. Schleimhaut und Knorpel werden gleichzeitig durchtrennt, die *Schleimhaut der Gegenseite aber sorgfältig geschont*. Um sie nicht zu verletzen, orientiert man sich mit einem Finger der freien Hand vom anderen Nasenloch aus über die Lage der Messerspitze (Abb. 82a). Es empfiehlt sich, ein Septummesser nach BRÜNINGS oder ein Klingenmesser Nr. 15 zu benützen. – Ist es bei der Incision versehentlich doch zu einer Verletzung der Schleimhaut auf der Gegenseite gekommen, so löst man die Schleimhaut auf der Seite der Incision etwas weiter nach posterior vom Knorpel ab und durchtrennt den Knorpel erneut wenige Millimeter weiter dorsal (DÖDERLEIN, SEIFFERT).

Nun wird das *Perichondrium* mit einem Elevatorium nach FREER (Abb. 9b/12) oder nach COTTLE-MASING (Abb. 9b/10) auf der Seite der Incision *vom Knorpel abgelöst* (Abb. 81). Statt des Elevatoriums kann man zum Ablösen von Perichondrium und Periost auch einen sog. Präpariersauger (Abb. 9b/13) benutzen, dessen distale Öffnung etwas angeschärft ist. Um unter Sicht arbeiten zu können wird ein schlankes Nasenspekulum zwischen Knorpel und Perichondrium eingeführt und vorsichtig gespreizt. Das beste Licht spendet dabei eine Stirnlampe mit parallelstrahligem Licht. Ist man bei der subperichondralen Präparation bis an den Vomerrand gelangt, so wird das Elevatorium zurückgezogen und durch die Knorpelincision unter das Perichondrium der Gegenseite geführt. Dieses wird nun ebenfalls bis zum Vomerrand vom Knorpel gelöst (Abb. 82b).

Die beiderseits vom Perichondrium befreiten *deviierten Knorpelanteile* werden jetzt mit einer Nasenzange nach HEYMANN oder WEIL-BLAKESLEY (Abb. 9c/10, c/9) *abgetragen*. Die Benutzung eines Schwingmessers nach BALLENGER verführt den weniger Erfahrenen leicht zu einer über das notwendige Ausmaß hinausgehende Knorpelresektion. Erstreckt sich die Deviation auch auf den anteriorcranialen Anteil des Septums unter dem Nasenrücken, so muß der Knorpel hier sorgfältig mit dem Messer verschmälert werden, da bei zu brüskem Abbrechen mit der Zange die Gefahr eines Einbruchs des knorpeligen Rahmens und damit der Ausbildung einer Einsattelung besteht.

Nun kann auch das *Periost vom Vomer und* von dem Knochen der *Lamina perpendicularis abgelöst* werden, was in der für die Beseitigung der Deviation erforderlichen Ausdehnung erfolgt. Die an der Deviation beteiligten knöchernen Bezirke der Lamina perpendicularis und des Vomer werden jetzt *mit der Nasenzange herausgebrochen* (Abb. 82c). Ein *Septumdorn* wird am besten mit einem

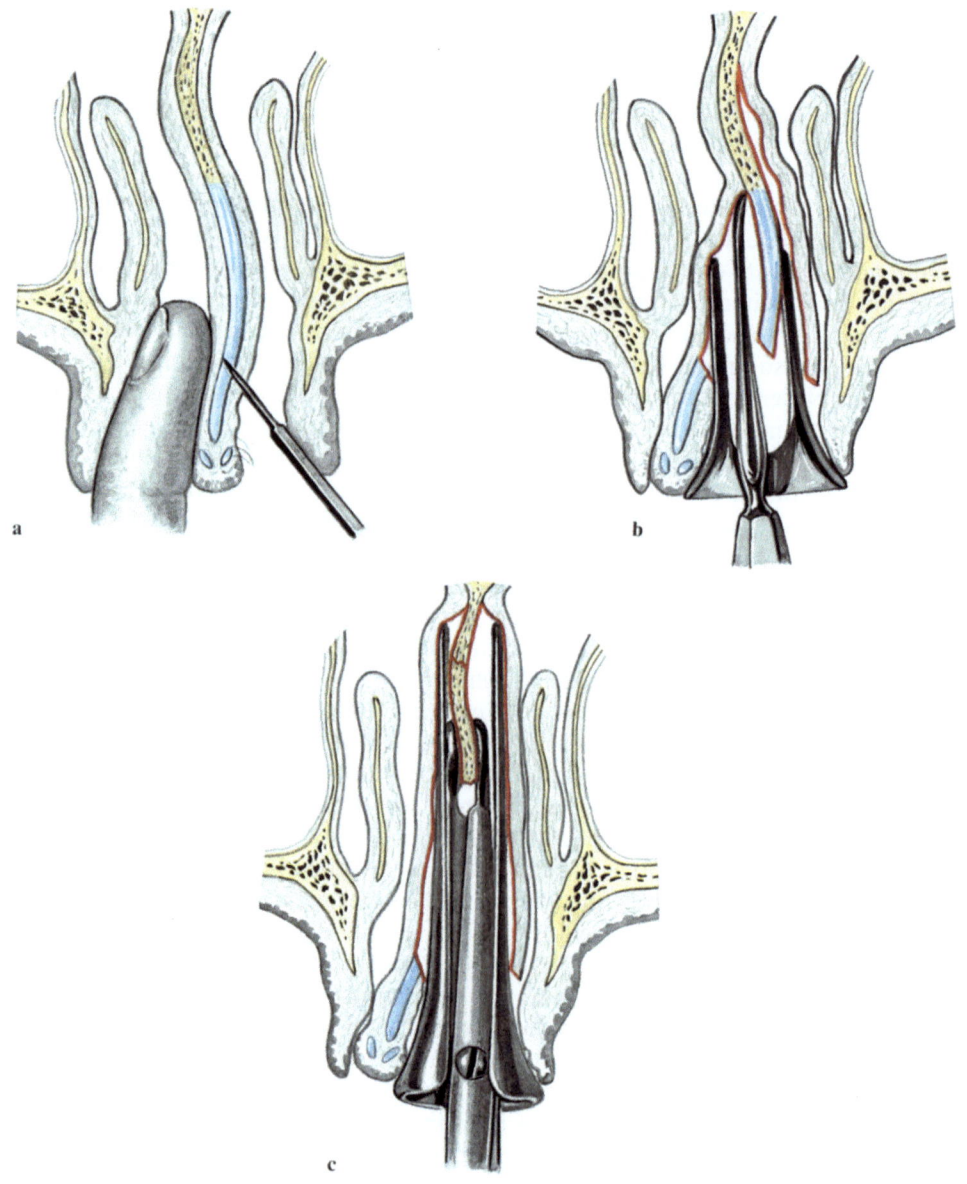

**Abb. 82a–c.** Submucöse Septumresektion. **a** Mit dem Zeigefinger der linken Hand orientiert sich der Operateur im rechten Nasengang über das Vordringen der Messerspitze durch den Septumknorpel. Es soll dadurch eine Verletzung des Mucoperichondrium der rechten Seite verhindert werden. **b** Mucoperichondrium und Mucoperiost der linken Septumseite sind abgelöst. Es folgt das Ablösen des Mucoperichondriums vom Knorpel auf der rechten Seite. Die scharfe Kante des Elevatoriums ist gegen den Knorpel gerichtet. **c** Nach Ablösen auch des Mucoperiosts vom knöchernen Septum können die deviierten Knochenanteile mit einer Knochenzange herausgebrochen werden. Ein schlankes Nasenspekulum spreizt die abgelösten Mucoperichondrium- und Mucoperiostblätter auseinander

4 mm breiten Meißel abgetragen. Eine *Bodenleiste* kann mit der abgebogenen Bodenleistenzange nach CRAIG gefaßt und herausgebrochen werden. Um ein Einreißen der Schleimhaut zu vermeiden, hat das nach gründlicher Ablösung der Schleimhaut vom Knochen sehr vorsichtig zu erfolgen. Bei Benutzung eines Meißels ist es zweckmäßig, die Hammerschläge von einer Hilfsperson ausführen zu lassen. Auf diese Weise kann man die Nase mit einem Nasenspekulum aufspreizen und unter Sicht arbeiten.

Kleine arterielle Blutungen aus dem Knochen können mit einem stumpfen Meißel oder mit Bienenwachs zum Stehen gebracht werden. Bisweilen genügt die vorübergehende Einlage eines mit einem Vasokonstriktor getränkten kleinen Spitztupfers.

Ist das devierte Septumgebiet subperichondral bzw. subperiostal reseziert, sind alle Knorpelsplitter und Koagula entfernt, dann prüft man nochmals die Durchgängigkeit der Nasenhöhlen mit einem Wattepinsel. Noch vorhandene störende Vorsprünge können jetzt beseitigt werden. Danach werden *beide Septumschleimhautblätter aneinandergelegt* und beide Nasenhöhlen mit einer Streifentamponade oder mit Schaumstoffstreifen *tamponiert*, um die postoperative Ausbildung eines Septumhämatoms zu verhindern. Der Schleimhautschnitt wird beim Einführen der Tamponade mit der einen Branche des Nasenspekulums gedeckt, um eine Verschiebung der Schleimhaut auf der Seite der Incision und ein Klaffen der Wunde zu vermeiden. Die Tamponade bleibt 1 bis 2 Tage liegen.

Aufgrund der Erfahrungen mit den weiterentwickelten Operationstechniken am Septum empfiehlt es sich heute, auch bei der submukösen Septumresektion nach KILLIAN-FREER abschließend eine *Reimplantation von entfernten Knorpel- und Knochenteilen* vorzunehmen, nachdem ihre Spannung durch Quetschen in einer Knorpelpresse (Abb. 9d/6) aufgelöst wurde. Man erreicht damit eine Stabilisierung des Septums, verhindert den Narbenzug, der sich unter Umständen auch auf die Profillinie auswirken kann, und erleichtert sich einen möglicherweise notwendig werdenden erneuten Zugang zum Septum. Auch wird auf diese Weise das gelegentlich auftretende postoperative Septumflattern vermieden.

# 2. Septumplastik

## a) Allgemeine Vorbemerkung

Bei der klassischen submukösen Fensterresektion des Septums nach KILLIAN (s.S. 137) beschränkt sich die Korrektur nur auf einen Teil des Septums, da der Fensterrahmen zur Erhaltung der Stabilität stehenbleiben muß. Zur Korrektur aller Septumabschnitte, also auch des anterior-caudalen und des anteriorventralen, die bei der Killianschen Technik erhalten werden, sind zahlreiche Techniken entwickelt worden (METZENBAUM, SAFIAN, SELTZER u.a.). Keine dieser Methoden konnte jedoch in allen Fällen befriedigen, weil einerseits mit Schwierigkeiten seitens des bearbeiteten Knorpels z.B. beim Ritzen, Riffeln oder Verdünnen zu rechnen ist und es andererseits bei Verwendung von Ersatzknorpel oder -knochen zur Verbiegung oder zur partiellen Resorption kommen kann.

Außerdem macht die Vielfalt der angegebenen Techniken dem Unerfahrenen die Auswahl und ein systematisches Vorgehen schwierig.

Deshalb muß dem Operateur ein genereller methodischer Leitweg aufgezeigt werden, der es ihm ermöglicht, in jedem Fall systematisch vorzugehen, um die betreffenden morphologischen Veränderungen aufdecken und die funktionellen Störungen beseitigen zu können. Die Operationsmethode hat dabei mehrere *Grundforderungen* zu erfüllen. Über einen *geeigneten Zugangsweg* muß die *Korrektur an jedem Ort des Septums* möglich sein. Das chirurgische Vorgehen hat dabei so konservativ wie möglich zu sein und sollte unter Schonung des Mucoperichondriums und Mucoperiosts sowie aller Septumabschnitte, die erhalten werden können, erfolgen. Andererseits hat es aber auch so radikal wie nötig zu sein. Außerdem muß es die *Wiederherstellung der Strukturen* ermöglichen, die für die Stabilität der Nase erforderlich sind. Das kann entweder durch Reposition der deviierten Knorpel- und Knochenpartien erfolgen oder durch ihre Resektion mit anschließender Rekonstruktion eines stabilen Septums. Schließlich soll durch die operativen Maßnahmen eine *einwandfreie Funktion der Nase* herbeigeführt werden. – Die Operationsmethode, die diesen Anforderungen am nächsten kommt, ist die Septumplastik nach COTTLE.

Es muß aber darauf hingewiesen werden, daß bei nicht korrekt durchgeführter Technik oder infolge einer postoperativ eintretenden Veränderung des korrigierten bzw. reimplantierten Knorpels erneut Funktionsstörungen auftreten können. In diesen Fällen empfiehlt es sich, eine *Nachoperation* durchzuführen, wobei sich die dann anzuwendende Technik nach den gegebenen Verhältnissen zu richten hat. In erster Linie kommt die Nachkorrektur des Septumknorpels unter Berücksichtigung des gesetzmäßigen Knorpelbiegungsverhaltens (s.S. 37 ff.) in Betracht. Es kann auch eine submuköse Nachresektion (s.S. 137) von deviierten oder verlagerten Knorpel- und Knochenteilen erforderlich werden. Diese Nachoperationen können infolge der Narbenbildung nach vorausgegangenem Septumeingriff technisch äußerst schwierig sein und sollten nur von einem erfahrenen Operateur vorgenommen werden.

## b) Indikation zur Septumplastik

Die Septumplastik ist in erster Linie bei *Behinderung der Nasenatmung* angezeigt, sofern diese mit morphologischen Veränderungen des Septums in Zusammenhang steht. Dabei sind gegenüber der submucösen Fensterresektion nach KILLIAN-FREER (s.S. 137) eine Reihe zusätzlicher Korrekturmöglichkeiten gegeben. Das gilt besonders für Korrekturen bei Subluxation der caudalen Septumkante und bei Vertikaldeviation im Bereich der sog. Minkschen Nasenvorhofklappe (s.S. 6).

Ursache für die Stellungsstörungen des Septums sind einerseits *Fehlentwicklungen während des Wachstums* z.B. beim Spitzgaumen, andererseits *frische und alte Septumfrakturen*, die in Verbindung mit einem Nasentrauma aufgetreten sind. Für alle drei Veränderungen bietet die Septumplastik geeignete Korrekturmöglichkeiten. Auch die *knorpelige Schiefnase* (s.S. 51 ff.) läßt sich fast ausschließlich durch die Technik der Septumplastik korrigieren. Die sog. *Span-*

*nungsnase* (s.S. 44) mit Behinderung der Nasenatmung infolge zu schmaler äußerer Nase, zu hohem Septum und Ansaugen der Nasenflügel (s.S. 71 ff.) ist eine weitere Indikation für die Septumplastik. Dabei wird die Septumplastik in der Regel in Verbindung mit einer Korrektur der knöchernen Nasenpyramide als sog. Septo-Rhinoplastik durchgeführt. Das gleiche gilt für die *knöcherne Schiefnase* (s.S. 51 ff.) und die *Höckernase* (s.S. 41 ff.). Auch bei der *knorpeligen Sattelnase* (s.S. 57) ist die Septumplastik zum Wiederaufbau des Septums und seiner Stützfunktion indiziert. Weitere Indikationen für die Septumplastik sind der operative *Verschluß von Septumperforationen* (s.S. 157), die Entspannung der Nasenschleimhaut bei *rezidivierendem Nasenbluten*, der *transseptale Zugang zur Keilbeinhöhle und zur Hypophyse* (s.S. 245) und schließlich die *Septumchirurgie im Kindesalter* (s.S. 156).

## c) Technik der Septumplastik

### α) Vorbemerkung

Für den wichtigen Schritt der operativen Aufdeckung der morphologischen Veränderungen am Septum hat COTTLE die *Hemitransfixion* (s.S. 27) und den *maxillo-prämaxillären Zugang* (s.S. 144) angegeben. Von diesen Zugangswegen aus wird das Ablösen des Mucoperichondriums und des Mucoperiosts an den entsprechenden Septumabschnitten vorgenommen.

COTTLE empfiehlt, systematisch drei sog. subperichondrale bzw. subperiostale Tunnel (Abb. 83 d) anzulegen. Mit Hilfe des *subperichondralen linken anterioren Tunnels* (Abb. 83 d, e) wird die Lamina quadrangularis auf der linken Seite freigelegt. Auf der rechten Seite bleibt das Mucoperichondrium mit dem Septumknorpel möglichst in Kontakt. Ein *subperiostaler rechter und linker inferiorer Tunnel* (Abb. 83 d, h) dient der Freilegung der Septumbasis, d.h. der Praemaxilla und der Crista maxillaris. Die beiden letztgenannten Tunnel werden über den maxillo-prämaxillären Zugang (s.S. 144) angelegt. Ist die Freilegung der knöchernen Septumabschnitte im Bereich der Lamina perpendicularis und des Vomer erforderlich, muß ein *subperiostaler linker posteriorer Tunnel* (Abb. 83 f) gebildet werden.

Gelegentlich ist es erforderlich, die Lateralknorpel vom Septumknorpel abzutrennen (s.S. 45). In diesen Fällen kann der linke Lateralknorpel vom linken anterioren Tunnel aus subperichondral abgetrennt werden. Für die Trennung des rechten Lateralknorpels vom Septumknorpel benötigt man zusätzlich einen *subperichondralen rechten anterior-ventralen Tunnel* (Abb. 83 d, g), der dicht unter dem Nasenrücken auf der rechten Septumseite gebildet wird.

Sobald die störenden Septumabschnitte freigelegt sind, werden sie durch Reposition oder durch Resektion mit anschließender Rekonstruktion korrigiert.

### β) Anaesthesie

Im allgemeinen wird der Eingriff in Lokalanaesthesie durchgeführt (s.S. 18), seltener in Allgemeinbetäubung. Bei Operationen in Lokalanaesthesie empfiehlt

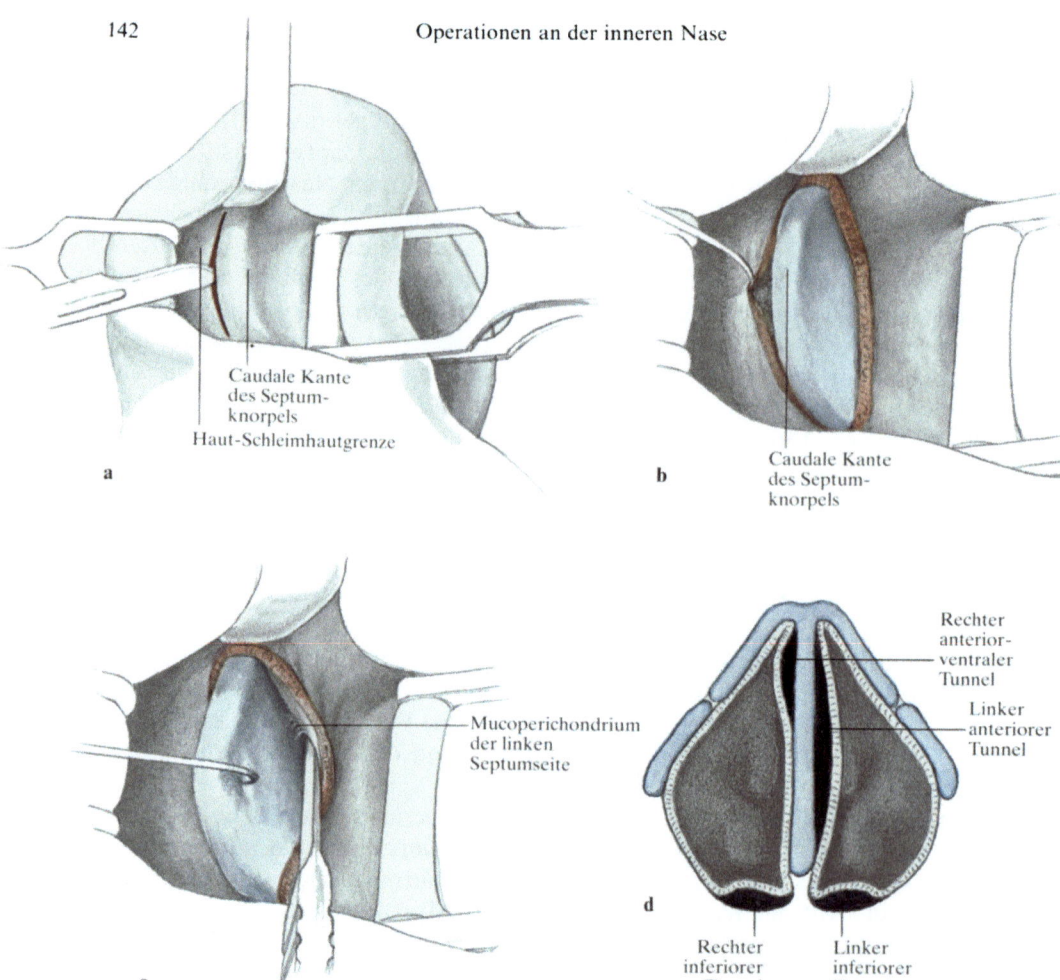

**Abb. 83a–h.** Septumplastik nach COTTLE. **a** Hemitransfixion. Der Schnitt liegt 1 bis 2 mm dorsal der caudalen Kante des Septumknorpels. Das Septum membranaceum ist durch eine Columellaklemme angespannt. Haken schützen den Nasenflügelrand vor Verletzung mit dem Skalpell. **b** Die caudale Kante des Septumknorpels ist freigelegt. **c** Präparation des linken anterioren subperichondralen Septumtunnels. Ein Einzinkerhaken fixiert die caudale Kante des Septumknorpels. Durch schabende Bewegungen mit einem Cottle-Messer wird das Mucoperichondrium vom Knorpel abgelöst. **d** Frontalschnitt (schematisch) in Höhe der caudalen Kante des Septumknorpels zur Darstellung der vier Septumtunnel. **e** Linker anteriorer subperichondraler Septumtunnel. Das Elevatorium ist von der Hemitransfixion rechts um die caudale Kante des Septumknorpels auf dessen linke Seite geführt und löst das linke Mucoperichondrium vom Septumknorpel ab. Das *schraffierte Feld* entspricht dem Ausmaß des linken anterioren Septumtunnels. **f** Linker posteriorer subperiostaler Septumtunnel. Situation wie in **e**, jedoch ist das Elevatorium über den linken anterioren Tunnel weiter nach dorsal geführt und löst das Mucoperiost der linken Septumseite ab. Das *schraffierte Feld* entspricht dem linken posterioren Tunnel, dessen Ausmaß von den zu resezierenden Septumknochenanteilen abhängig ist. **g** Rechter anterior-ventraler subperichondraler Septumtunnel. Die Ablösung des Mucoperichondriums (*schraffiertes Feld*) erfolgt auf der rechten Septumseite etwa bis zur Knorpel-Knochengrenze. **h** Linker inferiorer subperiostaler Septumtunnel. Das gebogene Elevatorium ist von der Hemitransfixion über die Kante der Apertura piriformis auf der linken Seite eingeführt und löst das Periost am Nasenboden und an der linken Seite der Praemaxilla und der Crista nasales maxillae et ossis palatinae ab (*schraffiertes Feld*)

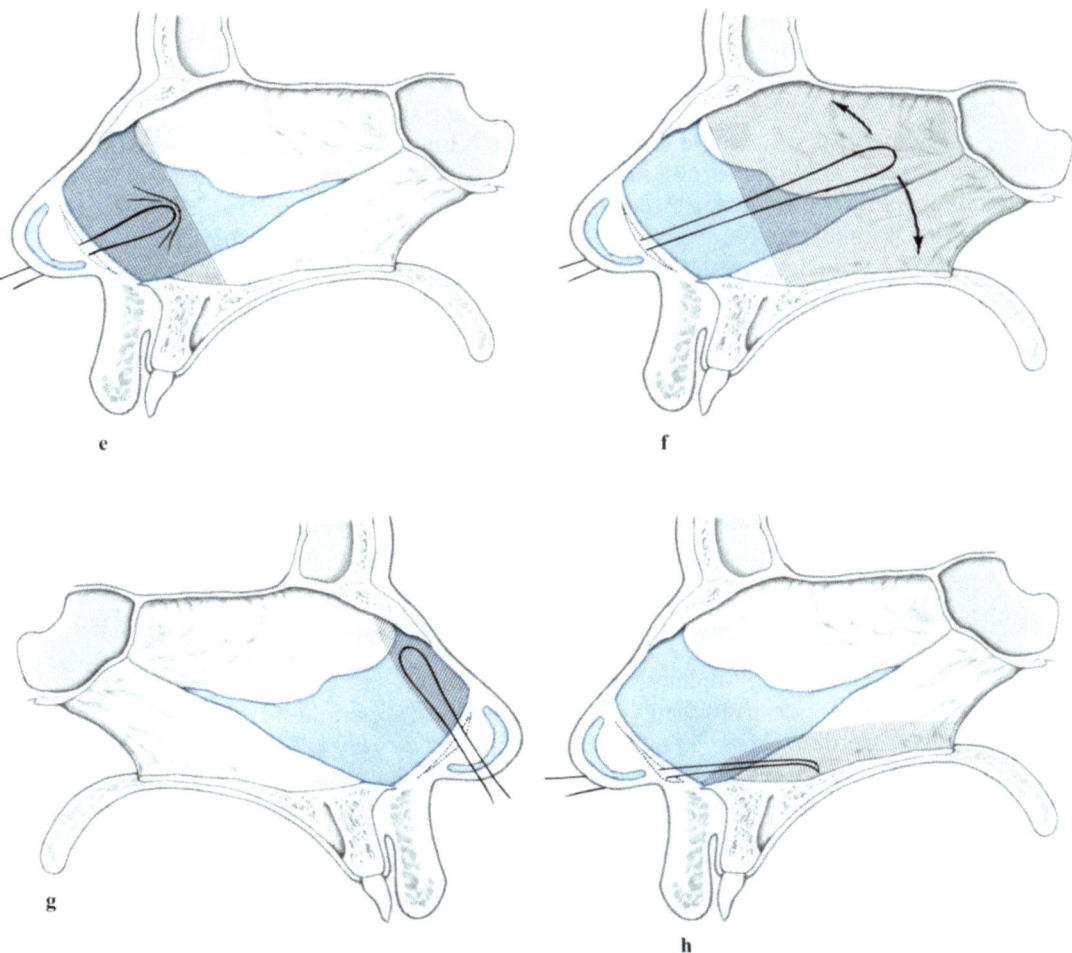

es sich, beide Nasenhöhlen zum Nasenrachen hin abzutamponieren, um das Herabfließen von Blut in den Pharynx zu verhindern. Bei Operationen in Allgemeinanaesthesie sollte man zusätzlich eine Lokalanaesthesie setzen, um blutfreier operieren zu können, und außerdem neben den intratrachealen Tubus eine Hypopharynxtamponade einlegen. Der Patient befindet sich in Rückenlage, wobei Oberkörper und Kopf um 20° bis 30° angehoben sind. Der Operateur steht in der Regel auf der rechten Seite des Patienten.

*γ) Hemitransfixion und Anlegen eines linken anterioren Tunnels*

Bei der Technik nach COTTLE erfolgt der Zugang zum Septum über die Hemitransfixion (s.S. 27). Dazu wird eine *Columellaklemme angelegt* (Abb. 83a, 9a/2). Unter leichtem caudalwärts gerichtetem Zug gleitet sie spürbar über die caudale Septumkante und wird in dieser Position am membranösen Septum fixiert. Mit der linken Hand wird sie nach links und etwas nach dorsal gedrängt.

Dadurch kommt das membranöse Septum auf der rechten Seite unter Spannung, und *das caudale knorpelige Septumende springt deutlich hervor*. Eine Hilfsperson hält mit einem Flügelschützerhaken den rechten Nasenflügel zurück und schützt ihn vor unbeabsichtigten Verletzungen mit dem Skalpell.

Die *Incision*, mit einem kurzbauchigen Klingenmesser Nr. 15 ausgeführt, liegt im rechten Nasenvorhof ca. 2 mm posterior des caudalen Randes des Septumknorpels, noch vor der Grenze zwischen Haut und Schleimhaut (Abb. 83a). Sie wird parallel zur Knorpelkante nicht ganz vom Nasenboden bis zur caudoventralen Kante des Septumknorpels unter dem Nasenrücken geführt. Das membranöse, häutige Septum bleibt intakt. Auf diese Weise erhält man sich eine passende Tasche für die Reinsertion des caudalen Septumendes oder für Implantate bei notwendiger plastischer Rekonstruktion des caudalen Septums.

Mit einer spitzen Schere wird die caudale Knorpelkante des Septums freigelegt. Ein in das incidierte rechte Perichondriumblatt eingesetzter scharfer Einzigerhaken (Abb. 83b) erleichtert die *Präparation*, die jetzt *um die freie Kante des Knorpels herum auf die linke Seite* herübergeführt wird. Bei diesem Schritt ist darauf zu achten, daß man durch schabende oder kratzende Bewegungen mit einem Cottle-Messer (Abb. 83c, 9b/6) *streng subperichondral* vorgeht. Die graublaue Farbe des Knorpels und des Perichondriums zeigt die richtige Schichtebene an, und man wird in guter Blutleere operieren, falls keine stärkeren Vernarbungen bestehen.

Jetzt kann die Columellaklemme abgenommen und ein mittellanges Spekulum mit schmalen Branchen (Abb. 9a/1) in die subperichondrale Tasche eingeschoben werden. *Man untertunnelt unter Sicht das linke Mucoperichondrium* vom Nasenrücken bis zur knöchernen Basis des Septums nach dorsal bis zu einer Tiefe von etwa 20 mm. Die so entstandene Tasche wird als *linker anteriorer Septumtunnel* bezeichnet (Abb. 83d, e). Das rechte Mucoperichondrium bleibt nach Möglichkeit in festem Kontakt mit dem Korpel und gewährleistet so eine gute Ernährung der caudalen Knorpelabschnitte. Die Präparation des linken anterioren Tunnels wird durch ein Decollement am Nasenrücken (s.S. 30ff.) erleichtert, das man ebenfalls über die Hemitransfixion (s.S. 27) ausführen kann.

### δ) *Maxillo-prämaxillärer Zugang*

Die *Exposition der caudalen Septumbasis* erfolgt über den sog. maxillo-prämaxillären Zugang. Mit einer kleinen stumpfen Schere geht man durch die Hemitransfixion ein, spreizt das membranöse Septum etwas auf, so daß eine kleine Tasche entsteht (Abb. 84). Danach dringt man mit zarten Spreizbewegungen hinter dem Musculus orbicularis der Oberlippe gegen die Spina nasalis anterior vor. Jetzt kann man ein schlankes Spekulum in die entstandene Tasche einsetzen und das *Periost zu beiden Seiten der Spina mit einem gebogenen scharfen Raspatorium ablösen* (Abb. 85). Starke bindegewebige Züge, die hier das knorpelige Septum auf Spina und Praemaxilla wie einen „Gelenkkopf in der Pfanne" kapselartig einscheiden, müssen mit einem 15er Messer durchtrennt werden. COTTLE bezeichnet diese Region als chondro-osseous joint (Abb. 86a, b).

Danach stellt man sich den unteren Rand der Apertura piriformis zu beiden Seiten der Spina dar, führt auf der rechten Seite ein gekrümmtes Elevatorium

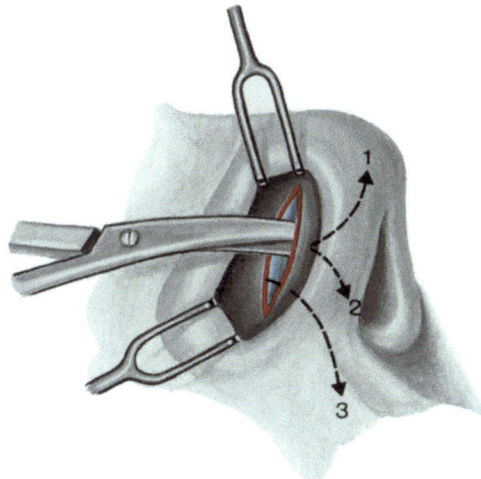

**Abb. 84.** Septumplastik nach COTTLE, maxillo-praemaxillärer Zugang. Mit einer stumpfen Schere wird das Septum membranaceum aufgespreizt (*1 und 2*). Danach dringt die Schere unter dem Musculus orbicularis oris gegen die Spina nasalis anterior vor (*3*)

(Abb. 9b/9) über die Crista der Apertur (Abb. 87) und *untertunnelt die knöcherne Septumbasis* bis zu einer Tiefe von etwa 20 mm. Das Elevatorium dringt dabei subperiostal vorbei an der Praemaxilla und entlang der Crista nasalis maxillae am Boden der rechten Nasenhöhle vor. Auf diese Weise entsteht ein sog. *rechter*

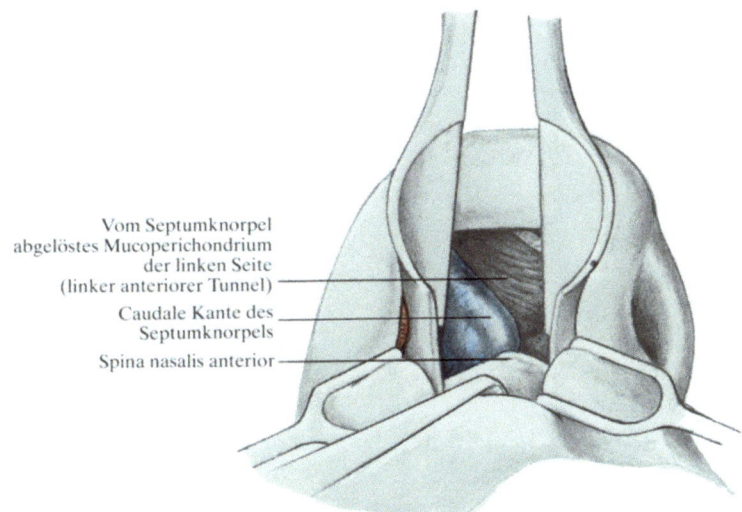

**Abb. 85.** Septumplastik nach COTTLE, maxillo-prämaxillärer Zugang. Ein mittellanges, schlankes Spekulum ist in den zwischen Septumknorpel und abgelöstem Mucoperichondrium auf der linken Seite gebildeten anterioren Septumtunnel eingeführt. Die Spina nasalis anterior wird mit Hilfe eines abgebogenen Raspatoriums freigelegt

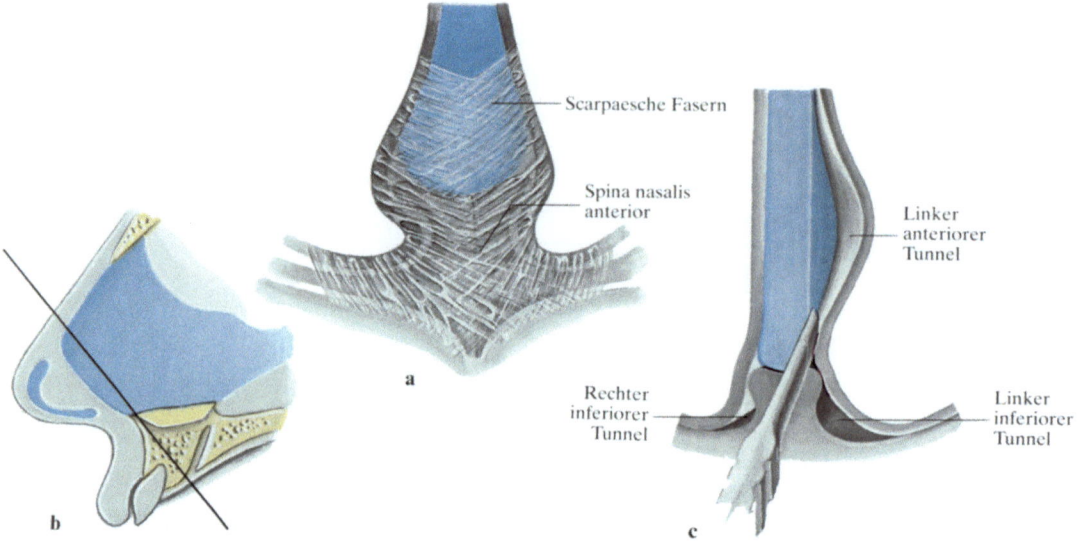

**Abb. 86a–c.** Septumplastik nach COTTLE. **a** Der sog. „chondro osseous joint" (COTTLE) ist eine kapselartige Verbindung zwischen caudalem Septumknorpel und Spina nasalis anterior. Hier verlaufen kräftige bindegewebige Faserzüge, die das knorpelige Septum auf der Spina fixieren. **b** Schnittebene von **a**. **c** Der anteriore und der inferiore Tunnel werden auf der linken Seite im Bereich des „chondro osseous joint" durch vorsichtige scharfe Präparation miteinander verbunden

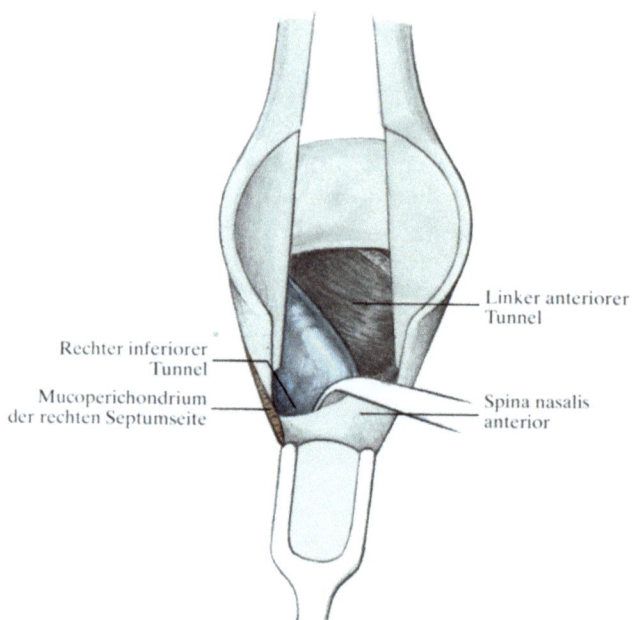

**Abb. 87.** Septumplastik nach COTTLE, maxillo-praemaxillärer Zugang. Anlegen des rechten inferioren Septumtunnels. Ein gebogenes Elevatorium wird über die Crista der Apertura piriformis in Richtung auf den Nasenboden geführt und dringt dabei subperiostal seitlich an der Praemaxilla entlang vor

*inferiorer Tunnel* (Abb. 83d). Wenn es die Situation erfordert (Abb. 92a–f), wird in gleicher Weise auch ein *linker inferiorer Tunnel* (Abb. 83d, h) angelegt. Damit ist ein Zugang zur Lamina quadrangularis und zur knöchernen Septumbasis geschaffen. Das weitere Vorgehen richtet sich nach den vorliegenden zu korrigierenden Veränderungen an den einzelnen Septumabschnitten.

### ε) *Korrektur von Vertikal- und Horizontaldeviationen*

Bei einer *vertikalen Deviation* bzw. bei einem meistens traumatisch entstandenen Vertikalknick des Septumknorpels muß eine *vertikale Knorpelstreifenresektion* durchgeführt werden (Abb. 88). Dazu wird der Knorpel in Höhe der Deviation subperichondral vom linken anterioren Tunnel aus mit einem über die Spitze gebogenen Messerchen (Abb. 9b/7) geritzt. Diese Knorpeleinritzung kann bis unter den Nasenrücken geführt werden. Anschließend wird eine zweite Knorpelritzung angelegt, die 3–5 mm weiter dorsal und parallel zur ersten verläuft. Der umschnittene Knorpelstreifen wird dann auch auf der rechten Seite subperichondral gelöst und entfernt.

Durch eine horizontale Incision (Abb. 88) kann das knorpelige Septum auch von seiner knöchernen Basis gelöst werden. Diese so *mobilisierte caudale Knorpelplatte*, die auf der rechten Seite im Compound mit dem Mucoperichondrium bleibt, läßt sich nun gut *in die Mitte reponieren*. Man wird immer versuchen, ein möglichst großes caudales Knorpel-Mucoperichondrium-Compound zu erhalten, muß sich aber nach der Lokalisation der Vertikaldeviationen richten.

Bei den *Horizontaldeviationen* handelt es sich entweder um Verbiegungen des Septumknorpels in der Horizontalebene oder um Leisten bzw. um Dornbildungen des knöchernen Septums, sog. Cristae und Spinae septi.

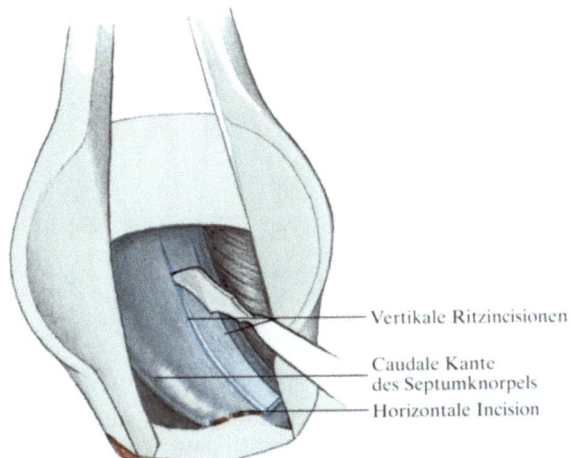

**Abb. 88.** Septumplastik nach COTTLE. Vertikale Streifenresektion. Ein schlankes Nasenspekulum ist in den linken anterioren Septumtunnel eingeführt. Vor dem knorpelig-knöchernen Übergang oder vor einer Vertikaldeviation wird mit einem Ritzmesser eine vertikale Incision oder auch eine vertikale streifenförmige Resektion durchgeführt. Durch eine horizontale Incision (*rot gestrichelte Linie*) wird die caudale Septumknorpelplatte vom Knochen abgelöst

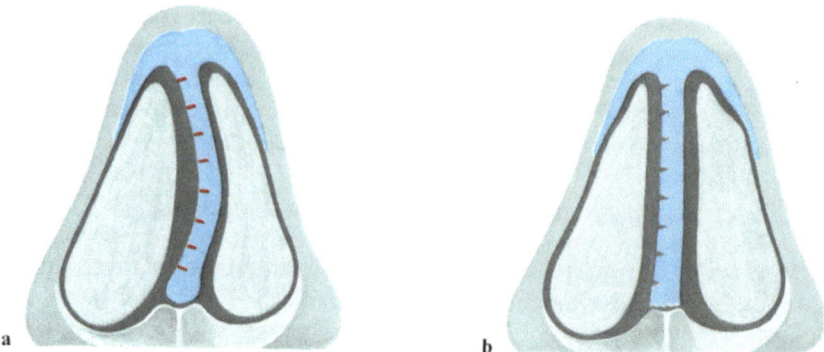

**Abb. 89a, b.** Korrektur einer horizontalen Septumknorpeldeviaton. **a** Der nach links konvex deviierte Septumknorpel ist nach Anlegen eines rechten anterioren Tunnels auf der rechten Seite horizontal eingeritzt. **b** Nach dem gesetzmäßigen Knorpelbiegungsverhalten nach GIBSON, DAVIS und FRY (Abb. 20a–d) wird der Septumknorpel durch die Wirkung der Spannungskräfte geradegestellt

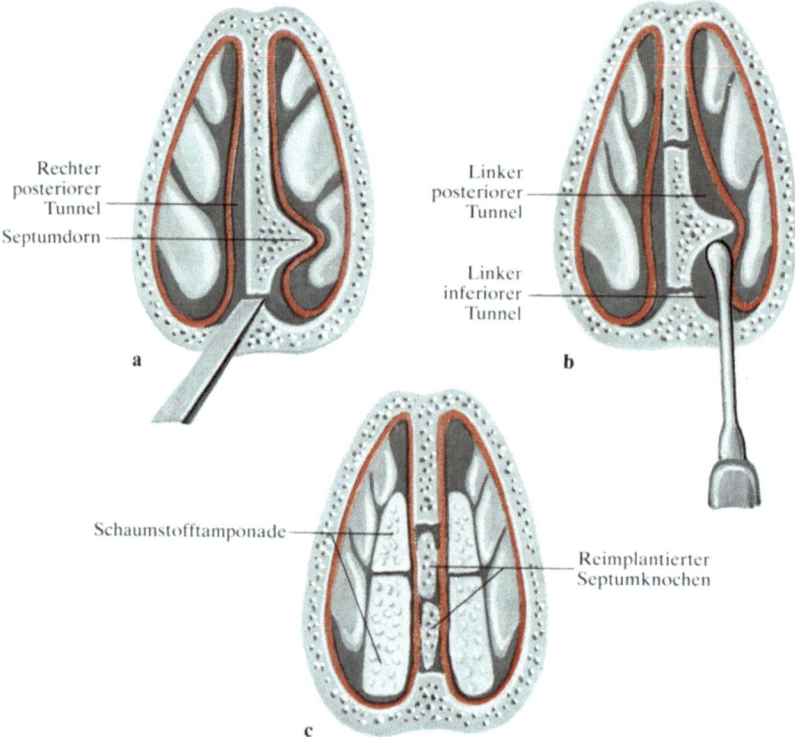

**Abb. 90a–c.** Korrektur einer knöchernen Horizontaldeviation. **a** Zur Resektion eines auf der linken Seite entwickelten Septumdorns sind ein rechter posteriorer und ein linker inferiorer Tunnel angelegt. Mit einem 4 mm breiten Meißel wird das knöcherne Septum am Boden gelöst. **b** Auf der Seite des Dorns wird eine subperiostale Ablösung superior und inferior des Dorns ausgeführt. Cranial des Dorns ist das knöcherne Septum mit dem Meißel durchtrennt. Danach läßt sich das mobilisierte Knochenstück von dem über der Dornspitze noch anhaftenden Mucoperiost medialwärts ablösen und entfernen. **c** Die in einem Knochenzertrümmerer begradigten Knochenstücke sind reimplantiert und durch Schaumstofftamponaden in ihrer Position fixiert

Eine horizontale Deviation des knorpeligen Septums läßt sich durch eine *streifenförmige Resektion* korrigieren, die man im Septumknorpel horizontal unmittelbar oberhalb der Crista nasalis maxillae und der Praemaxilla bis zur Spina nasalis anterior vornimmt (Abb. 88). Man erreicht diesen Septumabschnitt *über den linken anterioren Tunnel*.

Wenn das knorpelige Septum vorher unter Spannung stand, wird die horizontale Deviation dadurch häufig ausgeglichen. Auch eine vorsichtige *horizontale Einritzung des Knorpels auf der konkaven Seite der Verbiegung* kann die Begradigung des Knorpels herbeiführen. Dabei sind die von GIBSON und DAVIS sowie von FRY genau beschriebenen, gesetzmäßig sich verhaltenden Knorpelbiegungstendenzen zu beachten (Abb. 89a, b). Die Einritzungen dürfen nicht durch die gesamte Dicke des Knorpels gehen.

Zur Beseitigung von knöchernen Horizontaldeviationen, den *Septumleisten* oder *Dornbildungen*, muß man die Schleimhaut zuerst auf deren Gegenseite ablösen, da sie im Bereich von Leisten und Dornen bei unsachgemäßem Vorgehen sehr leicht einreißt (Abb. 90a, b). Das bedeutet, daß man in diesen Fällen einen *posterioren Tunnel* anlegen muß. Befindet sich die horizontale Deformität auf der rechten Seite, so wird ein linker posteriorer Tunnel (Abb. 83f) gebildet. Von einer vorher im knorpeligen Septum angelegten vertikalen Incision aus kann man das Mucoperiost auf der rechten Seite superior und inferior der bestehenden horizontalen Deformität ablösen. Die Spitze des Dornes bzw. die Kante der Leiste bleibt dabei noch mit dem Mucoperichondrium oder dem Mucoperiost dieser Seite in Verbindung. Es erfolgt zunächst die Mobilisierung der Horizontaldeviation durch *horizontale Incisionen superior und inferior der Deviation*, wobei die Incisionen hier am besten mit einem geraden 4 mm breiten Meißel vorgenommen werden (Abb. 90a). Das so mobilisierte Knochenstück läßt sich nun von dem rechten Schleimhautblatt nach medial abziehen und ohne Schleimhautverletzung herauslösen. – Hat sich die horizontale knöcherne Deformität des Septums nach links entwickelt, so legt man einen rechten posterioren Tunnel an (Abb. 90a). Dafür wird vom linken anterioren Tunnel aus an geeigneter Stelle eine vertikale Incision in den Septumknorpel gelegt und von hier aus das rechte Mucoperiost vom Septum abgelöst. Dann verfährt man in entsprechend umgekehrter Weise wie oben für eine nach rechts gerichtete horizontale Deformität geschildert (Abb. 90a, b).

Mußten Knorpel- oder Knochenanteile des Septums reseziert werden, so sind *Maßnahmen zur Rekonstruktion* anzuschließen. In erster Linie muß man versuchen, die entfernten Knorpel- und Knochenanteile für die *Reimplantation* wieder zu verwenden. Dazu werden sie zurechtgeschnitten und in einem Zertrümmerer (Abb. 9d/6) so gequetscht, das keine elastische Verbiegungstendenz der Knorpelteile mehr besteht und daß die zu implantierenden Knochenanteile gerade und platt gestaltet sind. Dann werden diese vorbereiteten Knorpel- und Knochenstücke mit einer Kniepinzette mosaikartig zwischen die Schleimhautblätter des Septums eingelegt. Vorher werden beide Nasenhöhlen tamponiert, um ein Verschieben der implantierten Stücke zu verhindern (Abb. 90c).

Abschließend wird die mobilisierte caudale Knorpelplatte, die mit dem rechten Mucoperichondrium in Zusammenhang geblieben war, auf die Praemaxilla und die Spina nasalis anterior aufgestellt. Der Hemitransfixionsschnitt wird durch atraumatische Naht sorgfältig verschlossen. Man erleichtert sich die *Fixierung des caudalen Septums* durch Verwendung von zwei Splints (Abb. 9d/5) aus Silikon oder Teflon (REUTER), die beiderseits eingebracht werden und im „Sandwichverfahren" beide Mucoperichondriumblätter und den Knorpel zwischen sich nehmen. Ihre Fixierung erfolgt mittels durchgreifender Nähte. Sie werden posterior des vertikalen Knorpelschnittes eingestochen und anterior des Hemitransfixionsschnittes wieder zurückgeführt. – Eine *Tamponade* beider Nasenhöhlen (s.S. 36) ist für die Dauer von 2–4 Tagen vorzusehen, gleichfalls ist ein Heftpflasterschienenverband zu empfehlen.

War im caudalen Septumabschnitt infolge zu starker Vertikal- oder Horizontaldeviation des Knorpels *keine genügend stützfähige Knorpelplatte* zu erhalten, so muß man diese Abstützung durch anterio-caudale Verlagerung des mobilisierten knorpeligen und knöchernen Septums oder durch Verwendung von Implantaten rekonstruieren.

## d) Septumplastik zur Korrektur einzelner Septumabschnitte

### α) *Korrektur der Subluxatio septi*

Bei der Subluxatio septi reicht die freie Kante des Septumknorpels über die Spina nasalis anterior zu weit caudalwärts nach vorn und weicht von der Mitte ab. Der Septumknorpel steht dabei meistens unter Spannung und ist horizontal verbogen.

METZENBAUM (1929) war der erste, der erkannte, daß eine caudale Deviation des Septumknorpels nicht durch Resektion des Knorpels sondern nur durch Mobilisation und Medianverlagerung der caudalen Septumanteile korrigiert werden kann. Er hat dazu die sog. Swing-door-Methode angegeben.

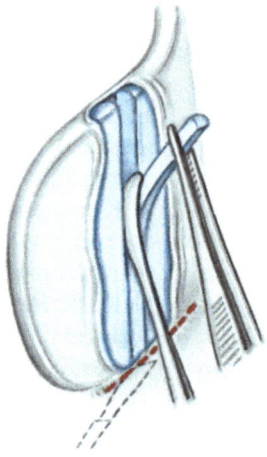

**Abb. 91.** Korrektur der Subluxatio septi, sog. Swinging-door-Technik nach SELTZER. Eine vertikale Streifenresektion wird durch die gesamte Höhe des Septumknorpels ausgeführt. Dann wird die caudale Septumknorpelplatte von der knöchernen Basis abgelöst (*rot gestrichelte Linie*)

SELTZER (1944) hat die Methode von METZENBAUM verfeinert und seine Modifikation „*Swinging-door-Technik*" genannt. Er geht dabei von der Transfixion (s.S. 25) auf das caudale Ende des Septumknorpels ein, das auf diesem Wege gut mobilisiert werden kann. Von einem Schleimhautschnitt auf der linken Seite in Höhe der Deviation wird ein vertikaler Knorpelstreifen subperichondral reseziert (Abb. 91). Nach Abtrennen des knorpeligen Septums von der knöchernen Basis durch die Schleimhaut hindurch kann die so entstandene caudale Septumplatte wie eine schwingende Tür bewegt und in die Mitte zurückverlagert werden. Sie wird im Bereich der Transfixion mittels Matratzennähten in der korrigierten Stellung an die Columella fixiert.

Die Methode nach SELTZER sollte nicht in den Fällen Anwendung finden, in denen *die Subluxation oder die Deviation im caudalen Septumabschnitt durch Narbengewebe fixiert* oder durch starke Abknickung des Septumknorpels bedingt ist (Abb. 92a, b). Hierbei empfiehlt sich die oben beschriebene Technik der *Septumplastik nach* COTTLE. Man benutzt die Hemitransfixion (s.S. 27) und die Präparation eines linken anterioren Tunnels zur Exposition des caudalen Septums und legt über den maxillo-prämaxillären Zugang die beiden inferioren Tunnel an (s.S. 145). Meistens finden sich mehr oder weniger ausgedehnte Narben im Bereich der Spina nasalis anterior, die das caudale Septum in der Subluxationsstellung fixieren. Man muß diese Narben zusammen mit den kapselartigen bindegewebigen Fasern des sog. chondro osseous joint (Abb. 86a–c) durchtrennen und den caudalen Septumknorpel vom Knochen der Spina nasalis ablösen.

Der auf diese Weise aus den Narben befreite Septumknorpel, der sich durch den Narbenzug häufig in einer Biegungsstellung befand, streckt sich meistens von selbst. Der überschüssige Anteil des Knorpels wird dann über der Praemaxilla und der Spina nasalis anterior durch eine horizontale Streifenresektion entfernt. Das überlange caudale Ende des Septumknorpels kann an seiner freien Kante bis auf das Spinaniveau gekürzt werden.

Bei den Techniken nach PEER, MALINIAC, SALINGER, GALLOWAY, FOMON u.a. werden an bestimmten Septumabschnitten *Incisionen und Excisionen* oder auch beides durchgeführt. Sie müssen sich am Einzelfall orientieren, sind aber nach Ansicht von EY für den nicht so erfahrenen Operateur weniger zu empfehlen.

*β) Korrektur im Bereich der Spina nasalis anterior*

Veränderungen im Bereich der Spina nasalis anterior und der Praemaxilla entstehen durch Traumatisierung der kapselartigen Knorpel-Knochenverbindung, des sog. „chondro osseous joint" (Abb. 86a), mit Frakturierung des Knorpels oder des Knochens oder beider Teile. Die Entwicklung unterschiedlichster Deformitäten durch Vernarbung und Verkapselung abgesprengter Knorpel- und Knochenanteile ist zu beobachten (Abb. 92a–f). Perinatale oder frühkindliche Traumatisierung (s.S. 216) der Strukturen an der Spina und Praemaxilla führen häufig zu einer Unterentwicklung dieser Region, und es entsteht das Bild der hidden Columella (s.S. 67).

Die *Korrektur von Veränderungen im Bereich der Spina nasalis anterior* kann über die Hemitransfixion mit maxillo-prämaxillärem Zugang nach COTTLE (s.S. 144) erfolgen. Bei *Deviation der Spina* (Abb. 92e) kann man diese frakturieren und zur Mitte zurückverlagern. Zunächst löst man den Septumknorpel durch eine horizontale Incision von Spina und Praemaxilla ab (Abb. 88). Dann wird ein gerader 4 mm-Meißel von einem rechten inferioren Tunnel (Abb. 83d, 86c) aus gegen die Spina angesetzt und diese zusammen mit der Praemaxilla durch vorsichtiges Meißeln soweit mobilisiert, bis sie in die Mitte zurückverlagert werden kann. Eine beiderseitige 7 bis 10 Tage verweilende Tamponade des Vestibulums ist zur Einheilung der Spina in korrekter Position erforderlich.

Sind die Veränderungen an der Spina durch eine *traumatische Septumluxation mit Frakturierung* und Horizontalverlagerung der Knorpel-Knochenfragmente bedingt (Abb. 92c, d), so müssen diese nach dem für die Horizontaldeviationen beschriebenen Vorgehen (s.S. 147) sorgfältig entfernt werden. Die Totalresektion der Spina nasalis anterior und der Praemaxilla sollte vermieden werden.

Bei *unterentwickelter Spina nasalis anterior* oder bei fehlender Spina infolge einer vorausgegangenen zu ausgedehnten Operation am Septum ist eine Rekonstruktion der Spinaregion durch Implantate anzustreben. Man benutzt dazu am besten autogenetischen Knochen aus dorso-caudalen Septumanteilen. Mehrere aus ihm hergestellte Chips werden auf einen Pilotfaden (s.S. 58) aufgereiht. Die Knochenchips müssen dazu mit einem Bohrer perforiert werden. Die Nadel des Pilotfadens mit den Chips wird vom Hemitransfixionsschnitt aus durch die Columellabasis nach außen gestochen (Abb. 40a). Durch Zug am Faden

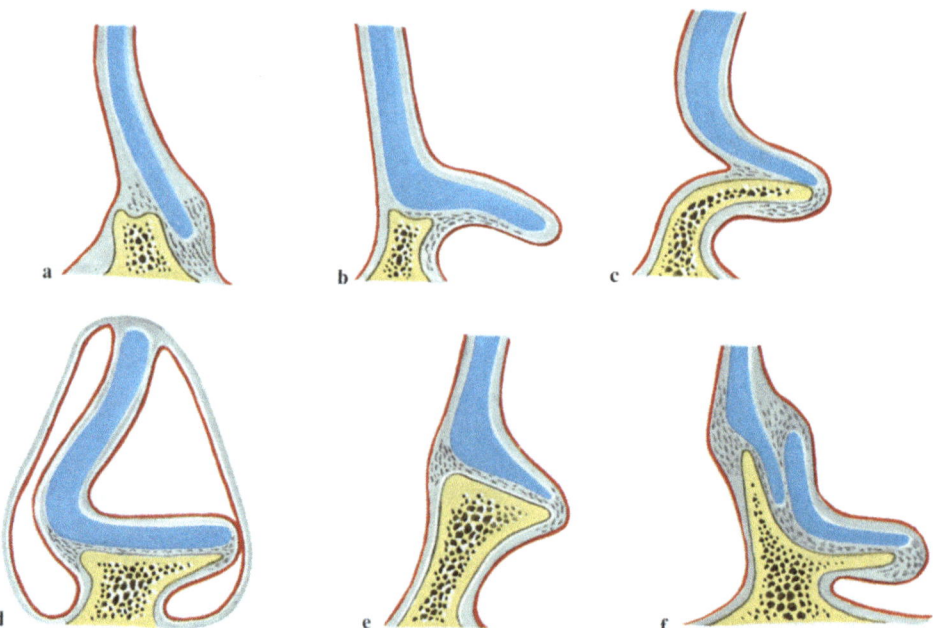

**Abb. 92a–f.** Vorwiegend nach Traumatisierung entstandene Veränderungen im Bereich der Spina nasalis anterior, der Praemaxilla und des caudalen Septumknorpels. Die grau gestrichelten Bereiche deuten die entstandene Narbenbildung an. Die Schnittebene entspricht Abb. 86b

werden die Knochenchips in die prämaxilläre Gewebetasche eingeführt. Sind sie in die gewünschte Position gelangt, so wird der Pilotfaden für einige Tage mit Pflaster auf der Haut der Oberlippe fixiert.

### e) Plastischer Wiederaufbau des caudalen Septums

#### α) Allgemeine Vorbemerkung

*Knorpelverluste im Bereich des caudalen Septums* infolge von Hämatomen oder Septumabzessen oder auch durch zu ausgedehnte submucöse Septumresektionen führen zur Ausbildung einer knorpeligen Sattelnase (s.S. 57) mit breiter Nasenspitze, Ausrundung der Nasenlöcher und Columellaretraktion. Der freie Rand des Seitenknorpels steht in einem Winkel von fast 90° vom Septum ab, die Nasenklappe (s.S. 6) versteift sich. Dadurch besteht ein sog. *Ballooning-Phänomen* mit zu niedrigem Atemwiderstand der Nase und geringer Volumenströmung. Es kommt zu Austrocknungserscheinungen der Schleimhäute und trotz weit erscheinender Nasenlumina zum Gefühl einer behinderten Nasenatmung.

Der plastische Wiederaufbau der Stützfunktion des caudalen Septums wird durch *intraseptale Spanimplantation* erreicht. Als Spanmaterial kommen entweder autogenetischer Rippenknorpel oder ein Knochenspan in Betracht, der autogenetisch aus der Crista iliaca (SEELEY) oder aus der Corticalis des Warzenfortsatzes (DRUMHELLER) gewonnen werden kann (s.S. 40).

*Bei Kindern* ist es zweckmäßig, zum plastischen Wiederaufbau des caudalen Septums, z.B. nach Knorpelverlust durch Septumabszeß (s.S. 219), einen allogenetischen Knorpelspan aus der Knorpelbank (s.S. 38) zu benutzen, den man im Laufe des Wachstums der Nase ein- oder mehrmals austauschen kann. Nach Abschluß der Hauptwachstumsphase kann er durch einen Span aus autogenetischem Material ersetzt werden.

Die *Korrektur der infolge des Knorpelverlustes versteiften Nasenvorhofklappen* (s.S. 76ff.) erreicht man durch eine extramucöse Abtrennung der Lateralknorpel vom Septumknorpel (Abb. 24a). Dadurch wird der Lateralknorpel wieder beweglich, und die wiedereinsetzende Vorhofklappenfunktion ermöglicht eine bessere Luftströmung durch die Nase.

#### β) Operative Technik

Die Schwierigkeit liegt hauptsächlich im Wiederaufpräparieren der narbig verwachsenen Schleimhautblätter. Einrisse muß man unbedingt vermeiden, da sie die Einheilung des Spans gefährden.

Ein sicherer Zugang zum Septum bei der Durchführung der Wiederaufbauplastik ist die *Hemitransfixion mit maxillo-prämaxillärem Zugang* (s.S. 144). Sofern noch Septumknorpel vorhanden ist, wird ein linker anteriorer Tunnel angelegt. Häufig fehlt aber in diesen Fällen der Knorpel vollständig, und die Schleimhautblätter des Septums sind narbig miteinander verwachsen. Diese Verwachsungen lassen sich nur scharf mit einer kleinen spitzen Schere oder einem feinen

Skalpell, Klinge Nr. 64, am besten unter Lupenchirurgie auftrennen. In den Narben befindliche Knorpelreste werden dabei entfernt. Bei der *Präparation der verwachsenen Schleimhautblätter* arbeitet man sich von der knöchernen Basis des Septums und vom Nasenrücken aus entgegen. Dieses Vorgehen ist deshalb zu empfehlen, weil man einerseits von den inferioren Tunneln her Kontakt mit der Praemaxilla und der Crista maxillaris erhalten kann und andererseits dicht unter dem Nasenrücken in der Regel noch Septumkorpel erhalten geblieben ist. Die abgesunkenen Lateralknorpel können dabei subperichondral von dem verbliebenen Septumknorpel getrennt werden (Abb. 24a).

Ist eine genügend große Tasche zwischen die Septumschleimhautblätter und in das membranöse Septum hineinpräpariert, sind Praemaxilla und Spina nasalis anterior ebenfalls freigelegt, so kann die *Implantation eines Spans* erfolgen. Benutzt man einen *autogenetischen Knorpelspan*, so wird er in gleicher Sitzung aus einem Rippenknorpel entnommen (s.S. 39). Da man die Verbiegungstendenzen des Knorpels unbedingt beachten sollte (s.S. 37ff.), schnitzt man den Span am besten aus der Mitte des Knorpels etwa in Trapezform. Er soll sich sowohl auf der Praemaxilla und der Spina nasalis anterior als auch am knöchernen Nasenrücken der Ossa nasalia abstützen (Abb. 34). Um eine ausreichende Stützfunktion zu gewährleisten, soll er etwas dicker sein als der caudale Septumknorpel.

Der Span wird *mittels zweier Pilotnähte in die vorbereitete Tasche* eingeführt. Dabei wird je ein resorbierbarer Faden mit atraumatischer Nadel cranial und caudal durch den Span gestochen, am Fadenende wird ein Knoten gelegt, damit der Faden nicht durch den Span hindurchgezogen werden kann. Einer der beiden Pilotfäden wird dicht oberhalb der Nasenspitze, der zweite an der Basis der Columella durch die Haut geführt und mit Pflaster fixiert. Die Fäden können nach einigen Tagen abgeschnitten werden. Ein Zug am Faden und ein leichter Druck der Schere gegen die Haut läßt die Fadenenden in die Subcutis zurückgleiten.

Benutzt man zum plastischen Wiederaufbau des caudalen Septums einen *autogenetischen Knochenspan*, so wird dieser ebenfalls in gleicher Sitzung entweder aus der Corticalis des Warzenfortsatzes (s.S. 40) oder aus dem Beckenkamm (s.S. 39) gewonnen. Zur Fixierung des Knochenspans muß man in dem Span zwei oder drei Bohrlöcher anbringen, um die entsprechenden Haltefäden hindurchführen zu können.

Der Hemitransfixionsschnitt wird abschließend sorgfältig mit atraumatischen Nähten, $4 \times 0$ bis $5 \times 0$, verschlossen. Eine Tamponade des Vestibulums beiderseits mit gesalbten Gazestreifen oder zugeschnittenem feuchten Schaumstoff ist erforderlich. Als Schutz ist ein Heftpflasterschienenverband zu empfehlen.

Eine *Nahtdehiszenz* birgt die Gefahr einer Infektion des Implantatbettes mit Abstoßung des Implantats in sich. Ist es zu dieser Komplikation gekommen, so sollte man bei einem erneuten Eingriff den endobuccalen Zugang (Abb. 140) zum caudalen Septum wählen.

## 3. Septo-Rhinoplastik im Kindesalter

### a) Allgemeine Vorbemerkung und Indikation

Die strukturerhaltenden Techniken der funktionell-plastischen Chirurgie der Nase erlaubt es heute dem erfahrenen Operateur, von dem früher als sinnvoll erachteten Prinzip, eine Nase nicht vor dem 15. bis 16. Lebensjahr zu operieren, abzuweichen. Bei der Indikation zu operativen Eingriffen an der kindlichen Nase müssen aber ihre lokalen und temporären Entwicklungsprozesse, d.h. die *Wachstumszonen und Wachstumsperioden* berücksichtigt werden.

Zur Zeit der Geburt besteht das gesamte Septum bis auf die knöchernen Teile des Vomer und der Praemaxilla aus Knorpel. Der Knorpel der äußeren Nase ist noch einheitlich, d.h. die Crura lateralia der Flügelknorpel haben sich noch nicht von den Lateralknorpeln getrennt. Erst um das 6. Lebensjahr sind diese Knorpel als getrennte Strukturen nachweisbar. Das ist besonders bei der operativen Behandlung von Lippen-Kiefer-Gaumen-Spalten zu beachten. Vor dem 6. Lebensjahr sollten deshalb alle operativen Maßnahmen an den Knorpeln der äußeren Nase unterbleiben. Nach Möglichkeit verschiebt man die Chirurgie der Nasenspitze an das Ende der Pubertät.

Die *Verknöcherung des Nasengerüstes* geht von sog. *Ossifikationszentren* aus (PIRSIG) und verläuft etwa parallel mit der Entwicklung der Handknöchelchen. Ein wichtiges Ossifikationszentrum findet sich im Bereich des Vomer, der etwa bis zum 15. Lebensjahr seine endgültige Größe erreicht hat. Da die Ossifikationszentren zugleich auch die hauptsächlichen Wachstumszonen des knöchernen Nasengerüstes sind, sollte der Vomer im Kindesalter nicht reseziert werden. Auch die enchondrale Ossifikation in der septo-ethmoidalen Verbindung muß, mindestens bei Kindern und Jugendlichen, als wichtige Wachstumszone beachtet werden.

Für den *Septumknorpel* geht die größte *Wachstumstendenz* wahrscheinlich von der Region der Praemaxilla aus. Daher ist bei Eingriffen im Kindesalter auch diese Region und vor allem das in diesem Bereich gelegene Perichondrium unbedingt zu schonen. Andererseits verletzten kleine Kinder bei Stürzen häufig gerade diese Gegend, in der Vomerspitze und Septumknorpelunterkante zusammentreffen. Viele der später anzutreffenden Horizontal- und Vertikaldeviationen des caudalen Septums sind auf Wachstumsstörungen nach Verletzung im Bereich der Praemaxilla zurückzuführen (Abb. 92a–f).

Da die *Wachstumszonen für das Os maxillare* mit seinem Processus frontalis lateral von der canthoalaren Furche liegen, sind bei Kindern Osteotomien im Oberkiefer, die medial von dieser Furche angelegt werden, in Bezug auf eine mögliche Wachstumsstörung nicht risikoreich.

Neben den Wachstumszonen sind bei Eingriffen an der kindlichen Nase auch die *Wachstumsperioden* der nasalen Strukturen zu beachten, die in einem gewissen Zusammenhang mit dem Dentitionsrhythmus stehen. Etwas grob kann man drei unterschiedliche Wachstumsperioden im Kindesalter unterscheiden. Vom 1. bis 5. Lebensjahr ist die Wachstumsrate der nasalen Strukturen sehr groß. Zwischen dem 6. und dem 11. Lebensjahr beobachtet man eine etwas statische Periode mit nur minimalem Wachstum. Zwischen dem 12. und 15.

Lebensjahr, d.h. in der Zeit der Pubertät, tritt in der Regel wieder eine rasche Größenzunahme der nasalen Strukturen ein.

Diese Erkenntnisse müssen bei der *Indikation zu einem Eingriff an der kindlichen Nase* berücksichtigt werden. Als absolute Indikation gilt *das akute Nasentrauma*, besonders wenn eine frische Fraktur nachweisbar ist oder sich ein Septumhämatom oder gar ein Septumabszeß entwickelt haben (s.S. 218ff.). Eine weitere Indikation ist eine *durch Septum und Nasengerüst verursachte erhebliche Behinderung der Nasenatmung* mit eventuellen Folgen seitens der Nasennebenhöhlen oder des Mittelohres. Eine Indikation zum operativen Eingriff an der kindlichen Nase ergibt sich auch dann, wenn durch die operative Intervention eine künftige Wachstumsstörung verhindert werden kann. Liegt z.B. eine *posttraumatisch bedingte Unterentwicklung der knöchernen Nase* mit Einsinken des knorpeligen Gerüstes vor, so ist die Septo-Rhinoplastik im Kindesalter indiziert, um das Wachstum der Nase durch ein „Befreien" der nasalen Strukturen aus den Narben zu ermöglichen.

## b) Technik der Septo-Rhinoplastik im Kindesalter

Der Eingriff wird in Allgemeinanaesthesie mit orotrachealer Intubation durchgeführt. Eine zusätzliche Hypopharynxtamponade zur Vermeidung eventueller Blutaspiration ist anzuraten. Für den Eingriff am kindlichen Septum empfiehlt sich wegen der notwendigen strengen Schonung des Perichondriums die Verwendung einer Lupenbrille oder die Benutzung eines Operationsmikroskops. Der Eingriff sollte soweit wie möglich auf das knorpelige Septum beschränkt bleiben. Das funktionelle Problem ist fast immer in diesem Teil des Septums gelegen. Für die Korrektur eventuell vorhandener knöcherner Dorn- und Leistenbildungen besteht im Kindesalter meistens noch keine Notwendigkeit.

Ein geeigneter Zugang zum Septum ist die *Hemitransfixion* (s.S. 27). Es wird dann ein subperichondraler anteriorer Tunnel (s.S. 143) auf der linken Septumseite angelegt. Bei *einer Vertikalfraktur oder einer vertikalen Deviation* wird in Höhe der Fraktur bzw. der Deviation eine vertikale Incision mit Streifenresektion vorgenommen (Abb. 88). Besteht eine *horizontale Deviation*, so wird caudal und dorsal davon ebenfalls eine vertikale Incision in den Septumknorpel gelegt. Danach kann man den horizontalen Knick durch horizontale Incisionen mit der Knorpelschere oder mit dem Ritzmesser mobilisieren und entfernen. Bei hochgradigen Deformitäten im caudalen Septumabschnitt kann es erforderlich werden, den deviierten und oft frakturierten Septumknorpel hier total zu resezieren und durch ein Implantat zu ersetzen. Dazu benutzt man autogenetische, von posterior gewonnene Septumanteile oder einen allogenetischen konservierten Knorpelspan.

Werden *zusätzliche Osteotomien* erforderlich, so können sie auch bei der kindlichen Nase nach den üblichen Techniken (s.S. 31ff.) ausgeführt werden.

Bei Kindern ist das Fixieren des Septums durch Splints (Abb. 9d/5) einer länger verweilenden Tamponade vorzuziehen. Zum Schutz der Nase sollte man eine Schiene, z.B. aus Aluminiumblech, benutzen. Wurden Osteotomien durchgeführt, so empfiehlt sich eine vorsichtige Tamponade sowie ein Heftpflasterschienenverband.

## 4. Operative Eingriffe bei Septumperforationen

### a) Allgemeine Vorbemerkung und Indikation

Die Vielzahl der in der Literatur angegebenen Techniken zum operativen Verschluß einer Septumperforation läßt darauf schließen, daß dieses Problem noch nicht befriedigend gelöst werden konnte. Das hängt einmal mit den technischen Schwierigkeiten des Eingriffs selbst zusammen, zum andern sind die lokalen geweblichen Voraussetzungen wegen der schlechten Durchblutung der vernarbten Umgebung der Perforation häufig ungünstig für die Einheilung von Ersatzgewebe.

Etwa 50% aller Septumperforationen sind auf eine vorausgegangene submucöse Septumresektion zurückzuführen. Wenn man die Septumperforationen hinzurechnet, die durch die Ätzungsbehandlung von Nasenbluten entstanden sind, so erhöht sich der *iatrogene Anteil der Septumdefekte* auf *rund zwei Drittel* (FREY et al., MASING et al.).

Die *Symptomatik der Septumperforation* ist sehr unterschiedlich und manchmal nicht mit dem objektiven Untersuchungsbefund zu korrelieren. Bei Defekten im posterioren Anteil der Nasenscheidewand treten häufig keine Beschwerden auf. Aber auch Septumperforationen im knorpeligen caudalen Septumanteil werden bisweilen nur als Zufallsbefund entdeckt und sind von dem Träger bis dahin nicht bemerkt worden.

Liegen Beschwerden vor, so handelt es sich um mehr oder weniger starke Borkenbildung, rezidivierende Blutungen, Pfeifgeräusche beim Atmen, subjektive Behinderung der Nasenatmung und schmerzhafte Sensationen im Nasen- und Stirnbereich bei der Atmung. Vom Grad dieser Beschwerden und der subjektiven Belästigung des Perforationsträgers hängt es ab, ob eine *Indikation zur operativen Behandlung* gegeben ist oder nicht. Bei frischen traumatischen Septumperforationen ist der Eingriff stets indiziert.

Der operative Eingriff strebt zwar den *Verschluß* der Perforation an, vorrangig ist aber die *Beseitigung oder Minderung der durch die Perforation ausgelösten Symptome*, auch wenn ein kompletter Verschluß nicht möglich ist. In diesen Fällen reicht es häufig aus, wenn man durch den plastischen Eingriff einen Schutz vor allem des posterioren Perforationsrandes bewirkt. Erfahrungsgemäß bessern sich die Beschwerden wie Blutungen, Krustenbildung und Schmerzen deutlich, wenn dieser Bereich dem Wirbel des Luftstroms nicht mehr ausgesetzt ist.

Bei Perforationen, bei denen infolge *perichondritischer Veränderungen* ein aufgeworfener, blutender Rand vorliegt, sind zunächst alle perichondritisch veränderten und nekrotischen Knorpelanteile sorgfältig zu entfernen und die Perforationsränder zu epithelisieren, ehe man plastische Maßnahmen zu ihrem Verschluß ergreift (Abb. 93a–c). Durch die Beseitigung der Perichondritis wird gleichzeitig einer möglichen Einsattelung des Nasenrückens entgegengewirkt.

158    Operationen an der inneren Nase

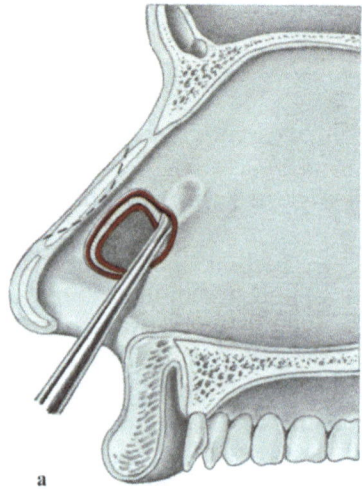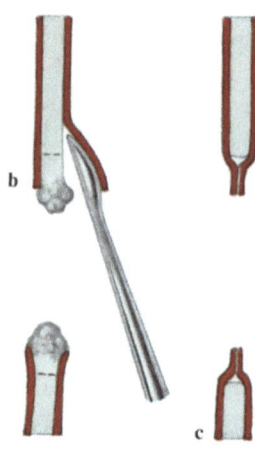

Abb. 93a–c. Operation bei blutender Septumperforation. **a** Subperichondrale Mobilisierung des Perforationsrandes. Die gestrichelte Linie am Nasenrücken zeigt die mögliche Ausbildung einer Einsattelung bei fortschreitender Knorpelnekrose an. **b, c** Frontalschnitte durch das Septum. **b** Perforationsrand mit Knorpelnekrose infolge Perichondritis. Die *gestrichelte Linie* deutet die Grenze der Knorpelresektion an. Das Elevatorium schiebt das zu erhaltende Mucoperichondrium ab. **c** Epithelisierung des von der Knorpelnekrose befreiten Perforationsrandes

## b) Verschluß durch lokale Brücken- und Verschiebelappen

Ist es während eines Septumeingriffs zu *beiderseitigen Schleimhauteinrissen an korrespondierender Stelle* gekommen, so kann die Ausbildung einer bleibenden Perforation dadurch verhindert werden, daß man nach Beendigung der Knorpelknochenresektion auf der einen Seite 1 bis 2 cm oberhalb der Perforation einen nach oben etwas konvexen und nur ein Schleimhautblatt durchtrennenden Schleimhautschnitt anlegt (Abb. 94a). Die unterhalb des Schnittes liegende Schleimhautbrücke senkt sich nach unten und deckt die Perforation (SEIFFERT 1936). Durch 1 bis 2 Nähte mit atraumatischem Nahtmaterial kann der so gebildete *Brückenlappen* über der Perforation adaptiert werden (Abb. 94b). Als Tamponade ist ein streifenförmig geschnittener, feuchter Schaumstoff oder ein gesalbter Gazestreifen zu empfehlen. Es ist darauf zu achten, daß kein zu starker Tamponadendruck gegen den Lappen erzeugt wird. Die Tamponade kann nach zwei bis drei Tagen entfernt werden. Für 8 Tage besteht ein Schneuzverbot.

Die *frische einseitige Perforation* eines Septumblattes pflegt in der Regel keine nachteiligen Folgen zu hinterlassen. Trotzdem empfiehlt es sich, auch die einseitigen Schleimhautrisse unmittelbar vor Beendigung des Eingriffs am Septum mittels Naht zu verschließen.

Der oben beschriebene Verschluß durchgehender Septumperforationen durch einen einseitig ausgebildeten Brückenlappen ist vorwiegend für frische Fälle geeignet und soll das Entstehen einer Dauerperforation verhüten. Ältere kleine Perforationen im caudalen Septumanteil bis zu 5 mm Durchmesser, werden besser beiderseitig, z.B. mit einem *auf beiden Seiten angelegten Schwenklap-*

Verschluß durch lokale Brücken- und Verschiebelappen

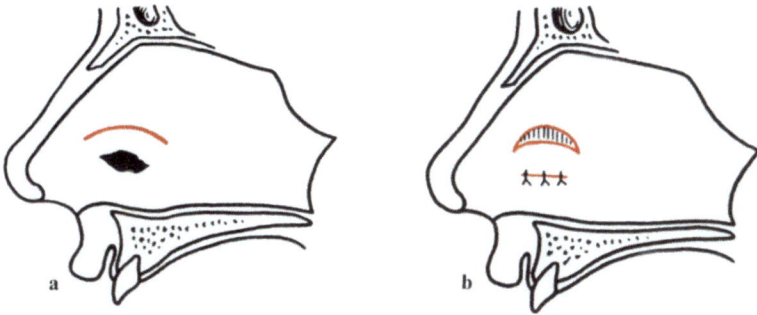

**Abb. 94a, b.** Anlegen eines Schleimhaut-Brückenlappens zum Verschluß einer Septumperforation

*pen* verschlossen (R. MEYER). Der aus Schleimhaut und Perichondrium gebildete Lappen wird auf der einen Seite von caudal auf die Perforation gedreht. Er hat seine Basis am Nasenboden. Auf der Gegenseite wird der Lappen dorsal von der Perforation gebildet und nach caudal auf die Perforation geschwenkt. Seine Basis liegt nasenrückenwärts (Abb. 95a, b). Es ist erforderlich, die Perforationsränder auf beiden Seiten durch Umschneiden oder mittels Curettage anzufrischen. Die Lappen können dann mit feinen Nähten oder auch mit Fibrinkleber aneinander fixiert werden.

Zum Verschluß weit caudal gelegener kleiner Perforationen ist auch ein *Schwenklappen* geeignet, der aus dem Bezirk des Septum membranaceum auf

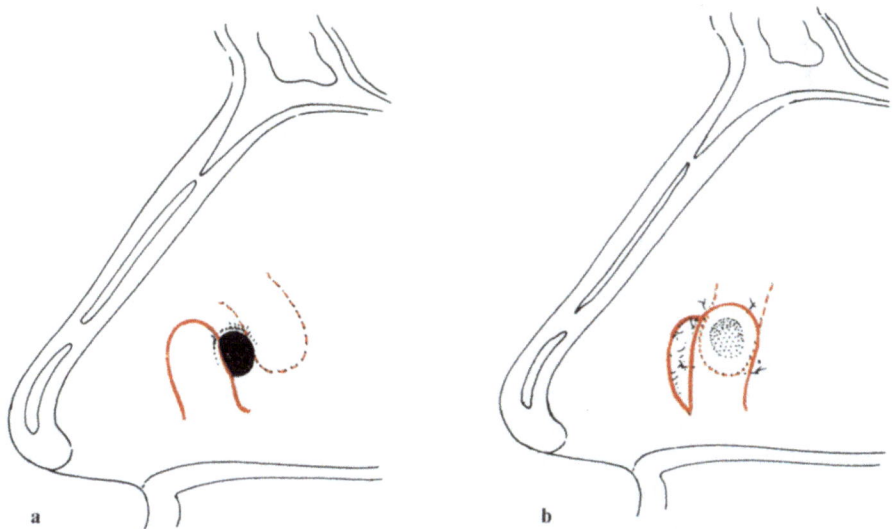

**Abb. 95a, b.** Verschluß einer Septumperforation durch zwei Schwenklappen. **a** Auf der linken Seite ist ein Schwenklappen in der Septumschleimhaut umschnitten, der seine Basis bodenwärts hat und vor der Perforation liegt. Die *rot punktierte Linie* zeigt den Schleimhautschwenklappen auf der rechten Septumseite an, der dorsal von der Perforation liegt und seine Basis gegen den Nasenrücken zu hat. **b** Die Schleimhautlappen sind auf die Perforation geschwenkt und eingenäht. Die *rot punktierte Linie* zeigt die Lage des rechten Schleimhautschwenklappens an. Der Entnahmebezirk auf der linken Septumseite bleibt ungedeckt

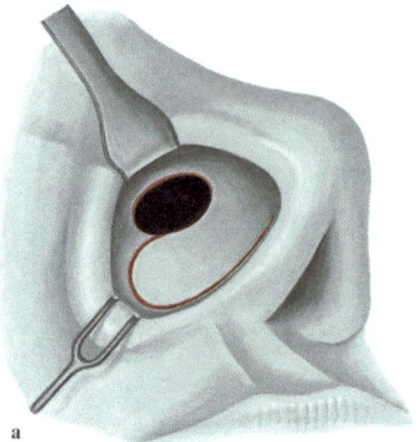 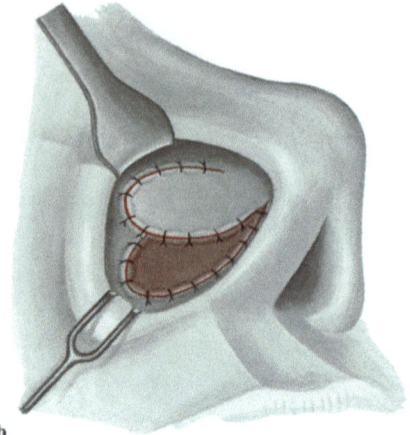

**Abb. 96a, b.** Verschluß einer Septumperforation durch einen Schwenklappen. **a** Der Schwenklappen ist im Bereich des Septum membranaceum geschnitten. Seine Basis liegt nasenrückenwärts. Er kann zum Nasenboden hin verlängert werden. **b** Der Lappen ist nach posterior auf die aufpräparierte Perforation geschwenkt und in den Perforationsrand eingenäht. Der Entnahmedefekt ist mit einem Vollhauttransplantat (*rosafarben*) abgedeckt

der rechten Seite gebildet wird (MASING). Seine Basis liegt nasenrückenwärts (Abb. 96a). Nachdem der Lappen freipräpariert ist, wird er nach dorsal gegen die aufpräparierte Perforation geschwenkt und hier mit dem Perforationsrand auf der rechten Seite vernäht (Abb. 96b). Der Schwenklappen kann bei der Anlage gegen den Vestibulumboden zu verlängert werden. Das Entnahmebett im Bereich des Septum membranaceum wird mit einem freien Vollhauttransplantat versorgt (Abb. 96b). Auch kann die Wundfläche des Schwenklappens auf der linken Seite mit einem Spalthautlappen gedeckt werden. Beide Nasenhöhlen werden mit feuchten Schaumstoffstreifen oder gesalbter Gaze locker austamponiert. Die Tamponade soll etwa 1 Woche liegenbleiben.

## c) Verschluß durch Interposition von Gewebe

Von einigen Autoren wird versucht, kleinere Septumperforationen bis 5 mm Durchmesser durch *Interposition von Gewebe* zu verschließen. GERHARDT benutzt ein *Transplantat aus der Fascia lata*. Von einem Hemitransfixions- oder Transfixionsschnitt (s.S. 25 ff.) aus werden beide Mucoperichondriumblätter vom Knorpel abgelöst und über den Perforationsbezirk hinaus auseinanderpräpariert. Das Fascienstück wird u-förmig gedoppelt und so eingelegt, daß es um die noch verbliebene vordere Septumkante herumläuft und den Defekt beiderseits weit überdeckt. – GANZ hat versucht, den Verschluß mit *lyophilisierter Dura* herbeizuführen, wobei er eine ähnliche Technik wie GERHARDT anwendet.

Nach den Erfahrungen von EY haben sowohl die freien Transplantate als auch die *Interposition* von Gewebe *nur bei frischen Septumperforationen* Aussicht auf einen bleibenden Erfolg. Bei älteren Perforationen, selbst wenn sie klein sind, wird zunächst ein Perforationsverschluß beobachtet. Nach einem Jahr oder auch später findet sich aber fast immer eine Rezidivperforation an gleicher Stelle. Nur bei gut durchbluteter Septumschleimhaut und relativ kleiner Perforation ist ein ausreichend gutes Dauerresultat zu erlangen.

### d) Verschluß durch einen gestielten Lappen aus der unteren Muschel

Der Vorteil des Verschlusses einer Septumperforation durch einen gestielten Lappen aus der unteren Muschel liegt vor allem in der guten Durchblutung dieses Gewebes. Der Lappen kann daher relativ groß ausgebildet werden. Ein Nachteil liegt darin, daß in der Regel zwei Sitzungen benötigt werden. Zunächst wird ein *gestielter Lappen im Bereich der unteren Muschel* angelegt und mit seinem freien Ende in den angefrischten anterioren Perforationsrand eingenäht. Nach 3 bis 4 Wochen kann der Lappenstiel durchtrennt und in den angefrischten posterioren Perforationsrand eingenäht werden. Welche Nasenseite man für die Anlage des Lappens wählt, richtet sich nach den Schleimhautverhältnissen im Muschelbereich.

SEIFFERT (1936) hat den *Muschellappen anterocaudal im Bereich des Kopfes der unteren Muschel basiert*. Die Durchblutung des Lappens erfolgt hierbei über Gefäße aus der A. ethmoidalis anterior. Zunächst wird der Perforationsrand durch Umschneiden oder durch Curettage angefrischt. Danach wird auf der medialen Fläche der Concha inferior ein ausreichend großer Schleimhautlappen umschnitten und vom Conchaknochen abgelöst. Er wird dann nach medial in die Perforation hineingeschwenkt und hier am vorderen und oberen Perforationsrand mit zwei bis drei Knopfnähten fixiert. SEIFFERT hat die Wundfläche des Schleimhautlappens im Bereich der Perforation ungedeckt gelassen. Man kann hier aber auch ein entsprechend großes retroauriculär entnommenes Vollhauttransplantat oder ein composite graft aus der Ohrmuschel mittels Fibrinkleber aufbringen. Auf dieser Seite muß die Nasenhöhle dann vorsichtig mit salbenhaltiger Gaze oder einem mit Kochsalz getränkten Schaumstoffstreifen tamponiert werden. Die Seite, auf der der Schwenklappen gebildet wurde, bleibt ohne Tamponade.

MASING hat den *Conchalappen* von SEIFFERT dahingehend modifiziert, daß er ihn *dorsal basiert* (Abb. 97a). Die Ernährung erfolgt dann über die A. sphenopalatina. Der Lappen kann im Bereich der lateralen Nasenwand über den Kopf der unteren Muschel hinaus *bis in das Vestibulum verlängert* werden. Vom Hemitransfixionsschnitt (s.S. 27) aus wird zunächst die Septumperforation in der vorderen Circumferenz freipräpariert. Danach wird der Conchalappen mit Basis dorsal unter Einbeziehung von Anteilen der Vestibulumhaut so geschnitten, daß die Breite des anterioren Lappenanteils etwa dem Durchmesser der Perforation entspricht (Abb. 97c) und das freie Lappenende im Vestibulum nasi etwa 10 mm über den Vorderrand der Perforation hinausreicht. Der Ansatz des Os turbinale wird abgemeißelt. Danach läßt sich der Muschellappen von der knöchernen Unterlage ablösen. Er wird nun durch die Perforation hindurchgezogen

162  Operationen an der inneren Nase

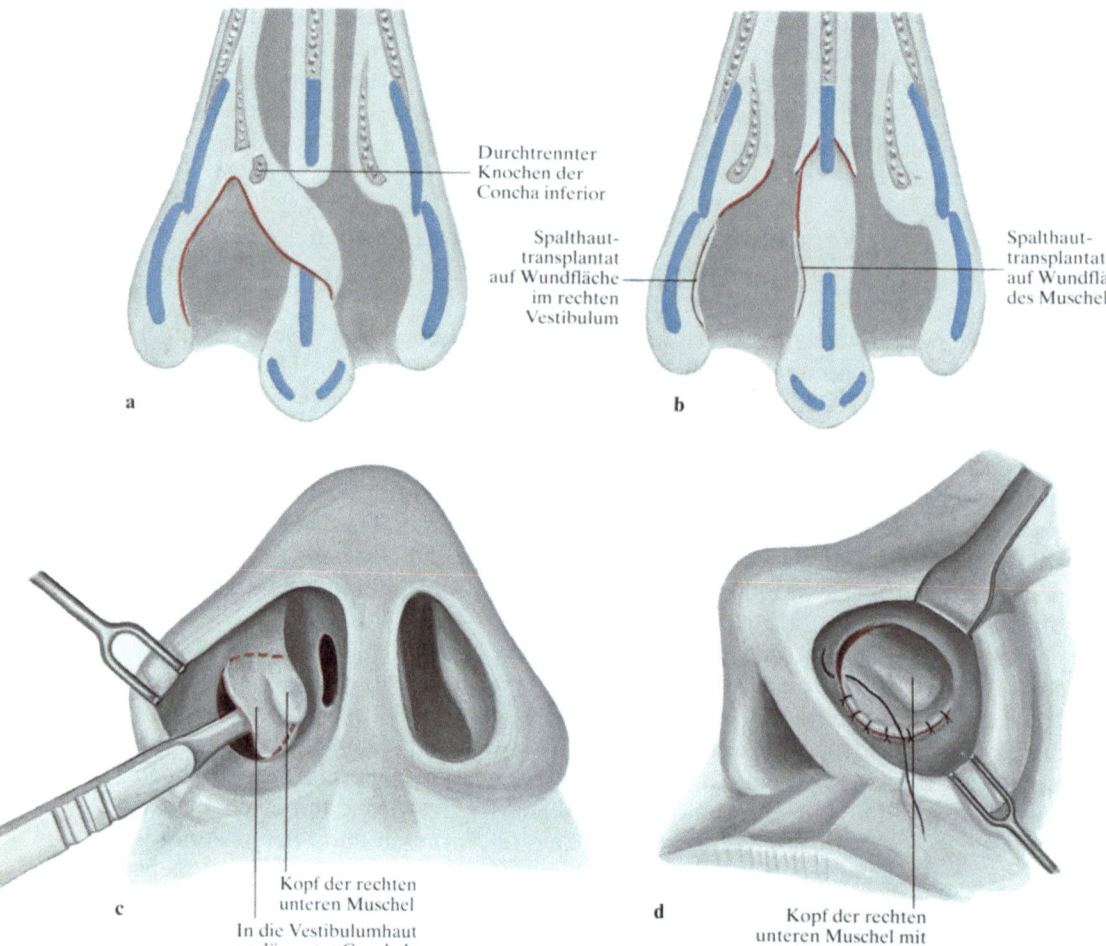

**Abb. 97a–d.** Verschluß einer Septumperforation mittels eines gestielten Muschellappens. **a** Schematische Darstellung des gestielten Lappens aus der unteren Muschel (Frontalschnitt). Die Basis des Lappens liegt posterior, die Spitze des Lappens enthält einen Teil der lateralen Vestibulumhaut. **b** In einer zweiten Sitzung ist die Basis des Muschellappens durchtrennt und in eine aufpräparierte Schleimhauttasche am hinteren Perforationsrand eingenäht worden. Die Wundflächen sind mit Spalthaut gedeckt. **c** Der dorsal gestielte Lappen aus der unteren Muschel enthält einen Teil der lateralen Vestibulumhaut (*rot gestrichelte Linien*) **d** Der Vestibulum-Muschellappen ist durch die Perforation auf die linke Seite gezogen und wird hier in den aufpräparierten unteren, vorderen und oberen Perforationsrand eingenäht

und mit dem vorderen Perforationsrand der Gegenseite vernäht (Abb. 97d). Die verbleibende Wundfläche des Vestibulum-Conchalappens und die Wundfläche im Bereich der lateralen Vestibulumwand werden mit einem retroauriculär entnommenen freien Hauttransplantat gedeckt. In beide Nasenhöhlen wird eine lockere Salbentamponade gelegt und 4 bis 6 Tage belassen. – Die zweite Sitzung kann nach 3 bis 4 Wochen vorgenommen werden. Dabei wird der Lappenstiel durchtrennt und in den hinteren Perforationsrand eingenäht. Auf diese Weise wird ein vollständiger Verschluß der Perforation erreicht (Abb. 97b). Ist keine wesentliche Atembehinderung durch den gestielten Muschellappen gegeben, so kann man auf das Durchtrennen und Einnähen des Lappenstiels auch verzichten.

Bei großen Septumperforationen ist ein *vollständiger Verschluß mit dem Vestibulum-Conchalappen nicht möglich.* Besonders das Aufpräparieren des dorsalen Perforationsrandes mit Invagination des abgetrennten Lappenstiels kann oft nicht ohne das Risiko einer Vergrößerung der Perforation durchgeführt werden. Auch in diesen Fällen kann man auf den zweiten Operationsschritt verzichten und sich mit der erreichten Abdeckung des hinteren Perforationsrandes durch den im vorderen Perforationsrand eingeheilten Lappen begnügen. Erfahrungsgemäß bessern sich die Beschwerden wie Blutung, Krustenbildung und auch Kopfschmerz danach deutlich.

## e) Verschluß durch regionale oral gestielte Schleimhautlappen

Die Idee, einen gestielten Schleimhautlappen aus dem Mundvorhof in die Nasenhöhle zu transplantieren, geht auf JESCHEK (1960) zurück, der diese Methode erstmals zur Ozaenabehandlung anwendete (s.S. 181).

Die Autoren AKYILDIZ (1969) sowie R. MEYER und DIRLEWANGER (1969) haben unabhängig voneinander diese Technik zum Verschluß größerer Septumperforationen weiterentwickelt. Der Vorteil dieser Methode besteht darin, daß man reichlich Schleimhaut als Ersatz in den Bereich der Septumperforation bringen kann. Außerdem können die gestielten Mundschleimhautlappen von beiden Seiten in die Nase gebracht und zur Deckung auch einer größeren Septumperforation verwendet werden.

Der Nachteil ist die technisch sowie zeitlich aufwendige Prozedur.

Nach der Technik von R. MEYER wird der Eingriff in drei Sitzungen vorgenommen. In der ersten Sitzung wird der *Schleimhautlappen autonomisiert.* Er wird im oberen Mundvorhof und auf der Wangenschleimhaut unter Schonung des Ductus Stenoni der Glandula parotis angelegt, seine Basis liegt in der Nähe des Oberlippenfrenulums (Abb. 98a). MEYER legt den Lappen so groß an, daß sein *freies Ende umgeschlagen* werden kann und Wundfläche auf Wundfläche zu liegen kommt. Dadurch ist nach der Transplantation des Lappens eine Schleimhautdeckung der Perforation auf beiden Seiten sichergestellt. Nach 3 Wochen wird der Lappen abgehoben, durch eine dem Lappenstiel entsprechende Incision am Boden des Vestibulums (Abb. 98b) in die Nasenhöhle eingeführt und mit Einzelknopfnähten in die Septumperforation eingenäht. Beim *Durchziehen des Lappens durch den Tunnel* ist darauf zu achten, daß es zu keiner Drehung oder Strangulation des Lappenstiels kommt. Nach weiteren 3 Wochen wird der *Lappenstiel durchtrennt* und in den Mundvorhof zurückverlagert.

Kann man den Mundschleimhautlappen nicht so groß ausbilden, daß er auf beiden Seiten seines distalen Endes epithelisiert ist oder liegt die Perforation weiter dorsal und macht einen längeren Lappenstiel erforderlich, so kann man die *Epithelisierung der contralateralen Seite auch durch Umschneiden des Perforationsrandes* und Einschlagen des umschnittenen Schleimhautbezirkes zur ande-

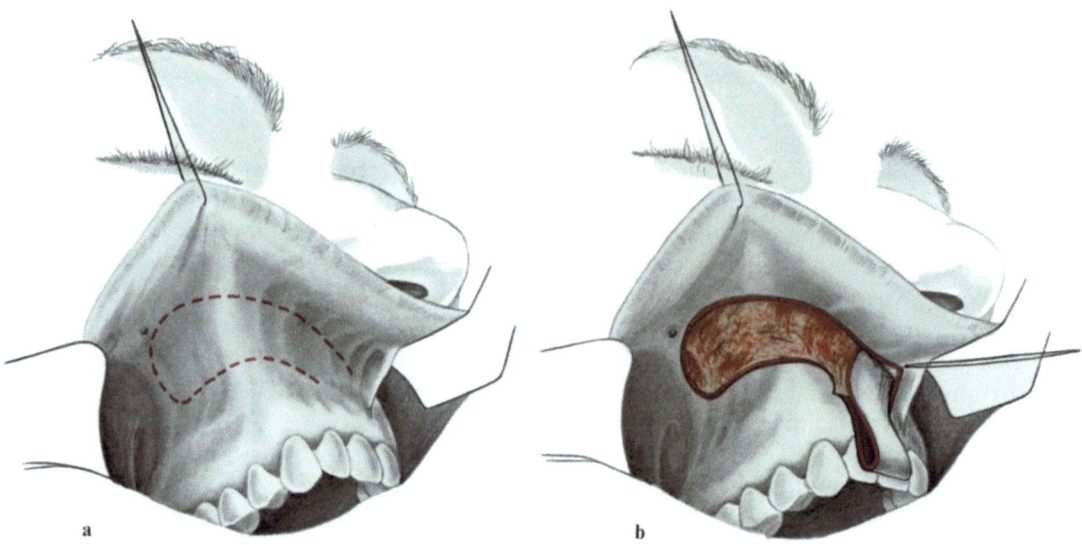

**Abb. 98a, b.** Anlegen eines gestielten Schleimhautlappens im Mundvorhof zum Verschluß einer Septumperforation. **a** Der im Mundvorhof anzulegende Schleimhautlappen (*rot gestrichelte Linie*) muß den Ductus Stenoni aussparen. **b** Nach Ablösen des Schleimhautlappens wird dieser durch eine Incision neben dem Frenulum der Oberlippe in das Vestibulum nasi eingeführt. Danach kann er in den angefrischten Rand der Septumperforation eingenäht werden (vgl. Abb. 99b)

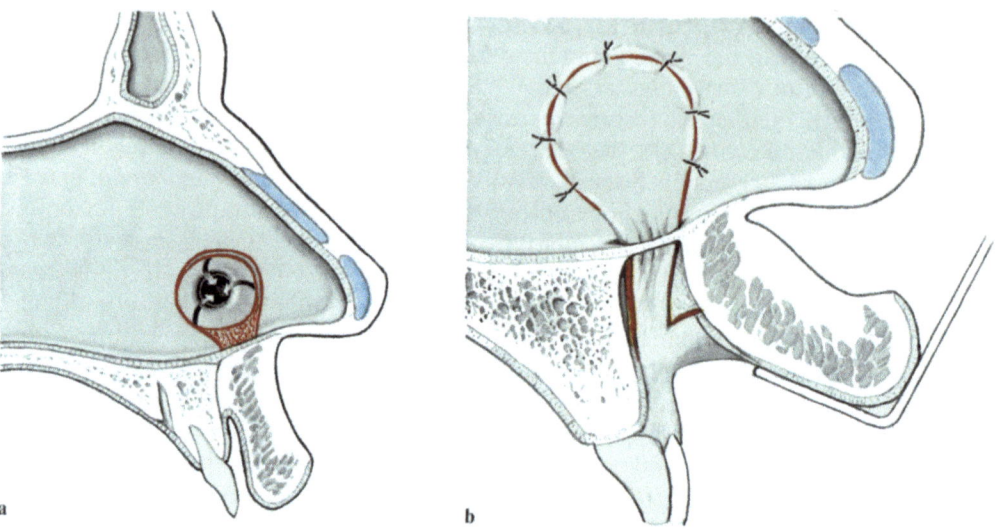

**Abb. 99a, b.** Plastischer Verschluß einer Septumperforation durch einen gestielten Schleimhautlappen aus dem Mundvorhof, einzeitiges Vorgehen. **a** Zur Epithelisierung der kontralateralen Perforationsseite wird Schleimhaut von der rechten Seite in Pfeilrichtung zur Perforation umgeschlagen, wodurch gleichzeitig eine breite Wundfläche für die Aufnahme des gestielten Schleimhautlappens gewonnen wird. Die *rot gestrichelte Fläche* deutet den zu desepithelisierenden Schleimhautbezirk für die Aufnahme des Lappenstiels an. **b** Der Schleimhautlappen ist durch eine Incision vom Mundvorhof aus in die rechte Nasenhöhle eingeführt und mit dem desepithelisierten Perforationsrand vernäht

ren Seite herbeiführen (Abb. 99a). Man gewinnt dadurch gleichzeitig eine größere Wundfläche für die Aufnahme des Lappens. Eine Autonomisierung ist dann nicht erforderlich.

Um ein noch größeres Aufnahmebett für den Lappen zu schaffen, kann man nach DENECKE die Schleimhaut zwischen dem operativ geschaffenen Tunnel und dem unteren Perforationsrand mit einem kleinen Rundmesser schlitzen und unter Erhaltung der Periosts bzw. des Perichondriums nach beiden Seiten abschieben (Abb. 99a). Auf diese Weise gewinnt man zusätzlich eine *Wundfläche für die Aufnahme des Lappenstiels* (Abb. 99b). Die Rückverlagerung der Lappenbasis in den Mundvorhof kann dann schon nach 10 Tagen erfolgen.

Wenn die Mundvorhofnasenfistel nicht stört, kann man auf die *Rückverlagerung des Lappenstiels verzichten*. Der Vorteil dieser Methode ist dann ein einzeitiges Vorgehen. Es setzt aber gute Durchblutungsverhältnisse an der Septumschleimhaut im Perforationsbereich voraus.

Für den *Verschluß von Perforationen bei Schleimhautatrophie oder Ozaena* hat sich nach EY der *auf beiden Seiten* angelegte, einfache gestielte *Mundvorhofschleimhautlappen* bewährt. Die gut durchbluteten Schleimhautlappen halten sich gewissermaßen gegenseitig in der Perforation. Durch das beiderseitige Hochführen der Lappen erfolgt gleichzeitig eine deutliche Einschränkung des Lumens in den vorderen Nasenabschnitten, was erfahrungsgemäß die Symptomatik der Ozaenanase günstig beeinflußt.

## f) Verschluß durch Fernlappen

Grundsätzlich kann jede Septumperforation durch einen Fernlappen plastisch gedeckt werden. Die Verfahren sind jedoch aufwendig, und die Verpflanzung von Haut und Subcutis in das Naseninnere kann zusätzliche neue Störungen durch Borkenbildung und Geruchsbelästigung (DENECKE) hervorrufen.

Bei *kombinierten Septum-Columella-Defekten* kann man zum plastischen Ersatz sowohl des Columella- als auch des sich anschließenden Septumdefektes durch einen *fronto-temporalen Lappen* nach SCHMID-MEYER (s.S. 99ff.) genügend Gewebe aus der Temporalregion heranschaffen (KASTENBAUER). *Defekte im Nasenspitzenbereich, die gleichzeitig das caudale Septum betreffen*, können nach der italienischen Methode (s.S. 101ff.) durch Heranführen eines gestielten Lappens oder eines Rundstiellappens *von der Innenseite des Oberarms* plastisch versorgt werden (DENECKE). Da die Columella im Schattten liegt, ist der anfängliche Farbunterschied nicht gravierend.

## g) Verschluß durch Kunststoff-Obturatoren

1951 haben sowohl R. LINK wie auch R. MEYER ein Verfahren zum Verschluß von Septumperforationen mittels eines *Supramid-* bzw. *Nylon-Obturators* angegeben. Es wird zunächst ein Wachsabdruck der Perforationsregion hergestellt und nach diesem Modell aus dem entsprechenden Kunststoff ein knopfförmiger Obturator hergestellt.

FACER und KERN haben neuerdings über Erfahrungen mit einem *Silastic-Obturator* berichtet. Damit sollen sich die Symptome der Verkrustung und des Blutens deutlich reduzieren lassen. Der Perforationsdurchmesser läßt sich mit einem Löschpapier ausmessen. Dabei wird die Perforation ringsum mit einem Farbstoff markiert und diese Markierung auf das Löschpapier abgeklatscht. Nach diesem Modell wird der als Fertigprodukt zur Verfügung stehende, einem Kragenknopf ähnliche Silastic-Obturator zurechtgeschnitten und in Schleimhautoberflächenanaesthesie in die Perforation eingesteckt.

## II. Eingriffe bei verschiedenen Erkrankungen der Nasenhöhle

### 1. Eingriffe an den Nasenmuscheln

#### a) Anatomische und pathologisch-anatomische Vorbemerkung

Die Nasenmuscheln sind Bestandteil der lateralen Nasenwand. Gewöhnlich sind drei Nasenmuscheln in jeder Nasenhöhle vorhanden, die Concha inferior, die Concha media und die Concha superior (Abb. 100). Während die untere Muschel eine eigene knöcherne Unterlage, das Os turbinale, aufweist, sind die mittlere und die obere Muschel mit ihren knöchernen Strukturen Bestandteile des Siebbeins.

Die *Concha inferior* ist in der Regel die größte der drei Nasenmuscheln. Sie kann mit ihrem Schleimhautüberzug eine Länge von 40 bis 50 mm haben. Das *Os turbinale* weist in der Regel eine ausgesprochene Krümmung auf mit einem dickeren unteren und einem dünnen oberen Anteil. Die submucös gelegenen weiträumigen sinusoidalen venösen Gefäße bilden das sog. erektile oder *Schwellgewebe*. Dieses unterliegt vorwiegend der parasympathischen Kontrolle ebenso wie die in der Mucosa und der Submucosa liegenden sekretorischen mucösen Drüsen.

In einem individuell unterschiedlichen zeitlichen Rhythmus kommt es zu einem physiologischen An- und Abschwellen besonders der unteren Muschel, sog. *Muschelcyclus* (HEETDERKS, MASING). Wird der normale Muschelcyclus z.B. durch eine chronische Entzündung der Nasenschleimhäute oder durch Allergie beziehungsweise durch vasomotorische Störungen unterbrochen, kann es zu lang andauernden Schwellungszuständen und schließlich zu einer *bleibenden Muschelvergrößerung* kommen. Dabei kann die Hyperplasie entweder nur das erektile Gewebe betreffen, oder es kommt zu einer Hypertrophie des Conchaknochens. Beide Vorgänge können auch gleichzeitig auftreten. Besonders häufig finden sich gewebliche Verdickungen am dorsalen Ende der unteren Muschel, sog. *verdickte hintere Muschelenden*. Diese Verdickungen können von glatter und von höckeriger, maulbeerförmiger Oberfläche sein und eventuell die Choane verlegen.

An der *mittleren und oberen Muschel* wird das sog. Schwellgewebe vermißt. Da sie Bestandteil des Siebbeins sind, kann ihre Vergrößerung durch die Ausbildung großer Siebbeinzellräume, z.B. einer großen Bulla ethmoidalis, verursacht sein.

#### b) Allgemeine Vorbemerkung

Bei einem geplanten Eingriff an den Nasenmuscheln muß der Operateur die *Gesamtfunktion der Conchae* im Auge behalten und sollte genau wissen, wann, wie und wo der Eingriff an den Muscheln durchzuführen ist.

Die Frage nach dem *„Wann" eines operativen Eingriffs* an den Muscheln hängt sehr eng mit einem gestörten nasalen Muschelcyclus und mit einer dadurch verursachten nasalen Obstruktion zusammen. Eine genaue anamnestische Befragung, z.B. nach dem Vorliegen einer saisonalen oder atopischen Allergie ist erforderlich. Bei der Befunderhebung können abschwellende Maßnahmen und besonders der Einsatz der Rhinomanometrie (s.S. 16) über das Vorliegen einer Hyperplasie der Schwellkörper beziehungsweise einer Hypertrophie der Conchaknochen Auskunft geben.

Die Frage, *„wo" die Korrekturmaßnahmen an den Nasenmuscheln* im einzelnen Fall in Betracht kommen, hängt von der Befunderhebung ab. Es können Eingriffe am Schwellkörper, z.B. die Muschelkappung, erforderlich sein. Es können aber auch Eingriffe am knöchernen Gerüst der Nasenmuscheln, z.B. die subperiostale Conchektomie notwendig werden. – *„Wie"* die Eingriffe an den Nasenmuscheln im einzelnen technisch auszuführen sind, wird in den nachfolgenden Abschnitten beschrieben.

## c) Conchotomie, sog. Muschelkappung

Während bei einer reaktiven Muschelschwellung beim Bestreichen mit einem Vasoconstringens eine allgemeine Abschwellung zu erzielen ist, bleiben bei der *Muschelhyperplasie* Verdickungen besonders an der Unterseite der unteren Muschel und am hinteren Muschelende bestehen. In diesen Fällen ist eine Indikation zur Muschelkappung, der sog. Conchotomie, gegeben.

Der Eingriff wird in der Regel in Lokalanaesthesie vorgenommen. Nach Schleimhautoberflächenanaesthesie injiziert man etwa 1 ml eines Lokalanaesthetikums submukös in den Schwellkörper der unteren Muschel, so daß das zu resezierende Gebiet etwas aufgetrieben wird. Längs der inferioren Muschelfläche wird dann ein *Schleimhautstreifen* mit einer abgewinkelten Schere *abgetragen*. Bei sorgfältigem Entfernen des hyperplastischen Muschelgewebes *unter Schonung des knöchernen Gerüstes* bleibt die Blutung in der Regel gering. Trotzdem empfiehlt es sich, für 12 bis 24 h mit einem Salbenstreifen oder einem Kochsalz-getränkten Schaumstoffstreifen eine lockere Tamponade zu legen.

## d) Abtragung hyperplastischer Muschelenden

Gleichzeitig mit der Conchotomie wird vielfach das Abtragen des *hyperplastischen hinteren Endes der unteren Muschel* mit einer schneidenden Schlinge oder mit einem Conchotom notwendig. Auch diese Maßnahme kann in Lokalanaesthesie, d.h. in Schleimhautoberflächenanaesthesie der betreffenden Nasenseite und mit Injektion eines Lokalanaesthetikums in die Gegend des posterioren Muschelendes durchgeführt werden. Danach führt man unter Leitung des Auges die etwas nach lateral *abgebogene Schlinge* an der unteren Muschel entlang bis in die Choane und versucht, das vergrößerte hintere Ende der Muschel mit der Schlinge einzufangen (Abb. 100). Beim Abschlingen darf die Schlinge nicht mit Gewalt nach vorn herausgerissen werden, weil sich dabei die gesamte Muschel von ihrem Ansatz lösen kann. Vor dem Zurückziehen der Schlinge sollte man das Muschelende mit einer Nasenzange fassen, um eine mögliche

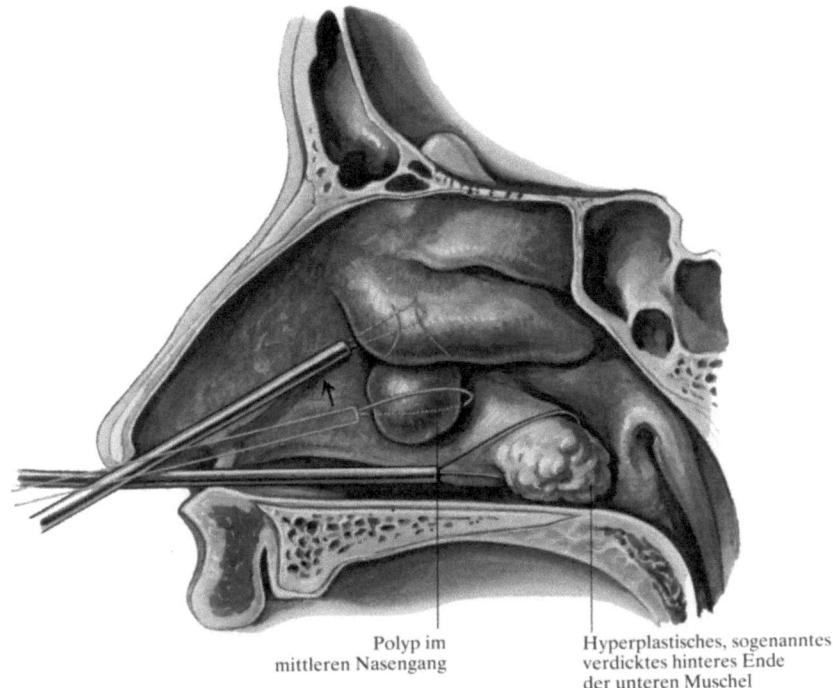

**Abb. 100.** Abtragen von Nasenpolypen im mittleren Nasengang mit der Schlinge und Entfernung eines hyperplastischen hinteren Endes der unteren Muschel

Aspiration des abgeschlungenen Muschelteiles zu verhindern. Benutzt man ein Conchotom, so kann das hintere hyperplastische Muschelende abgetragen werden, ohne daß die Gefahr des Abreißens der Muschel oder des Abgleitens des hinteren Muschelendes in die unteren Luftwege besteht. – Zum Abschluß überprüft man durch Postrhinoskopie, ob noch Reste zurückgeblieben sind, und entfernt sie gegebenenfalls mit dem Conchotom.

## e) Submuköse Elektrokoagulation der Muschel

Liegt eine *einfache Muschelschwellung* im Zusammenhang mit einem gestörten nasalen Zyklus vor, so empfiehlt sich die *submuköse Elektrokoagulation* – sog. Muschelkaustik –. Dabei werden durch die Koagulation vor allem die Schwellkörper erreicht und teilweise verödet. Dieser Eingriff kann auch bei der *Rhinopathia vasomotoria gravidarum* durchgeführt werden.

Nach Anwendung eines Oberflächenanaesthetikums wird die Muschel submukös mit einem Lokalanaesthetikum infiltriert. Für die Koagulation benutzt man eine abgewinkelte Nadel, die an den Griff des Diathermiegeräts angeschlossen wird. Die Nadel ist bis auf eine etwa 0,8 mm lange Spitze gut isoliert, so daß nur die submukös in den Muschelkörper eingestochene Nadelspitze eine Koagulationswirkung erzeugt. Vor dem Herausziehen der Nadelspitze wird der Diathermiestrom unterbrochen, damit keine Zerstörung der respiratorischen

Schleimhaut mit länger anhaltender Borkenbildung stattfindet. Eine postoperative Tamponade ist im Allgemeinen nicht erforderlich.

### f) Infraktion mit Lateroposition der unteren Muschel

Liegt außer der Hyperplasie des Muschelgewebes auch eine *Hypertrophie des Conchaknochens* vor oder ist *sein Ansatzwinkel zur lateralen knöchernen Nasenwand besonders groß*, so ist ein Eingriff am Conchaknochen indiziert. Häufig ist das bei kompensatorischer Hypertrophie der unteren Muschel auf der Gegenseite einer ausgeprägten Septumdeviation der Fall.

Der Eingriff wird in Lokalanaesthesie durchgeführt. Zur *Infraktion mit Lateroposition der unteren Muschel* wird die laterale Vestibulumincision (s.S. 27) als Zugang gewählt. An der lateralen Nasenwand legt man die Insertion des Conchaknochens frei und trennt diesen mit einem 4 mm breiten Meißel ab. Dann wird der horizontale Teil des Conchaknochens subperiostal reseziert. Danach ist die Lateroposition leicht herbeizuführen. Es empfiehlt sich, für 12 bis 24 h eine Tamponade einzulegen. Wie die Erfahrung zeigt, werden die Tränenwege durch den Eingriff nicht beeinträchtigt.

Bei weniger stark ausgebildetem Conchaknochen läßt sich die Muschelinfraktion auch mit einem langbranchigen Nasenspekulum nach Killian ausführen. Dabei wird der Muschelkörper zwischen die beiden Branchen des Spekulums genommen, der Kochen durch drehende Bewegungen des Spekulums frakturiert und die Muschel auf diese Weise nach lateral verlagert. – Läßt sich das geschlossene Spekulum ohne Hindernis in den unteren Nasengang einführen, so genügt bei schwach ausgebildetem Conchaknochen ein Aufspreizen der Branchen, um die Infraktion herbeizuführen.

### g) Subperiostale Conchektomie der unteren und der mittleren Muschel

Bei *ausgeprägter Hypertrophie der Knochen der unteren Muschel* kann die Resektion des Conchaknochens erforderlich werden. Von HARRIS (1936) und HOUSE (1951) wurden verschiedene Techniken der Resektion des knöchernen Gerüstes insbesondere an der unteren Muschel beschrieben. Wesentlich ist dabei, daß durch eine subperiostale Resektion das funktionelle Muschelgewebe erhalten bleibt.

Der Eingriff an den *unteren Muscheln* läßt sich in Lokalanaesthesie durchführen. Dabei injiziert man das Lokalanaesthetikum nach vorheriger Schleimhautoberflächenanaesthesie in die *laterale Vestibulumhaut* im Bereich der Crista piriformis und in den Kopf der unteren Muschel. Dann führt man einen lateralen Vestibulumschnitt (s.S. 27) aus. Nach Darstellen der Kante der Apertura piriformis ist der Ansatz des Conchaknochens leicht aufzufinden und subperiostal zu präparieren. Es hat sich als zweckmäßig erwiesen, die *subperiostale Präparation des Conchaknochens unter Lupenchirurgie oder unter Verwendung des Operationsmikroskops* mit der 250 mm-Optik vorzunehmen. Da die Hyperplasie des

Conchaknochens hauptsächlich den schneckenförmig gebogenen caudalen Knochenanteil betrifft, muß hier die Präparation sorgfältig ausgeführt werden. Geeignet ist dazu ein scharfkantiger Präpariersauger (Abb. 9b/13). Ein schlankes Nasenspekulum wird in den lateralen Vestibulumschnitt eingeführt und spreizt das abpräparierte Periost etwas auf. Der freigelegte Conchaknochen wird dann mit einer kleinen Nasenzange stückweise entfernt. Im posterioren Anteil der unteren Muschel genügt meistens die Frakturierung des hier oft nur noch lamellenförmig vorhandenen Knochens.

An der *mittleren Muschel* wird die Incision nach Schleimhautinfiltration mit einem Lokalanaesthetikum durch die Mucosa und das Periost gelegt. Sie liegt etwas lateralwärts am anterioren und inferioren Rand der Muschel. Mit spitzer Schere und Elevator wird das Mucoperiost vom Knochen gelöst und die *knöcherne Concha besonders im Bereich der Bulla ethmoidalis* mit einer Nasenzange (Abb. 9c/9) *frakturiert und entfernt*. Der Rest des Conchaknochens der mittleren Muschel kann mittels eines langen Nasenspekulums lateralwärts frakturiert werden.

Nach Beendigung des Eingriffs empfiehlt es sich, den lateralen Vestibulumschnitt durch eine Naht zu verschließen und eine Salbenstreifentamponade zu legen oder die Nase mit einem kochsalz-getränkten Schaumstoffstreifen für 12 bis 24 h zu tamponieren.

Von KRESSNER (1969) stammt die Methode des *subperiostalen Ausfräsens des Conchaknochens*. In Lokalanaesthesie wird der hyperplastische Conchaknochen von einem Schleimhautschnitt auf dem Kopf der unteren Muschel subperiostal freigelegt und besonders im Bereich des Muschelkopfes mit einer Fräse ausgedünnt. Die gesamte untere Muschel kann nun ohne Schwierigkeiten mit einem Nasenspekulum nach lateral verlagert werden.

## 2. Entfernen von Nasenpolypen, endonasale Polypektomie

Die Nasenpolypen entwickeln sich vornehmlich aus den Schleimhäuten der Siebbeinzellen und der Kieferhöhlen, gelegentlich aus der Stirnhöhlenschleimhaut, selten aus der Mucosa der Keilbeinhöhle. Man findet sie daher *hauptsächlich im mittleren Nasengang*. Sie können von hier aus das gesamte Lumen der Nase verlegen. Seltener kommen sie im oberen Nasengang vor.

Die alleinige endonasale Polypabtragung ist für das gesamte Krankheitsgeschehen im Nasennebenhöhlenbereich im allgemeinen ein *unzulänglicher Eingriff*, da er meistens bereits nach kurzer Zeit zu einem *Rezidiv* führt. Es empfiehlt sich vielmehr eine umfassende, möglichst radikale Ausräumung der erkrankten Schleimhaut und der Polypen aus allen befallenen Nasennenbenhöhlen vorzunehmen (s. Band V/2 dieser Operationslehre). Bei Patienten, die sich zu einer radikalen Sanierung des Leidens durch eine umfassende Nasennebenhöhlenoperation nicht entschließen können oder denen man aufgrund ihres schlechten Allgemeinzustandes eine solche Operation nicht zumuten kann, kommt die endonasale Entfernung der Polypen in Betracht. Zum Ausschluß eines malignen Tumors sollte jedoch eine gründliche Untersuchung der Nebenhöhlen, gegebenenfalls mit Antroskopie, vorausgegangen sein.

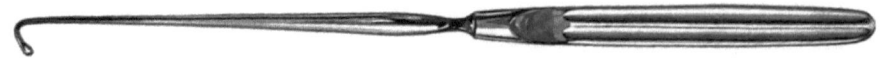

**Abb. 101.** Haken nach LANGE zum Einfangen des Polypenstiels im mittleren Nasengang. (Aus: LAUTENSCHLÄGER, 1934)

Der Eingriff wird in Schleimhautoberflächenanaesthesie durchgeführt. Durch Zusatz eines Vasokonstriktors wird die Nase übersichtlicher und man erkennt den Ursprung der Polypen. *Gestielte Polypen* werden mit der nicht schneidenden Schlinge umfahren und an ihrem Hals im Bereich des mittleren Nasenganges abgeschnürt (Abb. 100). Alle größeren Polypen werden auf diese Weise entfernt. *Kleinere breitbasig aufsitzende Polypen*, die man nicht mit der Schlinge fassen kann, werden mit der Nasenzange (Abb. 9c/9) oder mit einem Conchotom herausgezupft. Dabei ist es oft nötig, auf endonasalem Wege die mittleren und dorsalen Siebbeinzellen mit auszuräumen (s. Band V/2 dieser Operationslehre).

Die *Choanalpolypen* stammen in der Regel aus der Kieferhöhle und entwickeln sich im mittleren Nasengang an einem längeren Stiel nach dorsal bis in die Choane. Auch diese Polypen entfernt man endonasal, indem man ihren Stiel im mittleren Nasengang mit einem stumpfen Haken nach Lange (Abb. 101) einfängt. In Schleimhautoberflächenanaesthesie führt man den Haken am Nasenboden entlang in die Choane ein und zieht ihn dann mit nach oben offener Krümmung in den mittleren Nasengang zurück, ohne dabei den Ansatz der Muschel zu verletzen. Ist der Stiel des Polypen eingefangen, was sich an einem leichten Widerstand bemerkbar macht, so führt man eine Nasenzange am Nasenboden entlang in die Nase ein und faßt den Polypen in der Choane. Dann wird der Stiel des Polypen durch einen kurzen kräftigen Ruck am Langeschen Haken durchgerissen, und der Polyp kann mit der Zange aus der Nase herausgeholt werden. Läßt man den Polypen nach Durchreißen des Stiels in den Rachen fallen, besteht die Gefahr der Aspiration, da die Oberflächenanaesthesie der Nasenschleimhaut auch auf die Rachenschleimhaut übergreifen kann. Man muß ihn deshalb vorher sicher mit der Zange gefaßt haben.

Im Grundsatz ist es auch bei Choanalpolypen falsch, diese mit dem Langeschen Haken am Polypenstiel durchzureißen, da man dabei nur den nasalen Anteil des Polypen entfernt, aber seine „Wurzel" in der Kieferhöhlenschleimhaut zurückläßt und daher mit einem Rezidiv zu rechnen ist. Es ist deshalb empfehlenswert, die Kieferhöhle endonasal oder peroral mit zu eröffnen (s. Band V/2 dieser Operationslehre) und den Choanalpolypen auf diesem Wege zu entfernen.

## 3. Eingriffe bei Synechien in der Nasenhöhle

Infolge von Verletzungen des Naseninnern mit Epithelverlust an Muscheln und korrespondierenden Septumstellen kann es zu Verwachsungen des Septums mit der lateralen Nasenwand insbesondere mit den Muscheln kommen. Häufig bilden sich Synechien nach operativen Eingriffen wie Ätzungen, Conchotomien oder submukösen Septumresektionen aus. Auch nekrotisierende Schleimhautentzündungen und Traumen kommen als Ursache in Frage.

## a) Einfache Synechiedurchtrennung

Ist die Synechie nicht sehr ausgedehnt, so durchtrennt man sie in Oberflächenanaesthesie unter Sicht mit einem feinen Messer. Die *Durchtrennung* erfolgt am besten *unter Mitnahme von etwas Muschelgewebe* und sollte niemals unmittelbar an der Septumschleimhaut durchgeführt werden. Hier kann man leicht eine Septumperforation erzeugen, vor allem, wenn eine beiderseitige Synechie an korrespondierender Stelle vorliegt und eine submucöse Septumresektion vorausgegangen ist.

Um einer abermaligen Verwachsung vorzubeugen, kann man Splints einführen (Abb. 9d/5), die für 1 bis 3 Wochen belassen werden. Das Einlegen einer Tamponade bis zur völligen Epithelisierung ist im allgemeinen nicht ausreichend und für den Patienten über einen so langen Zeitraum auch unangenehm.

## b) Kombinierte Maßnahmen bei Synechien in der Nase

Bei *flächenhaften Verwachsungen zwischen Septum und lateraler Nasenwand* besonders der Nasenmuscheln ist die einfache Synechiedurchtrennung vielfach nicht ausreichend, um eine Wiederverwachsung sicher zu vermeiden. In diesen Fällen sollte die Ursache der Synechie berücksichtigt und zunächst festgestellt werden, welche Gewebeanteile hauptsächlich an der Synechie beteiligt sind.

Handelt es sich um eine traumatisch entstandene Synechie, so findet man in der Regel ein *frakturiertes Septum,* so daß ein *Septumeingriff in die Synechiebehandlung eingeplant* werden muß. Ist ein Septumeingriff vorausgegangen, so muß man überprüfen, ob nicht eine stehengebliebene Bodenleiste oder ein Vomerdorn in den Synechiebereich einbezogen sind. In diesem Fall ist ein sekundärer Septumeingriff mit Abtragen der Bodenleiste oder des Vomerdorns vorzunehmen. Es empfiehlt sich, dabei nach den Prinzipien der Septumplastik (s.S. 141 ff.) vorzugehen. Um eine Septumperforation zu vermeiden, sollte zunächst die Durchtrennung der Synechie unter Mitnahme von Muschelgewebe und dann erst die Korrektur am Septum durchgeführt werden.

Ist die *untere Muschel* in größerer Ausdehnung an der Synechiebildung beteiligt, so ist die gleichzeitige subperiostale *Conchektomie* (s.S. 170) zu empfehlen. Synechien, die sich zwischen *mittlerer Muschel* und Septum befinden, können neben der Behinderung der Nasenatmung auch eine respiratorische Anosmie auslösen. Hier ist es erforderlich, eine subperiostale Conchektomie der mittleren Muschel (s.S. 171) vorzunehmen und dann die Synechie lateral zu durchtrennen.

Nach ausgedehnten nicht ausreichend rhinologisch versorgten *Mittelgesichtsverletzungen* oder nach schweren *nekrotisierenden Schleimhautentzündungen*, gelegentlich auch nach Langzeitbeatmung mit *transnasaler Intubation*, kann es zu Verwachsungen kommen, die nahezu die gesamte Nasenhöhle betreffen. In diesen Fällen bleibt nach kombiniertem Septum- und Muscheleingriff eine relativ große nicht epithelisierte Gewebefläche zurück. Zur Vermeidung einer Wiederverwachsung muß eine *freie Transplantation von Schleimhaut oder Haut* vorgenommen werden, wobei man sich an die Technik der Dermoplastik nach LEWY-HAMMOND und SAUNDERS (s.S. 203) halten kann.

## 4. Entfernung von Nasenfremdkörpern und Rhinolithen

Nasenfremdkörper finden sich besonders häufig im Kindesalter. Sie haben oft eine glatte Oberfläche oder sind kugelförmig gestaltet. Durch unvorsichtiges Handeln können sie gefährlich werden, wenn sie bei Entfernungsversuchen in den Rachen gelangen und aspiriert werden.

Mitunter ist es möglich, auch bei kleinen Kindern Nasenfremdkörper in Schleimhautoberflächenanaesthesie zu entfernen. Bei ängstlichen und abwehrenden Kindern unterläßt man besser Extraktionsversuche in Oberflächenanaesthesie und führt die Fremdkörperentfernung in Allgemeinanaesthesie mit Intubation durch.

Es ist am günstigsten, den *Fremdkörper unter Sicht mit einem Häkchen zu umfahren* und zum Naseneingang herauszuziehen. Das Fassen des Fremdkörpers mit Pinzetten oder Zangen ist unzweckmäßig, da der Fremdkörper meistens dem fassenden Instrument entgleitet und verschwinden kann.

Nasensteine, sog. *Rhinolithen*, sind sehr selten. Sie entwickeln sich in der Regel um einen lange in der Nase verweilenden Fremdkörper und finden sich gewöhnlich im inferioren Abschnitt der Nasenhöhle in ödematöses Granulationsgewebe eingebettet. Versuche, einen Nasenstein zu bewegen, lösen meistens Schmerzen und mehr oder weniger starkes Nasenbluten aus. Es ist deshalb zu empfehlen, den Rhinolithen in Allgemeinanaesthesie mit orotrachealer Intubation zu entfernen. Dabei kann man zunächst die *Extraktion auf endonasalem Wege* versuchen. Geeignet dazu ist ein Häkchen, mit dem man den Rhinolithen allseits lockern und aus dem Nasenlumen heraushebeln kann. Zerbröckelt der Rhinolith dabei, so ist es zweckmäßig, die einzelnen Stücke mit einem kräftigen Sauger abzusaugen und das entstandene Wundbett dann sorgfältig auf Reste zu kontrollieren.

Bei nachgewiesenen größeren Rhinolithen sollte die *Entfernung besser permaxillär* erfolgen. Die Kieferhöhle wird peroral in der Fossa canina eröffnet (s. Band V/2 dieser Operationslehre). Dann legt man ein breites Fenster zum unteren Nasengang an und führt eine Infraktion der unteren Muschel mit craniomedialer Verlagerung durch. Danach umfährt man den Rhinolithen und das umgebende Granulationsgewebe mit einem Septumraspatorium und luxiert ihn in die Kieferhöhle hinein. Von hier aus kann er entfernt werden. Abschließend ist eine Tamponade der Nase mit einem Salbenstreifen oder einem Kochsalzgetränkten Schaumstoffstreifen für 12 bis 24 h zu empfehlen.

## 5. Eingriffe bei Tumoren in der Nasenhöhle

### a) Abtragen eines sog. blutenden Septumpolypen

Beim blutenden Septumpolypen handelt es sich nicht um eine echte Geschwulst sondern um Entzündungsprodukte, die häufig auch nach kleineren Schleimhautverletzungen am Septum entstehen. Sie werden auch als angiomatöse Granulome oder als Granuloma pyogenicum bezeichnet. Man entfernt sie durch *Umschneiden ihrer Basis mit dem Messer* in Oberflächen- und etwas Infiltrationsanaesthesie der Septumschleimhaut. Die Blutung steht in der Regel innerhalb der normalen Blutgerinnungszeit. Eventuell kann man eine leichte Verschorfung der Excisionswunde mit der Chromsäureperle unter Neutralisierung mit Silbernitratlösung oder eine Elektrokoagulation durchführen (s.S. 186,187).

### b) Vorgehen bei Hämangiomen in der Nasenhöhle

Bei primärem Sitz des Hämangioms an der Nasenschleimhaut ist die Epistaxis das Leitsyptom. Es handelt sich meistens um sog. Rankenangiome, die sich in der Schleimhaut des Nasenbodens und des Septums entwickeln.

Zur Entfernung empfiehlt sich eine paranasale Schnittführung nach MOURE (Abb. 148) mit *lateraler Rhinotomie* (s.S. 203). Nach Aufklappen der Nase wird der Tumor im Gesunden umschnitten und subperichondral bzw. subperiostal entfernt. Wenn dabei größere Teile der Schleimhaut im Bereich von Septum und Nasenboden reseziert werden mußten, ist die *Abdeckung mit einem freien Transplantat* im Sinne einer Dermoplastik nach LEWY-HAMMOND oder SAUNDERS (s.S. 203) zu empfehlen. Besser als ein Spalthauttransplantat eignet sich Mundschleimhaut, da Borkenbildung und Foetor dann nicht auftreten.

### c) Eingriffe bei nicht epithelialen Tumoren der Nasenhöhle

Bei den nicht epithelialen Tumoren der Nasenhöhle handelt es sich hauptsächlich um Neurinome, Ganglioneurome, Gliome und Hämangiopericytome. Die in der Nase lokalisierten *Neurinome* exstirpiert man in toto. Dazu ist ein breiter paranasaler Zugang mit lateraler Rhinotomie (s.S. 203), gegebenenfalls auch ein transfaciales permaxilläres Vorgehen (s.S. 259) zu empfehlen. Da bei dem Eingriff eine stärkere Blutung auftreten kann, empfiehlt es sich, in Allgemeinanaesthesie mit orotrachealer Intubation zu operieren und unter Umständen die zuführenden Arterien (A. maxillaris oder/und A. ethmoidalis) zu unterbinden (s.S. 192ff.). Blutkonserven sind bereitzustellen.

Bei den *Gliomen* unterscheidet man extra- und intranasale. Die extranasalen Gliome stehen erfahrungsgemäß nicht mit dem Hirn in Zusammenhang und lassen sich ohne Risiko exstirpieren. Bei den intranasalen Gliomen muß immer mit einer Verbindung zum Gehirn gerechnet werden. Die Therapie ist daher mit dem Neurochirurgen zu besprechen, da im Hinblick auf die Möglichkeit einer *intracraniellen Insertion* die Freilegung der Schädelbasis von oben mittels Craniotomie vorteilhafter ist als das Angehen des Gebietes von caudal durch einen rhinochirurgischen Eingriff.

### d) Entfernen von Nasenpapillomen

Die Nasenpapillome, sog. „inverted papilloma", sitzen mit Vorliebe im Vestibulum nasi bzw. an der Grenze zwischen Haut und Schleimhaut sowie in der Tiefe der Nasenhöhle. Je weiter entfernt von außen sie lokalisiert sind, um so schlechter ist ihre Prognose (UNGERECHT). Das hervorstechendste Merkmal ist ihre *Rezidivneigung.*

Die *im anterioren Anteil der Nasenhöhle* lokalisierten Papillome können in lokaler Infiltrationsanaesthesie subperichondral oder subperiostal abgetragen werden. Je nach Ausdehnung der entstehenden Wundfläche muß man zur Vermeidung einer Naseneingangsstenose eine freie Transplantation von Vollhaut oder Spalthaut vornehmen oder den Defekt mit kleinen Verschiebelappen decken.

Die *in der Tiefe der Nasenhöhle* sich ausbreitenden Papillome erfordern eine breite Aufdeckung über eine laterale Rhinotomie (s.S. 203) oder über ein transfaciales permaxilläres Vorgehen (s.S. 259). – Die Papillome können in die Orbita einbrechen und haben auch eine große Tendenz, die Schädelbasis zu arrodieren. Bei Befall der Dura ist diese auszuschneiden und plastisch zu decken (s. Band V/2 dieser Operationslehre).

### e) Eingriffe bei malignen Tumoren der Nasenhöhle

Im Bereich des Gesichtsschädels kommt sowohl das sog. Cylindrom als auch das Carcinom mit primärem Sitz in der Nasenhöhle vor. Das *Cylindrom der Nase*, histologisch ein adenoid-cystisches Carcinom, sitzt mit Vorliebe am Septum und breitet sich flächenhaft entlang des Septums aus. Im Laufe der Zeit wächst es auch in die Nachbarregionen, d.h. in die Nasennebenhöhlen, den Nasenrachenraum, die Orbita und die Schädelbasis ein. Cylindrome müssen weit im Gesunden excidiert werden, da die Rezidivgefahr sonst sehr groß ist.

Bei einem *umschriebenen Septumcylindrom* kann es unter Umständen erforderlich sein, das gesamte Septum zu entfernen. Dabei stellt man sich von einer im Vestibulum oris geführten Incision aus die Spina nasalis anterior und die beiden Cristae der Apertura piriformis dar. Die Schleimhaut der Nasenhöhle wird beiderseits am Nasenboden eröffnet und das Septum mit einem schmalen Meißel vom Nasenboden abgetrennt. Der Meißel setzt an der Praemaxilla an und nimmt auch die Cristae maxillaris und palatina mit. Er wird durch den Vomer bis in die Choane geführt. Dann geht man mit einem Spekulum in die Nasenhöhle ein, schneidet die beiden Schleimhautblätter unter dem Nasenrücken entlang durch und trennt das knorpelige Septum von den beiden Lateralknorpeln ab. Auch die Lamina perpendicularis wird mit einigen Meißelschlägen vom knöchernen Nasenrücken abgelöst. Auf diese Weise läßt sich das *Sep-*

*tum in toto resezieren.* Die Wundränder am Boden und am Dach des Septums müssen histologisch auf Tumorfreiheit geprüft werden. Sitzt am Nasenboden noch Cylindromgewebe, dann sollte man zusätzlich den Knochen des harten Gaumens entfernen.

Die Therapie der primär *an der lateralen Nasenwand* gelegenen oder vom Septum aus in die Nebenhöhlen oder die Schädelbasis eingewachsenen Cylindrome entspricht der der Carcinome (s. Band V/2 dieser Operationslehre).

Bei den *Carcinomen der inneren Nase* handelt es vorwiegend um verhornende und nichtverhornende Plattenepithelcarcinome. Die Diagnose muß vor der Operation durch Probeexcision histologisch gesichert sein. Für die operative Behandlung gibt es allerdings keine bestimmten Richtlinien.

Bei einem kleinen auf das Septum beschränkten Carcinom erfolgt der Zugang vom Mundvorhof aus (s. oben). Jedes intranasale Vorgehen ist bei einem Carcinom der inneren Nase abzulehnen. Bei Sitz des Carcinoms im Bereich der Nasenmuscheln und bei größerer Ausdehnung ist ein transoral-permaxillärer oder ein paranasal-transfacialer Zugang (s.S. 259) zu wählen. Ist der Tumor in die Nachbarschaft eingewachsen, so sind ausgedehntere Eingriffe erforderlich (s. Band V/2 dieser Operationslehre).

# 6. Eingriffe bei Ozaena

## a) Allgemeine Vorbemerkung und Prinzip der operativen Ozaenabehandlung

Das Krankheitsbild der Ozaena, deren Synonyma „Rhinitis atrophicans cum foetore" oder „Stinknase" das hervorstechende Symptom näher bezeichnen, ist offenbar schon im Altertum bei PLINIUS und bei GALEN bekannt gewesen. Auch im Papyrus Ebers finden sich Hinweise auf diese Erkrankung mit Therapieanweisungen. Trotzdem ist bis heute ihre Aetiologie nicht ausreichend geklärt. Die Ozaena tritt in Westeuropa selten auf. Nach JAKOBI sowie ARNDT und EGGERS machen die Ozaena-Fälle etwa 0,05% aller Hals-Nasen-Ohren-Erkrankungen aus.

Charakteristisch für die Ozaena ist eine hochgradige, beidseitig auftretende *Atrophie des Naseninnern*, die sowohl die Schleimhaut mit den Schwellkörpern als auch den Knochen der Muscheln befällt. Hierdurch entstehen weite Nasenlumina. Die Schleimhaut ist von fest haftenden, schmutzig gelblich-grünen Borken bedeckt. Fäulniserreger führen zum putriden Zerfall der Borken. Die hierbei freigesetzten aromatischen Kohlenwasserstoffverbindungen rufen den charakteristischen, unangenehm süßlichen bis ekelerregenden *Foetor* hervor. Die Patienten selbst werden hierdurch weniger belästigt, da eine Hyp- beziehungsweise Anosmie besteht. Dagegen ist die Nasenatmung sowohl durch die Borkenbildung als auch durch die Verwirbelung des Atemstroms in der weiten Nase behindert. Die Ozaena kann medikamentös oder chirurgisch behandelt werden.

Obwohl zahlreiche Operationstechniken und noch mehr Modifikationen angegeben worden sind, handelt es sich im Prinzip nur um 2 unterschiedliche Methoden: die *operative Einengung des Nasenlumens* und die *Vergrößerung der sezernierenden und abdunstenden Schleimhautoberfläche*. Ein weiteres mehr ätiologisch ausgerichtetes Verfahren stellt die *Neurektomie des N. petrosus major* (s.S. 279) dar. KRMPOTIĆ und SUNARIĆ haben nach diesem Eingriff ein vollständiges Verschwinden der Ozaena-Symptomatik gesehen. Von den Autoren können diese guten Erfahrungen bestätigt werden.

## b) Operative Einengung des Nasenlumens durch Implantate

Zur Vermeidung einer zu starken Austrocknung der Nasenschleimhaut wurde zuerst von BRÜNINGS eine Verschmälerung des Nasenlumens durch submuköse Implantation von Fremdmaterial unter die Septumschleimhaut durchgeführt. Die Methode wurde dann vor allem von ECKERT-MOEBIUS (1923) und später von EYRIES (1946) aufgegriffen. Die Ausdehnung der Implantation auf drei Nasenwandungen, nämlich submukös am Septum und zusätzlich subperiostal am Nasenboden sowie an der lateralen Nasenwand, hat UNTERBERGER (1929) beschrieben. Sie wurde auch von COTTLE, SAUNDERS und von HUIZING empfohlen.

Der Eingriff kann bei Erwachsenen in Lokalanaesthesie – ähnlich wie bei der Septumplastik (s.S. 18) – durchgeführt werden. Für die Implantation am Septum ist der Hemitransfixionsschnitt (s.S. 27) geeignet. Das Mucoperichondrium und auch das Mucoperiost werden zunächst auf der linken *Septumseite* möglichst weit nach dorsal abgelöst. Dabei ist darauf zu achten, daß die Schleimhaut nicht verletzt wird. Von der gleichen Incision kann man über den maxilloprämaxillären Zugang nach COTTLE die *subperiostale Tunnelung am Nasenboden* vornehmen (s.S. 144). Die *Tunnelung der lateralen Nasenwand* erfolgt entweder von einem lateralen Vestibulumschnitt (s.S. 27) oder der nasoalaren Incision (s.S. 28) aus. Man präpariert dabei die laterale Kante der Apertura piriformis frei und löst das Mucoperiost caudal des knöchernen Ansatzes der unteren Muschel vorsichtig dorsalwärts ab. Es ist zu empfehlen, den Conchaknochen der unteren Muschel mit einem 4-mm-Meißel an seinem Ansatz abzutrennen, um die Muschel nach medial drängen zu können. Der laterale Tunnel kann dann bis in den mittleren Nasengang hochgetrieben werden. Er sollte jedoch nicht bis an das Ostium maxillare heranreichen.

Nachdem die drei Tunnel im Bereich des Septums, des Nasenbodens und der lateralen Nasenwand auf der linken Seite gebildet sind, kann man sie *mit Implantaten auffüllen* und auf diese Weise das Lumen der Nasenhöhle einengen (Abb. 102). Die Incisionen werden abschließend sorgfältig mit einer atraumatischen Naht verschlossen. Es empfiehlt sich, eine lockere Salbentamponade in das Vestibulum einzulegen, um eine postoperative Blutung beziehungsweise eine Hämatombildung zu vermeiden und die Implantate zu schützen. Auf der rechten Seite nimmt man die Implantation nicht in gleicher Sitzung vor, um die Einheilung der Implantate im Bereich des Septums nicht zu gefährden.

Für die Implantation werden in der Literatur *unterschiedliche Materialien* angegeben. Hier scheint die Erfahrung des einzelnen Operateurs wesentlicher

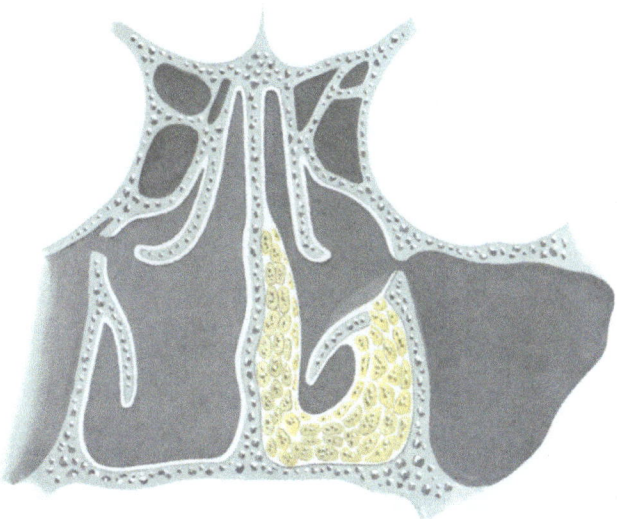

**Abb. 102.** Verkleinerung des Lumens der Nasenhöhle bei Ozaena durch Implantation von Knorpel, dem sog. „crushed cartilage", unter das Mucoperichondrium beziehungsweise Mucoperiost des Septums, des Nasenbodens und der lateralen Nasenwand

zu sein als bestimmte Vorzüge oder Nachteile des einen oder anderen Materials. Einigen wichtigen Anforderungen muß es jedoch Genüge tun: Es muß keimfrei sein, es darf keine antigene oder cancerogene Wirkung haben und es soll nach Möglichkeit inkorporiert werden. Den genannten Anforderungen wird zur Zeit *autogenetischer und allogenetischer Knorpel* am besten gerecht. Alloplastisches Material ist abzulehnen, da es als Fremdkörper nicht inkorporiert und in einem hohen Prozentsatz frühzeitig wieder abgestoßen wird.

### c) Operative Einengung des Nasenlumens durch Medialverlagerung der lateralen Nasenwand

Ein anderes Prinzip zur operativen Einengung des Nasenlumens hat LAUTENSCHLÄGER (1926) mit der operativen Medianverlagerung der lateralen Nasenwand entwickelt. Diese Methode wurde von SEIFFERT (1922) durch eine perseptale, über mehrere Wochen belassene Fixierungsnaht modifiziert. R. MEYER hat die Medianverlagerung der seitlichen Nasenwand mit der Implantation von autogenetischen Rippenknorpelspänen kombiniert (DENECKE und R. MEYER).

Der Eingriff wird bevorzugt in Allgemeinanaesthesie mit orotrachealer Intubation durchgeführt. Auf eine zusätzliche Tamponade des Hypopharynx zur Vermeidung der Aspiration sei hingewiesen. Die Kieferhöhle wird vom Mundvorhof aus eröffnet, wobei man die Apertura piriformis freilegt. Um eine mögliche Infektion durch die für einige Wochen erforderliche postoperative Tamponade zu vermeiden, empfiehlt es sich, die Kieferhöhlenschleimhaut zu entfernen. Auch das Siebbein wird permaxillär eröffnet und unter Schonung der medialen Siebbeinwand sowie der Lamina papyracea vorsichtig ausgeräumt. Dann mobili-

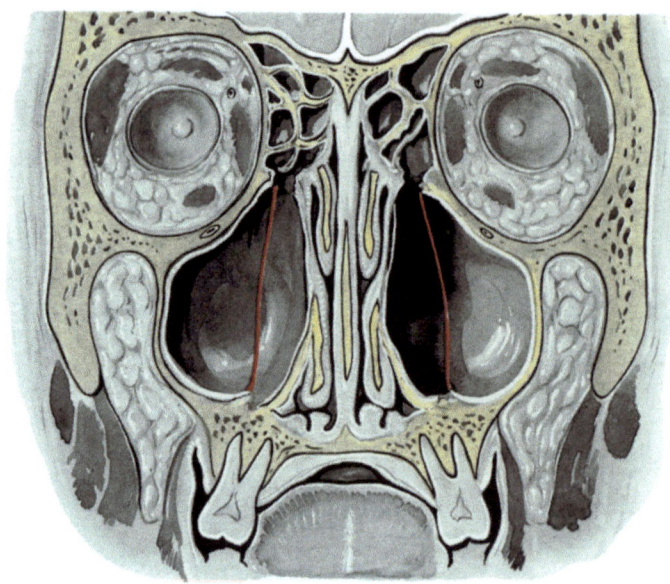

**Abb. 103.** Verkleinerung des Lumens der Nasenhöhle bei Ozaena nach LAUTENSCHLÄGER. Die beiden lateralen Nasenwände sind nach Ummeißelung nach medial gedrängt. Die *roten Linien* zeigen die ursprüngliche Lage der lateralen Nasenwände an. (Aus: LAUTENSCHLÄGER, 1934)

siert man mit einem schmalen Meißel oder mit einem kleinen Rosenbohrer die *gesamte mediale Kieferhöhlenwand bis in das Siebbein hinein* und verlagert sie unter Druck *medialwärts* (Abb. 103). Dabei soll die Nasenschleimhaut möglichst nicht einreißen. Auf der Gegenseite wird in gleicher Weise vorgegangen.

Nach den Erfahrungen von ARNDT und EGGERS ist es wichtig, postoperativ beide Kieferhöhlen für 3 bis 4 Wochen vom Fenster in der Fossa canina aus zu tamponieren. Es bleiben danach zwar Fisteln beider Kieferhöhlen zum Mundvorhof zurück, die in einer späteren Sitzung geschlossen werden müssen, ein Zurückweichen der medialen Kieferhöhlenwände wird dadurch aber verhindert. – SEIFFERT hat für die Fixation der verlagerten medialen Kieferhöhlenwände eine perseptale Naht empfohlen, die über mehrere Wochen belassen wird. Sie erfaßt beide mobilisierten Nasenwände und wird durch die gesamte Dicke des Septums geführt. Am besten knüpft man sie im Nasenlumen, um sie später wieder auf einfache Weise entfernen zu können.

### d) Partieller Verschluß der Nasenlöcher durch Vestibulum-Septumlappen

Eine originelle Methode zur operativen Einengung der Nasenlumina bei Ozaena wird von YOUNG und von SHAH et al. beschrieben. Während YOUNG die *äußere Nasenöffnung* durch Bildung von drei Vestibulum-Septumhautlappen *vorübergehend total verschlossen* hat und bei Wiederöffnung eine nahezu normale Nasenschleimhaut vorfand, haben SHAH et al. *nur einen partiellen Verschluß* des Vestibulums herbeigeführt, den sie nach Möglichkeit für 5 bis 7 Jahre beibehielten. Die Eingriffe können beim Erwachsenen in Lokalanaesthesie ausgeführt werden. Beim partiellen Verschluß wird zunächst ein Hautlappen an der lateralen Vestibulumwand gebildet, dessen Basis zum Nasenlochrand hin gelegen ist. Ein zweiter Lappen wird am Nasenboden und ein dritter Lappen im Bereich des Septum membranaceum geschnitten. Sie sind ebenfalls zum Nasenlochrand hin basiert. Die Lappen werden mit ihrer Epithelseite nach außen geschlagen und so vernäht, daß eine schlitzförmige septumnahe Öffnung bestehenbleibt. Die untere Muschel liegt dabei im „Windschatten" des lateral gebildeten Lappens. Die mitgeteilten Ergebnisse bei über 100 Patienten sind ermutigend. – Beim totalen Verschluß werden die drei Lappen so groß angelegt, daß sie beim Vernähen das Nasenloch vollständig verschließen.

### e) Methoden zur operativen Vergrößerung der sezernierenden Schleimhautoberfläche

#### α) *Verlagerung der Kieferhöhlenschleimhaut in die Nasenhöhle*

KUBO und KITAMURA haben eine Methode entwickelt, mit der es gelingt, durch *Einstülpen der Kieferhöhlenschleimhaut in die Nasenhöhle* durch das erweiterte Ostium maxillare eine Vergrößerung der sezernierenden und abdunstenden Schleimhautoberfläche herbeizuführen. – Nach der Modifikation von CERNY wird der Schleimhautsack incidiert und invertiert, d.h. der Kieferhöhlenschleimhautsack wird durch das erweiterte Ostium maxillare in die Nasenhöhle hineingedrängt. Dabei zeigt die Schleimhautseite des Sackes zum Nasenlumen.

Da bei der Ozaena häufig auch die Schleimhaut der Nasennebenhöhlen Zeichen der chronisch atrophischen Entzündung aufweist, kommt dieser Methode nur eine begrenzte Bedeutung zu.

#### β) *Transplantation regionaler oral gestielter Schleimhautlappen in die Nasenhöhle*

Durch Transplantation von Schleimhaut aus dem Mundvorhof-Wangenbereich in die Nase (s.S. 163) läßt sich die Ozaena-Symptomatik günstig beeinflussen. Die Schleimhaut wird über *gestielte Transpositionslappen* nach der von JESCHEK (1960) angegebenen Methode *in die Nasenhöhle* geführt (Abb. 104a–c).

Bei Ozaena-Patienten, bei denen sich eine Septumperforation entwickelt hat, ist diese Methode zum gleichzeitigen Verschluß der Septumperforation geeignet. Dabei kann man auch beiderseits im Mundvorhof-Wangenbereich angelegte gestielte Transpositionslappen in die Nase verlagern und im Bereich der Septumperforation gegeneinander vernähen. Es wird auf diese Weise sowohl der Verschluß der Septumperforation herbeigeführt als auch eine Vergrößerung der sezernierenden Schleimhautfläche erreicht. Außerdem führen die in die Nasenhöhlen transplantierten Schleimhautlappen zu einer Einengung der Nasenlumina, was die Ozaena-Symptomatik zusätzlich günstig beinflußt.

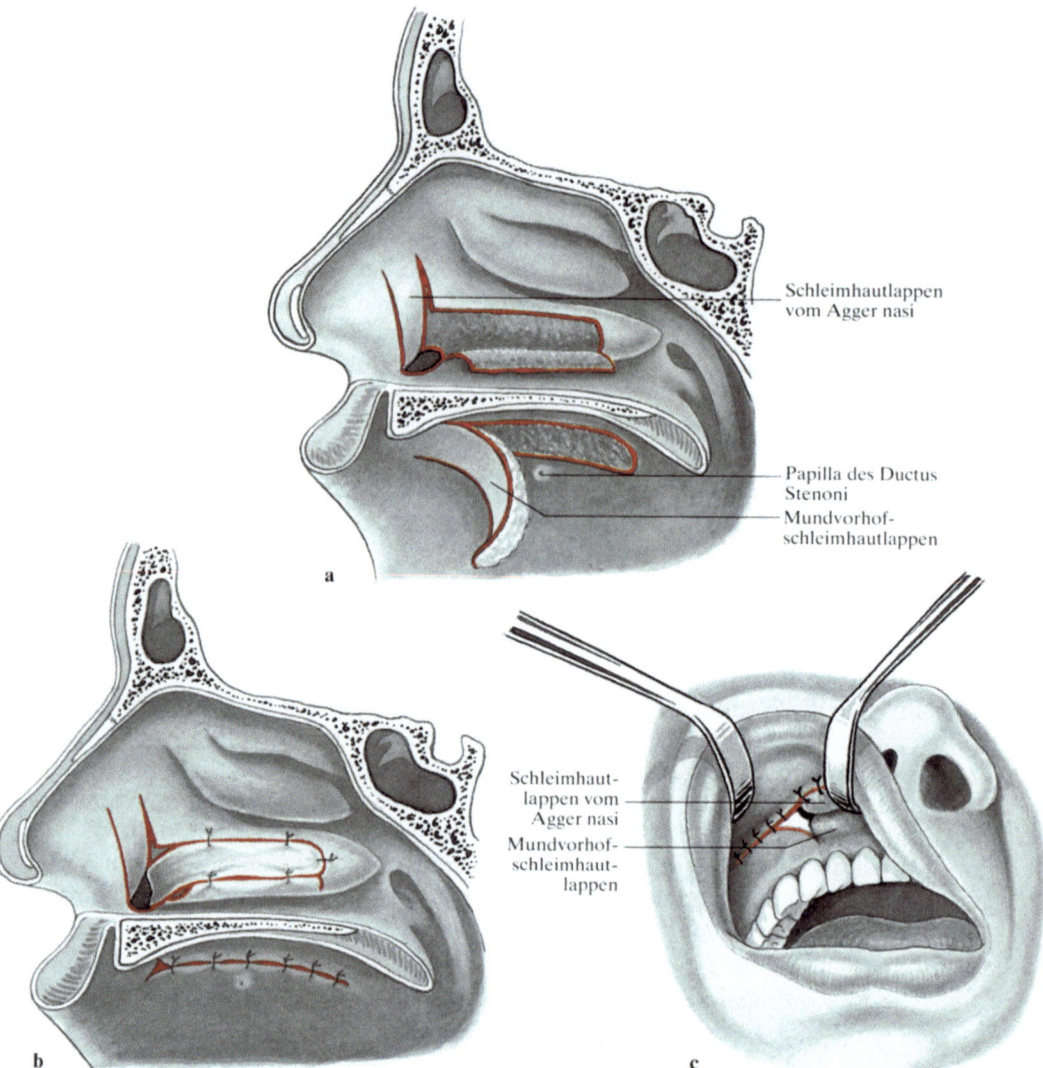

**Abb. 104a–c.** Operative Vergrößerung der sezernierenden Schleimhautoberfläche in der Nase durch die Transposition eines Schleimhautlappens aus dem Mundvorhof bei Ozaena. Technik nach JESCHEK.
**a** Im Mundvorhof ist oberhalb des Parotisausführungsganges ein Schleimhautlappen angelegt. Um ihn in die Nasenhöhle einführen zu können, ist eine Mundvorhofnasenfistel ausgebildet. Ein zweiter, im Bereich des Agger nasi umschnittener Schleimhautlappen dient dem Offenhalten der Fistel. Auf der medialen Seite der unteren Muschel ist die Schleimhaut abgehoben, um ein Aufnahmebett für den Mundvorhoflappen zu schaffen. **b** Der Mundvorhoflappen ist in das Aufnahmebett an der unteren Muschel eingenäht. **c** Der Schleimhautlappen vom Agger nasi ist in die Öffnung im Mundvorhof eingenäht. Der Mundvorhoflappen ist in die Nasenhöhle eingeschlagen. Seine Entnahmestelle ist durch Naht verschlossen

# III. Eingriffe bei Blutungen in die Nasenhöhle, Epistaxis

## 1. Ursachen des Nasenblutens

Jedes schwere oder lang anhaltende Nasenbluten stellt einen Notfall dar, der sofortiges Handeln erfordert. Von der richtigen Beurteilung der Blutungssituation und ihrer Ursache hängt der weitere Verlauf des Geschehens entscheidend ab.

Grundsätzlich sind zwei Arten von Nasenbluten zu unterscheiden, das örtlich bedingte und das symptomatische Nasenbluten. Beim örtlich bedingten, sog. *genuinen oder essentiellen Nasenbluten* liegen die Blutungsursachen unmittelbar in der Nase selbst. Beim *symptomatischen Nasenbluten* handelt es sich um den örtlichen Ausdruck einer Allgemeinerkrankung oder einer Störung des Gesamtorganismus.

## 2. Mögliche Blutungsstellen

Die Blutungen im Naseninnern können aus dem Versorgungsgebiet der A. carotis externa oder der A. carotis interna stammen (Abb. 105a).

Die *Blutungen aus den Ästen der A. carotis externa* finden sich im Versorgungsgebiet der A. maxillaris, von der das Hauptgefäß der inneren Nase, die A. sphenopalatina abzweigt (Abb. 105b). Sie versorgt vor allem das Septum im gesamten Vomerabschnitt, aber auch die laterale Nasenwand mit unterer und mittlerer Muschel und den Nasenboden. Über den Canalis incisivus liegt eine Anastomosierung mit der A. palatina vor, die ebenfalls aus der A. maxillaris kommt.

Die *Blutungen aus dem Versorgungsgebiet der A. carotis interna* treten entweder im Bereich der Ethmoidalarterien auf (Abb. 105a, b) oder sie stammen direkt aus der A. carotis interna vorwiegend im Bereich der Keilbeinhöhle. Das Auftreten eines Exophthalmus pulsans spricht für eine direkte Verletzung der A. carotis interna mit Fistelbildung zum Sinus cavernosus. Die aus der A. carotis interna durch das Foramen opticum in die Orbita eintretende A. ophthalmica entsendet die Aa. ethmoidales anterior et posterior. Sie versorgen den anterioren und den posterioren cranialen Septumanteil (Abb. 105b) sowie die laterale Nasenwand im Bereich des Agger nasi, den Kopf der unteren und der mittleren Muschel sowie den Bereich der oberen Muschel (Abb. 105a).

*Blutungen im Bereich des sog. Locus Kiesselbachii* entstammen sowohl dem Versorgungsgebiet der A. ethmoidalis anterior als auch dem der A. sphenopalatina. Es handelt sich hier um Blutungen aus einem präcapillären Geflecht von mehr oder weniger arteriellem oder venösem Charakter.

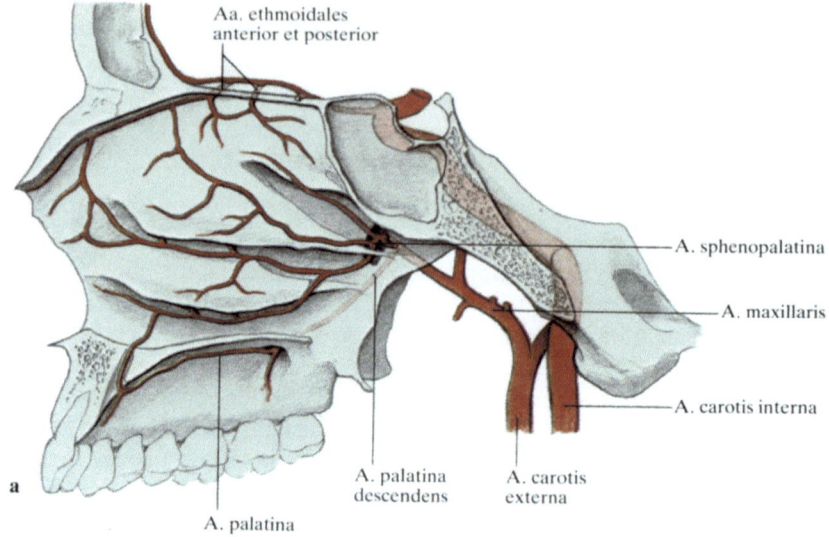

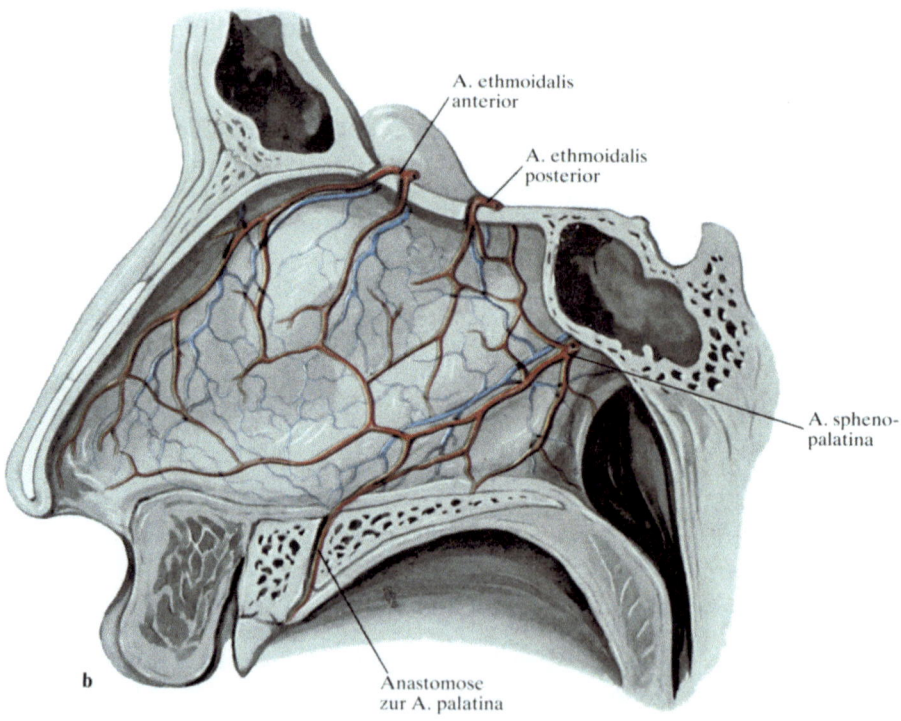

**Abb. 105a, b.** Arterielle Versorgung der lateralen und der medialen Nasenwand. **a** Arterielle Versorgung der lateralen Nasenwand mit Darstellung der zuführenden Arterien. **b** Arterielle Versorgung des Septums. (**b** Aus: LAUTENSCHLÄGER, 1934)

Für die grobe Lokalisation der Blutungsstellen kann man drei Abschnitte unterscheiden. *Die anteriore Nasenregion* stellt das caudale Septum mit Locus Kiesselbachii und den Kopf der unteren Muschel dar und entspricht dem Versorgungsgebiet der A. ethmoidalis anterior und der A. sphenopalatina. *Die mittlere Nasenregion* wird von der lateralen Nasenwand zwischen Ansatz der unteren und Kopf der mittleren Muschel sowie dem Bereich der Lamina perpendicularis des Septums gebildet. Diese Region stellt das Versorgungsgebiet der Aa. ethmoidales anterior et posterior aus der A. carotis interna dar. *Die posteriore Nasenregion,* das ist der Vomerbereich des Septums, der posteriore Abschnitt der lateralen Nasenwand mit den posterioren Anteilen der mittleren und unteren Muschel sowie der posteriore Nasenbodenbereich wird aus der A. sphenopalatina versorgt, die über die A. maxillaris aus der A. carotis externa entspringt.

# 3. Aufsuchen der Blutungsstelle

Vor jedem Eingriff ist eine genaue rhinoskopische Untersuchung zur Feststellung der Blutungsstelle notwendig. Läßt es der Allgemeinzustand des Patienten zu, so sollte er sich aufsetzen und durch kräftiges Schneuzen und Ausspucken Nase und Rachen reinigen. Gegebenenfalls kann man die Säuberung der Nase von Blutkoagula für die Inspektion durch Absaugen herbeiführen. Danach läßt man den Kopf des Patienten vorbeugen und beobachtet, aus welcher Nasenseite die Blutung kommt.

Ist die Blutungsstelle nicht sofort erkennbar oder ist bei stärkerem Blutschwall die blutende Stelle nicht aufzufinden, sollte man Wattebäusche oder kleine Gazetupfer einlegen, die mit einem Schleimhautoberflächenanaesthetikum unter Zusatz eines Vasoconstrictors getränkt sind. Man geht dabei systematisch vor, indem man die *Nase vom Nasenrücken zum Nasenboden schichtweise auffüllt und abblockt bis die Blutung steht.* Nach einigen Minuten werden die Wattebäusche oder Gazetupfer in umgekehrter Reihenfolge wieder entfernt. Die Blutung hat inzwischen durch die Kompression etwas nachgelassen, und die Nase ist durch das Abschwellen der Schleimhaut übersichtlicher geworden, so daß sich die Blutungsstelle nun leichter ermitteln läßt.

Bei Blutungen aus dem unteren Nasengang ist man häufig gezwungen, die *untere Muschel nach cranial und medial hochzuklappen,* um die Blutungsstelle auffinden zu können. Ähnliches gilt für Blutungen aus dem mittleren Nasengang. Auch hier kann man gezwungen sein, eine *Infraktion der mittleren Muschel nach medial* oder eine subperiostale Conchektomie der mittleren Muschel durchzuführen (s.S. 170).

Hindert eine Septumverbiegung oder ein Dorn beim Auffinden der Blutungsstelle, so kann die Durchführung einer *submukösen Septumresektion* (s.S. 137) eine entscheidende Hilfe sein. Danach kann man häufig feststellen, daß Blutungen aus dem Septum allein durch diesen Eingriff stehen.

Schwierigkeiten kann das Aufsuchen von *arteriellen Blutungen aus der hinteren Septumkante* bereiten. Man bedient sich dann der Postrhinoskopie, die man mit einem Kaltlicht-Nasopharyngoskop (Abb. 144) durchführen kann. Im blutungsfreien Intervall erkennt man am Anhaften eines kleinen Blutkoagulums die wahrscheinliche Blutungsstelle.

## 4. Behandlung der Blutungsstelle

Die Behandlung des Nasenblutens richtet sich nach dem Ort und der Stärke der Blutung. Bei Erwachsenen wird man die Blutungsstelle im allgemeinen mit einer örtlichen Schleimhautoberflächenanaesthesie angehen können. Bei Kindern müssen Diagnose und Therapie des Nasenblutens unter Umständen in Allgemeinanaesthesie durchgeführt werden. Kollaptische Patienten sollen im Liegen versorgt werden. Dabei sind Maßnahmen zur Stabilisierung des Kreislaufs durch Anhängen einer Tropfinfusion zu ergreifen. Weitere diagnostische Maßnahmen sind nach der Erstversorgung anzuschließen.

### a) Maßnahmen zur Erstversorgung der Blutung

Blutungen im vorderen Septumabschnitt, besonders aus dem Locus Kiesselbachii, können vorübergehend durch Andrücken des Nasenflügels an die Scheidewand zum Stehen gebracht werden. Blutet es weiter, empfiehlt sich das Einbringen eines mit einem Vasoconstrictor angefeuchteten Wattebausches. Eine weiter posterior gelegene Blutungsstelle kann mit einem ausgestopften Gummifingerling tamponiert werden, den man nach 10 bis 15 min entfernt, ohne daß dabei das blutende Gefäß aufgerissen wird. Kommt die Blutung nicht zum Stehen, muß die Nasenhöhle austamponiert werden (s.S. 187).

### b) Versorgung der Blutungsstelle durch Verschorfung

#### α) Ätzverschorfung

Zur Versorgung der ermittelten Blutungsstelle durch Ätzverschorfung eignet sich am besten eine *Chromsäureperle*, die vor jedem Gebrauch neu hergestellt werden muß. Man bedient sich hierzu einer biegsamen Knopfsonde, deren Knopf über einer Spiritusflamme erhitzt und dann in kristalline Chromsäure getaucht wird. Die am Sondenknopf anhaftenden Kristalle werden über der Flamme so erwärmt, daß sie zu einer Kugel zusammenschmelzen, das Ätzmittel aber nicht zerstört wird. Man wartet einen Moment, bis die Chromsäureperle matt erscheint und führt sie dann unter Leitung des Auges an die anaesthesierte Blutungsstelle, z.B. am *Locus Kiesselbachii*, heran. Dabei dürfen der Naseneingang und die laterale Nasenwand nicht mit dem Ätzmittel berührt werden. Der verätzte Bezirk ist an einer gelblichen Färbung zu erkennen. Nach $^1/_2$ bis 1 min wird die geätzte Stelle mit einer 10%igen Argentum nitricum-Lösung neutralisiert, die man mit einem Watteträger aufstreicht. Ist eine vollständige

Neutralisierung eingetreten, so erscheinen die gelben Ätzstellen rosa bis scharlachrot.

Blutet es *beiderseits vom Locus Kiesselbachii*, so darf das Ätzmittel nicht gleichzeitig auf korrespondierende Septumstellen aufgebracht werden, damit sich keine Septumperforation entwickelt. Man verschorft zunächst die stärker blutende Seite und wartet unter Tamponade der Gegenseite einige Tage ab, bis auch diese Seite endgültig versorgt werden kann.

*Arterielle Blutungen* können in allen Bezirken der Nase in gleicher Weise zum Stehen gebracht werden, wenn man die Blutungsstelle mit den oben beschriebenen Methoden sicher ausfindig gemacht hat.

Bei *stärkeren arteriellen Blutungen* kann der Ätzschorf durch den Blutschwall abgelöst werden, so daß es zunächst weiterblutet. In derartigen Fällen genügt es häufig, einen kleinen mit einem Vasoconstrictor angefeuchteten Wattebausch auf die verschorfte Blutungsstelle aufzulegen. Der Tampon darf nicht zu groß gewählt werden und sollte die Luftpassage durch die Nase weiterhin erlauben. Nach 10 bis 15 min kann man den Wattebausch entfernen und wird dann häufig feststellen, daß der Ätzschorf die Blutungsstelle doch zum Versiegen gebracht hat. Andernfalls kann erneut eine Verätzung vorgenommen oder eine vordere Nasentamponade gelegt werden (s. unten).

*β) Elektrokoagulation*

Nach Schleimhautoberflächenanaesthesie wird die lokalisierte Blutungsstelle mit der Kaltkaustik oder mit bipolarer Pinzettenkaustik koaguliert. Die Koagulation gelingt leichter, wenn man die Blutung durch Einlegen eines mit einem Vasoconstrictor getränkten Wattebausches vorher zum Stillstand gebracht hat.

*γ) Kryosonde*

Kleinere Blutungsherde lassen sich mit einer Kryosonde verschorfen. Die Sonde wird für 10 bis 15 sec an die Blutungsstelle gehalten. Da die Sonde während des Vereisungsprozesses fest an der Schleimhaut haftet, wartet man, bis sie sich leicht von der Schleimhaut löst.

Zur Nachbehandlung nach der Verschorfung eignet sich am besten eine vaseline-haltige weiche Nasensalbe, die für längere Zeit vom Patienten anzuwenden ist.

## c) Versorgung der Blutung durch vordere Tamponade

Bei diffuser Blutung aus der Nase, besonders bei symptomatischem Nasenbluten und bei Blutung an unübersichtlicher Stelle, muß zunächst eine vordere Tamponade gelegt werden. Bei Erwachsenen kann die vordere Nasentamponade in Schleimhautoberflächenanaesthesie durchgeführt werden, bei Kindern ist gegebenenfalls die Allgemeinanaesthesie angezeigt.

Die Nasenhöhle wird schichtweise mit einem fortlaufenden gesalbten 1-2 cm breiten Gazestreifen ausgelegt. Man schiebt die Gaze zunächst in Richtung auf die Schädelbasis und füllt dann die Nase weiter auf. Um ein *Abgleiten durch die Choanen in den Nasenrachenraum und den Pharynx zu verhindern*, muß man den Anfang des Tamponadestreifens vor dem Naseneingang festhalten. Man kann die fortlaufende Streifentamponade auch so in die cranialen Nasenabschnitte einlegen, daß sie etwa bis in Höhe der unteren Muschel reicht. Am Boden der Nase wird dann ein mit Mullstreifen ausgefüllter Gummifingerling bis zur Choane eingeschoben. Der Gummifingerling wird an seinem Ende mit einem Faden armiert, der an der Wange fixiert wird. Man erreicht dadurch eine feste, aber dennoch schonende Tamponade, die ein Abgleiten in den Nasenrachenraum verhindert. Statt mit einer fortlaufenden Tamponade kann man die Nase auch mit mehreren gesalbten Tamponadestreifen auffüllen.

### d) Versorgung der Blutung durch hintere Nasentamponade

Blutungen aus den posterioren Nasenabschnitten, die mit einer vorderen Tamponade nicht zu beherrschen sind, oder Blutungen im Nasenrachenraum selbst z.B. nach Adenotomie, bei Schädelbasisfrakturen, bei Tumoren und bei Verletzungen werden mit einer *Tamponade des Nasenrachenraumes nach* BELLOCQ versorgt. Zusätzlich ist eine vordere Tamponade beider Nasenhöhlen vorzunehmen. – Die hintere Nasentamponade kann bei Erwachsenen in der Regel in Schleimhautoberflächenanaesthesie, bei Kindern muß sie meistens in Allgemeinanaesthesie durchgeführt werden.

Der *Bellocq-Tampon* besteht aus einer zusammengefalteten Mullplatte, die durch zwei dicke Seidenfäden wie ein Paket geschnürt wird. Jedes der vier Enden der Seidenfäden soll etwa 20 cm lang sein. Es ist ratsam, Tampons verschiedener Größe, Form und Konsistenz zur Verfügung zu haben, um die Choanen sicher abzudichten, den Nasenrachenraum vollständig auszufüllen und bei Blutungsstellen z.B. an der hinteren Vomerkante eine entsprechende Kompression ausüben zu können. Unter Berücksichtigung dieser Bedingungen wird die verschiedentlich empfohlene Einführung einseitiger oder mehrerer Tampons überflüssig.

Zum *Einführen des Tampons* dient das Bellocq-Röhrchen oder ein feiner Nélaton-Katheter oder auch ein Einmalabsauger.

Bei Benutzung des Bellocq-Röhrchens schiebt man das Röhrchen durch die Nase bis in den Nasenrachenraum ein. Dann wird die Feder, die in dem Röhrchen gleitet und an deren Ende eine mit einer Öse versehene Kugel angebracht ist, hinter dem weichen Gaumen in die Mundhöhle vorgeschoben. Ein Fadenpaar des Tampons wird nun in die aus dem Mund ragende Öse eingehängt (Abb. 106a) und dann mit der Feder und dem Röhrchen zur Nase herausgezogen. Man kann das Röhrchen auch nacheinander durch jede der beiden Nasenhöhlen einführen und so durch jedes Nasenlumen einen Faden herausführen. Durch Zug an den zur Nase herausgeleiteten Fäden *gelangt der Bellocq-Tampon durch die Mundhöhle hinter das Zäpfchen und in den Nasenrachenraum*, wobei der Tampon am besten mit dem Finger (Abb. 106c) oder mit einer Zange nach Jurasz um den weichen Gaumen herumgeführt und dann fest in den Nasopharynx gedrückt wird. – Benutzt man statt des Bellocq-Röhrchens einen Katheter, so wird entsprechend verfahren. Die Fäden des Tampons werden an dem zum Mund herausgeführten Katheterende fest angeknotet.

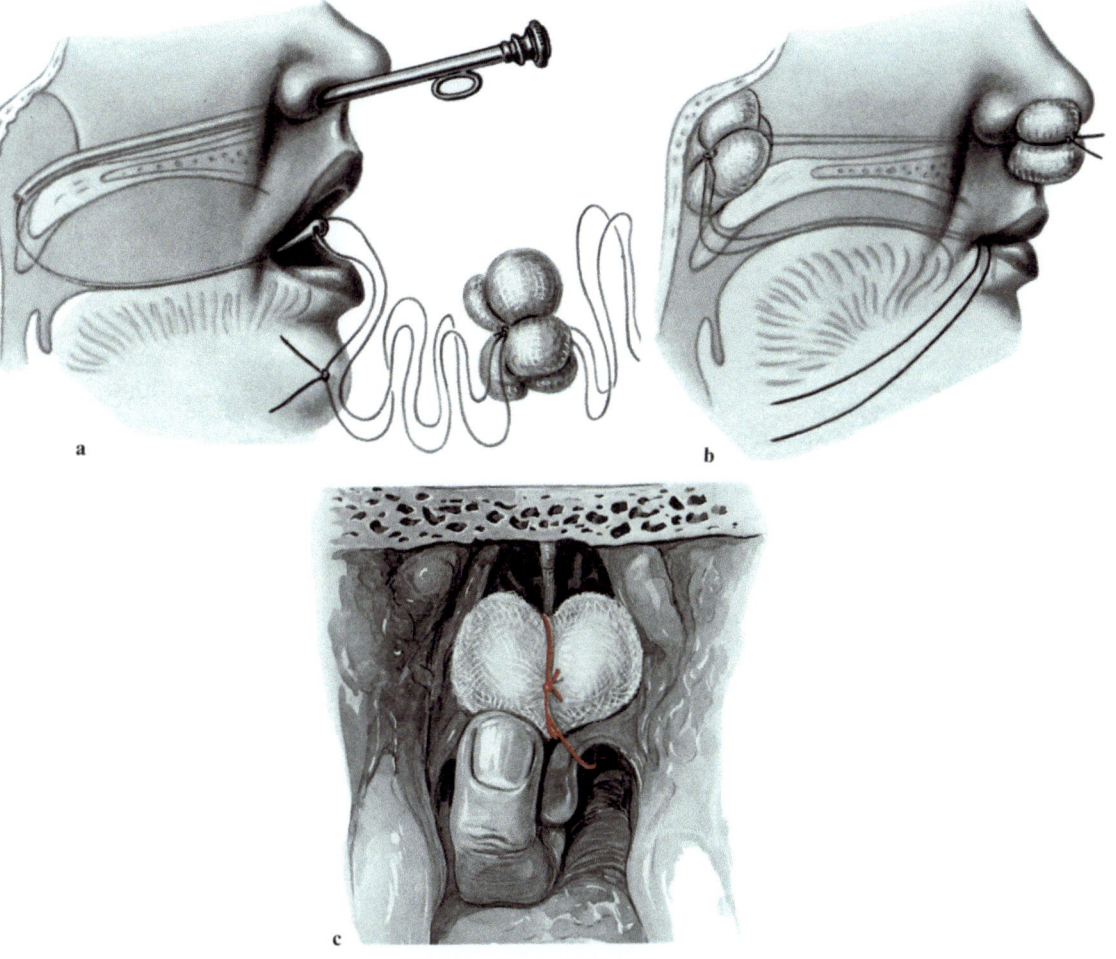

**Abb. 106 a–c.** Hintere Nasentamponade nach BELLOCQ. **a** Einziehen des paketförmig verschnürten Tampons mit dem Bellocq-Röhrchen. **b** Zustand nach Einführen und Befestigen des Tampons. **c** Beim Einführen wird der Tampon mit dem Finger vom Mund aus in den Nasenrachen hochgeschoben, Ansicht von dorsal. (c Aus: LAUTENSCHLÄGER, 1934)

Nachdem die blutende Nasenseite auch von vorne mit Gazestreifen austamponiert ist, werden die beiden Fadenenden vor dem Nasenloch über einem Tupfer geknotet (Abb. 106b). Dadurch wird das Zurückgleiten des Bellocq-Tampons in den Mesopharynx verhindert. Die beiden zum Munde heraushängenden Fadenenden werden an der Wange mit Heftpflaster fixiert. Es ist darauf zu achten, daß die Fäden nicht in die Weichteile des Naseneinganges oder des weichen Gaumens einschneiden. – Bei polytraumatisierten Patienten, die gleichzeitig beatmet werden müssen, ist rechtzeitig eine Tracheotomie in Erwägung zu ziehen.

Zur *Entfernung der Bellocq-Tamponade* löst man die vor den Nasenöffnungen geknüpften Fäden und kann durch Zug an dem aus dem Mund herausgeleiteten

Fadenpaar den Tampon aus dem Nasenrachenraum durch die Mundhöhle nach außen entfernen.

Um der Gefahr einer Mittelohrentzündung durch *Tubenverschluß* zu begegnen, darf der Bellocq-Tampon nicht länger als *maximal 36 h* liegengelassen werden. Es empfiehlt sich, während dieser Zeit ein Antibioticum zu geben und die endgültige Versorgung der Blutungsstelle vorzubereiten.

### e) Versorgung mit Ballon-Sonden

Gelingt die Blutstillung durch Verschorfen oder Kauterisation nicht oder ist bei starkem, arteriellen Blutschwall zum Aufsuchen und Stillen der Blutung mit Wahrscheinlichkeit ein größerer operativer Eingriff nötig, der erst vorbereitet werden muß, so kann man durch *Einlegen eines aufblasbaren Ballons* eine vorläufige und in vielen Fällen auch endgültige Blutstillung erzielen.

Als Nasenballon stehen verschiedene Geräte zur Verfügung. Sie beruhen alle auf dem Prinzip aufblasbarer Ballons, die vorsichtig *am Septum entlang* in die Nasenhöhle bis zur Choane oder in den Nasenrachenraum eingeführt und dann mit Luft oder Wasser aufgefüllt werden, bis die Blutung steht.

Die Ballon-Tamponade nach einer Idee von KRAMPITZ und in der Ausführung nach SEIFFERT, das sog. *Seiffertsche Röhrchen* (Abb. 107a u. b), besteht aus einer biegsamen Silberkanüle, die an einem Ende durch einen Hahn verschließbar ist, während das andere Ende ein bis zwei Löcher hat und mit zwei ineinandergeschobenen Gummifingerlingen überzogen wird, zwischen denen sich keine Luft befinden darf. Die Fingerlinge sind so an der Kanüle festgebunden, daß die eingeblasene Luft bzw. das eingeführte Wasser nicht entweichen können. Durch einen kleinen Wulst an der Kanüle wird das Abrutschen der Fingerlinge verhindert. Es darf beim Seiffertschen Röhrchen kein zu starker Überdruck im Ballon entstehen, damit die Gummiblase nicht hinter dem weichen Gaumen im Rachen erscheint und den Patienten belästigt. Außerdem besteht bei längerem Verweilen eines zu stark gefüllten Ballons die Gefahr einer Druckschädigung an der Nasenschleimhaut.

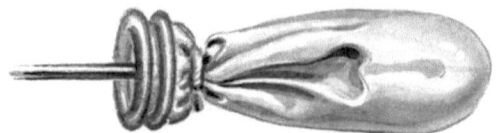

Abb. 107. Ballontamponade nach SEIFFERT. Zwei Gummifingerlinge sind über ein biegsames Silberröhrchen gezogen und festgebunden. Nach Einführen in die Nase werden sie über einen Zweiwegehahn ballonartig mit Luft gefüllt

Der von STEVENS angegebene *Nasenballon ist birnenförmig gestaltet* und arbeitet nach dem Prinzip des Foley-Blasenkatheters. Er wird von einem Atemröhrchen durchzogen, das nach dem Auffüllen des Ballons die Nasenatmung gewährleistet. Etwa 8 bis 15 ml Wasser füllen den Ballon.

Von MASING wurde ein *pneumatischer Nasentubus* entwickelt, der in seiner Form der anatomischen Struktur der Nase und des Nasenrachens nachgebildet ist, so daß sich die Manschette im aufgeblasenen Zustand formgerecht der Nasenhöhle anlegt. Durch ein oval geformtes, elastisches Rohr kann ein- und ausgeatmet werden.

Das *Entfernen der Ballon-Tamponaden* soll möglichst vorsichtig geschehen, damit das Koagulum nicht abreißt. Man läßt die Luft oder das Wasser nur ganz allmählich abströmen und entfernt dann das Instrument.

## f) Vorgehen bei Nasenbluten infolge granulierender Septumperforation

Bei einer Septumperforation mit gehäuft auftretenden Blutungen aus dem Perforationsrand findet man meistens perichondritisch veränderten Septumknorpel, der über den Perforationsrand der Schleimhaut hinausreicht und zu blutenden Granulationen Anlaß gibt. Da sich die Perforation in solchen Fällen im Laufe der Zeit vergrößert und die Gefahr der Ausbildung einer Sattelnase durch weitere Knorpelnekrosen besteht, ist zunächst der Perichondritis Einhalt zu gebieten. Die lästigen Blutungen aus den Granulationen kommen damit gleichzeitig zum Stillstand.

Um die *fortschreitende Perichondritis* zu beherrschen, wird der entsprechende Rand der Septumperforation subperichondral bis in den gesunden Septumknorpel oder -knochen hinein freigelegt (Abb. 93 a–c). Der perichondritische Knorpel wird im Gesunden reseziert. Danach legen sich die Septumschleimhautblätter beider Seiten aneinander, und der Perforationsrand wird auf diese Weise epithelisiert. Mit dem Einlegen einer lockeren Tamponade beiderseits wird der Eingriff beendet. Der Verschluß der Perforation (s.S. 157 ff.) kann in einer späteren Sitzung durchgeführt werden, wenn alle Reaktionen abgeklungen sind.

## g) Versorgung des Nasenblutens durch Gefäßunterbindung

Wenn es trotz einer gut gelegten vorderen und hinteren Tamponade oder nach einer wegen der Blutung durchgeführten Septumoperation weiterblutet und eine Gerinnungsstörung ausgeschlossen ist, muß man die Gefäßunterbindung in Erwägung ziehen. Hierbei sind die vorerwähnten diagnostischen Maßnahmen zur *Lokalisation der Blutungsstelle* (s.S. 183 ff.) von großer Bedeutung, da man unbedingt nachweisen sollte, ob es aus dem Versorgungsgebiet der A. carotis externa oder aus den Nasenabschnitten blutet, die von der A. carotis interna versorgt werden. Die meisten Untersucher geben den mittleren Nasengang als Trennungsebene dieser beiden Systeme an (ESCHT, HEERMANN, SILVERBLATT, DE BAIN u.a.).

*α) Versorgung von Blutungen aus dem Gebiet der A. carotis externa
durch transantrale Ligatur der A. maxillaris und ihrer Äste*

Handelt es sich um so starke arterielle Blutungen aus dem Versorgungsgebiet der A. maxillaris, daß sie durch die oben angeführten intranasalen Maßnahmen auf die Dauer nicht gestillt werden können, so ist die *transantrale Unterbindung* dieses Gefäßes zu empfehlen.

Die transantrale Eröffnung der Flügelgaumengrube wurde erstmals von CARNOCHAN (1858) ausgeführt. Bei der operativen Behandlung einer Trigeminusneuralgie war es zu einer Blutung aus der A. maxillaris gekommen, die durch transantrale Tamponade der Flügelgaumengrube beherrscht wurde. Die permaxilläre Unterbindung der A. maxillaris wurde dann 1929 von SEIFFERT näher beschrieben.

Der Vorzug dieser Methode gegenüber der Unterbindung der A. carotis externa am Hals liegt darin, daß die Ligatur möglichst dicht an der Blutungsstelle vorgenommen wird und *Anastomosen ausgeschaltet* werden. Zusätzlich zur A. maxillaris können auch die einzelnen Äste dieses Gefäßes in der Flügelgaumengrube unterbunden werden. Dadurch wird die retrograde Versorgung des blutenden Gefäßes noch sicherer verhindert. *Die A. carotis externa besitzt bedeutende Anastomosen* mit der A. carotis interna über die Äste der A. ophthalmica und mit der A. subclavia über die A. thyreoidea inferior. JOHNSON und FORSTER konnten zeigen, daß ein vollständiger Kollateralkreislauf bereits 5 Tage nach Unterbindung der A. carotis externa ausgebildet ist. Es konnten sogar beide Aa. carotides externae unterbunden werden, ohne daß ein Absterben des Oberkiefers oder von Teilen der Nase beobachtet wurde (FEDERSPIL).

Um die Unterbindung der A. maxillaris ausführen zu können, ist die *Eröffnung der Kieferhöhle nach* CALDWELL-LUC (Abb. 108a) erforderlich. Die Kieferhöhlenschleimhaut wird dabei nicht entfernt, der Zugang zum unteren Nasengang aber in üblicher Weise angelegt (s. Band V/2 dieser Operationslehre). Die Öffnung in der facialen Kieferhöhlenwand darf nicht zu klein ausgebildet werden, damit man für die Manipulationen in der Flügelgaumengrube genügend Bewegungsfreiheit hat. Die *hintere Kieferhöhlenwand wird möglichst weit medial oben eröffnet* (Abb. 108a, b), wobei eine fingernagelgroße Knochenplatte ausgemeißelt und mit einem feinen Häkchen herausgehoben oder mit dem Bohrer herausgebohrt wird.

Nach Entfernen dieser Knochenplatte erkennt man die Nähe der A. maxillaris am Pulsieren des Fettgewebes. Mit einer stumpfen Präparierklemme (Abb. 111a) wird nun unter Lupenchirurgie oder mit dem Operationsmikroskop (250 bis 300 mm-Objektiv) das zwischen der hinteren Kieferhöhlenwand und dem Gefäß gelegene Fettgewebe gespreizt und die *Arterie freigelegt*, die man sehr deutlich erkennen kann. Man unterfährt die Arterie mit einem Dechant oder einer ähnlichen Unterbindungsnadel und *zieht den Unterbindungsfaden hinter der Arterie durch*. Dabei ist darauf zu achten, daß kein Zug an der Arterie erfolgt, damit sie nicht abreißt. Auch der Knoten über der Arterie muß – evtl. mit zwei Pinzetten – so vorsichtig geknüpft werden, daß die Arterie nicht reißt.

Unterläuft ein derartiges Mißgeschick doch einmal, so sucht man das Gefäß weiter lateral auf und unterbindet es hier. Das Trepanationsloch in der Hinter-

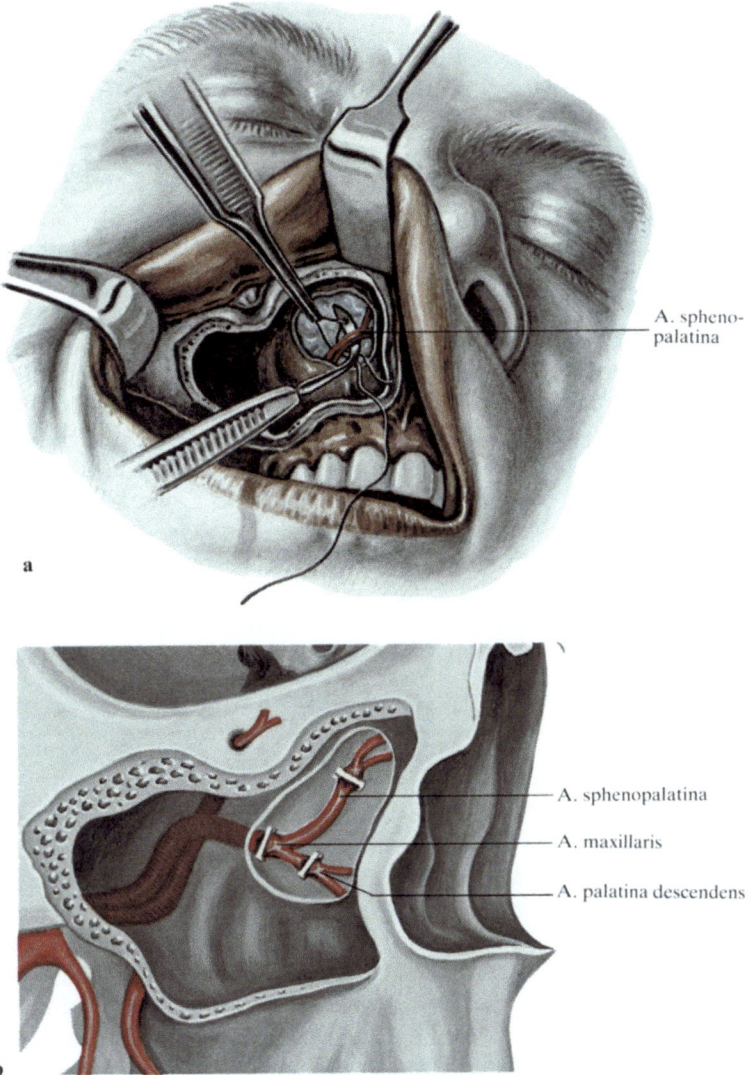

**Abb. 108a, b.** Transantrale Unterbindung der A. maxillaris in der Flügelgaumengrube. **a** Die Kieferhöhle ist von der Fossa canina aus eröffnet. Durch das medial oben in der Hinterwand der Kieferhöhle angelegte Fenster wird die A. maxillaris aufgesucht. **b** Schematische Darstellung der A. maxillaris und ihrer Äste in der Flügelgaumengrube, die mit Gefäßclips abgeklemmt sind

wand der Kieferhöhle wird vorher tamponiert, damit das Operationsgebiet blutfrei wird. Man kann auch versuchen, die Arterienstümpfe mit einer Tonsillenklemme zu fassen und z.B. mit einer Roeder-Schlinge zu unterbinden oder die Blutung mit Hilfe der bipolaren Koagulation der Gefäßstümpfe zu stillen.

Will man den Blutstrom in den *Ästen der A. maxillaris*, vor allem in der A. sphenopalatina und der A. palatina descendens zusätzlich unterbrechen, so werden auch diese Gefäße in der Flügelgaumengrube präparatorisch freigelegt und mit Clips versorgt (Abb. 108b). Auf diese Weise werden mögliche Anastomosen noch besser ausgeschaltet (PEARSON et al.).

LOPEZ sowie SIMPSON et al. bevorzugen die *transantrale Unterbindung der A. sphenopalatina im Bereich des Foramen sphenopalatinum*. Zunächst wird dabei die Kieferhöhle nach CALDWELL-LUC eröffnet (s. Band V/2 dieser Operationslehre). Danach wird am Übergang ihrer medialen zu ihrer posterioren Wand ein inferior gestielter Schleimhautlappen abgehoben und ein Teil der knöchernen medialen Kieferhöhlenwand unter Schonung des Hiatus semilunaris reseziert. Im Winkel zur knöchernen Kieferhöhlenhinterwand erweitert man die Knochenlücke mit feinen Meißeln und Bohrern und eröffnet auf diese Weise das Foramen sphenopalatinum. Es empfiehlt sich, dabei ein Operationsmikroskop (250 bis 300 mm-Objektiv) zu benutzen. Unter Abdrängen des Mucoperiosts der lateralen Nasenwand läßt sich die A. sphenopalatina auffinden und mit Gefäßclips versorgen. Bei diesem Vorgehen werden die Eröffnung der Fossa pterygopalatina und die damit verbundenen möglichen lokalen und orbitalen Komplikationen vermieden. – Bei Blutungen von der hinteren Vomerkante oder nach unfallbedingten Oberkieferfrakturen kann die *beiderseitige Ligatur der A. maxillaris* erforderlich werden. Wie die Erfahrung zeigt, resultieren daraus keine Schäden. – Bei anormalem Abgang der A. ophthalmica aus der A. meningea media (in 0,1%) kann jedoch bei Ligatur der A. maxillaris ein reflektorischer Spasmus in der A. ophthalmica mit Gefahr der Erblindung auftreten (KRMPOTIĆ).

*β) Versorgung von Blutungen aus dem Gebiet der A. carotis interna durch Ligatur der Ethmoidalarterien*

Die *Ethmoidalarterien* stammen aus den nasociliaren Zweigen der A. ophthalmica und betreten die Nase durch die Ethmoidalkanäle. Die Siebbeinzellen, der Sinus frontalis und der obere Teil der Nase werden von ihnen versorgt. Durch Anastomosen sind sie mit dem Gebiet der A. carotis externa verbunden (Abb. 105a, b). – Blutungen aus den Ethmoidalarterien sind meistens durch Splitterfrakturen der Nase, der Schädelbasis oder durch Contre-coup-Wirkung bedingt (WILLIAMS, PELUSE und FISHLER, DENECKE). Da die Ethmoidalarterien durch die Foramina ethmoidalia 1 bis 4 mm unterhalb der fronto-ethmoidalen Sutur hindurchziehen, liegen sie *auf einer gewissen Strecke in einem knöchernen Kanal*. Sie können sich deshalb bei Verletzungen nicht kontrahieren oder retrahieren, so daß bei konservativer Behandlung mit Austamponieren der Nase nach der Entfernung der Tamponade immer wieder mit *Rezidivblutungen* zu rechnen ist. – Die meisten Blutungen in diesem Bereich stammen aus der A. ethmoidalis anterior. Da sie ein größeres Kaliber aufweist als die A. ethmoidalis posterior, sind die Blutungen wesentlich stärker. Nach Verletzungen kommt es öfter zu *Intervallblutungen mit lebensbedrohlichem Verlauf*. Es entstehen dann insofern diagnostische Schwierigkeiten, als es bei schwallartiger Blutung aus der mittleren, oberen und hinteren Nase kaum möglich ist, eine genaue Lokalisation der Blutungsstelle vorzunehmen. Deshalb werden bei Blutungen aus den Ethmoidalarterien häufig zunächst vergebliche Ligaturen an den aus der A. carotis externa stammenden Gefäßen vorgenommen. Um das zu vermeiden, sollte man im blutungsfreien Intervall versuchen, die Blutungsstelle auszuma-

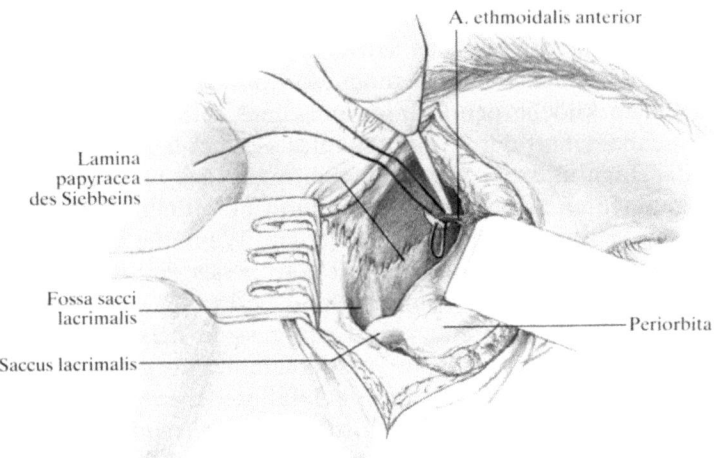

Abb. 109. Unterbindung der A. ethmoidalis anterior in der Orbita

chen (s.S. 185). Die entsprechenden Maßnahmen zur endgültigen Blutstillung können danach gezielt durchgeführt werden.

Die *Ligatur der Ethmoidalarterien erfolgt paranasal in der Orbita.* Der Eingriff kann bei Erwachsenen in Lokalanaesthesie, bei Kindern am zweckmäßigsten in Allgemeinanaesthesie mit orotrachealer Intubation durchgeführt werden. Von einem bogenförmigen Schnitt neben dem medialen Augenwinkel wird die Periorbita freigelegt und von der medialen knöchernen Orbitawand abpräpariert bis man in etwa 1 1/2 cm Tiefe in dorsaler Richtung und 3/4 bis 1 cm caudal von der Schädelbasis auf die *A. ethmoidalis anterior* trifft. Das Foramen ethmoidale liegt immer einige Millimeter (1 bis 4 mm) oberhalb der Sutura frontoethmoidalis. Man stellt sich die Arterie dar und führt entweder eine Chromcatgut-Ligatur herum (Abb. 109) oder man versorgt sie mit einem Clip. Bei der Ligatur ist darauf zu achten, daß die *Arterie nicht abreißt und sich retrahiert,* wodurch intraorbitale Hämatome auftreten und den N. opticus schädigen können. Protrusio bulbi und Bewegungseinschränkungen des Augapfels sind sichere Anzeichen für deren Entwicklung. Wenn diese Komplikation trotz großer Vorsicht doch einmal eintritt, so muß man versuchen, den Gefäßstumpf in der Orbita zu finden und zu unterbinden. Gelingt das nicht, muß der Bulbus durch Schlitzen der Periorbita dekomprimiert werden, um einer möglichen Erblindung vorzubeugen. Ist die Ethmoidalarterie so dünn angelegt, daß sie nicht ohne Gefahr des Abreißens präpariert werden kann, so koaguliert man sie am besten mit der bipolaren Pinzettenkaustik unter Benutzung einer Lupenbrille oder des Operationsmikroskops.

Nach der Ligatur der A. ethmoidalis anterior wird die Tamponade aus der Nase entfernt und kontrolliert, ob die Blutung steht. Ist das nicht der Fall, so wird die *Unterbindung der A. ethmoidalis posterior vom gleichen Zugangsweg* aus angeschlossen. Da die räumlichen Verhältnisse sehr eng werden, ist es empfehlenswert, das Siebbein unter Fortnahme der Lamina papyracea vorsichtig bis zur A. ethmoidalis posterior zu eröffnen und auszuräumen. Auf diese Weise gewinnt man für die Ligatur bzw. für das Setzen eines Clips mehr Raum.

Ist die Blutung durch einen Unfall bedingt, so können die feinen scharfen Fragmente der medialen knöchernen Orbitawand die A. ethmoidalis posterior in unmittelbarer Nachbarschaft der A. ophthalmica verletzt haben. Es ist dann erforderlich, vor der Ligatur bzw. vor dem Anbringen des Clips die Arterie von den Knochenfragmenten zu befreien. Wegen ihrer unmittelbaren Nähe zum N. opticus (1 bis 2 mm) sollte nicht koaguliert werden. Wenn die Unterbindung oder das Setzen des Clips nicht möglich ist, legt man besser eine zarte Tamponade vorsichtig zwischen laterale Siebbeinwand und Periorbita von cranial und caudal gegen die A. ophthalmica, ohne eine Kompression derselben oder des N. opticus zu erzeugen. Durch zusätzliche Tamponade des ausgeräumten Siebbeins kommt die Blutung aus dem relativ feinen Gefäß in der Regel zum Stehen. Da die *Ligatur der A. carotis communis und der A. carotis interna* in einem hohen Prozentsatz von zum Teil *irreparablen zerebralen Ausfallserscheinungen* gefolgt ist und die Blutungen aus den Ethmoidalarterien außerdem wegen des Kollateralkreislaufs an der inneren Schädelbasis auch nach Unterbindung der Carotiden nicht zu stehen brauchen, wie SCHORNSTEIN nachweisen konnte, sollte man immer die beschriebenen Techniken der lokalen Blutstillung in der Orbita bevorzugen, zumal der Hirnausfall schwerer wiegt als die mögliche Schädigung des N. opticus.

*γ) Versorgung der Blutung
durch Unterbindung der A. carotis externa*

Bei ausgedehnten Verletzungen des Mittelgesichts mit profuser Blutung aus Nase, Kieferhöhlen und Weichteilverletzungen kann die *Unterbindung der A. carotis externa* in Betracht kommen. Bei Blutungen in die Nasenhöhle, die über die A. maxillaris aus der A. carotis externa stammen, sollte aber zunächst nicht die A. carotis externa sondern immer zuerst die A. maxillaris unterbunden werden (s.S. 192). Die Ligatur der A. carotis externa ist ferner bei unstillbarem Nasenbluten unmittelbar aus dem Versorgungsgebiet der A. carotis interna angezeigt, wenn es nach durchgeführter Ligatur der A. carotis communis aus der Nase weiterblutet (s.S. 200).

Der Eingriff an der A. carotis externa kann in Lokalanaesthesie wie auch in Allgemeinanaesthesie durchgeführt werden. Der Patient befindet sich in Rückenlage, die Schultern sind durch eine halbe Nackenrolle leicht angehoben, der Kopf etwas nach hinten überstreckt und zur Gegenseite gewendet.

Die *Freilegung der Carotiden,* d.h. sowohl der A. carotis externa und interna als auch der A. carotis communis, erfolgt im Bereich des Trigonum caroticum am seitlichen Hals (s. auch Bd. IV dieser Operationslehre, S. 154ff.). Der ventrale Rand des M. sternocleidomastoideus bildet die Grundlinie des Dreiecks, die Spitze liegt am Zungenbein. Hier entsteht ein nahezu rechter Winkel durch die beiden Schenkel des Dreiecks, wobei der craniale Schenkel vom posterioren Bauch des M. digastricus und der caudale Schenkel vom Venter superior musculi omohyoidei gebildet wird. Den Hauptinhalt des Carotisdreiecks bildet der Gefäß-Nervenstrang des Halses (Abb. 110). Er enthält die A. carotis communis

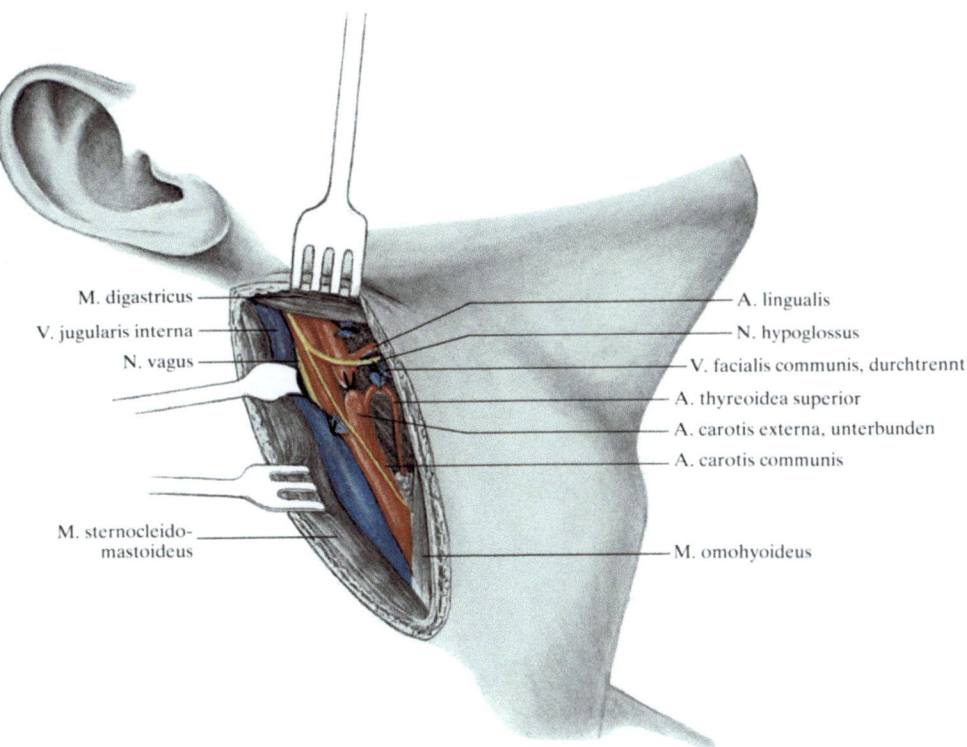

**Abb. 110.** Unterbindung der A. carotis externa distal des Abgangs der A. thyreoidea superior im Bereich des Trigonum caroticum

mit ihrer Aufteilung in A. carotis interna und externa, die V. jugularis interna und den N. vagus. Im Bereich des Carotisdreiecks zweigt die A. thyreoidea superior aus der A. carotis externa ab. Desgleichen findet sich hier der Zufluß der V. facialis communis in die V. jugularis interna. Im Bereich des cranialen Schenkels des Trigonum caroticum verläuft der N. hypoglossus.

Die Incision zur Freilegung des Gefäßnervenstranges liegt am ventralen Rand des M. sternocleidomastoideus und durchtrennt die Haut einschließlich des Platysma in einem Zug. Am ventralen Muskelrand trifft man dabei nicht selten auf die V. jugularis externa, die man in der Regel schonen kann. Dann spaltet man die Fascia colli superficialis und dringt am ventralen Rand des M. sternocleidomastoideus unter stumpfem Präparieren und Spreizen in die Tiefe auf die Halsgefäßscheide vor. Der M. sternocleidomastoideus kann dabei mit einem langen, stumpfen Drei- oder Vierzinkerhaken nach lateral außen gedrängt werden (Abb. 110). In der gemeinsamen Gefäßscheide wird zunächst die bläulich durchschimmernde *V. jugularis interna* erkennbar. Sie liegt *direkt unter der Zwischensehne des M. omohyoideus*, an der man sich orientieren kann. Mit anatomischer Pinzette und stumpfer Präparierklemme (Abb. 111a) wird die Gefäßscheide nun cranial von der Sehne eröffnet und die Vene freipräpariert. Danach sucht man die V. facialis communis auf und trennt sie nach doppelter Ligatur von der V. jugularis interna ab (Abb. 110). Auf diese Weise wird die

Operationen an der inneren Nase

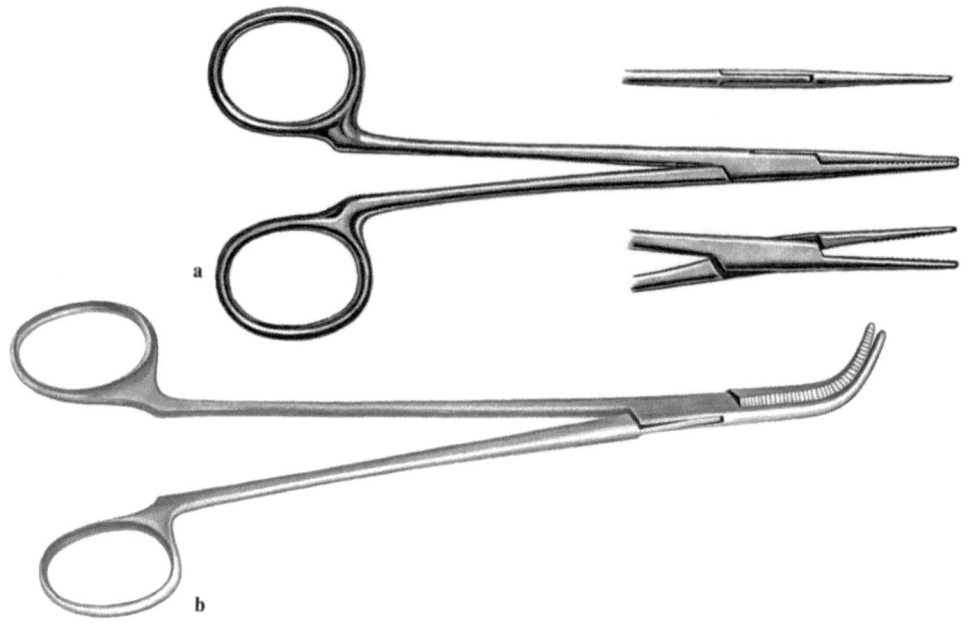

**Abb. 111 a, b.** Stumpfe Präparierklemme und gebogene Gefäßunterbindungsklemme

*Carotisgabel freigelegt.* Die A. carotis externa ist daran zu erkennen, daß sie kurz nach der Gabel die A. thyreoidea superior als ihren ersten Ast abgibt (Abb. 110). Die Orientierung an diesem Merkmal schützt vor Verwechslung mit der A. carotis interna.

Die Unterbindung der A. carotis externa wird bei der hier gegebenen Indikationsstellung, d.h. bei profusen Blutungen nach ausgedehnten Mittelgesichtsverletzungen, zwischen dem Abgang von A. thyreoidea superior und A. lingualis ausgeführt (Abb. 110). Es ist zweckmäßig, eine doppelte Ligatur zu legen. Das Unterfahren des Gefäßes erleichtert man sich durch Verwenden einer gebogenen Unterbindungsklemme (Abb. 111b). Nach Einlegen einer Gummilaschendrainage kann die Wunde primär verschlossen werden.

### δ) Versorgung der Blutung durch Unterbindung der A. carotis communis

Die *Unterbindung der A. carotis communis* kommt hauptsächlich *bei Blutungen* in Betracht, die unmittelbar *aus der A. carotis interna* im Bereich ihres Verlaufs am Dach der Keilbeinhöhle auftreten (s.S. 199ff.). Die A. carotis communis wird vom gleichen Zugangsweg aus unterbunden wie die A. carotis externa. Nach Freilegen der V. jugularis interna wird diese von der A. carotis communis abgelöst und mit einem schmalen stumpfen Haken nach Langenbeck etwas lateralwärts gedrängt. Durch vorsichtige spreizende Bewegungen mit der Präparierklemme in Längsrichtung der Gefäßscheide stößt man auf den zwischen V. jugularis interna und A. carotis communis verlaufenden *N. vagus* (Abb. 110). Vor Unterbindung der Carotis ist dieser Nerv *sorgfältig zu sichern*. Erst danach kann die A. carotis communis mit der gebogenen Unterbindungsklemme unterfahren und eine Ligatur gelegt werden. Die *Unterbindung* soll *mindestens 1 Querfinger breit unterhalb der Carotisgabel* erfolgen. Die A. thyreoidea superior sowie auch die A. carotis interna sollen wegen des möglichen Kollateralkreislaufs und wegen der Gefahr der nach cranial aufsteigenden Thrombosierung der A. carotis interna nicht unterbunden werden (s. unten).

ε) *Versorgung des unmittelbar aus der A. carotis interna
stammenden Nasenblutens durch Ligatur der A. carotis communis
und der A. carotis externa mit einem Hinweis
auf die Strömungsverhältnisse in A. carotis interna und externa
nach Communisligatur*

Blutungen in die Nasenhöhle unmittelbar aus der A. carotis interna kommen meistens *aus dem Bereich der Keilbeinhöhle* und können foudroyant beginnen. Sie können sich aber auch allmählich durch kleine wiederholte Sickerblutungen ankündigen oder als Schwallblutungen in Intervallen auftreten. In den meisten Fällen liegt diesen Blutungen eine *Gefäßverletzung* zugrunde, die durch ein Schädeltrauma ausgelöst wurde. Da der Unfall oft längere Zeit zurückliegt und die Gefäßverletzung durch sehr feine, röntgenologisch oft schwer zu erfassende *Frakturen im Bereich der Keilbeinhöhle* verursacht sein kann, bereitet die Diagnose der A. carotis interna-Blutung selbst in sehr gut ausgerüsteten Kliniken oft erhebliche Schwierigkeiten. Sobald der Verdacht auf eine Internaverletzung vorliegt, sollten deshalb *arteriographische Untersuchungen* durchgeführt werden. Auch sich ausbildende Aneurysmen im Bereich der A. carotis interna lassen sich damit erfassen.

Alle notwendigen Eingriffe bei Blutungen aus der A. carotis interna sollten in Allgemeinanaesthesie mit orotrachealer Intubation vorgenommen werden. Dabei empfiehlt sich die zusätzliche Tamponade des Hypopharynx mit einem Gazestreifen oder einer Mullbinde, um bei eventuellen Störungen am Intubationstubus eine mögliche Blutaspiration zu verhindern. Ohne Tamponade des Hypopharynx besteht außerdem die Gefahr, daß es bei der Extubation zur Aspiration des hier angesammelten Blutes kommt.

Bei massiver Blutung unmittelbar nach einem Unfall oder nach Platzen eines Aneurysmas der A. carotis interna wird die Blutung durch Einführen eines Bellocq-Tampons (Abb. 106a–c) und durch zusätzliche vordere Nasenhöhlentamponade provisorisch zum Stehen gebracht, um Zeit für die Diagnostik zu gewinnen. Ist die *Seitenlokalisation* gelungen, was oft nur durch eine Arteriographie möglich ist, dann ist die *Ligatur der A. carotis communis* am Hals angezeigt und oft erfolgreich. Die Nasentamponade wird vorsichtshalber noch für einige Tage nach der Carotisligatur belassen.

Blutet es nach Entfernung der Tamponade weiter, sind zusätzliche Maßnahmen an den Halsgefäßen erforderlich. Dabei sind die *veränderten Strömungsverhältnisse in A. carotis interna und externa nach der Communisligatur* zu beachten, da sie einerseits für die Hirndurchblutung, andererseits aber auch für den Druck in der verletzten A. carotis interna von entscheidender Bedeutung sind. Zum Nachweis der Strömungsverhältnisse in den genannten Arterien wurden elektromanometrische (SWEET et al.), thermoelektrische (DENECKE) und elektromagnetische Meßverfahren (HARDESTY et al.) eingesetzt. Ein neues Verfahren, das schnell und mit großer Präzision die Blutströmung in A. carotis communis, externa und interna messen kann, ist die Video-Densitometrie (LAUTZ, DUBLIN u. McGAHEN). YOUMANS et al. haben mit einer Kombination von elektromanometrischem und elektromagnetischem Verfahren gearbeitet und ließen die Untersuchungsinstrumente an den Gefäßen für mehrere Tage liegen. Sie konnten auf diese Weise ein unterschiedliches Verhalten des Blutstroms nach der Communisligatur nachweisen, eine Erkenntnis, die für das operative Vorgehen bei Fortbestehen der Blutung nach Communisligatur von großer Bedeutung ist. Die Autoren fanden, daß es *unmittelbar nach der Communisligatur zu einem retrograden Blutstrom in der A. carotis interna* kommt, d.h. zu einem Abfließen des Blutes aus dem Gehirn über A. carotis interna und externa. Aber schon nach einem Zeitraum von 0 bis 14 h, durchschnittlich nach $2\,^3/_5$ h (YOUMANS) *stellt sich in der Regel wieder ein orthograder Blutstrom in der Interna ein,* und es wird dem Gehirn Blut aus dem Externagebiet zugeführt. Klinisch war diese Beobachtung schon früher an Hand vieler Fälle in Krieg und Frieden gemacht worden. Während die Blutmenge, die bei retrogradem Blutfluß aus dem Gehirn abfließt, 8 bis 30% des Normalen beträgt, fließt dem Gehirn bei wieder einsetzendem orthogradem Blutfluß etwa 38% der normalen Blutmenge über das Externagebiet und die Interna zu.

Aus diesen Tatsachen ergibt sich, daß man bei Fortbestehen der Blutung nach Communisligatur zunächst versuchen muß, den durchschnittlich $2\,^3/_5$ h nach der Communisligatur wieder einsetzenden orthograden Blutstrom in der A. carotis interna und damit den Druck des Blutes auf die Defektstelle zu reduzieren. Vor einer Unterbindung der A. carotis interna selbst zu diesem Zweck sei jedoch dringend gewarnt, da der Ausfall jeglichen Blutstroms in diesem Gefäß die Gefahr einer aufsteigenden Thrombose mit hoher cerebraler Ausfallquote mit sich bringt. Zu empfehlen ist als nächster Schritt *nach erfolgloser Communisligatur die Unterbindung der A. carotis externa distal vom Abgang der A. thyreoidea superior.* Dieses Vorgehen ermöglicht die Ausbildung eines Kollateralkreislaufs von der Gegenseite über die noch offene A. thyreoidea superior der blutenden Seite. Über diesen Kollateralkreislauf wird dem Gehirn noch etwas Blut zugeführt, der Druck des Blutes gegen die verletzte Gefäßwandstelle bzw. gegen das Aneurysma ist aber erheblich reduziert, und die Blutung kann in der Regel durch Tamponade zum Stehen gebracht werden. Ist das in seltenen Fällen nicht möglich, so liegen die im folgenden Kapitel dargelegten besonderen anatomischen Verhältnisse mit den entsprechenden Konsequenzen für das operative Vorgehen vor.

### ζ) *Intraarterielle Thrombosierung der A. carotis interna*

Wenn nach der Ligatur der A. carotis communis und zusätzlicher Unterbindung der A. carotis externa distal vom Abgang der A. thyreoidea superior weiterhin Blutungen aus der Nase auftreten, die so stark sind, daß sie nicht aus dem Kollateralkreislauf über die A. thyreoidea superior stammen können, spricht das für einen retrograden Blutstrom (KRAYENBÜHL) aus dem Circulus Willisi zu der Defektstelle im Gefäß bzw. zum Aneurysmasack hin. Diesen retrograden Blutstrom kann man entweder auf neurochirurgischem Wege durch die intracranielle Ligatur der A. carotis interna zum Versiegen bringen (s.S. 202) oder man erzeugt eine intraarterielle Thrombosierung unmittelbar an der Defektstelle. Dabei wird durch Injektion eines sofort wirkenden Präparates eine regional eng begrenzte Thrombosierung des defekten Gefäßes bzw. des Aneurysmasackes herbeigeführt.

Es muß aber betont werden, daß die *intraarterielle Thrombosierung nur bei retrogradem Blutstrom in der A. carotis interna* vollzogen werden darf, da es sonst zu einer Ausschwemmung der thrombosierenden Lösung mit Hirnausfall kommt. Ein retrograder Blutstrom in der A. carotis interna ist gegeben, wenn die A. carotis communis und die A. carotis externa unterbunden wurden und es aus der Verletzungsstelle der A. carotis interna bzw. aus dem Aneurysma

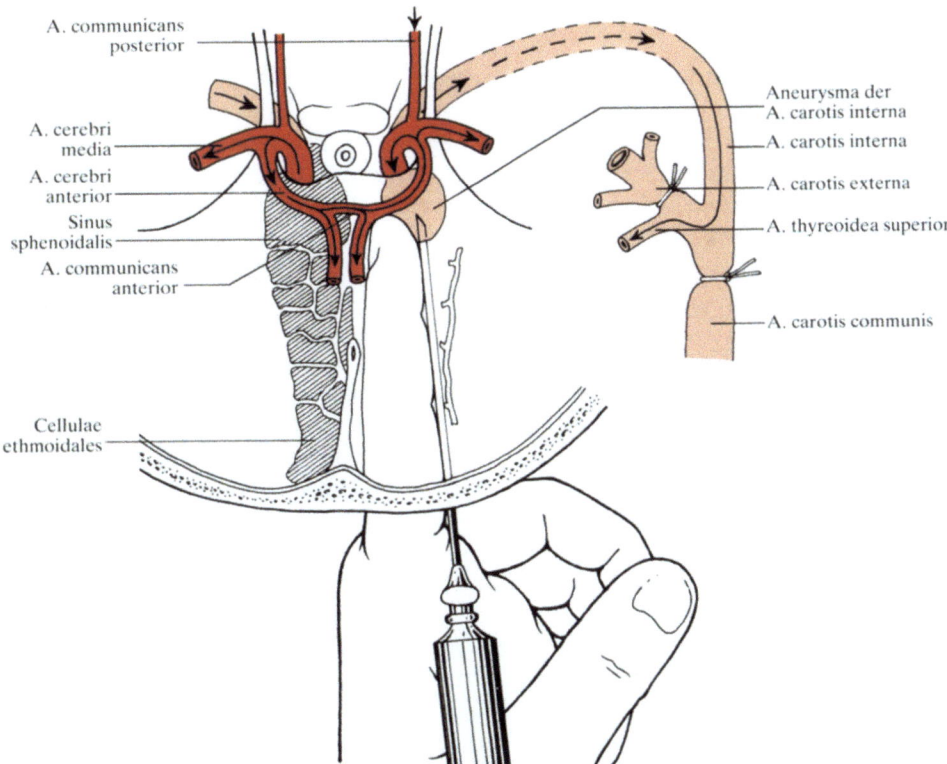

**Abb. 112.** Schematische Darstellung der intraarteriellen Thrombosierung eines Aneurysmas der A. carotis interna im Bereich der lateralen Wand der Keilbeinhöhle. Die Injektionsnadel ist auf transethmoidalem, transsphenoidalem Weg entlang dem tastenden Zeigefinger in den Aneurysmasack der A. carotis interna eingeführt. Eine thrombosierende Lösung wird injiziert. A. carotis communis und A. carotis externa sind unterbunden. Es besteht ein retrograder Blutstrom in der A. carotis interna zur A. thyreoidea superior

dieser Arterie noch stark weiterblutet. Eine starke Blutung ist bei orthogradem Blutstrom in der A. carotis interna nicht möglich, da diese nach den Gefäßunterbindungen am Hals nur noch aus dem Kollateralkreislauf über die A. thyreoidea superior von der Gegenseite her gespeist werden kann. Sicherheitshalber sollte aber in jedem Fall eine Carotisangiographie der Gegenseite durchgeführt werden.

Die *intraarterielle Thrombosierung der A. carotis interna* (DENECKE u. HARTERT 1954) erfolgt auf transethmoidalem-transsphenoidalem Weg (s. Bd. V/2 dieser Operationslehre). Dabei wird die defekte Keilbeinhöhlenwand freigelegt und die Blutung aus dem Gefäß bzw. aus dem Aneurysmasack durch Druck mit dem Finger oder mit einem Stieltupfer gestoppt. Längs des Fingers oder des Instruments wird dann eine lange Injektionskanüle in das Gefäß bzw. in das Aneurysma eingeführt und 0,1 ml einer hochprozentigen Thrombinlösung (z.B. Topostasin oder besser Fibrinkleber) injiziert (Abb. 112). Am schlagartigen Verschwinden der vorher palpablen Pulsation erkennt man die eingetretene Thrombosierung. Wenn man nun den Finger oder den Stieltupfer von der vorher blutenden Stelle entfernt, steht die Blutung. Anschließend werden die Keilbeinhöhle und das Siebbein so lange tamponiert, bis die Organisation des Thrombus erfolgt ist.

Eine andere Methode zur Verödung einer verletzten Arterie oder eines blutenden Aneurysmas stellt die supraselektive Angiographie mit Embolisation mittels Spongel- oder Muskelgewebsstückchen dar (DJINDJAN et al., 1976). Auch bei dieser Methode muß ein retrograder Blutstrom in der A. carotis interna bestehen, da sonst wie bei der Thrombininjektion die Verschleppung des Embolisationsmaterials mit Hirnausfall droht.

*η) Intracranielle Ligatur der A. carotis interna*

Eine weitere Möglichkeit, den retrograden Blutstrom aus dem Circulus Willisi in das verletzte Gefäß zu stoppen, ist die intracranielle Unterbindung der A. carotis interna. Dieser neurochirurgische Eingriff erfolgt über eine fronto-temporale Trepanation. Die A. carotis interna wird dabei neben dem N. opticus frontal vom Circulus Willisi unterbunden oder geklippt. Auf diese Weise wird die Versorgung der gleichseitigen Hemisphäre durch den Kollateralkreislauf von der contralateralen Seite nicht gestört.

## h) Dermoplastik bei Nasenbluten infolge von Morbus Rendu-Osler

Bevorzugter Sitz der teleangiektatischen Blutgefäßknäuel in der Nase sind der anteriore bis mittlere Septumabschnitt, der Nasenboden und die laterale Nasenwand besonders im Bereich des Kopfes der unteren Muschel. Es kann aber auch die gesamte Nasenschleimhaut befallen sein. Meistens sind beide Nasenhöhlen erkrankt.

Das Prinzip der Behandlung der Epistaxis bei Morbus Rendu-Osler besteht in der *Resektion der betroffenen Schleimhaut* und in ihrem *Ersatz durch Spalt-*

*hautlappen* (Abb. 113a–d). Der Eingriff wird in Lokalanaesthesie oder auch in Allgemeinanaesthesie mit oraler Intubation durchgeführt. Eine zusätzliche Hypopharynxtamponade ist dabei empfehlenswert.

Bei der Technik von SAUNDERS *klappt man den Nasenflügel von einer nasoalaren Incision* (s.S. 28) *aus hoch* und trägt die befallene Schleimhaut am Septum und am Nasenboden unter Schonung von Perichondrium und Periost so weit wie nötig ab. Bei stärkerer diffuser Blutung muß die Schleimhaut mit der Curette entfernt werden. Auf die entblößten Flächen am Septum und am Nasenboden wird ein Spalthautlappen aufgelegt. Auch an der lateralen Nasenwand wird die erkrankte Schleimhaut entfernt und die Region mit Spalthaut abgedeckt. Nach Resektion der befallenen Schleimhaut ist die Blutung erfahrungsgemäß gering, so daß sich die Transplantation gut durchführen läßt. Die Transplantate werden vorn am Septum membranaceum und lateral an der Grenze der Vestibulumhaut sorgfältig eingenäht. Die restlichen Transplantatflächen kann man mit Fibrinkleber befestigen. Eine nicht zu feste Tamponade wird eingelegt und mindestens für 4 bis 5 Tage belassen. – Der Eingriff wird in der Regel in beiden Nasenhöhlen vorgenommen.

LEWY und HAMMOND haben die Technik von SAUNDERS erweitert, indem sie die Nasenhöhle im Sinne einer lateralen Rhinotomie weiter eröffneten (Abb. 113b, c). Dadurch gelingt es, sowohl am Septum als auch an der lateralen Nasenwand weiter dorsal und cranial gelegene erkrankte Schleimhautgebiete zu erreichen und durch Spalthaut zu ersetzen (Abb. 113e). Die Incision wird in der nasoalaren Furche und dann paranasal bis in Höhe des medialen Augenwinkels geführt. Nach Ablösen der deckenden Weichteile und des Periosts wird *die Nase durch eine Osteotomie im Bereich der knöchernen Pyramide aufgeklappt*. Befallene Gebiete der Septumschleimhaut und der lateralen Nasenwand können dann weit nach dorsal und cranial von der erkrankten Schleimhaut befreit und *mit Spalthaut bedeckt* werden. Es empfiehlt sich, die Spalthaut caudal sorgfältig einzunähen und in den übrigen Bezirken mit Fibrinkleber zu fixieren. Im Innern der Nase sollen keine unbedeckten Flächen zurückbleiben, da sie zu Narbenschrumpfung und Stenosen führen können. Ist die Gegenseite ebenfalls erkrankt, so wird hier entsprechend verfahren. In der Regel kann das in der gleichen Sitzung erfolgen. Nur wenn auf beiden Seiten eine große Schleimhautfläche am Septum reseziert werden muß, empfiehlt sich ein zweizeitiges Vorgehen, um der Gefahr einer Septumperforation zu begegnen.

Nach ausgedehnten Plastiken ist wegen der *Borkenbildung* eine laufende Pflege der Nase erforderlich. In geeigneten Fällen, in denen die teleangiektatischen Herde nicht bis an die Grenze des häutigen Nasenvorhofs reichen, kann man zwischen der Haut des Nasenvorhofs und den freien Transplantaten einen schmalen Schleimhautsstreifen belassen. Hierdurch wird die Borkenbildung erfahrungsgemäß etwas reduziert (DENECKE).

*Rezidivblutungen*, die wesentlich geringer sind als die ursprünglichen, können nach dem erweiterten Eingriff noch aus dem posterioren Nasenanteil stammen. Die aufschießenden Gefäßknäuel lassen sich durch endonasale gezielte Elektrokoagulationen einzeln veröden. Geeignet ist hierzu auch ein über das Operationsmikroskop heranzuführender $CO_2$-Laserstrahl.

Bei ausgedehntem Befall der Schleimhaut *bis an die Schädelbasis* können

Rezidivblutungen aus dem Bereich des Siebbeins und der die Schädelbasis bedeckenden Schleimhaut stammen. Sie sind endonasal nicht aufzufinden. In solchen Fällen wird dieses Gebiet durch einen äußeren Eingriff am Siebbein kontrolliert und gegebenenfalls plastisch versorgt. Dabei wird am besten Haut über regionale Transpositionslappen aus der Stirn herangeschafft. Eine zunächst offene Nachbehandlung im betroffenen Siebbeinbereich ist dann erforderlich.

Bei jahrelang bestehender Blutung ist zur Blutstillung häufig schon *früher eine submuköse Septumresektion vorgenommen* worden. Dadurch wird die Plastik am Septum wesentlich erschwert. Wenn man den Eingriff beiderseits in einer Sitzung ausführen möchte, kann es leicht zu Perforationen kommen. Deshalb sollte in solchen Fällen am Septum stets zweizeitig, d.h. jeweils nur auf einer Seite, operiert werden.

Findet sich bei Patienten mit Morbus Rendu-Osler als Folge einer vorangegangenen Septumoperation oder nach häufigen blutstillenden Maßnahmen eine große *Septumperforation*, so kann sie in Verbindung mit der Dermoplastik verschlossen werden. Der fronto-temporale Lappen nach SCHMID-MEYER (s.S. 99ff.) ist dafür geeignet (KASTENBAUER). Gestielte Lappen aus der Lippen- bzw. Wangenschleimhaut oder aus der Nasenschleimhaut können dagegen nicht empfohlen werden, da diese Regionen in der Regel ebenfalls von Teleangiektasien befallen sind.

Der fronto-temporale Rundstiellappen wird nach der entsprechenden Autonomisierung in die nach LEWY und HAMMOND seitlich aufgeklappte Nase eingeführt und mit seinem distalen Ende in dem Septumdefekt fixiert. In der gleichen Sitzung kann die Dermoplastik ausgeführt werden, da der Rundstiellappen bezüglich seiner Ernährung autark ist. Die bei der lateralen Rhinotomie hochgeklappte Seitenwand der Nase wird zurückverlagert. Nur der Nasenflügel wird noch nicht vernäht, damit der Stiel des Rundstiellappens nicht komprimiert wird. – Drei bis vier Wochen nach Einbringen des Lappens kann der Lappenstiel abgesetzt und der vorher hochgeklappte Nasenflügel eingenäht werden.

**Abb. 113a–e.** Dermoplastik nach SAUNDERS sowie nach LEWY und HAMMOND. **a** Das *rot schraffierte Gebiet* am Septum zeigt den Bereich der Dermoplastik nach SAUNDERS, das *rot gestrichelte Feld* die Erweiterung nach LEWY und HAMMOND an. **b** Erweiterte Dermoplastik nach LEWY und HAMMOND im Bereich der lateralen Nasenwand. Das *rot schraffierte Gebiet* stellt den durch Spalthaut zu ersetzenden Schleimhautanteil dar. Die *schwarz gestrichelte Linie* deutet die äußere Schnittführung zur lateralen Rhinotomie an. **c** Bei der Technik nach LEWY und HAMMOND führt man eine laterale Rhinotomie aus. Der Hautschnitt ist durch die *ausgezogene schwarze Linie* dargestellt. Die *punktierte schwarze Linie* deutet die Osteotomieführung an. **d** Die Nase ist von einer nasoalaren und paranasalen Incision aus aufgeklappt. Die betroffene Septumschleimhaut wird abgelöst und reseziert. Das *rot schraffierte Gebiet* am Nasenbein kann zur Erweiterung des Zugangsweges reseziert werden. **e** Das Spalthauttransplantat ist am Septum membranaceum und am Nasenboden angenäht. Die laterale Nasenwand ist durch einen zweiten Spalthautlappen gedeckt. Dieser wird mit dem oberen Rand der Vestibulumhaut auf der Innenseite des Nasenflügels vernäht. Für einige Tage erfolgt die Einlage einer Tamponade

# Dermoplastik bei Nasenbluten infolge von Morbus Rendu-Osler

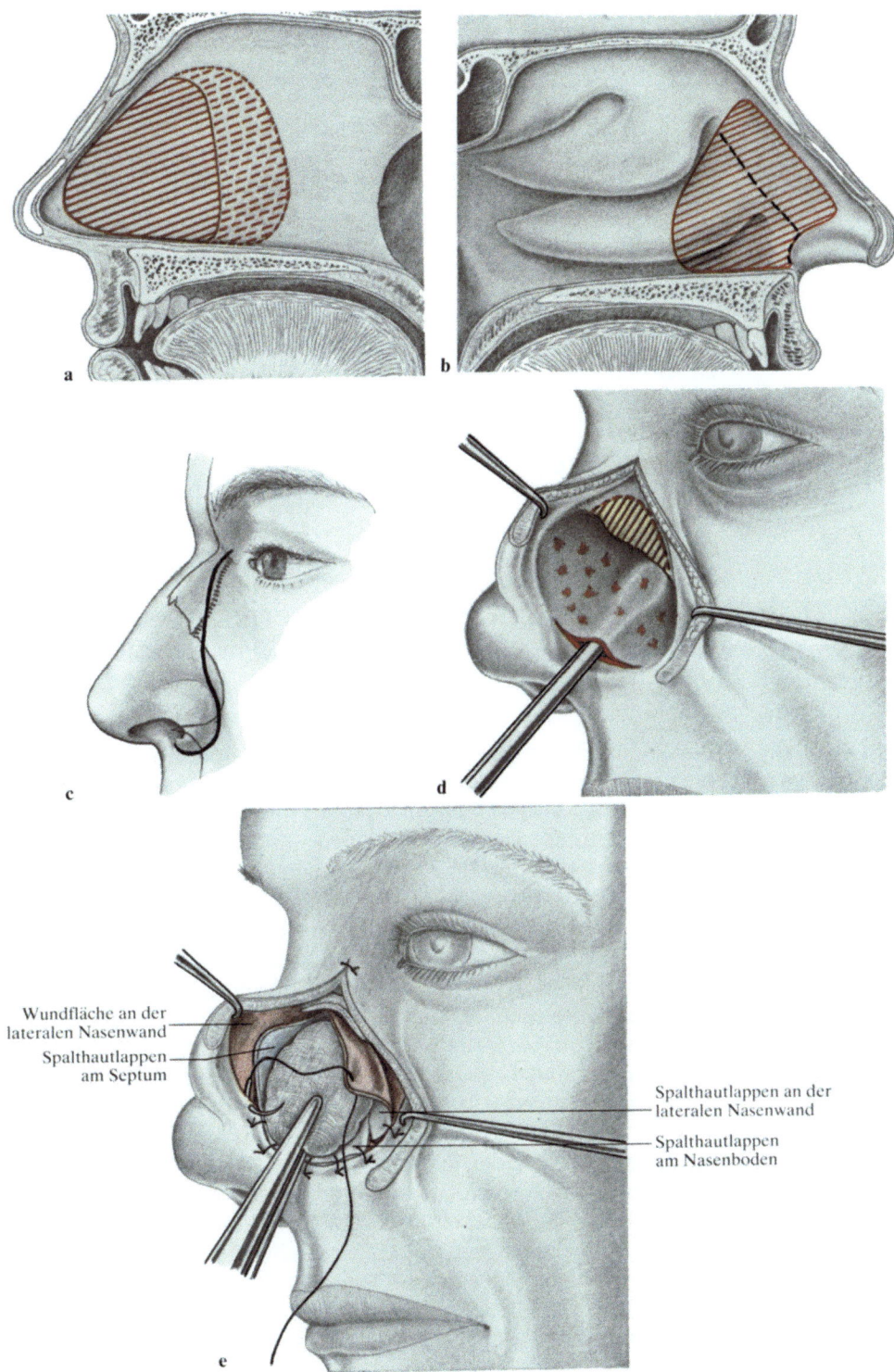

# C. Eingriffe bei Verletzungen der Nase

Die Aufgabe des Chirurgen bei der Behandlung von Nasenverletzungen besteht darin, das verletzte Organ *nach funktionellen und plastisch-chirurgischen Prinzipien* zu versorgen, damit Früh- oder Spätkomplikationen vermieden und die Funktion sowie das ästhetische Erscheinungsbild dieses Organs in bestmöglicher Weise erhalten oder wiederhergestellt werden.

## I. Versorgung frischer Weichteilverletzungen der Nase

Bei den frischen Weichteilverletzungen der Nase unterscheidet man je nach Entstehungsweise Schnitt-, Quetsch- und Rißwunden sowie Abrißverletzungen. Dabei kann es auch zu einer *Durchtrennung des Ligamentum palpebrale mediale* einer oder beider Seiten kommen, was zu einem posttraumatischen *Hypertelorismus* führen kann. Ein gutes Hilfsmittel für den Nachweis einer solchen Durchtrennung ist der Zug am Unterlid nach lateral. Folgt dieses dem Zug leicht, so kann man mit einer Verletzung des Ligaments rechnen und muß eine entsprechende Versorgung einplanen (s. Band V/2 dieser Operationslehre).

Das übliche Anfrischen der Wundränder mit Wundrandexcision ist bei Weichteilverletzungen der Nase nicht zu empfehlen, um wertvolle Hautanteile zu schonen. Die wichtigste primäre Forderung ist dagegen die *sorgfältige Säuberung der Wunde* von Schmutz und Fremdkörperteilen, was die Anaesthesierung des Wundgebietes erforderlich macht. In vielen Fällen genügt die topische Lokalanaesthesie der Nase (s.S. 18). Bei ausgedehnten Verletzungen und bei Kindern ist die Allgemeinanaesthesie vorzuziehen.

Flächenhafte Verschmutzungen werden mit einer kleinen Bürste gesäubert, wobei größere und tieferliegende Schmutzpartikel mit einer feinen Pinzette einzeln herausgelöst werden können. Eingesprengte Fremdkörper müssen sorgfältig aufgesucht und entfernt werden. Dagegen sollten *alle Knochenteile möglichst belassen* werden. Selbst losgelöste Knochensplitter können in dem gut durchbluteten Gebiet ohne Schwierigkeiten wieder einheilen, wenn eine Infektion vermieden wird.

Die *Wundversorgung* selbst erfolgt von innen nach außen, d.h. es wird gegebenenfalls zuerst die Schleimhautwunde genäht, dann der Knorpel versorgt und zuletzt die Hautnaht mit atraumatischem Nahtmaterial gelegt. Die Benutzung einer Lupenbrille erleichtert die Adaptation der Wundränder. *Größere Schleimhaut- oder Hautdefekte* werden sofort mit freien Transplantaten aus der Mundschleimhaut bzw. der postauriculären Region versorgt.

Bei Schleimhautverletzungen ist eine Nasentamponade zu empfehlen. Die äußere Abdeckung erfolgt mit einer Gaze, die mit einer antibiotikahaltigen Salbe getränkt sein kann. Eine zusätzliche äußere Schienung dient der Ruhigstellung und dem Schutz vor weiterer Traumatisierung.

Auch *schwere compound-Verletzungen*, das sind ausgedehnte Verletzungen der inneren und äußeren Weichteile sowie des Stützgerüstes der Nase mit Teilabriß oder Teilverlust von Gewebepartien, lassen sich innerhalb der ersten Tage in gleicher Weise versorgen.

*Fast abgetrennte Teile der Nase*, die aber noch durch eine, wenn auch schmale Hautbrücke mit der übrigen Nase in Zusammenhang stehen, dürfen nicht abgeschnitten werden. Es gelingt häufig, sie wieder einzuheilen, eine Erfahrung, die schon dem Wundarzt FELIX WÜRTZ (1612) bekannt war. Dabei ist darauf zu achten, daß alle Blutkoagula entfernt werden und auch keine Sickerblutung besteht. Ein leichter Kompressionsverband ist daher erforderlich.

Auch die Wiederanheilung *vollständig abgetrennter Nasenanteile* hat man schon im Altertum versucht. Es ist in jedem Fall gerechtfertigt, ein abgetrenntes, noch vorhandenes Teilstück der Nase wieder in die Wunde einzufügen. Dabei scheinen in jüngster Zeit günstige Erfahrungen mit der Verwendung des Fibrinklebers gemacht zu werden. Steht das abgetrennte Teil nicht zur Verfügung, so kommt zunehmend auch die *freie Gewebetransplantation* mit mikrovasculärer Anastomosierung zwischen Empfängerregion und Transplantat zur Anwendung.

# II. Versorgung von Frakturen des knöchernen und knorpeligen Nasengerüstes

## 1. Allgemeine Vorbemerkung

Schon von HIPPOCRATES wurde im 5. Jahrhundert v.Chr. das Krankheitsbild der Nasenbeinfraktur beschrieben und seine Behandlung angegeben. Er empfahl, die gebrochenen Knorpel und Knochen sofort zu reponieren und anschließend völlig ruhigzustellen (STOKSTED und KHAN, 1973). Offensichtlich gingen diese Erfahrungen später wieder verloren.

Je nach der Art der Gewalteinwirkung unterscheidet man das seitliche und das frontale Nasentrauma. Beim *seitlichen Nasentrauma* kommt es auf der Seite der Gewalteinwirkung zu einer Impressionsfraktur des Nasenbeins. Auf der

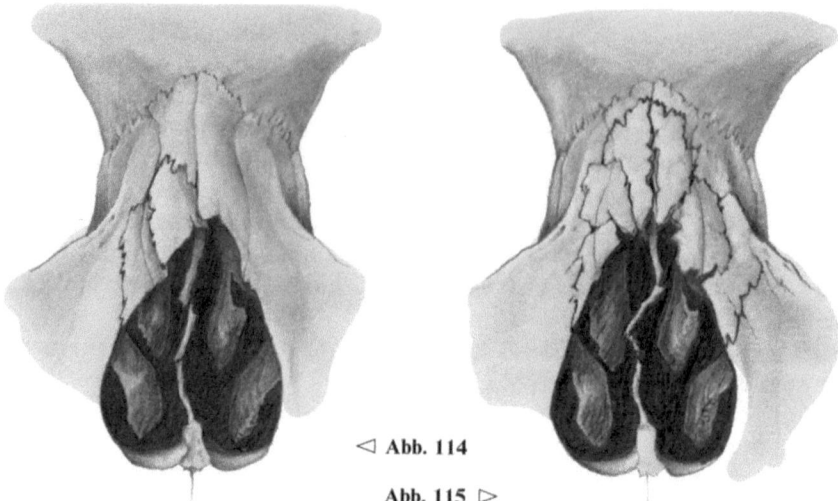

◁ Abb. 114

Abb. 115 ▷

**Abb. 114.** Seitliches Nasentrauma mit Impressionsfraktur des Processus frontalis maxillae und des Os nasale sowie mit Septumfraktur

**Abb. 115.** Frontales Nasentrauma mit Trümmerfraktur der Nasenbeine, der Processus frontalis maxillae und des Septums

Gegenseite entsteht eine Konvexität des frakturierten Knochens. In vielen Fällen ist gleichzeitig der Processus frontalis der Maxilla frakturiert (Abb. 114).

Beim *frontalen Nasentrauma* ist die Fraktur der Nasenbeine fast immer auch von einer Fraktur des Septums begleitet (Abb. 115). Bei Kindern kann eine sog. *Grünholzfraktur* vorliegen, d.h. es erfolgt eine Infraktion der Nasenbeine, und das Periost bleibt intakt. Als Komplikation entsteht allerdings häufig ein Septumhämatom, aus dem sich ein Septumabszeß entwickeln kann.

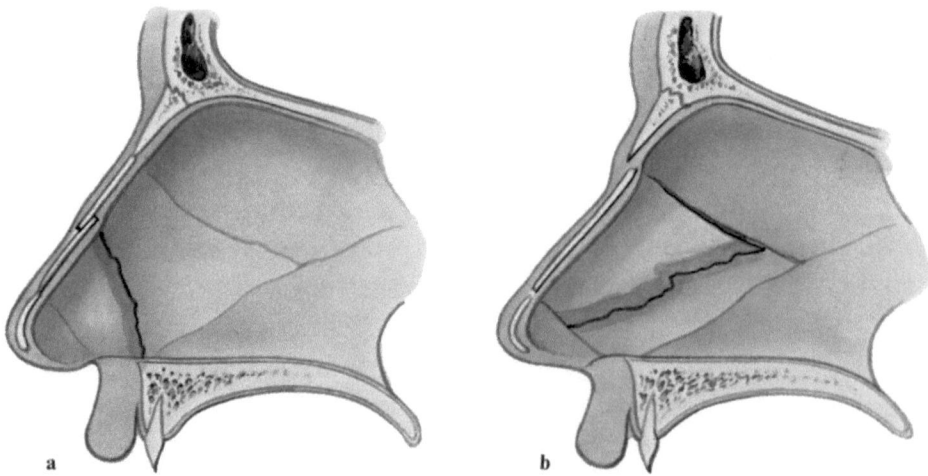

**Abb. 116a, b.** Septumfrakturen. **a** Vertikale Septumfraktur. **b** Kombinierte horizontale und vertikale Septumfraktur. (Aus: DENECKE u. R. MEYER, 1964)

Eine stärkere frontale Gewalteinwirkung, z.B. beim Auffahrunfall, kann zu einer *Trümmerfarktur der Nase* (Abb. 115) führen, an der oft auch andere Knochen des Mittelgesichts beteiligt sind. Auch das Septum ist in der Regel betroffen. Man unterscheidet dabei vertikale, horizontale und kombinierte Septumfrakturen (Abb. 116a, b). Sie treten häufig als komplizierte Frakturen auf, d.h. mit Einreißen der Schleimhaut (Abb. 119a). Es kommt auch zu Schleimhautrissen in Höhe der seitlichen knöchernen Nasenapertur, wobei der Kopf der unteren Muschel mit einreißen kann.

## 2. Behandlung von Nasenfrakturen

Im allgemeinen sollte die Behandlung von Nasenfrakturen möglichst bald nach dem Unfall durchgeführt werden. Besteht jedoch ein ausgeprägtes Weichteilhämatom mit Ödembildung, so ist es zweckmäßig, durch kühlende Umschläge zunächst das Abschwellen abzuwarten, um die Deformierung besser erkennen zu können. Die frakturierte Nase kann *noch 8 bis 10 Tage nach dem Trauma reponiert* werden. Ältere Frakturen werden dagegen besser frühestens nach 3 Monaten den Prinzipien der Septo-Rhinoplastik (s.S. 52) entsprechend behandelt.

### a) Geschlossene, unblutige Reposition

Die geschlossene oder unblutige Reposition ist vorzugsweise *bei lateraler Gewalteinwirkung mit Impression und Deviation der seitlichen Nasenwände* angezeigt. Der Eingriff kann bei Erwachsenen in Lokalanaesthesie (s.S. 18) und zusätzlicher Sedierung durchgeführt werden. Bei Kindern wird man der Allgemeinanaesthesie den Vorzug geben.

Unter Berücksichtigung der ermittelten Spätresultate (GOLDMAN, MARCKS, PIRSIG) sollte man von der alleinigen manuellen Reposition mittels Daumendruck Abstand nehmen, weil auf diese Weise die Seite der Gewalteinwirkung, auf der die Dislokation meistens am stärksten ist, nicht reponiert werden kann. Stets müssen *beide Nasenseiten mit Hilfe geeigneter Instrumente in die richtige Position* gebracht werden.

Nach GOLDMAN kommt es im Bereich der Sutura naso-maxillaris fast nie zur Frakturierung. Dagegen bricht die Nase im Bereich des Processus frontalis maxillae oder an der Basis der knöchernen Pyramide ein. Der Operateur sollte deshalb darauf bedacht sein, zunächst die *Impression auf der Seite der Gewalteinwirkung aufzurichten*. Sehr geeignet hierfür ist die Redressement-Zange nach Walsham (Abb. 9d/4). Unter Sicht führt man eine Zangenbranche in die anaesthesierte Nasenhöhle der imprimierten Seite ein und legt die andere Branche über einen Mulltupfer auf die Außenseite der Nase auf (Abb. 117a). Die Zange wird dann im Scharnier verbunden und mit leichtem Druck ohne jegliche Hebel- oder Drehbewegung geschlossen. Dadurch wird die eingeknickte seitliche Nasenwand geradegerichtet (Abb. 117b). Danach geht man mit einem Elevator in die

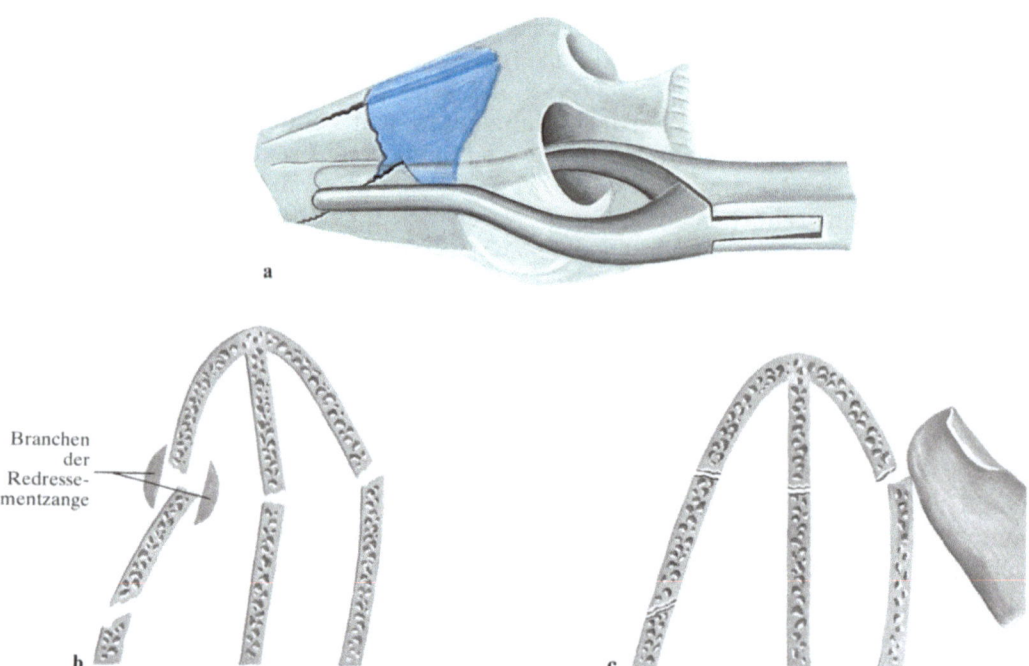

**Abb. 117a–c.** Geschlossene, unblutige Reposition einer Nasenfraktur. **a** Reposition der imprimierten rechten Nasenwand mit Hilfe einer Walsham-Zange. **b** Situation von **a** im Frontalschnitt. **c** Auf der Gegenseite wird die frakturierte Nasenwand durch Fingerdruck von außen eingerichtet. Das Septum ist intranasal reponiert

gleiche Nasenhöhle ein und *hebelt den Nasenrücken aufwärts.* Gleichzeitig kann dabei *auf der Gegenseite durch Daumendruck* von außen die Konvexität der frakturierten Nasenwand beseitigt werden (Abb. 117c).

Anschließend überzeugt man sich durch Besichtigung der Nasenhöhle über das Resultat der Reposition. Eine lockere Tamponade beiderseits ist als innere Stütze zu empfehlen. Als Schutz vor weiterer Traumatisierung wird eine Schiene auf der Nase angepaßt und mit Heftpflaster fixiert.

## b) Offene, blutige Reposition

Bei Nasenfrakturen die *durch frontale oder durch tangentiale Gewalteinwirkung* entstanden sind, ist häufig eine offene, blutige Reposition angezeigt. Auch beim *Septumhämatom* oder wenn eine Columellaverziehung vorliegt, die auf eine *Fraktur der Spina nasalis anterior* hindeutet, muß eine blutige Reposition erfolgen. Bei einer frakturierten Nase, an der *früher eine Rhinoplastik* vorgenommen wurde, ist ebenfalls die offene Einrichtung zu empfehlen. – Bei Erwachsenen kann man den Eingriff in Lokalanaesthesie mit zusätzlicher Sedierung durchführen. Bei Kindern ist die Allgemeinanaesthesie mit orotrachealer Intubation angezeigt.

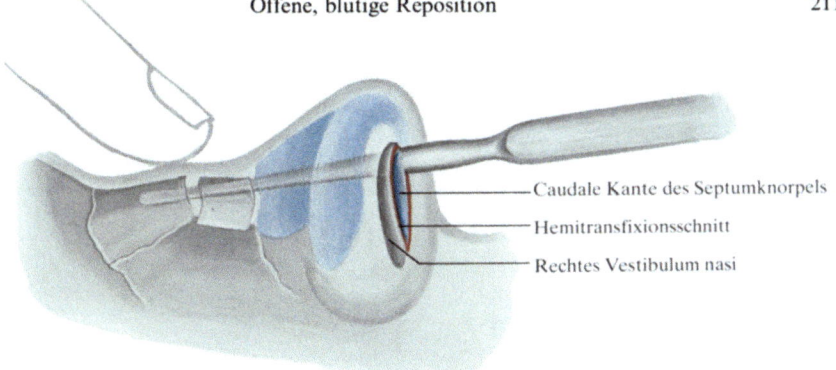

**Abb. 118.** Offene, blutige Reposition einer Nasenbeinfraktur auf intraseptalem Weg vom Transfixions- oder Hemitransfixionsschnitt aus. Das Elevatorium ist in einen subperichondralen Septumtunnel eingeführt und hebt das caudale Knochenfragment an. Der Zeigefinger kontrolliert die Nasenrückenlinie

Die blutige Reposition wird *von der Hemitransfixion oder der Transfixion aus* durchgeführt (s.S. 27, 25). Nach Kontrolle der Spina nasalis anterior wird das linke Schleimhautblatt des Septums subperichondral abgelöst. Ein eventuell vorhandenes *Septumhämatom* kann nun sorgfältig ausgeräumt und die *Septumfraktur* entsprechend reponiert werden (Abb. 119a, b). Bei *Querfraktur der Nasenbeine mit Stufenbildung* werden Perichondrium und Periost des Septums sorgfältig abgelöst. Falls auch das Septum frakturiert ist, kann es nun reponiert werden. Dann wird ein schlankes Elevatorium intraseptal eingeführt und von posterior nach anterior unter dem Nasenrücken entlang mit kräftigem Druck nach vorne gezogen (Abb. 118). Die freie Hand kontrolliert dabei auf dem Nasenrücken die Bewegung des dislozierten Knochenfragmentes bis es in seine richtige Position zurückgesprungen und die Stufenbildung am Nasenrücken verschwunden ist.

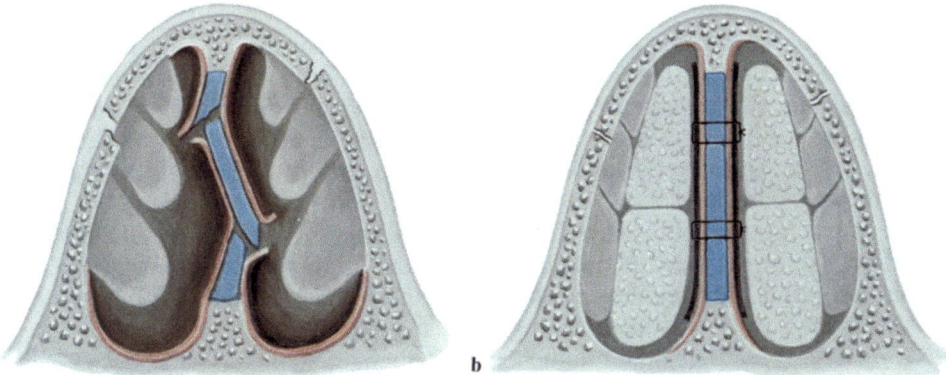

**Abb. 119a, b.** Versorgung einer komplizierten Septumfraktur mit Nasenbeinfraktur (Querschnitt, schematisch). **a** Frakturiertes Septum mit Schleimhauteinrissen. Die Nasenbeine sind ebenfalls frakturiert. **b** Zustand nach Reposition der Septumfragmete und der Nasenbeine. Innere Schienung mit 2 Splints (*schwarze Linien*). Tamponade mit Schaumstoffstreifen

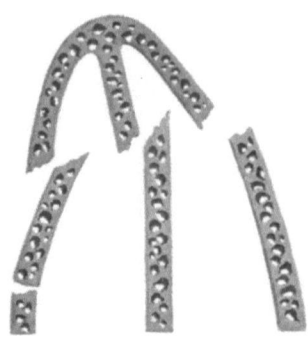

Abb. 120. Nasenfraktur bei tangentialer Gewalteinwirkung (Querschnitt, schematisch). Sowohl die knöcherne Nasenpyramide als auch das Septum sind frakturiert und disloziert

Bei Nasenfrakturen *durch stärkere tangentiale Gewalteinwirkung* kommt es sowohl zur Frakturierung im Bereich der Nasenbeine und des Processus frontalis maxillae als auch zur komplizierten Septumfraktur mit Dislokation der Fragmente (Abb. 120). In diesen Fällen ist ebenfalls die blutige Reposition erforderlich, wobei man ähnlich vorgeht wie bei der Querfraktur (s.S. 211). Schleimhauteinrisse im Bereich der unteren Muschel und der anterioren lateralen Nasenwand müssen sorgfältig vernäht werden, um einer späteren Stenosierung vorzubeugen.

### c) Versorgung frischer Trümmerfrakturen der Nase

Ausgedehnte Trümmerfrakturen der Nase (Abb. 115) sind häufig kombiniert mit Mittelgesichtsfrakturen nach LE FORT II und III, mit Absprengung der Spina nasalis ossis frontalis vom Stirnbein oder mit Frakturen von Stirnhöhle und/oder Siebbein. Damit ist auch die Möglichkeit einer Schädelbasisverletzung mit Liquorrhoe gegeben. Desgleichen kann eine Beteiligung der knöchernen Orbita vorliegen.

Die Versorgung dieser ausgedehnten Trümmerfrakturen ist von der vorliegenden Verletzungskombination abhängig; d.h., es wird in vielen Fällen eine *interdisziplinäre Versorgung der Verletzungsfolgen* geplant und durchgeführt werden müssen. Wichtigste Maßnahme ist die Schockbekämpfung und die Freihaltung der Atemwege, gegebenenfalls durch Tracheotomie (s. Band V/3, S. 417ff., 424ff. dieser Operationslehre). Bei Blutungen aus der Nase und in den Nasenrachenraum ist für eine ausreichende erste Blutstillung zu sorgen. Die endgültige operative Versorgung der Nasenverletzung kann hinter die neurochirurgische Behandlung einer intracraniellen Komplikation und gegebenenfalls auch hinter die Versorgung einer Orbitaverletzung zurücktreten.

Wegen der beschriebenen möglichen Mehrfachverletzungen ist es zweckmäßig, die Versorgung von Trümmerfrakturen der Nase in Allgemeinanaesthesie mit orotrachealer Intubation vorzunehmen. Als *spezielles Instrumentarium* müssen neben den Instrumenten für Nebenhöhleneingriffe und für die Septo-Rhinoplastik auch eine Bohrmaschine mit Fräsen kleiner Größen und biegsamer Stahl-

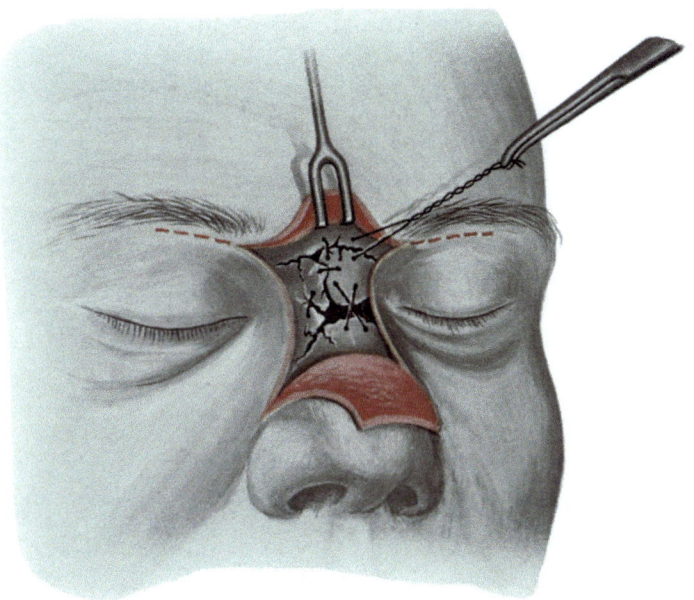

**Abb. 121.** Versorgung einer komplizierten Trümmerfraktur der Nase durch Drahtosteosynthese der Knochenfragmente. Die *rot gestrichelten Linien* stellen die mögliche Erweiterung des Zugangs über den Brillenbügelschnitt zur gleichzeitigen Versorgung von frontobasalen Frakturen dar

draht sowie Drahtzangen bereitgehalten werden. Außerdem sollte eine Lupenbrille oder das Operationsmikroskop für die Versorgung von Verletzungen im Bereich der Frontobasis zur Verfügung stehen.

Das operative Vorgehen richtet sich nach der Ausdehnung der Trümmerfraktur und der vorliegenden Weichteilverletzung. Liegen im Nasenwurzelgebiet Platzwunden vor, so kann man sie zur Darstellung der knöchernen Nasenpyramide ausnutzen. Ist mit einer Beteiligung der Stirnhöhlen und der Siebbeine sowie der Frontobasis zu rechnen, so wird besser eine beiderseitige *bogenförmige Incision am Unterrand der Augenbrauen* gelegt. Die Incisionen beider Seiten werden in Form eines *Brillenbügelschnittes* über der Nasenwurzel miteinander verbunden (Abb. 121). Diese Schnittführung erlaubt sowohl die ausreichende Freilegung im Bereich der Nasenwurzel, des Nasenrückens und der seitlichen Nasenabhänge als auch den Zugang zu den betroffenen Nebenhöhlen und zur Frontobasis (s. Band V/2 dieser Operationslehre).

Zunächst werden die Weichteile und das Periost soweit abgeschoben bis die *Knochenverhältnisse gut überschaubar* sind. Strahlen *Frakturlinien* in die Nebenhöhlen im Bereich der Frontobasis oder in die Orbita ein, so müssen sie freigelegt und entsprechend versorgt werden (s. Band V/2 dieser Operationslehre).

Das Verletzungsgebiet wird dann *von innen nach außen* versorgt. Als erstes versucht man, die *Schleimhautverletzung* durch Naht zu verschließen. Finden sich größere *Knochenfragmente*, so werden sie reponiert und durch Drahtnaht fixiert (Abb. 121). Kleinere Knochenfragmente können mit einem Fibrinkleber fixiert oder lose in das Wundbett eingelegt werden. Sie heilen in der Regel gut ein. Vor der Entfernung von Knochensplittern im Bereich des Nasenrückens und der Nasenwurzel ist zu warnen, da es danach zu Einsattelungen kommen kann. Die Incision wird durch atraumatische Nähte verschlossen. Die Nasenhöhlen werden am besten beiderseits tamponiert, um die zu reponierenden Fragmente mit Hilfe dieses Widerlagers in die richtige Lage bringen zu können.

Bei dem *Verschluß von Platzwunden* sollten die Nähte möglichst in den Verlauf der RSTL gelegt werden (Abb. 55). Dabei kann es erforderlich werden, eine oder mehrere kleine Z-Plastiken zu bilden. Nach Abdecken der versorgten Wunden mit einer salbengetränkten Gaze sollte die Nase durch einen Heftpflaster-Schienenverband geschützt werden. Eine postoperative Antibioticabehandlung ist anzuraten.

# III. Verletzungen der Nase im Kindesalter

## 1. Allgemeine Vorbemerkung

Da die Struktur des Stützgerüstes der kindlichen Nase vorwiegend noch knorpelig ist, stellen sich Frakturen im Röntgenbild nicht dar. Einziges Zeichen der Nasenverletzung beim Kleinkind ist häufig nur ein Haematom (s.S. 217). Bei ängstlichen Kindern wird man die Untersuchung am besten in Allgemeinanaesthesie vornehmen und die Versorgung sofort anschließen, da eine verzögerte Behandlung beim kindlichen Nasentrauma zu irreparablen Verlusten von Knorpelsubstanz und damit zu narbigen Verziehungen führen kann.

## 2. Versorgung von Grünholzfrakturen

Die *sog. Grünholzfraktur*, bei der es bei intakt bleibenden Periost lediglich zu einer Infraktion des Knochens kommt, ist eine strukturell bedingte Verletzungsform der kindlichen Nase. Besteht eine Deviation der Nase oder eine leichte Einsattelung, ohne daß man röntgenologisch eine Fraktur nachweisen kann, muß eine Grünholzfraktur angenommen werden.

Prinzipiell werden Grünholzfrakturen so behandelt, daß man sie *in komplette Frakturen verwandelt*. Bei einseitiger Deviation genügt meistens die geschlossene, *unblutige Reposition* mit Hilfe der Redressement-Zange (s.S. 209) oder mit einer Pinzette, deren Branchen vorn mit weichen Gummiröhrchen überzogen werden (PIRSIG).

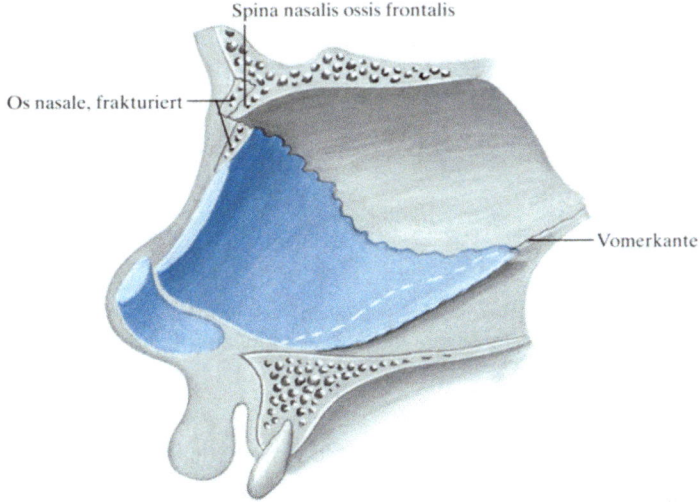

**Abb. 122.** Frontales Nasentrauma beim Kleinkind mit Abriß der Ossa nasalia von der Spina nasalis ossis frontalis und mit Einsattelung des gesamten cartilaginösen Septums sowie mit Luxation des knorpeligen Septums über die Vomerkante

## 3. Offene Reposition nach frontaler Abriß- und Trümmerfraktur

Bei direktem frontalem Trauma kommt es bei Kindern leicht zum *Abriß der Ossa nasalia von der Spina nasalis ossis frontalis* mit Einsattelung des gesamten cartilaginösen Septums (Abb. 122). In diesen Fällen ist eine offene, *blutige Reposition* vorzuziehen.

Der Eingriff wird in Allgemeinanaesthesie mit orotrachealer Intubation durchgeführt. Von einem Hemitransfixionsschnitt (s.S. 27) aus wird ein linker anteriorer subperichondraler Septumtunnel (Abb. 83d, e) angelegt. Eine vorsichtige horizontale Knorpelincision über der Praemaxilla und der anterocaudalen Vomerkante sowie eine vertikale Incision in den Septumknorpel vor der Knorpel-Knochengrenze ermöglichen die *Reposition* des Knorpel-Knochen-compounds, d.h. *der imprimierten Nasenbeine und des frakturierten Septumknorpels*. Man führt ein schlankes Elevatorium oder einen Nasenhebel in den subperichondralen Septumtunnel ein und zieht das Instrument mit leichtem Druck gegen den Nasenrücken von posterior-cranial nach anterior vor. Der frakturierte Knochen springt mit einem Klick in seine ursprüngliche Position zurück und nimmt den Knorpel mit, so daß der Nasenrücken wieder ausgeglichen ist. Eine vorsichtige Tamponade beider Nasenhöhlen und eine äußere Schienung verhindern ein Zurückgleiten der Nasenbeine.

Bei stärkerer Gewalteinwirkung von frontal resultieren bei Kindern Trümmerfrakturen des Nasenskeletts vom Typ der sog. *„open book fracture"* (Abb. 123). Dabei liegen die beiden Nasenbeinbruchstücke wie ein „aufgeklapp-

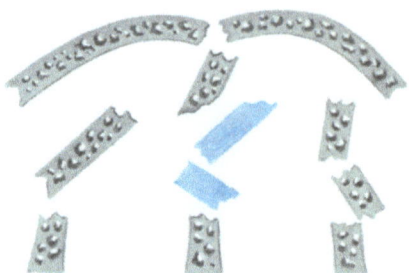

Abb. 123. Sog. open book fracture bei frontalem Nasentrauma im Kindesalter. Schräg-frontaler Schnitt posterior der Apertura piriformis (schematisch)

tes Buch" über den Knochenkanten des Processus frontalis jeder Seite, während die Verbindung der Nasenbeine in der Mitte meistens nicht auseinandergewichen ist. Das Septum ist gewöhnlich mehrfach frakturiert und weist Schleimhauteinrisse (Abb. 119a) im Sinne einer komplizierten Fraktur auf. Auch mit Tränenwegsverletzungen sowie mit begleitenden Mittelgesichts- oder Frontobasalfrakturen muß bei der „open book type fracture" gerechnet werden.

Die *Reposition muß offen d.h. blutig erfolgen*, wobei man am besten die Schnittführungen der Septo-Rhinoplastik wählt (s.S. 52). Eine *Septumplastik* ist meistens erforderlich. Dabei muß man sich bemühen, die frakturierten Knorpel- und Knochenfragmente des Septums zu erhalten bzw. die vorübergehend entfernten Bruchstücke unmittelbar wieder zu reimplantieren. Die *frakturierten Nasenbeine* werden vom intercartilaginären Schnitt (s.S. 25) beiderseits unter Zuhilfenahme der Redressement-Zange oder mit einer Pinzette offen reponiert (s.S. 210). Beiderseitige Tamponade und Schienung sind erforderlich.

## 4. Vorgehen bei traumatischer Septumdislokation beim Neugeborenen

In der ersten Lebensphase kann es zu einer perinatalen traumatisch bedingten *Dislokation des caudalen knorpeligen Septums* kommen, was bereits von METZENBAUM (1936), später von COTTLE, JAZBI u.a. beschrieben wurde. Die Septumdislokation entsteht während des Eintritts und der Drehung des Kopfes in das kleine Becken in (normaler) linker oder rechter vorderer Hinterhauptslage (JEPPESEN und WINDFIELD). Das caudale Septum gleitet durch die auf die Nase wirkende Druck- und Drehbewegung neben die Praemaxilla ab. Es kommt zur Abweichung der Nasenspitze nach der Gegenseite der Septumdislokation, die Columella steht schräg und die Nasenöffnungen erscheinen asymmetrisch (Abb. 124a). Die Diagnose läßt sich durch den Kompressionstest sichern: Bei Druck mit einem Elevatorium auf die Nasenspitze weicht diese zur Gegenseite der Septumdislokation ab (Abb. 124b).

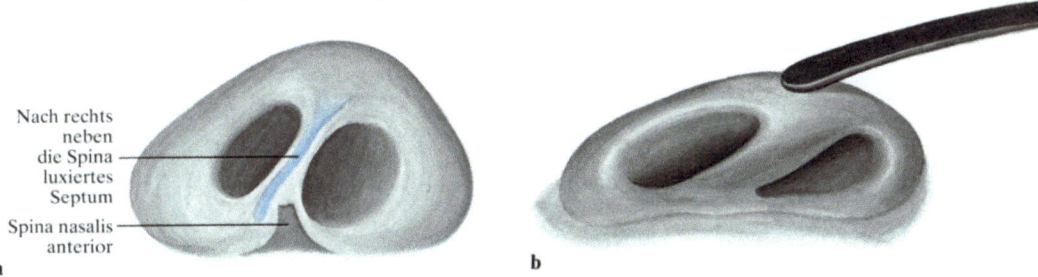

**Abb. 124a, b.** Perinatales Nasentrauma. **a** Geburtstraumatische Septumsdislokation. Das caudale Septum ist neben die Spina nasalis anterior nach rechts luxiert. **b** Sogenannter Kompressionstest zum Nachweis einer geburtstraumatischen Septumsdislokation nach rechts

Die *Technik der Reposition* des dislozierten Septums wurde von METZENBAUM und von KLAFF sowie von JAZBI beschrieben. Der Operateur hält die knorpelige Nase des Neugeborenen zwischen Daumen und Zeigefinger der linken Hand fest und versucht dabei die Spitze anzuheben und in die Mittellinie zu bringen. Zur gleichen Zeit wird das dislozierte Septum mit einem schmalen Elevatorium spitzenwärts und medianwärts gedrängt. Das Elevatorium wird dabei im Vestibulum nasi unter der Kante des dislozierten Septums angesetzt. Die gelungene unblutige Reposition des caudalen Septums auf die Spina nasalis anterior und auf die Praemaxilla ist an einem klickähnlichen Ton zu erkennen. Der Kompressionstest ist jetzt negativ, d.h. bei Druck auf die Nasenspitze weicht diese nicht mehr seitwärts ab.

Die Reposition des dislozierten Septums bei Neugeborenen soll möglichst bald, jedoch *spätestens innerhalb der ersten drei Wochen nach der Geburt* erfolgen. Eine besondere Anaesthesie ist hierzu nicht erforderlich. Auch kann man auf eine Tamponade verzichten.

# IV. Vorgehen bei Komplikationen nach Nasenverletzungen

Die einfache Nasenbeinfraktur beim Erwachsenen läßt gewöhnlich keine ernsthaften Komplikationen erwarten. Kurzzeitige Schwellungen und die Ekchymosis in der Haut über der Nase sowie im Bereich der Augenlider verschwinden in wenigen Tagen.

Nasenbluten, das unmittelbar nach der Verletzung vorliegt, sistiert meistens spontan. *Rezidivierendes Nasenbluten* muß allerdings schon als Komplikation angesehen werden. Es ist nach den Behandlungsprinzipien bei Blutungen in die Nasenhöhle (s.S. 183ff.) anzugehen.

Das *Hämatom* im Bereich der Bedeckung der knorpeligen Nase oder im Septum ist immer als ernsthafte Komplikation zu betrachten. Das gilt in besonderem Maße bei Verletzungen der kindlichen Nase.

## 1. Vorgehen beim Nasenrückenhämatom

Nasenrückenhämatome entwickeln sich zwischen den distalen Enden der Nasenbeine und den darunterliegenden Lateralknorpeln. Die Diagnose ist besonders bei der kindlichen Nase häufig nur auf Grund der bläulichen Verfärbung und Vorwölbung im Bereich des cul de sac (s.S. 6) im Vestibulum zu stellen.

Von einer kleinen intercartilaginären Incision (s.S. 25) läßt sich das *Hämatom absaugen*. Granulationen sind auszuräumen. Die *blutige Reposition von frakturierten Anteilen* (s.S. 210) kann unmittelbar angeschlossen werden. Die Wiederherstellung der Verbindung zwischen den Lateralknorpeln und den Nasenbeinen wird durch eine innere Tamponade gewährleistet. Unbehandelt entwickelt sich nach Organisation des Hämatoms eine Stufe zwischen Nasenbein und Seitenknorpel, so daß sich eine zunehmende Eindellung über dem knorpeligen seitlichen Nasenrücken ausbildet.

## 2. Vorgehen beim Septumhämatom

Das Septumhämatom entwickelt sich *zwischen Mucoperichondrium und Knorpel* (Abb. 125a). Bei einem Biegungstrauma ohne Fraktur findet es sich wegen der einseitigen Abhebung des Mucoperichondriums mehr einseitig (Abb. 125b). Bei der Septumfraktur tritt es dagegen häufig doppelseitig auf, da die Blutung durch die Fraktur das Mucoperichondrium beider Seiten abhebt (Abb. 125c, d). – Unbehandelt führt das Septumhämatom stets zur Obstruktion.

Die *operative Entlastung des Septumhämatoms* kann man bei Erwachsenen in Lokalanaesthesie, bei Kindern besser in Allgemeinanaesthesie vornehmen. Es hat sich als zweckmäßig erwiesen, von der Hemitransfixion (s.S. 27) aus einzugehen und die Schleimhaut auf der Seite der Hämatomentwicklung subperichondral zu lösen. Danach kann das *Hämatom abgesaugt* werden. Bereits vorhandene Granulationen sind instrumentell auszuräumen.

Bei *frakturiertem Septum* geht man nach den Prinzipien der *funktionellen Septumplastik* (s.S. 141 ff.) vor. Frakturierte Septumanteile, die nicht einfach zu reponieren sind, werden entfernt und nach entsprechender Vorbereitung durch Zurechtschneiden oder Crushen sofort reimplantiert. Dadurch wird ein spannungsfreies Wiederanlegen des Mucoperichondriums an den Knorpel ermöglicht. Eine Drainage ist nicht erforderlich, dagegen sollten die Nasenhöhlen unbedingt tamponiert werden. Der Hemitransfixionsschnitt kann durch Naht verschlossen werden. Eine Abschirmung mit Antibiotica für die Dauer der Tamponade, d.h. für 4 bis 5 Tage, ist empfehlenswert.

Nicht oder nicht rechtzeitig versorgte Hämatome haben Narbenbildung mit einer Verdickung des Septums oder mit einer Deviation der frakturierten Septumanteile und entsprechenden funktionellen Störungen zur Folge. Oft führen die Hämatome auch zu Abszessen, da in der traumatisierten Nase eine Infektionsmöglichkeit leicht gegeben ist.

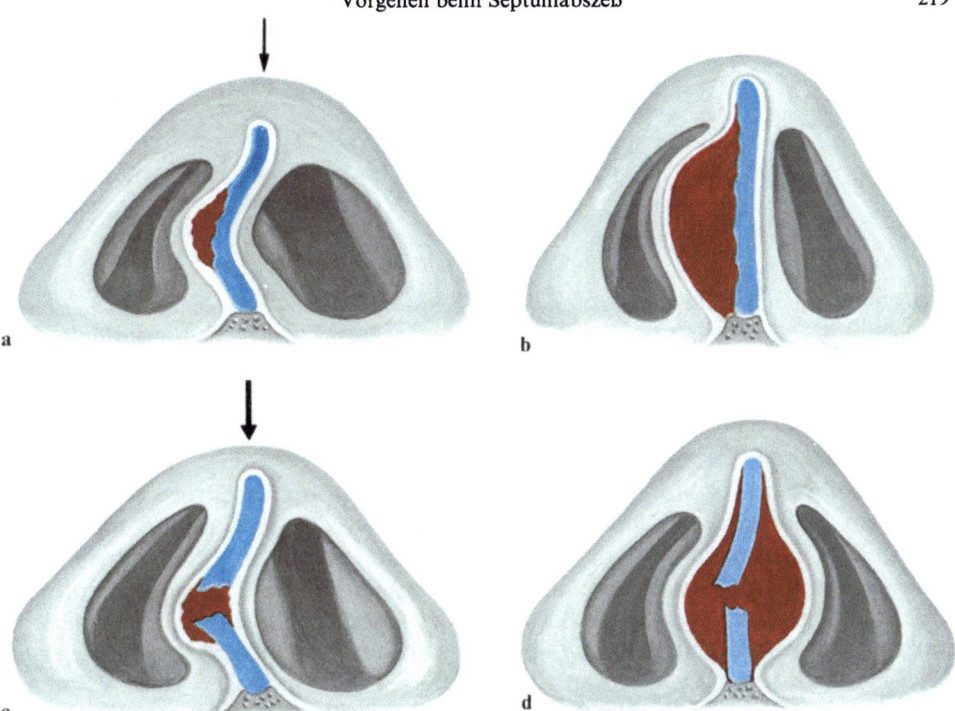

**Abb. 125a–d.** Entstehung eines Septumhämatoms im Kindesalter. **a, b** Nach frontalem Nasentrauma (*Pfeil*) mit Biegung des Septums hat sich ein einseitiges Septumhämatom entwickelt. **c, d** Nach stärkerer frontaler Gewalteinwirkung ist es zur Septumfraktur mit Hämatomentwicklung auf beiden Seiten des frakturierten Septums gekommen

## 3. Vorgehen beim Septumabszeß

Gefährdet sind besonders Kinder, da durch einen Septumabszeß rasch Knorpelerweichungen und -nekrosen auftreten können, die später zu Einsattelungen des knorpeligen Nasengerüstes und zu Wachstumshemmungen führen.

Das von COTTLE empfohlene Vorgehen beim Septumabszeß hat sich seit vielen Jahren bewährt. Der Eingriff wird in Allgemeinanaesthesie ausgeführt, wenn die Lokalanaesthesie Schwierigkeiten bereitet. Zugang ist die *Hemitransfixion* (s.S. 27). Nach Ausräumen des Abszesses einschließlich des nekrotischen Knorpels und der Granulationen erfolgt die *Ausspülung der Septumtasche* mit einer antibioticahaltigen Lösung. Kann nicht genügend Knorpel erhalten werden, sollte ein *sofortiger Knorpelersatz* erfolgen. Das widerspricht zwar den herkömmlichen chirurgischen Gepflogenheiten, hat sich aber immer wieder bewährt. Der auto- oder allogenetisch gewonnene, entsprechend geschnittene Span wird in die vorher zwischen den beiden Mucoperichondriumblättern des Septums gebildete Tasche eingeschoben (Abb. 126). Die Hemitransfixion wird mit atraumatischen Nähten verschlossen. Eine Tamponade beider Nasenhöhlen fixiert zusätzlich den eingeführten Span. Antibiotische Abschirmung ist zu empfehlen.

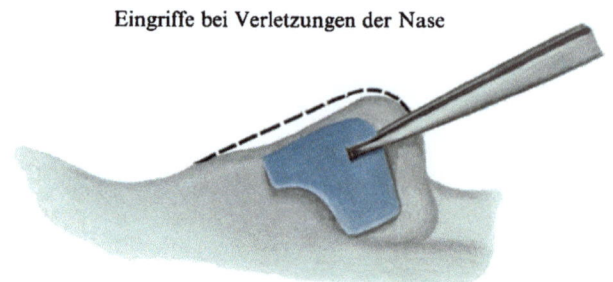

**Abb. 126.** Vorgehen beim Septumabszeß. Ein Knorpelspan (*blau*) zum Wiederaufbau des caudalen Septums ist hier seitlich neben die Nase gehalten. Er wird in dieser Position zwischen die Mucoperichondriumblätter des Septums implantiert. Die *schwarz punktierte Linie* deutet die dadurch zu erzielende Profilkorrektur an

Bei der Wahl des Materials, das zum Ersatz des durch Nekrose verlorengegangenen Knorpels zur Implantation gebracht werden soll, richtet man sich von Fall zu Fall nach den vorliegenden Verhältnissen. Am besten eignen sich *autogenetische Septumanteile*, wenn es gelingt, aus weiter dorsal gelegenen Septumabschnitten genügend gesunden Knorpel oder Knochen zu gewinnen und diesen nach caudal auf Praemaxilla und Spina nasalis anterior zu verlagern. *Allogenetischer konservierter Knorpel* kann besonders bei der kindlichen Nase Verwendung finden, wenn sich nicht genügend autogenetischer Knorpel oder Knochen verlagern läßt (COTTLE, HELLMICH, HINDERER, MASING u.a.). Der allogenetische Knorpelspan dient als Stützelement und kann später im Laufe des Wachstums der Nase leicht ausgetauscht werden. Alloplastisches Material, d.h. Kunststoffspäne jeglicher Art, sind für die sofortige Implantation beim Septumabszeß ungeeignet, da sie sich in dem infizierten Wundbett unweigerlich abstoßen.

# 4. Vorgehen bei Rhinoliquorrhoe

Ein Abfluß von Liquor cerebrospinalis aus der Nase muß als sehr schwere Komplikation angesehen werden, da es sich dann um eine Mitverletzung der Schädelbasis handelt. Die Versorgung ist unverzüglich erforderlich (s. Band V/2 dieser Operationslehre).

# 5. Vorgehen bei posttraumatischen Stenosen und Synechien

Die Entwicklung von posttraumatischen Stenosen oder Synechien in der Nasenhöhle kann Folge einer unsachgemäßen oder nicht erfolgten Versorgung eines frischen Nasentraumas sein. Ihre Behandlung ist in gesonderten Kapiteln (s.S. 227 ff. und S. 173) angeführt.

# D. Eingriffe bei Mißbildungen der Nase

## I. Korrektur der Nase nach Operationen von Lippen-Kiefer-Gaumenspalten

### 1. Allgemeine Vorbemerkung

Bei der sekundären Korrektur der Nase nach früher versorgter ein- oder doppelseitiger Spaltbildung (s. Band IV/2 dieser Operationslehre) soll durch rhinoplastische Maßnahmen sowohl eine Verbesserung der Funktion als auch eine Korrektur der noch vorhandenen ästhetischen Deformität erreicht werden.

Auf Abb. 127 sind die Deformitäten dargestellt, die nach der Operation einer *einseitigen Lippen-Kiefer-Gaumenspalte* in der Regel vorkommen. Die Nasenspitze weicht nach der Gegenseite der ursprünglichen Spalte ab, der Nasenflügeldom der Spaltseite ist erheblich abgeflacht, der Knorpel oft atrophisch, das Nasenloch schräggestellt und der Nasenflügelansatz infolge Unterentwicklung des darunterliegenden Knochens der Maxilla abgesunken. Gleichzeitig ist das spaltseitige Nasenloch durch Narbenzug am Boden oft stenotisch.

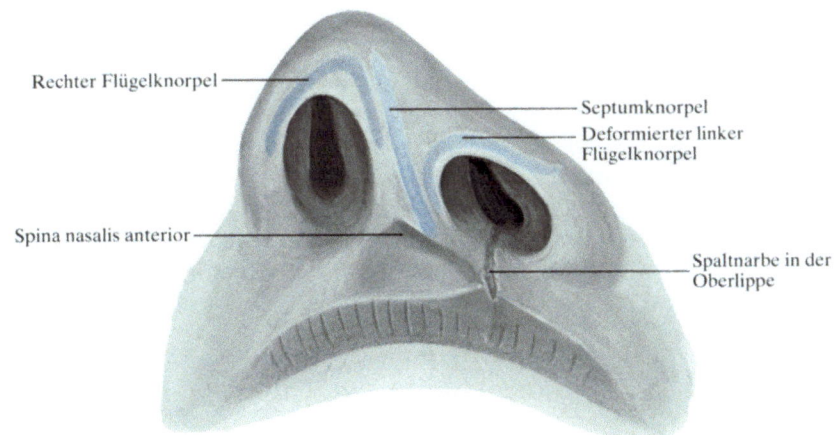

Abb. 127. Schematische Darstellung der bei der sog. sekundären einseitigen Spaltnase vorliegenden Deformitäten

In funktioneller Hinsicht von schwerwiegender Bedeutung sind die immer gleichzeitig vorhandenen *Veränderungen am Septum*, das in fast diagonaler Ebene zur gesunden Seite hin deviiert ist. Eine hochgradige Behinderung der Nasenatmung ist die Folge. Häufig ist auch die knöcherne Nasenpyramide an der Verziehung beteiligt, so daß neben der oben beschriebenen knorpeligen auch *eine knöcherne Schiefnase* vorgefunden wird. – Nach vorausgegangener Korrektur einer *doppelseitigen Spalte* findet sich eine *knorpelige und knöcherne Plattnase* mit eingezogener Columella und verkürztem Septum.

Die notwendigen rhinoplastischen Maßnahmen haben entsprechend diesen pathologisch-anatomischen Veränderungen im wesentlichen an drei verschiedenen Abschnitten der Nase anzusetzen: erstens am Septum, zweitens an der knöchernen Nasenpyramide zur Behebung der Schief-, bzw. der Plattnase und drittens im Bereich der Nasenbasis, d.h. vor allem an den Flügelknorpeln und am Naseneingang.

Die erforderlichen Eingriffe an der Nase sollten möglichst bis *in das Adolescenten-Alter hinausgeschoben* werden. Im allgemeinen wird man bei Mädchen den Operationszeitpunkt früher ansetzen als bei männlichen Jugendlichen.

## 2. Korrigierende Eingriffe an der Nase nach der Operation einseitiger Lippen-Kiefer-Gaumenspalten

### a) Korrektur des Septums

Für die operative Korrektur des Septums nach der Operation einseitiger Spalten ist die Killiansche submucöse Septumresektion (s.S. 137) in der Regel nicht geeignet. Man sollte die Techniken der *Septumplastik* (s.S. 141 ff.) vorziehen, um auch die Funktionen der Nase berücksichtigen zu können.

### b) Korrektur der knöchernen Nasenpyramide

Bei Beteiligung der knöchernen Nase an der Deformierung findet man meistens eine *Schiefnase* mit einer kürzeren Steil- und einer etwas längeren Breitseite (s.S. 49 ff.). Die Korrektur der knöchernen Nase erreicht man mittels der verschiedenen, bei der Rhinoplastik üblichen und dort beschriebenen *Osteotomien*, und zwar in der Regel mit der paramedianen, der lateralen und der transversalen Osteotomie (s.S. 31 ff.). Im Anschluß an die Osteotomien wird die knöcherne Nasenpyramide in Mittelstellung gebracht. Nasentamponade und ein Heftpflasterschienenverband sind erforderlich.

### c) Korrektur der Nasenbasis

Vor der Korrektur der Nasenbasis sollten noch vorhandene Mundvorhofsfisteln verschlossen werden. Das geschieht entweder durch direkte Naht des mobilisierten Periosts und der Schleimhaut der umschnittenen Fistel oder durch das Abdecken der Fistel mit einem Schleimhautlappen vom Mundvorhof.

Die *Korrektur der Columella und des eingezogenen Nasenstegs* gelingt meistens durch Implantation eines Spans in eine Tasche, die im Septum membranaceum und in der Columella vom Hemitransfixionsschnitt (s.S. 27) aus angelegt wird. Der Span kann bei der in gleicher Sitzung ausgeführten Septumplastik aus dem Septum gewonnen werden. Wurde die Septumplastik in einer früheren Sitzung durchgeführt, läßt sich der dabei gewonnene Knorpel in einer Cialit-Lösung aufbewahren (s.S. 38).

Für die *Korrektur der Nasenflügel* sind zahlreiche Techniken angegeben worden. Im wesentlichen haben sich zwei etwas unterschiedliche Rekonstruktionsverfahren bewährt, die sich vor allem nach dem Schweregrad der Deformierung richten.

### α) Verlagerung der spaltseitigen Flügelknorpel auf die Gegenseite

Bei relativ geringgradiger Verziehung des spaltseitigen Nasenflügels und des Nasenloches und bei wenig ausgeprägter Nasenlochstenose sowie ausreichend langer Columella und befriedigender Oberlippennarbe genügt das Vorgehen nach ERICH bzw. nach BYARS. Nach ERICH wird eine pfeilbogenförmige Incision gelegt (Abb. 128a), die am cranialen Rand beider Nasenlöcher und über die

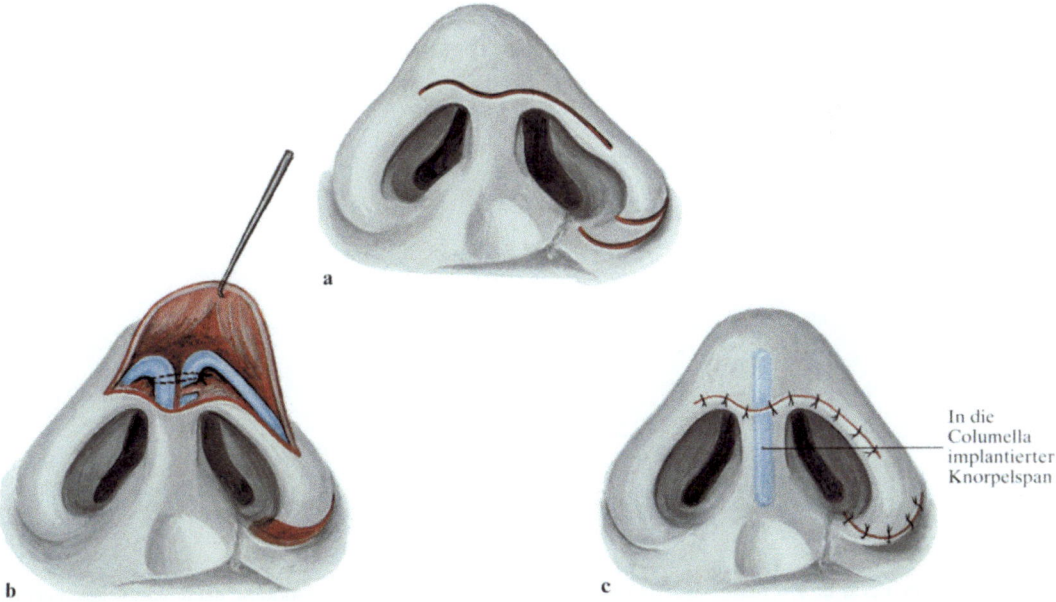

**Abb. 128a–d.** Korrektur von Nasenbasis und Nasenspitze nach einseitiger Hasenschartenoperation. **a** Schnittführung über beiden Nares nach ERICH und Flügelexcision nach WEIR. **b** Nach Durchtrennen des Crus mediale und Anheben des abgeflachten Doms auf der Spaltseite werden die Knorpelbögen beider Seiten miteinander vernäht. **c** Implantation eines Knorpelspans in die Columella und Naht der Hautschnitte

craniale Fläche der Columella verläuft. Von der Incision aus wird die Haut über der Nasenspitze abgehoben. Dadurch werden die Flügelknorpel im Dombereich und die Crura medialia freigelegt. Unter dem Dom des spaltseitigen Flügelknorpels wird etwas Gewebe subcutan entfernt, um den stumpfen Winkel zwischen Crus mediale und laterale verkleinern zu können. Dann durchtrennt man das Crus mediale des spaltseitigen Flügelknorpels, hebt den Dom mit dem Crus laterale etwas an und vernäht die beiden Knorpelbögen auf gleicher Höhe miteinander (Abb. 128b). Nach BYARS kann man auch das vom Crus mediale abgetrennte Crus laterale des Flügelknorpels der Spaltseite auf den Dom des gegenseitigen Flügelknorpels aufsteppen. Es empfiehlt sich, zusätzlich einen Knorpelspan in eine Columellatasche zu implantieren (Abb. 128c). Eine Innenrotation des Nasenflügelansatzes auf der Spaltseite erreicht man nach WEIR durch eine zusätzliche Hautexcision im Sulcus alaris (Abb. 128a–c).

*β) Korrektur des Nasenflügels bei narbiger Verziehung der Oberlippe*

Liegt im ehemaligen Spaltbereich eine narbige Verziehung der Oberlippe vor, die sich auch auf die Columellabasis und den caudalen Rand des Nasenloches auswirkt, so sollte die Korrektur der Oberlippe mit in die operativen Maßnahmen an der Nasenbasis einbezogen werden.

Bei nicht so hochgradiger Deformierung der Nasenbasis kann man deren Korrektur zusammen mit der Beseitigung der narbigen Verziehung der Oberlippe nach der Technik von FARRIOR vornehmen. Dabei werden von einer marginalen Incision (s.S. 80) sowohl die Vestibulumhaut als auch die äußere deckende Haut vom spaltseitigen Flügelknorpel abgelöst. Dadurch wird der Flügelknorpel

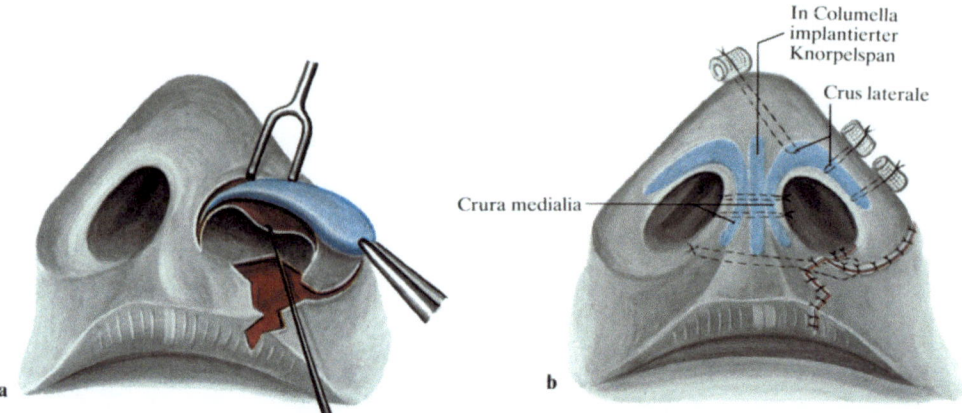

**Abb. 129a, b.** Korrektur von Nasenbasis und Nasenspitze nach FARRIOR nach vorausgegangener einseitiger Hasenschartenoperation. **a** Der Flügelknorpel der Spaltseite ist freipräpariert. Eine U-förmige Incision im Sulcus alaris reicht bis in das Vestibulum nasi. Die Oberlippennarbe ist excidiert. **b** Nach Verlagerung des Flügelknorpels der Spaltseite wird dieser mit durchgreifenden Nähten fixiert, die auf der Haut der Nase über Gazeröllchen geknüpft werden. Ein Knorpelspan ist zusätzlich in die Columella eingefügt. Die Verlagerung der Basis des spaltseitigen Nasenflügels ist durch subcutane Zugnaht herbeigeführt. Der Oberlippendefekt ist in Form einer W-Plastik vernäht

bis weit in den medialen Schenkel hinein freigelegt (Abb. 129a). Dann nimmt man eine u-förmige Incision um die Ansatzstelle des Nasenflügels im Sulcus alaris vor, die bis ins Vestibulum reicht. Anschließend wird die Narbe der früher operierten Lippenspalte in der Oberlippe so excidiert, daß der Verschluß des Oberlippendefektes durch eine kleine W-Plastik möglich wird (Abb. 129a, b). Zum Ausgleich des mangelhaft entwickelten knöchernen Nasenbodens werden um die Crista piriformis herum Knorpel- oder Knochenimplantate unter das Periost geschoben, ähnlich wie in Abb. 40b dargestellt. Die Fixation des spaltseitigen Nasenflügels erfolgt durch Zugnähte (Abb. 129b). Eine lockere Tamponade des Vestibulums und ein äußerer Heftpflasterschienenverband sind anzulegen. Die über den kleinen Polstern geknoteten Fäden (Abb. 129b) werden am 4. postoperativen Tag entfernt, Schiene und lockere Vestibulumtamponade werden gleichzeitig erneuert und sollen noch für eine weitere Woche liegenblieben.

## 3. Korrigierende Eingriffe an der Nase nach der Operation doppelseitiger Lippen-Kiefer-Gaumenspalten

Das pathologisch-anatomische Substrat nach Korrektur der doppelseitigen Spalte erweist sich häufig als knöchern-knorpelige Plattnase mit stark verkürztem Septum und eingezogener Columella. Bei den erforderlichen Korrekturen muß der Herstellung der Nasenfunktion eine ebenso große Bedeutung zugemessen werden wie dem ästhetischen Resultat, um Nebenhöhlen- und Ohrschäden zu mindern.

### a) Kombination der beiderseitigen Verlagerung der Flügelknorpel mit einer Columellaverlängerung durch composite graft

Ist die verkürzte Columella kräftig ausgebildet und nicht atrophisch und reicht die Länge der Oberlippe aus, so kombiniert man die Korrektur der einseitigen Hasenschartennasen nach FARRIOR (Abb. 129a, b), die an beiden Nasenflügeln vorgenommen wird, mit der Columellaverlängerung durch ein composite graft aus der Ohrmuschel (Abb. 58a–d). Das operative Vorgehen ist S. 224 und S. 71 beschrieben. Es empfiehlt sich, nach Beendigung der Operation das Vestibulum sorgfältig zu tamponieren. Ein feuchter Schaumstoffstreifen liegt vor der Columella. Er wird mit Steristrip befestigt und sorgt für die komplette Einbettung des composite graft. Zusätzlich wird ein Heftpflasterschienenverband als Schutzverband angelegt. Die Tamponade wird nach 6 bis 7 Tagen entfernt. Anschließend ist eine lockere Salbenstreifentamponade des Vestibulums zu empfehlen, die mindestens eine weitere Woche liegenbleibt. Wenn eine Vestibulumstenose vorlag, sollten nach der Operation für mindestens 6 bis 8 Wochen Kunststoffdilatatoren getragen werden, die den Naseneingang beiderseits offenhalten. Es genügt häufig, sie jeweils nur für einige Stunden einzulegen.

## b) Columellaverlängerung in Kombination mit einer Abbé-Estlander-Plastik

Bei sehr kurzer narbig verzogener Oberlippe mit wenig Material in der Mitte ist das Profil durch eine Retrognathie und Pseudoprogenie zusätzlich verändert. In diesen Fällen muß man nicht nur eine Verlängerung von Columella und Nasensteg vornehmen, sondern in gleicher Sitzung auch den Oberlippendefekt durch eine Abbé-Estlander-Plastik korrigieren.

Die Columellaverlängerung wird durch die Schnittführung nach GENSOUL-LEXER in Kombination mit einem Unterlippenschwenklappen nach ABBÉ-ESTLANDER erreicht (Abb. 130a, b). Dabei wird im Bereich der Unterlippe aus der vollen Dicke des Lippenrots und der angrenzenden Lippe ein horizontal gestielter Lappen gebildet (Abb. 130a), der durch die A. labialis versorgt ist. Der Lappen wird an seinem gegen das Kinn gerichteten Ende w-förmig umschnitten. An der Lappenbasis reicht die Incision auf der einen Seite auf 2 bis 3 mm an die Lippenrotgrenze heran. Auf der Gegenseite wird die Unterlippe vollständig durchtrennt, so daß ein gestielter Unterlippenlappen entsteht. Er wird cranialwärts in den Oberlippendefekt eingeschwenkt. Nach Mobilisieren des Gensoul-Lexerschen Columella-Oberlippenlappens werden beide Lappen mit ihren Spitzen gegeneinander gelagert und vernäht (Abb. 130b). Auf diese Weise werden Oberlippe und Columella verlängert.

Die horizontale Lappendurchtrennung der Abbé-Estlander-Plastik in der Ebene der Mundspalte kann nach 10 Tagen durchgeführt werden. Eine Nachkorrektur des Lippenrotrandes, besonders im Bereich der Unterlippe kann in gleicher Sitzung erfolgen. Während der Phase der Lappeneinheilung wird der Patient mit einem strohhalmähnlichen Röhrchen flüssig ernährt.

Notwendige Korrekturmaßnahmen an den Nasenflügeln (s.S. 71 ff.) und Eingriffe am Septum (s.S. 139) oder am knöchernen Nasengerüst (s.S. 31 ff.) sollten in späteren Sitzungen vorgenommen werden.

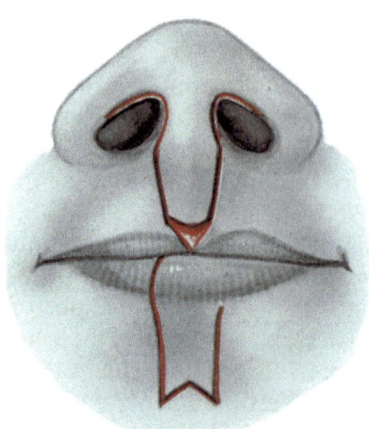
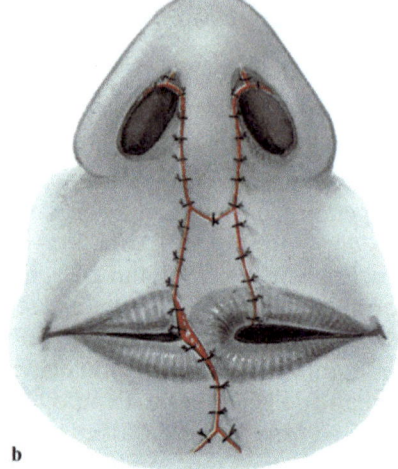

**Abb. 130a, b.** Korrektur von Nasenbasis, Nasenspitze und Oberlippe nach beiderseitiger Hasenschartenoperation durch Kombination der Columellaverlängerung nach GENSOUL-LEXER mit der Lippenplastik nach ABBÉ-ESTLANDER. (Aus: DENECKE und R. MEYER, 1964)

## II. Operatives Vorgehen bei Stenosen und Atresien der Nase

### 1. Eingriffe bei vorderen Stenosen und Atresien der Nase

#### a) Allgemeine Vorbemerkung

Von der leichtgradigen Stenose bis zur vollständigen Atresie finden sich alle Grade von Verengungen im Bereich des Nasenloches und des Vestibulum nasi. Die Verengungen können kongenital bedingt, sie können aber auch posttraumatisch oder postoperativ entstanden sein.

Eine *frühzeitige operative Beseitigung* der Stenose bzw. der Atresie ist wegen begleitender funktioneller Störungen, vor allem der behinderten Nasenatmung, der Anosmie und der Rhinolalia clausa, erforderlich.

#### b) Incision und Dilatation bei kongenitaler Atresie der vorderen Nase

Die kongenitale beiderseitige totale Atresie der vorderen Nase macht einen sofortigen Eingriff erforderlich, da sie ganz ähnlich wie die doppelseitige Choanalatresie zu schweren Erstickungsanfällen Anlaß gibt. Diese treten besonders bei der Nahrungsaufnahme auf und können zu bedrohlichen Dyspepsien und zur Dystrophie führen.

Durch Incision und anschließende Dilatation mit Silikonröhrchen kann die Störung zunächst beseitigt werden. Die Silikonröhrchen bleiben für einige Wochen liegen. Inwieweit spätere Eingriffe erforderlich werden, hängt von der weiteren Entwicklung der Nase und dem Auftreten von Funktionsstörungen ab.

#### c) Eingriffe bei Stenosen und Atresien der vorderen Nase

Bei den posttraumatischen Stenosen der Nase ist zwischen den geringgradigen Veränderungen im Bereich des Nasenloches, d.h. den partiellen Stenosen im Vestibulum, besonders am Vestibulumboden oder im Bereich der Nasenvorhofklappe (s.S. 76ff.), und den längeren Stenosen in der Nasenhöhle bzw. den kompletten Atresien zu unterscheiden. Besonders schwierig zu beheben sind die postoperativ entstandenen Stenosen z.B. nach der Transplantation eines Rundstiellappens zum Nasenersatz.

##### α) *Erweiterung des Nasenloches durch Z-Plastik*

Bei einer geringgradigen Verengung des Nasenloches kann seine Erweiterung nach dem Verfahren von JOSEPH erfolgen. Dabei wird ein Transpositionslappen aus der nasoalaren Furche im Sinne einer Z-Plastik in das Vestibulum eingeschwenkt. In Erweiterung dieser Technik kann man zur Beseitigung einer Naseneingangsstenose auch die Methode von R. MEYER anwenden (Abb. 131 a–c). Hierbei wird ein breiterer und längerer Transpositionslappen aus der paranasalen Region und der Oberlippe in das Vestibulum geschlagen. Zusätzlich über-

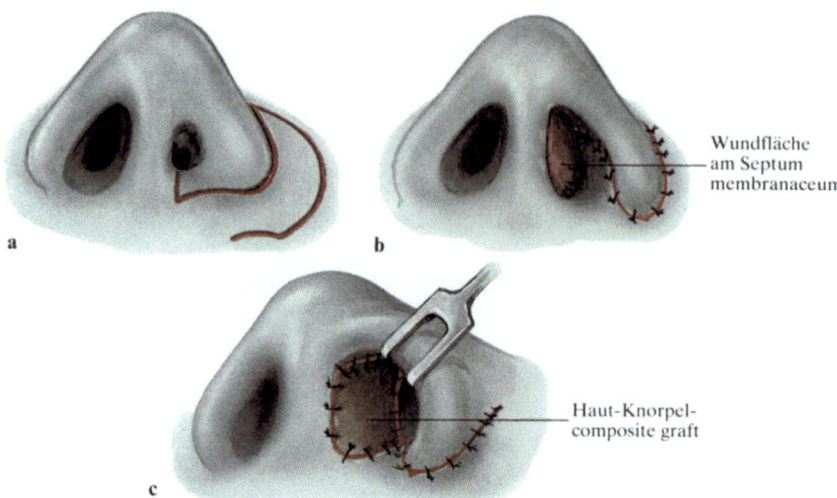

**Abb. 131a–c.** Korrektur einer hochgradigen Vestibulumstenose nach R. MEYER. **a** Im Sulcus alaris ist ein Lappen umschnitten, dessen Basis im Bereich der Oberlippe liegt. Der Nasenboden ist zur Erweiterung des Nasenloches und zur subcutanen Narbenexcision medial incidiert. **b** Der Lappen ist auf den Vestibulumboden und die laterale Vestibulumwand eingeschwenkt und vernäht. Bei der Narbenexcision ist am Septum membranaceum eine Wundfläche entstanden. **c** Die Wundfläche ist mit einem Haut-Knorpel-composite-graft von der Ohrmuschel gedeckt

nimmt ein freies Haut-Knorpel-composite-graft von der Ohrmuschel die Auskleidung des Vestibulums an der Columella-Septumwand.

### β) Korrektur der Vestibulumstenose durch ein composite graft

Bei Stenosen am Vestibulumboden kann man ein composite graft aus der Ohrmuschel verwenden. Von einer naso-alaren Incision (s.S. 28) wird der Nasenflügelansatz angehoben und das Narbengewebe excidiert. Das Haut-Knorpel-composite-graft wird nun so eingenäht, daß der Knorpel des Transplantats etwas unter Spannung in zwei kleine subcutane Taschen unter den Schnitträndern eingeschoben werden kann. – Befindet sich die Stenose im Bereich der Nasenvorhofklappe (s.S. 76ff.), kann ein guter Ersatz durch die freie Transplantation eines Haut-Knorpel-composite-graft aus dem Cavum conchae (Abb. 47a–c) gewährleistet werden (s.S. 76).

### γ) Korrektur von Stenosen der Nasenhöhle durch Spalthautlappen

Betrifft die Stenose eine längere Strecke in der Nasenhöhle, so werden die Narben excidiert und Thiersche Transplantate oder dickere Spalthautlappen zur Einheilung gebracht (DENECKE). Sie können im Sinne einer Dermoplastik nach der Technik von SAUNDERS bzw. nach LEWY und HAMMOND frei in die Nasenhöhle transplantiert werden (s.S. 204). Gelegentlich kann man gezwungen sein, ein Röhrchen, z.B. aus Silicon, über längere Zeit in der operativ versorgten Nasenhöhle zu belassen, um der Schrumpfungsneigung entgegenzuwirken.

In besonders schwierigen Fällen, z.B. bei Atresien, Rezidivstenosen oder nach vorausgegangener Strahlentherapie, müssen lokale gestielte Lappen oder Fernlappen wie z.B. der frontotemporale Lappen oder der Lappen aus dem Oberarm über eine laterale Rhinotomie (s.S. 204) in der Nasenhöhle zur Einheilung gebracht werden. Eine länger dauernde „offene" Behandlung ist dann erforderlich.

## 2. Eingriffe bei Choanalatresie

### a) Allgemeine Vorbemerkungen

Der komplette Verschluß oder die hochgradige Einengung einer oder auch beider Choanen, die Choanalstenose oder die Choanalatresie, sind in der Mehrzahl der Fälle angeborene Mißbildungen. Bei den seltenen aquirierten Formen handelt es sich vorwiegend um membranöse Choanalatresien und narbige Stenosen.

Ein Verschluß der hinteren Nasenöffnung wurde erstmals von RÖDERER (1775) beschrieben. Über die operative Behandlung einer bilateralen Choanalatresie wurde zuerst von LUSCHKA (1853) berichtet. Er schreibt, daß EMMERT das Glück hatte, bei einem 7 Jahre alten Jungen eine bilaterale Choanalatresie zu öffnen. Bis 1910 wurden in der Literatur etwa 115 Fälle erwähnt. Da die Problematik dieses Krankheitsbildes nicht hinreichend bekannt war, ist anzunehmen, daß viele Neugeborene infolge Asphyxie bald nach der Geburt daran gestorben sind.

Die *Diagnose der bilateralen Choanalatresie* ist dann leicht zu stellen, wenn man beim Auftreten von Asphyxie-Symptomen an diese Möglichkeit denkt. Ausschließen läßt sich eine Atresie oder eine hochgradige Stenose, wenn ein vor die Nase des Patienten gehaltener Spiegel oder eine geschliffene Metallplatte synchron mit der Atmung ausreichend beschlägt. Auch wenn es gelingt, einen Katheter von etwa 10 Charrière durch die Nase in den Oropharynx vorzuschieben, ist eine Atresie oder eine hochgradige Stenose auszuschließen. Umgekehrt ist ein nicht im Oropharynx erscheinender Katheter noch kein Beweis für das Vorliegen einer Choanalatresie, da er sich auch einmal in der Nasenhöhle unter einer Muschel verfangen kann. Zur Sicherung der Diagnose dient die Kontrastmitteldarstellung der Nasenhöhle. Am liegenden Patienten läßt man das Kontrastmittel in die Nase einfließen und erkennt im Falle einer Atresie auf der Röntgenaufnahme den totalen Stop im Choanalbereich. Beim Erwachsenen kann die Rhinoscopia posterior bzw. die Untersuchung mit einem Nasopharyngoskop oder einer transnasal eingeführten Optik Aufschluß über die Beschaffenheit der Choanen geben.

Bei der *Beseitigung des choanalen Verschlusses* unterscheidet man die notfallmäßigen Maßnahmen bei angeborener doppelseitiger Choanalatresie und die geplanten operativen Korrekturen, die auf transnasalem, transpalatinalem und permaxillärem Weg erfolgen können.

### b) Notfallmäßige Maßnahmen bei doppelseitiger Choanalatresie

Bei Neugeborenen und Säuglingen mit schwerer cyclischer Asphyxie oder respiratorischer Insuffizienz während des Stillens mit Brust oder Flasche kann durch kräftiges *Herabdrücken des Zungenrückens und des Zungengrundes* die Notfallsituation überwunden und der Säugling wieder zum Atmen veranlaßt werden. Zur Sicherstellung der erforderlichen Mundatmung muß anschließend ein *Güdel-Tubus* eingelegt und mit Pflaster oder Bändern fixiert werden. Gleichzeitig sollte man eine Magensonde oral einführen und das Kind mit Sondennahrung versorgen. Eine Tracheotomie ist nur dann erforderlich, wenn zusätzliche, die Atmung erschwerende Mißbildungen, wie z.B. eine Oesophago-Trachealfistel oder eine Tracheomalazie, vorliegen. Nach der notfallmäßigen Überwindung der hochgradigen asphyktischen Zustände ist der Säugling möglichst bald der operativen Korrektur der Choanalatresie zuzuführen.

## c) Transnasale Korrektur der Choanalatresie

Die Choanalatresie kann auf transnasalem Weg entweder unmittelbar durch die Nasenhöhle hindurch oder perseptal angegangen werden.

*α) Direkter transnasaler Operationsweg und endonasales mikrochirurgisches Vorgehen mit Perforation der Atresie*

Der erste endonasale Eingriff zur Öffnung einer doppelseitigen Choanalatresie wurde von EMMERT (1853) durchgeführt. Auch KATZ (1913) hat die Choanen von der Nase aus mit einem Trokar durchbohrt. Einige Autoren empfehlen ein mikrochirurgisches endonasales Vorgehen (BEINFIELD, TSCHOPP, MASING, EY u.a.). Der Eingriff wird in Allgemeinanaesthesie mit orotrachealer Intubation durchgeführt. Er kann allerdings beim Neugeborenen oder beim Säugling in den ersten Lebenswochen auch in Schleimhautoberflächenanaesthesie vorgenommen werden, falls eine Narkosefähigkeit, z.B. bei gleichzeitig vorhandenem Vitium cordis, nicht gegeben ist. Man muß den Säugling dann wie eine Mumie in Tücher einwickeln, um ihn auf diese Weise für den operativen Eingriff gut fixieren zu können.

Der Patient liegt auf dem Rücken mit stark dorsal flektiertem Kopf. Der Operateur sitzt am Kopfende. Die Benutzung mikrochirurgischer Ohrinstrumente und eines Operationsmikroskops mit einer 250 oder 300 mm-Optik ist zu empfehlen. (TSCHOPP et al., JUNGBLUT und NEVELING).

Nach Abschwellen der Schleimhaut stellt man sich die Gegend der Choane mit einem mittellangen, schlanken Killian-Spekulum ein. Unter Sicht kann man die Atresie nun mit einer Sonde nochmals abtasten und sich über die eigentliche Größe der hinteren Nasenöffnung informieren. Dann *incidiert man die nasale Schleimhaut* mit einem Sichelmesser kreuzförmig, schiebt die Schleimhaut mit einem Rundmesserchen von der knöchernen Atresieplatte ab und durchbohrt diese *mit Hilfe eines Diamantbohrers* mit überlangem, schlanken Schaft ohne Rücksichtnahme auf das nasopharyngeale Schleimhautblatt (Abb. 132a). Die Öffnung in der knöchernen Platte soll möglichst weit nach medial unten zum Nasenboden hin gelegen sein. Es erfolgt nun das *successive Ausbohren der Knochenplatte*. Nach BEINFIELD kann man für die Entfernung der knöchernen Atresieplatte auch eine Ohrcurette benutzen (Abb. 132b) und dabei das nasopharyn-

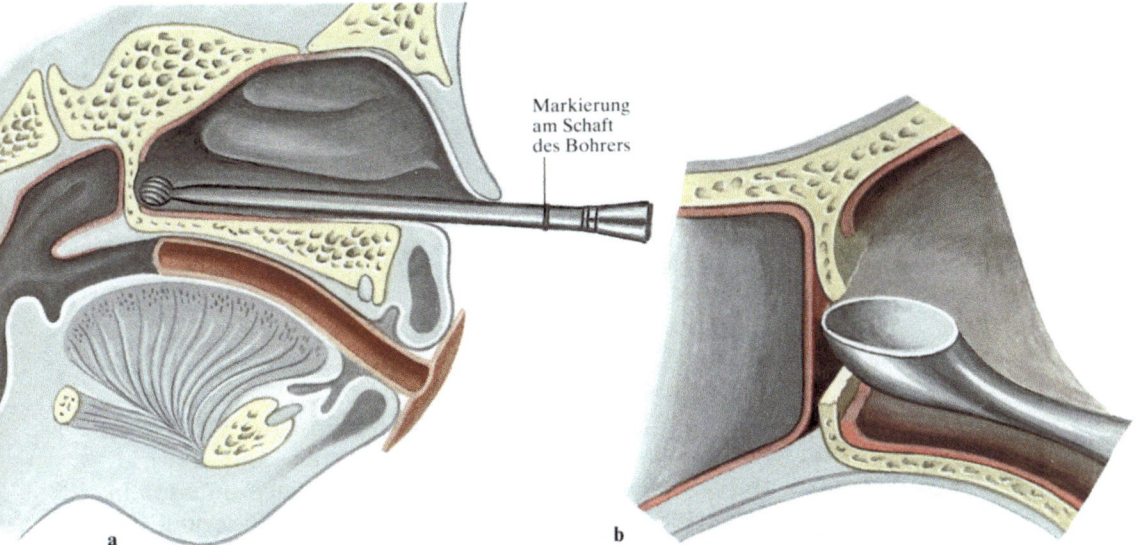

**Abb. 132a, b.** Endonasale Öffnung der Choanalatresie. **a** Nach Incision des nasalen Schleimhautblattes wird mit einem Bohrer eine Öffnung in die knöcherne Atresieplatte gebohrt. Das für den Eingriff erforderliche Nasenspekulum ist nicht eingezeichnet, um auf der Abbildung eine bessere Übersicht zu gewährleisten. **b** Die Erweiterung der Öffnung erfolgt unter Schonung des nasopharyngealen Mucoperiosts mit einem scharfen Löffel

geale Schleimhautblatt schonen, während das nasale weitgehend mit dem Knochen geopfert wird.

Die benutzten Instrumente, besonders aber der Diamantbohrer, werden 40 mm von ihrer Spitze entfernt *am Schaft markiert* (Abb. 132a), da beim Säugling der maximale Abstand vom Rand des Nasenloches bis zur Nasopharynxhinterwand 45 mm und bis zur Choane 36 mm beträgt. Durch die Markierung läßt sich eine Verletzung der Pharynxhinterwand oder gar des Spinalkanals sicher vermeiden. Die Rachenhinterwand kann zusätzlich durch Einlegen eines Gelfoam-Quarters oder auch mit einem Winkelhaken geschützt werden. Bei elektrisch betriebenen Fräsen darf kein Gazetupfer im Nasenrachen liegen.

Nach Entfernen aller Anteile der knöchernen Atresieplatte soll man die Ränder der geschaffenen Perforation etwa in der Ebene des Nasenbodens und in Höhe des Septumendes mit der Sonde abtasten können. Eine Resektion im Vomerbereich ist beim Säugling in der Regel nicht erforderlich. Ist die Abtragung des Knochens abgeschlossen, so wird das *nasopharyngele Schleimhautblatt geöffnet*. Da es im allgemeinen etwas fibrös ist, muß es scharf incidiert werden. Aus Sicherheitsgründen soll die Incision möglichst nahe am Nasenboden erfolgen und kann von hier aus sternförmig erweitert werden. Die dabei auftretende Blutung ist meistens gering und kann mit Hilfe eines Watteträgers gestillt werden, der mit einem Adstringens getränkt ist.

Die Operation wird mit dem *Einlegen eines Silikonröhrchens* von 5 bis 6 mm Durchmesser (15 bis 20 Charrière) abgeschlossen. Das Silikonröhrchen wird beim Eröffnen einer bilateralen Choanalatresie u-förmig gestaltet (Abb. 133a,

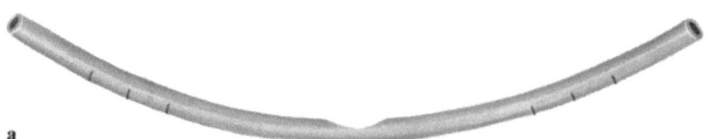
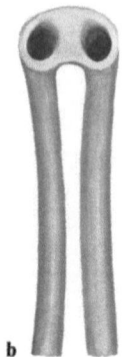

**Abb. 133a, b.** Silikonröhrchen zum Offenhalten der beiderseits operativ eröffneten Choanalatresie. **a** Das Röhrchen ist in der Mitte eingeschnitten. Dieser Bereich kommt an das dorsale Vomerende zu liegen. **b** U-förmig gebogenes Röhrchen

b) und um den Vomer herumgeführt. Hier ist es mit einem Atemloch passender Größe versehen (Owens, Berendes und Ganz, Masing).

Das retrograde Einführen des Silikonröhrchens, das mit dosierter Kraft vom Nasopharynx aus beiderseits in die Choane hineingezogen werden muß, bewirkt, daß das vorher incidierte nasopharyngeale Schleimhautblatt nach anterior in die Nase gedrängt wird. Dieses Vorgehen begünstigt die Epithelisierung der knöchernen Ränder der eröffneten Atresie.

Die aus der Nase nach vorn herausgeführten Schenkel des u-Röhrchens müssen hier so fixiert werden, daß möglichst wenig Druck auf die Columella und auf die Nasenflügel entsteht und ein Decubitus an diesen Stellen auf jeden Fall vermieden wird. Es muß ferner gewährleistet sein, daß durch das liegende Silikonröhrchen bis in den Nasopharynx abgesaugt werden kann, damit der nasale Atemweg offenbleibt.

Zur Reinigung und zur Kontrolle eines eventuell entstandenen Decubitus wird das Röhrchen 1 bis 2mal wöchentlich ausgewechselt. Insgesamt wird über einen Zeitraum von etwa 4 bis 6 Wochen mit Röhrchen behandelt. Danach führt man zunächst einmal wöchentlich, später in größeren Abständen, *Kontrollbougierungen* durch, die aber nicht der Dilatation dienen, sondern eine mögliche Restenosierung frühzeitig erkennen lassen sollen.

Die Anwendung der *Laser-Technik* zur endonasalen Öffnung einer knöchernen Choanalatresie wird von Healy und von Masing empfohlen. Die *elektrochirurgische Öffnung der Choanalatresie* ist abzulehnen, da mit unkontrollierbaren Nekrosen, entsprechenden Granulationen und nachfolgender Restenosierung zu rechnen ist.

### β) Perseptale Öffnung der Choanalatresie

Der perseptale Operationsweg zur Beseitigung einer knöchernen Choanalatresie wurde von Uffenorde (1909) und von Eicken (1911) propagiert.

In Lokalanaesthesie oder auch in Allgemeinanaesthesie mit orotrachealer Intubation wird zunächst die *submucöse Septumresektion* nach Killian-Freer (s.S. 137) ausgeführt, wobei man den Vomer bis in die Choanalgegend reseziert. Danach wird mit einer Siebbeinstanze die *knöcherne Atresieplatte perseptal entfernt*. Anschließend werden beide Schleimhautblätter gefenstert. – Die Methode ist bei älteren Kindern und Erwachsenen nur bedingt geeignet. Für Säuglinge und Kleinkinder kommt sie nicht in Betracht.

## d) Transpalatinaler Operationsweg

Der transpalatinale Zugang zur Beseitigung einer Choanalatresie wurde zuerst von BRUNK (1909) versucht. Da ihm aber offenbar ein Mißerfolg beschieden war, geriet diese Methode lange in Vergessenheit. Erst STEINZEUG (1933) und SCHWECKENDIEK (1937) und später KLAFF, RUDDY sowie SHEEHAN und SWANKER haben den transpalatinalen Weg wieder beschritten. Auch OWENS, WILSON und ALBRECHT haben diese Methode propagiert.

Heute ist der transpalatinale Zugang wahrscheinlich der am häufigsten angewendete. Wegen der *besseren Übersicht über das Operationsgebiet* und der guten topographischen Orientierung sowie der Möglichkeit zur plastisch-chirurgischen Versorgung gilt er als der sicherste und läßt *gute Langzeitergebnisse* erwarten. Allerdings ist der operative Eingriff aufwendiger und kann nur bei bestehender Narkosefähigkeit durchgeführt werden. Er sollte nach Ansicht einiger Operateure nicht vor dem 5. bis 6. Lebensmonat vorgenommen werden. RUDDY wie auch FLAKE und FERGUSON empfehlen, den Eingriff schon etwa 4 Wochen nach der Geburt durchzuführen. Nur JUNG hält die transpalatinale Methode unter mikrochirurgischen Bedingungen auch beim Neugeborenen für geeignet. Wenn der Säugling mit Choanalatresie innerhalb der ersten 2 bis 3 Wochen durch den Mund zu atmen lernt, besteht kein zwingender Anlaß, die transpalatinale Operation schon in diesem Alter durchzuführen. Für die *Säuglinge* aber, die in den ersten Lebenswochen nicht zurechtkommen oder bei denen noch andere Mißbildungen vorliegen, die einen länger dauernden Eingriff in Narkose verbieten, benutzt man besser den oben beschriebenen endonasalen mikrochirurgischen Weg (s.S. 130).

Der transpalatinale Eingriff wird in der Regel in Allgemeinanaesthesie mit orotrachealer Intubation durchgeführt. Die alleinige Lokalanaesthesie ist hier ungeeignet. Zur Erleichterung der Präparation empfiehlt es sich jedoch, eine zusätzliche Infiltrationsanaesthesie im Bereich des Gaumens vorzunehmen. Es ist zweckmäßig, einen Mundsperrer-Narkosespatel zu benutzen, der ein freies Operationsfeld schafft (Abb. 134).

Die *Incision* kann nach OWENS u-förmig entlang dem Alveolarfortsatz gelegt werden, wobei der posterior basierte Mucoperiostlappen des Gaumens die beiden Aa. palatinae einschließt (Abb. 134).

Nach Ablösen dieses Lappens wird die dorsale Kante des harten Gaumens dargestellt und die *Pars horizontalis des Gaumens* unter Schonung des nasopharyngealen Mucoperichondriums successive *von der dorsalen Kante nach anterior abgetragen* (Abb. 134), bis man auf die knöcherne Atresieplatte stößt. Man erkennt das durch vorsichtiges Sondieren. Etwas anterior davon legt man ein Knochenfenster im harten Gaumen an und löst von hier aus das nasale Mucoperiost mit einem gewinkelten Elevatorium oder mit einem Rundmesser von der Atresieplatte ab, so daß diese dann reseziert werden kann. Danach werden aus den beiden *Mukoperiostblättern*, dem nasalen und dem nasopharyngealen, zwei Lappen gebildet, die die *Wundfläche im Bereich der Knochenresektion decken* sollen. Der pharyngeale Lappen wird auf den Nasenboden gelegt, der nasale nach cranial in das Choanaldach geschlagen. Gelingt es nicht, die beiden Mucoperiostblätter korrekt zu trennen, so kann man den meistens besser erhal-

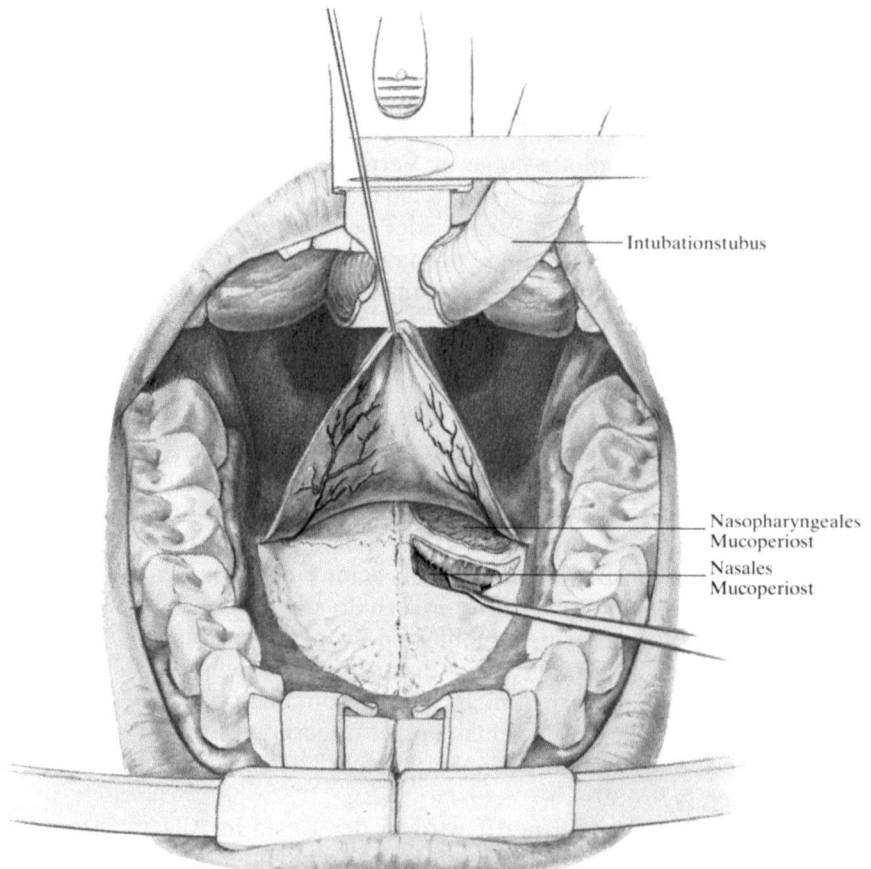

**Abb. 134.** Transpalatinales Vorgehen bei Choanalatresie. Bei dorsal flektiertem Kopf ist ein Boyle-Davis-Spatel in die Mundhöhle eingeführt. Von einer U-förmigen Incision aus ist ein Mucoperiostlappen vom harten Gaumen abgehoben. Die dorsale Kante des knöchernen Gaumens ist auf der rechten Seite abgetragen. Hier ist das nasopharyngeale Mucoperiost erkennbar. Weiter anterior ist ein Knochenfenster im harten Gaumen angelegt. Hier wird das nasale Mucoperiost von der Atresieplatte abgelöst

tenen nasopharyngealen Lappen in mittlerer Höhe horizontal durchtrennen und seinen caudalen Anteil auf den Nasenboden, seinen cranialen gegen das Choanaldach legen. Auf eine Fixation der Lappen durch Naht kann man im allgemeinen verzichten, da am Ende des Eingriffs ein *u-förmiges Silikonröhrchen* eingelegt wird (s.S. 231), das die Schleimhautblätter in ihrer Lage fixiert. Das Röhrchen bleibt etwa 4 bis 6 Wochen liegen, soll aber nach der zweiten Woche häufiger ausgewechselt werden. Anschließend wird eine Kontroll-Bougierung durchgeführt (s.S. 232).

### e) Permaxillärer Operationsweg

Beim permaxillären Vorgehen, das von PONTORPIDAN (1917) beschrieben und auch von VOGEL (1925) sowie von WRIGHT et al. (1947) empfohlen wurde, eröffnet man die *Kieferhöhle nach Caldwell-Luc* (s. Band V/2 dieser Operationslehre). Das Fenster zum unteren Nasengang wird jedoch ganz dorsal in der medialen Kieferhöhlenwand angelegt und das dorsale Ende der unteren Muschel reseziert. Kann man den dorsalen Abschnitt der Nasenhöhle übersehen, läßt sich die *Atresieplatte unter Schonung des nasopharyngealen Schleimhautblattes von der Kieferhöhle aus* mit Bohrer oder Meißel und Curette abtragen. Die eröffnete Choane wird mit einem gesalbten Mikulicz-Tampon, der zur Nase herausgeleitet wird, austamponiert.

Der permaxilläre Operationsweg kommt *im Säuglings- und Kleinkindesalter nicht in Betracht*. Beim Erwachsenen sollte er wegen der relativ schlechten Übersicht im Atresiebereich und wegen der Verletzungsgefahr der Gefäße bei versehentlichem Eindringen in die Fossa sphenopalatina nur in ganz speziellen Fällen durchgeführt werden, z.B. wenn gleichzeitig ein Kieferhöhleneingriff notwendig ist (JATHO).

### f) Operatives Vorgehen bei membranösem Choanalverschluß

Ein einseitiger kongenitaler, rein membranöser Verschluß der Choane kommt nur in etwa 10% aller Choanalatresien vor (HEALY et al.), ein beidseitiger membranöser Verschluß ist ganz selten. Es kann auch einmal ein narbiger Verschluß der Choanen als Folge einer Lues oder einer anderen spezifischen Infektion vorliegen.

Der *transpalatinale Zugang* ermöglicht auch bei der membranösen Choanalatresie eine *gute Operationsübersicht*. Es ist allerdings schwieriger, den Atresiebereich aufzufinden als bei der knöchernen Atresie. Die membranöse Atresie liegt in der Regel *dorsal vom posterioren Rand der Lamina horizontalis des harten Gaumens*. Nimmt man hier etwas Knochen weg, so kann man von der Nasenhöhle aus die membranöse Atresie sondieren und vom Gaumen her die Lage der Sonde tasten. Es empfiehlt sich, die operative Öffnung der membranösen Choanalatresie unter Lupenchirurgie oder mit dem Operationsmikroskop vorzunehmen. Gelingt es nicht, die *beiden Schleimhautblätter der Atresie auseinanderzupräparieren*, so empfiehlt sich eine sternförmige Incision, ähnlich wie bei der endonasalen Technik nach BEINFIELD (s.S. 230ff.). Die Choane muß anschließend durch ein *Silikonröhrchen* offengehalten werden (s.S. 231). – Die Dauerresultate sind bei den narbigen Choanalatresien wesentlich schlechter als bei den kongenitalen Atresien.

## III. Operatives Vorgehen bei angeborenen Spalten, Fisteln und Cysten der Nase

### 1. Korrektur der medianen Nasenspalte, sog. bifid nose

Die mediane Nasenspalte wurde von TRENDELENBURG (1886) als Doppelnase bezeichnet. Im anglo-amerikanischen Schrifttum wird sie als bifid nose beschrieben. Der Amerikaner ROE (1887) soll der erste gewesen sein, der eine mediane Nasenspalte, von ihm als pug nose (Mops-Nase) bezeichnet, operativ behandelt hat. Die bifid nose kann von einem einfachen Auseinanderweichen der Nasenspitzenknorpel bis zu einer kompletten Teilung der Nase in zwei getrennte, mehr oder weniger symmetrische Hälften variieren. Weitere Mißbildungen des Gesichtsschädels können vorhanden sein. – Nach allgemeiner Auffassung ist die Korrektur der bifid nose schon im Kindesalter möglich. Mit später erforderlichen Nachkorrekturen muß allerdings gerechnet werden.

Bei *medianen Nasenspalten leichten Grades*, die im wesentlichen nur die knorpelige Nase betreffen, kann man mit einer *Verschmälerung der Nasenspitze* durch Annäherung und Naht der Flügelknorpel auskommen. Dabei werden vom Nasenflügelrandschnitt beiderseits die Flügelknorpel mit den Crura medialia freigelegt (s.S. 81). Man excidiert Narbengewebe zwischen dem Dom beider Flügelknorpel sowie Gewebe zwischen den Crura medialia. Danach werden die beiden Flügelknorpel im Dombereich und im Bereich der Crura medialia durch Nähte aneinander fixiert (BERSON, JOSEPH).

Erstreckt sich die *mediane Nasenspalte über den gesamten Nasenrücken*, so kann in speziellen Fällen die sog. *Decortikationsmethode* (RÉTHI, SERCER) durchaus berechtigte Anwendung finden. Man legt dabei eine horizontale Incision an der Basis der Columella, führt diese Incision dann im Septum membranaceum nasenspitzenwärts und geht beiderseits in eine marginale Incision (s.S. 80) über, die bis zum Nasenflügelansatz oder auch um diesen herum geführt werden kann. Nach breiter subcutaner Tunnelung können die deckenden *Weichteile über der Nasenspitze und dem Nasenrücken abgehoben*, d.h., es kann eine sog. Decortikation des Nasenrückens vorgenommen werden. Man kann nun die *medianen Narben resezieren* und den Doppelbogen, der durch Septum und Lateralknorpel beider Seiten gebildet wird, durch submuköse Präparation korrigieren. Dazu wird der *Lateralknorpel beiderseits vom Septumknorpel abgetrennt*. Das stark verbreiterte oder auch gelegentlich gedoppelte knorpelige *Septum* kann durch entsprechende Resektionen *verschmälert* werden. Auch die *Flügelknorpel* können von diesem Zugang aus *im Dombereich einander genähert* und durch Naht gegeneinander fixiert werden. Falls erforderlich, werden zusätzlich die medianen, lateralen und transversalen *Osteotomien* ausgeführt.

*Spaltbildungen schwereren Grades* mit einer breiten Nasenwurzel und Hypertelorismus werden am besten von einer *vertikalen elliptischen* äußeren Incision aus oder durch entsprechende *Excision* angegangen (WEBSTER und DEMING, CONVERSE, DENECKE und R. MEYER). MASING wie auch R. MEYER bevorzugen eine leicht bogenförmige Incision, gegebenenfalls von der Haargrenze bis in die Columella. Nach breiter Hautexcision und Exposition des gesamten Nasenrückens können dann sowohl die knöcherne als auch die knorpelige Nase nach entsprechender Narbenexcision in der im vorausgehenden Absatz beschriebenen Weise korrigiert werden. Gelegentlich muß der Nasenrücken durch Implantation von Knorpel oder Knochen erhöht werden.

Bei einem Gewebedefizit im Bereich der Nasenspitze mit hochgezogenen Nares kann die Korrektur durch regionale Lappen z.B. durch einen medianen Stirnlappen nach CONVERSE (s.S. 112), erforderlich werden.

Der Hypertelorismus ist in vielen Fällen nur ein scheinbarer, d.h. ein sog. *Pseudohypertelorismus*. Er kann dann durch Excision von Fettgewebe am seitlichen Nasenabhang, besonders in der Gegend des inneren Lidwinkels, korrigiert werden. Eine zusätzliche Korrektur ist durch eine Medianverlagerung der Augenbrauen mittels einer Y-V-Plastik möglich, wobei der Stiel des Y bei der Incision medianwärts liegt und die Naht dann v-förmig erfolgt.

## 2. Korrektur der Proboscis lateralis

Die Proboscis lateralis ist eine Sonderform der Nasenspalten. Es besteht dabei meist eine Aplasie einer Nasenhälfte, an deren Stelle sich ein rüsselförmiges Anhangsgebilde, oft mit einer nasenloch-ähnlichen Fistel, befindet.

Eine Korrektur der Proboscis lateralis wurde von YOUNG (1949) angegeben. Sie besteht im Aufklappen des Rüssels und Ausbreiten der gedoppelten Haut zur Bildung des fehlenden Nasenflügels auf der Seite der Aplasie. Die Aplasie selbst bleibt dabei unberührt.

MEYER (1956) hat eine Modifikation dieser Methode angegeben (Abb. 135 a–c). Er fand allerdings bei dem von ihm beschriebenen Fall ein kleines Nasenlumen auf der Seite des Rüssels vor, das er in die Korrektur der Proboscis lateralis einbeziehen konnte.

## 3. Beseitigung der medianen Nasenfisteln und -cysten

Kongenitale Fisteln und Cysten im Bereich des Nasenrückens resultieren aus einer anormalen Fusion der medialen Tubercula nasalia in der Foetalentwicklung oder auch aus einer Separation des ektodermalen Epithels des Nasenseptums.

*Klinisch* manifestieren sie sich als eine mehr oder weniger deutliche Vorbukkelung im Bereich des Nasenrückens oder als eine zwischen Nasenwurzel und Columella gelegene, kaum sichtbare Fistel (Abb. 136). Gelegentlich kann man eine mucöse Sekretion aus der Fistel nachweisen. – Bisweilen wird die Anomalie erst erkannt, wenn sich eine abszedierende Infektion ausgebildet hat.

*Differentialdiagnostisch* kommt bei diesem Befund eine eitrige Dakryocystitis oder eine Ethmoiditis in Frage. Die Abgrenzung einer Nasenrückencyste gegen-

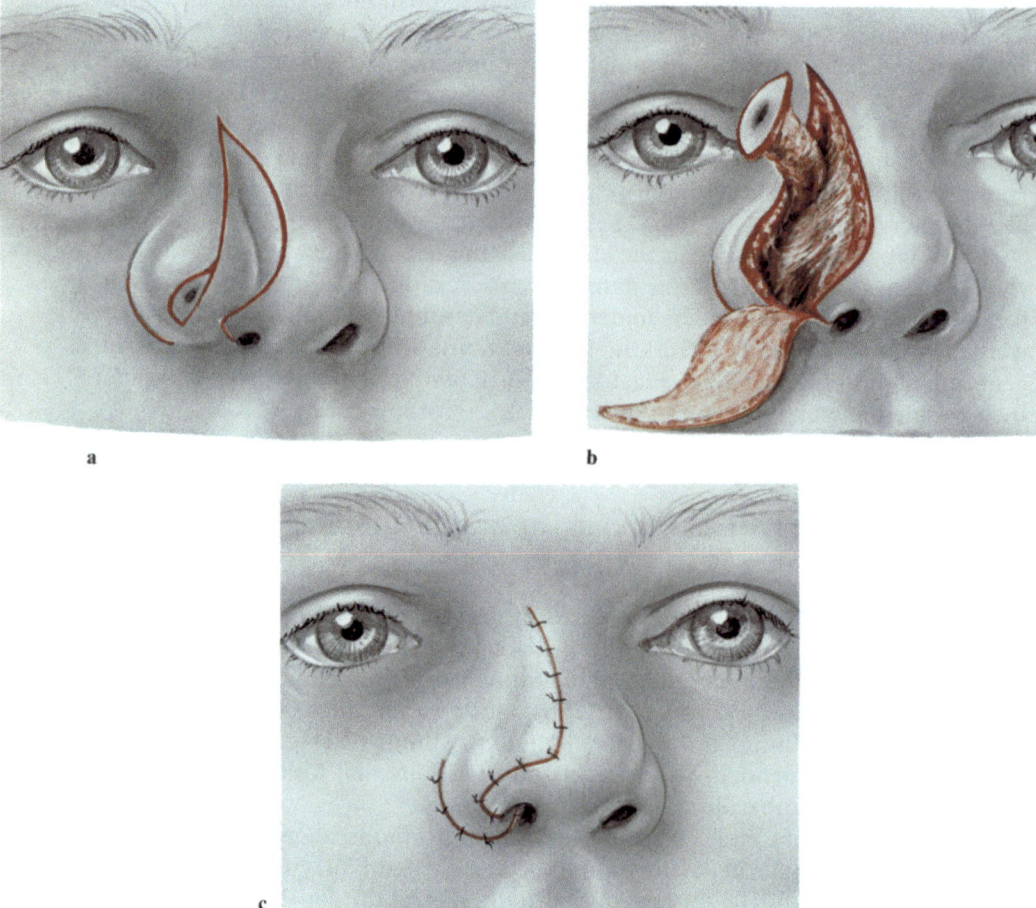

**Abb. 135a–c.** Korrektur der Proboscis lateralis. **a** Schnittführung mit Umschneiden der Fistelöffnung. **b** Excision des Fistelganges. Gleichzeitig wird über der Einziehung zwischen Rüssel und Nase ein basal gestielter Hautlappen gebildet, der nach Aufspalten des Rüssels als Innenauskleidung der lateralen Nasenwand dient. **c** Zustand nach Einschlagen des Hautlappens in die rechte Nasenhöhle und Nahtverschluß der äußeren Wunde. (Aus: DENECKE und R. MEYER, 1964)

über einem Gliom oder einer Encephalomeningocele ist in der Regel nicht problematisch, da diese meistens weitere Deformitäten des Mittelgesichts aufweisen. Eine *intracranielle Entwicklung* der Nasenrückencyste kann durch die Röntgentomographie und die Computertomographie des Schädels nachgewiesen bzw. ausgeschlossen werden.

Wegen der Infektionsgefahr sollten die Nasenrückenfisteln und -cysten möglichst frühzeitig operiert werden. Dabei ist eine radikale Ausräumung anzustreben, selbst wenn sie auf Kosten ästhetischer Nachteile erfolgt. Es ist sonst mit einer hohen Rezidivquote zu rechnen. Das Vorgehen unter Lupenvergrößerung und die Injektion von etwas Methylenblau in die Fistelöffnung erleichtern das Auffinden des Fistelganges und seiner Verzweigungen. Bei der Injektion des

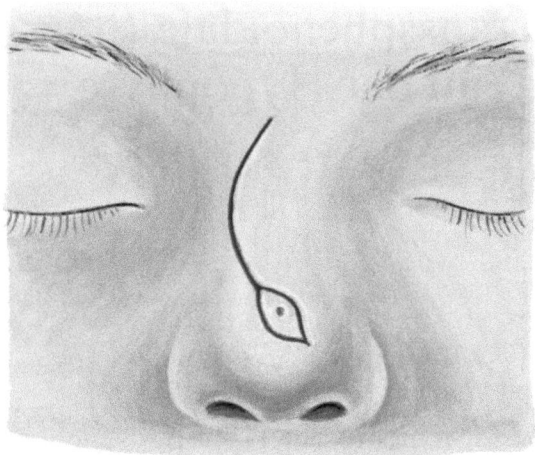

**Abb. 136.** Entfernen einer Nasenrückenfistel mit cranialem Verlauf des Fistelganges. Die Fistelöffnung wird schrägovalär umschnitten. Die vertikale Schnittführung verläuft bogenförmig und kann gegebenenfalls durch Zick-Zack-Naht verschlossen werden

Farbstoffs darf man keinen Druck anwenden. – Der Eingriff wird bei Kindern in der Regel in Allgemeinanaesthesie ausgeführt.

Unter Beachtung der Verlaufsrichtung der RSTL auf dem Nasenrücken wird die *Fistelöffnung horizontal-ovalär umschnitten*. Zum Entfernen des Cystensackes wird eine zweite, *horizontale Incision* gelegt. Sie verläuft auf dem Nasenrücken in einem cranial konvexen Bogen. – Wenn sich die Fistel cranialwärts auch unter die Nasenbeine bis in die Gegend der Glabella entwickelt hat, wird von CHMIELIK eine kombinierte vertikale, bogenförmige Incision mit schräg-horizontaler ovalärer Fistelumschneidung empfohlen (Abb. 136).

Im Bereich des knorpeligen Nasenrückens sollte man bei der *Präparation des Fistelganges streng subperichondral* vorgehen, da ein Abreißen des Fistelganges auf diese Weise am ehesten vermieden werden kann. Fisteln, die unter die Ossa nasalia eintauchen, machen die *mediane Osteotomie* mit Aufklappen des knöchernen Nasenrückens, gegebenenfalls auch mit Abtragen von Knochen an den Nasenbeinen, erforderlich.

Nach vollständiger Entfernung des Fistelganges, seiner Verzweigungen und der Cyste wird der entstandene Defekt mit kleinen oder gecrushten konservierten allogenetischen *Knorpelstücken aufgefüllt* und der Schnitt sorgfältig vernäht. Ein Pflaster-Schienenverband ist zum besseren Schutz zu empfehlen.

*Ausgedehnte oder eitrig infizierte Cysten* kann man durch Resektion der zum Nasenlumen gelegenen Wand zu einer Bucht der Nasenhöhle machen und zu dieser hin drainieren (DENECKE). – Bei *intracranieller Entwicklung* des Cystensackes kann ein neurochirurgisches bifrontales transcranielles Vorgehen erforderlich werden.

# E. Transsphenoidale Eingriffe an der Hypophyse

## I. Allgemeine Vorbemerkung

### 1. Zur Geschichte der Hypophysenchirurgie

Von CATON und PAUL wurde bereits 1893 ein chirurgischer Zugang zur Sella turcica beschrieben. Über eine *laterosubtemporale Craniotomie* operierten sie einen Fall von Akromegalie. HORSLEY, von dem die Empfehlung zu diesem Vorgehen offenbar stammte, operierte zwischen 1904 und 1906 zehn Hypophysentumoren auf diesem Wege. 1909 hat KRAUSE erfolgreich die *transfrontale Craniotomie* als Zugangsweg zur Sella benutzt.

Da der intracranielle Zugang offensichtlich nicht in allen Fällen befriedigte, besonders nicht bei den intrasellär gelegenen Hypophysentumoren, wurde ein extracranieller Zugangsweg gesucht, der die Ausräumung der Sella turcica ermöglichte. Allen inzwischen entwickelten *extracraniellen Zugangswegen zur Hypophyse* ist der Weg *durch die Keilbeinhöhle* gemeinsam. Der erste Versuch, die Sella über die transsphenoidale Route zu erreichen, wird GIORDANO (1897) zugeschrieben, der einen *transseptalen Weg* vorschlug.

Ein von SCHLOFFER (1907) ausgearbeitetes Verfahren mit *Aufklappen der Nase* wurde auch von ihm erstmals am Lebendenden angewandt. PROUST und v. EISELSBERG haben die Technik verfeinert. Sie haben auf die Eröffnung der Nebenhöhlen verzichtet und vom Nasenseptum soviel wie möglich erhalten.

1909 beschrieb O. HIRSCH den von GIORDANO vorgeschlagenen endonasalen *transseptal-transsphenoidalen Zugang* in Lokalanaesthesie, den er in insgesamt 314 Fällen von Hypophysentumoren sehr erfolgreich ausführte.

HALSTED modifizierte die transseptal-transsphenoidale Technik durch einen *sublabialen Zugang* (1910), der von KRETSCHMANN (1909) für die submuköse Septumresektion angewandt wurde. Auch CUSHING benutzte diesen Zugang und hat zwischen 1912 und 1925 insgesamt 231 Hypophysentumoren auf diesem Weg operiert. Die Operationsmortalität betrug dabei 5,6%.

CHIARI beschrieb 1912 den für Rhinochirurgen ebenfalls geläufigen *transethmoidal-transsphenoidalen Zugang* zur Sella. 1921 empfahl der Rhinochirurg DENKER den Weg über Kieferhöhle, Siebbein und Keilbeinhöhle, der einen breiten Zugang zur Hypophysengrube ermöglichte.

Unter dem Einfluß CUSHINGS, der sich wieder der intracraniellen Technik zuwandte, blieb die Hypophysenchirurgie lange Zeit in den Händen der Neurochirurgen. Nur die Rhinochirurgen A. SEIFFERT und KL. VOGEL haben in jener

Zeit in Deutschland die transseptal-transsphenoidale Hypophysenchirurgie fortgeführt.

Nachdem LUFT und OLIVECRONA (1953) über ihre Erfahrungen mit der *Hypophysektomie bei metastasierendem Adenocarcinom der Mamma* berichtet hatten, nahm das Interesse an der extracraniellen Hypophysenchirurgie wieder zu. Es war vor allen Dingen das Verdienst von HAMBERGER, den *transantro-ethmoido-sphenoidalen Zugang* wieder aufgegriffen, technisch verbessert und seit 1955 in über 350 Fällen mit guten Resultaten ausgeführt zu haben. In USA waren es DOTT und HARDY, die als Neurochirurgen über den *sublabial-transseptal-transsphenoidalen* Zugang inzwischen mehr als 1000 Fälle operiert haben.

Die notwendige präoperative endokrinologische, neuroradiologische und rhinologische Diagnostik und Vorbereitung macht das Zusammenwirken der verschiedenen Fachdisziplinen erforderlich. Die Verfeinerung der operativen Techniken sowie der apparativen und instrumentellen Ausrüstung hat mehr und mehr zu einer *intraoperativen Zusammenarbeit zwischen Neurochirurgen und Rhinochirurgen* geführt.

## 2. Anatomie der Sella turcica und der Hypophyse

Normalerweise liegt die Hypophyse genau in der Mittelebene der Schädelbasis in einer queren Vertiefung des Keilbeinkörpers, der Sella turcica. Die beim Erwachsenen etwa bohnengroße Hypophyse wird von der Keilbeinhöhle durch eine mehr oder weniger dicke knöcherne Wand getrennt. Der Eingang in die Sella turcica wird cranial von der Dura mater als sog. Diaphragma sellae quer überzogen. Es enthält in der Mitte eine Öffnung für den vom Infundibulum herabkommenden Hypophysenstiel, der in den Hinterlappen der Hypophyse einmündet. Auf dem Diaphragma liegt das Chiasma opticum. Von besonderer Bedeutung für alle operativen Eingriffe an der Hypophyse ist ihre Lagebeziehung zu den benachbarten Gefäßen und Nerven, vor allem zum intracraniellen Anteil der A. carotis interna und zum Sinus cavernosus.

Durch gelegentliche *anatomische Variationen* können technische Schwierigkeiten während des operativen Eingriffs auftreten. Von großer Bedeutung ist die *Pneumatisation der Keilbeinhöhle* (Abb. 137b–e). HAMBERGER unterscheidet drei Typen, den sellaren (86%), den präsellaren (11%) und den conchalen Typ (3%). Bei letzterem findet sich nur eine angedeutete oder gar keine Pneumatisation des Keilbeinkörpers, während die Pneumatisation beim sellaren Typ praktisch den ganzen Keilbeinkörper einnimmt und damit die besten Voraussetzungen für einen weiten transsphenoidalen Zugang zur Sella turcica bringt.

In der Regel verläuft die *A. carotis interna* intracraniell innerhalb des Sinus cavernosus lateral von der Sella. Sie kann aber auch einmal weiter medial verlaufen oder innerhalb der Keilbeinhöhle freiliegen.

Gelegentlich kann die *Arachnoidea*, von der die Hypophyse normalerweise nicht überzogen wird, durch eine breitere Öffnung im Diaphragma entlang des Hypophysenstiels *in die Sella vordringen*. Ein Nichterkennen der Situation mit Verletzung der Arachnoidea kann leicht zu einer postoperativen Liquorrhoe führen (s.S. 250). – Zuweilen findet sich eine leere Sella.

## 3. Indikation zur extracraniellen Hypophysenchirurgie

In erster Linie sind es die *Hypophysenadenome*, also die Geschwülste des Hypophysenvorderlappens, die für das extracranielle transsphenoidale Vorgehen geeignet sind. Dabei handelt es sich hauptsächlich um hormonelle Hyperfunktionssyndrome wie Akromegalie oder Morbus Cushing, bei denen die Hypophysenchirurgie der Korrektur der endokrinen Funktionsstörung dient. Bei den nicht hormonell wirksamen Adenomen soll durch Entfernung der Tumormasse eine Schädigung des Chiasma opticum und des Hirnstammes verhindert werden.

Eine weitere Indikation für die extracranielle Hypophysenchirurgie stellt die Hypophysektomie dar, die früher häufiger bei den *hormonell abhängigen Knochenmetastasen* des Prostata- und des Mammacarcinoms durchgeführt wurde. Auch bei der diabetischen Retinopathie kann sie indiziert sein.

Obgleich die meisten *Craniopharyngeome* suprasellär gelegen sind, kann der transsphenoidale Zugang auch bei diesen Tumoren indiziert sein. So kann man ihn entweder zur Erlangung einer Biopsie oder zur Teilentfernung des oft cystischen Tumors mit dem Ziel einer Dekompression anwenden.

*Präoperativ* sind die bilaterale Carotisarteriographie und die Röntgentomographie der Sella und des Sinus sphenoidalis durchzuführen. Auch eine Computertomographie ist unbedingt vorzunehmen. Zusätzliche Informationen kann die Pneumoencephalographie liefern. Die Visus- und Gesichtsfeldbestimmung muß vorgenommen werden, ebenso eine endokrinologische Voruntersuchung.

## 4. Technik der extracraniellen Hypophysenchirurgie

Insgesamt sind *fünf extracranielle Zugangswege zur Hypophyse* bekannt (Abb. 137a), denen jedoch allen der Weg durch die Keilbeinhöhle zur Sella turcica gemeinsam ist. Der *neurochirurgische intracranielle Weg* führt über eine frontotemporale Craniotomie.

Es ist von großem Vorteil, wenn *Rhinochirurg und Neurochirurg* gemeinsam *in einem Team* tätig werden können, es sei denn, der Neurochirurg beherrscht die rhinochirurgischen Zugangswege. Vor dem Hintergrund der Septumpathologie und der neuzeitlichen funktionellen Septumchirurgie werden dabei vom Rhinochirurgen die Voraussetzungen für den transseptal-transsphenoidalen Zugang zur Hypophyse geschaffen, wobei der Rhinochirurg auch die anschließenden eventuell notwendig werdenden rekonstruktiven septumplastischen Maßnahmen zu treffen hat, während der Neurochirurg nach Entfernung des Keilbeinhöhlendaches an der Hypophyse tätig wird und vom neurochirurgischen Gesichtspunkt aus die notwendigen Maßnahmen an diesem Organ durchführt.

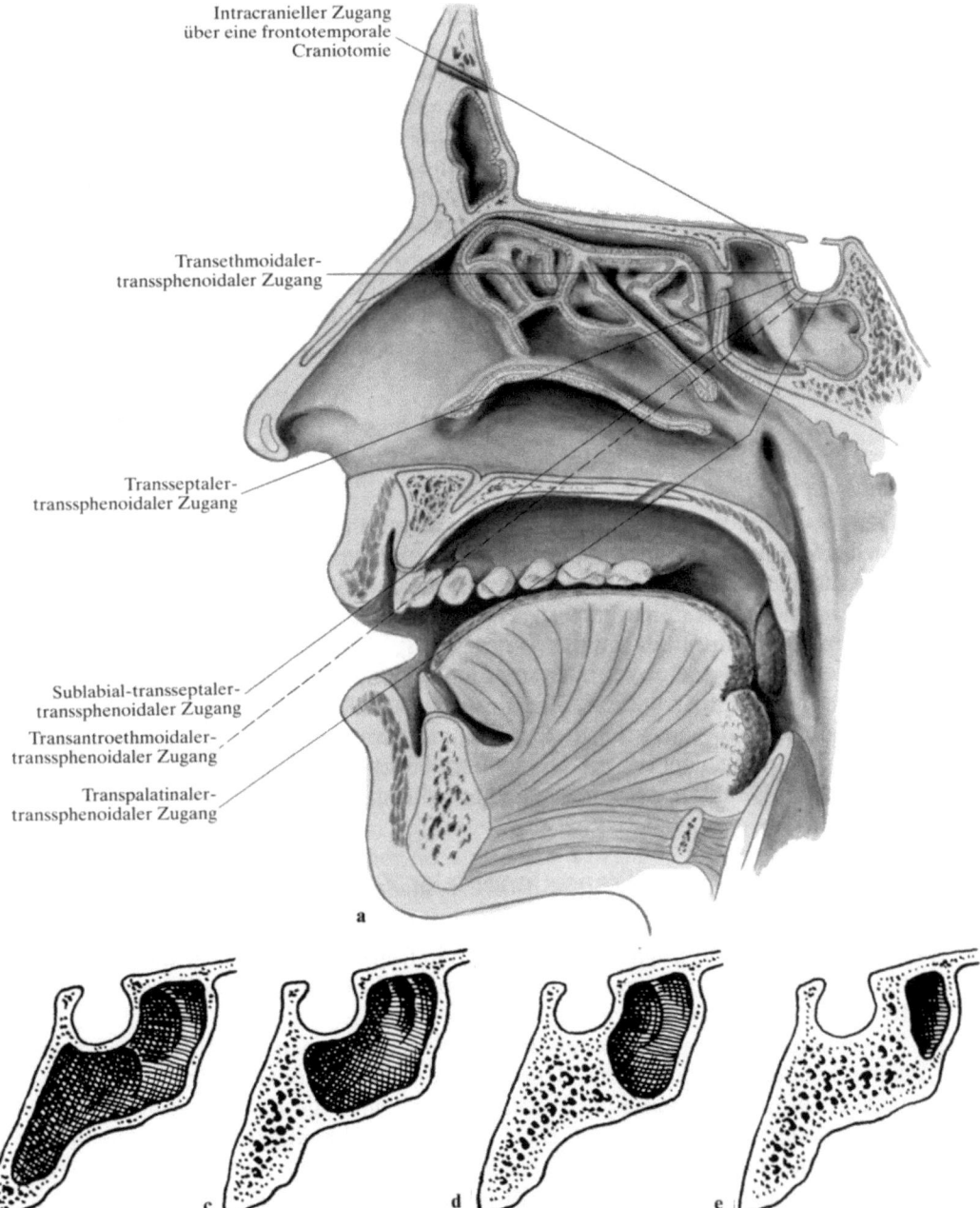

Abb. 137 a–e. Operative Zugangswege zur Hypophyse und Lagebeziehung der Hypophyse zur Keilbeinhöhle bei unterschiedlicher Pneumatisation. **a** Schematische Darstellung der extra- und intracraniellen Zugangswege zur Hypophyse. **b–e** Unterschiedliche Pneumatisationsgrade der Keilbeinhöhle nach HAMBERGER. **b** Bei stark ausgebildeter Pneumatisation (sellärer Typ, 86%) ist die Hypophyse am Dach der Keilbeinhöhle leicht zu erreichen. **c–d** Mäßig ausgebildete Pneumatisation (präsellärer Typ, 11%). **e** Bei geringer Pneumatisation (conchaler Typ, 3%) liegt zwischen der Keilbeinhöhlenhinterwand und der Sellavorderwand ein bis zu 10 mm starker Knochenblock, der den Zugang zur Hypophyse erschwert

## a) Rhinotomie

Nur noch von historischer Bedeutung ist der von SCHLOFFER und PROUST angegebene transsphenoidale Weg zur Sella turcica mittels einer äußeren Rhinotomie. Dabei wird von einem Moureschen Schnitt (Abb. 148) die laterale Osteotomie auf einer Seite durchgeführt und die Nasenhöhle auf diese Weise eröffnet. Nach Resektion des Vomer und der Lamina perpendicularis kann die Vorderwand der Keilbeinhöhle eröffnet und auf diesem Weg der Boden der Sella erreicht und abgetragen werden.

Dieser Zugang ist nicht zu empfehlen, da er infolge der Schleimhautschädigung zu erheblichen postoperativen funktionellen Störungen seitens der Nase mit dauernder Borkenbildung führt. Außerdem bleibt eine deutlich sichtbare äußere Narbenbildung zurück.

## b) Transpalatinaler Zugang

Der transpalatinale Zugang zur Hypophyse wurde von PREYSING angegeben und von TIEFENTHAL und später auch von anderen angewendet. Die Incision entspricht etwa der für die Choanalatresie (Abb. 134). Die dorsale Kante des harten Gaumens wird mit einer Fräse abgetragen, das Mucoperiost vom Vomer beiderseits abgelöst und das hintere Vomerende entfernt. Danach kann die Keilbeinhöhlenvorderwand abgetragen und der Sellaboden freigelegt werden.

Obgleich der transpalatinale Zugangsweg zur Hypophyse kürzer ist als der transnasale, wird diese Methode nur selten angewandt. Die mögliche Kontamination mit pathogenen oralen Keimen und das Risiko einer postoperativen Dehiszenz am Gaumen mögen dabei eine Rolle spielen.

## c) Transethmoidaler Zugang

Der transethmoidale Zugang zur Hypophyse führt gleichfalls über die Keilbeinhöhle. Dieser Weg wurde zuerst von CHIARI beschrieben und später von NAGER, MONTGOMERY und anderen verbessert.

Von einer äußeren Incision im inneren Nasenaugenwinkel erfolgt eine ausgedehnte Siebbeinausräumung (s. Band V/2 dieser Operationslehre) mit weitgehender Abtragung der Lamina papyracea. Danach wird die Keilbeinhöhle eröffnet und der Boden der Sella erreicht. Der Überblick über Keilbeinhöhle und Sellaboden ist nicht immer ausreichend, besonders bei schlecht pneumatisierter Keilbeinhöhle. Auch kann auf diesem Zugangsweg zuweilen ein genaues mediales Angehen der Hypophyse verfehlt werden.

## d) Transantral-transethmoidaler Zugang

Der Zugang über Kieferhöhle, Siebbein und Keilbeinhöhle zur Hypophyse wurde zuerst von DENKER (1921) angegeben und später von HAMBERGER modifiziert. Das Operationsprinzip besteht in der Öffnung der Kieferhöhle mit Entfernen ihrer knöchernen medialen Wand wie bei der Kieferhöhlenoperation nach DENKER (s. Band V/2 dieser Operationslehre). Anschließend wird das Siebbein permaxillär ausgeräumt und die Keilbeinhöhle eröffnet. Nach Entfernung des Keilbeinhöhlenseptums wird die knöcherne untere Wand der Sella abgetragen und die Hypophyse freigelegt.

Die Schwierigkeit bei dieser Operationsmethode liegt in dem schräg zur Hypophyse ausgerichteten Zugangsweg über Kieferhöhle und Siebbein. Gelegentlich müssen Teile des Vomer und andere Septumanteile reseziert werden, um einen ausreichenden Überblick über den Boden der Sella zu erhalten. Außerdem ist das Anlegen eines großen Knochenfensters in der Fossa canina erforderlich, was zu postoperativen Narbenbeschwerden und Neuralgien führen kann.

## e) Transseptaler Zugang

Der Zugang zur Hypophyse über das Septum kann entweder auf endonasalem Weg von der Hemitransfixion (s.S. 27) aus erfolgen, wobei die Prinzipien der Septumplastik (s.S. 139) Berücksichtigung finden. Man kann aber auch über eine sublabiale Incision (KRETSCHMANN) transseptal zur Keilbeinhöhle gelangen. Empfehlenswert ist eine dritte Möglichkeit, nämlich die Kombination des Zuganges über die Hemitransfixion mit dem sublabialen Eingehen (KERN et al., HARDY, ROTH et al.). Der Vorteil dieser kombinierten Technik liegt einerseits in einer weitgehenden Schonung des knorpeligen Septums, wodurch sich postoperative ästhetische und funktionelle Defekte vermeiden lassen. Andererseits ermöglicht der weitere sublabiale Zugang eine bessere Sicht bei der Arbeit in der Tiefe. – Alle transseptalen Zugangswege haben gegenüber den schräg auf die Hypophyse gerichteten einen wesentlichen Vorzug: Der Operateur arbeitet von vornherein in der Medianebene des Schädels. Er wird daher die Hypophyse nicht verfehlen, eine Gefahr, die bei den schrägen Zugangswegen gegeben ist.

*Der kombinierte transseptal-sublabial-transsphenoidale Eingriff* wird in Allgemeinanaesthesie mit orotrachealer Intubation durchgeführt. Es empfiehlt sich, eine zusätzliche Hypopharynxtamponade zu legen, um eine mögliche Blutaspiration bei einem Tubusleck zu vermeiden. Der Patient ist mit leicht aufgerichtetem Oberkörper gelagert. Der Kopf wird so gedreht, daß der Operateur praktisch in der Richtung der Medianebene der Nase arbeiten kann, ohne sich zu sehr über den Körper des Patienten beugen zu müssen. Für eine eventuell erforderliche intraoperative Pneumoencephalographie wird vor Beginn des Eingriffs über eine Troikarkanüle ein dünner Siliconkatheter in den lumbalen Subarachnoidalraum gelegt. Außerdem kann es zweckmäßig sein, den rechten Oberschenkel für die Entnahme eines Muskeltransplantats zum Auffüllen der Sella vorzubereiten.

Man beginnt den Eingriff mit der Anlage des *transseptalen Zugangs*. Dabei wird von der Hemitransfixion des membranösen Septums (s.S. 27) auf der rechten Seite nach der Technik der Septumplastik nach COTTLE vorgegangen (s.S. 143 ff.). Im wesentlichen handelt es sich um die subperichondrale Präpara-

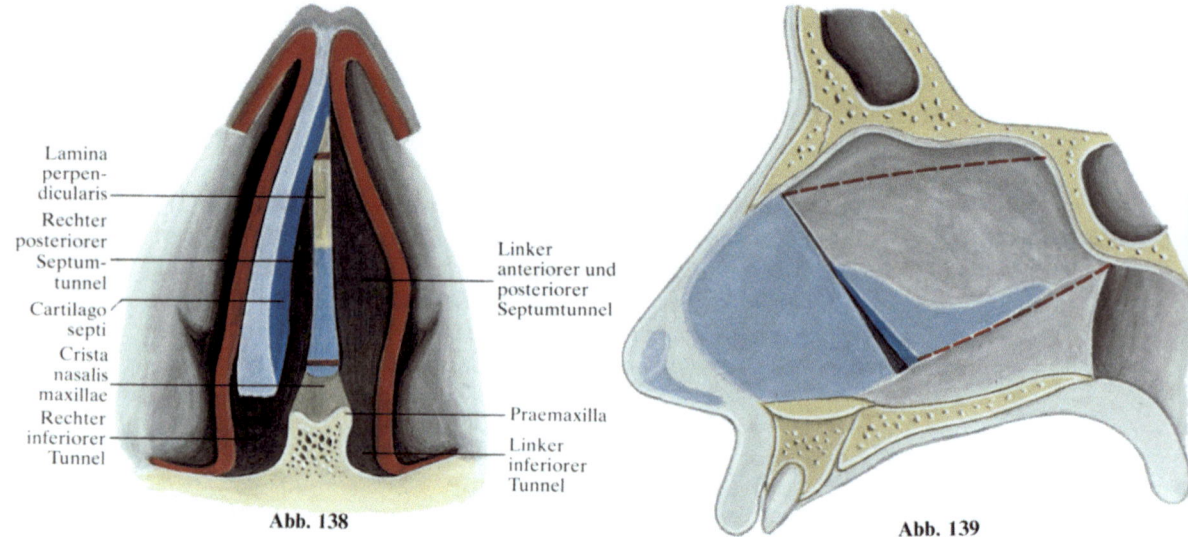

**Abb. 138.** Transseptaler Zugang zur Hypophyse. Entsprechend der Septumplastik nach COTTLE sind von einem Hemitransfixionsschnitt aus mehrere Septumtunnel angelegt. Durch die Cartilago septi sind eine horizontale und eine verticale Incision gelegt. Der Septumknorpel mit dem anhaftenden Mucoperichondrium ist nach rechts verlagert. Die *horizontalen roten Linien* im nun freiliegenden dorsalen Septumabschnitt begrenzen die für den Zugang zur Keilbeinhöhle erforderliche Resektion aus dem Septum

**Abb. 139.** Schematische Darstellung des Ausmaßes der Septumresektion beim transseptalen-transsphenoidalen Vorgehen zur Hypophyse. Die *rot gestrichelten Linien* begrenzen die zu resezierenden vorwiegend knöchernen Septumanteile

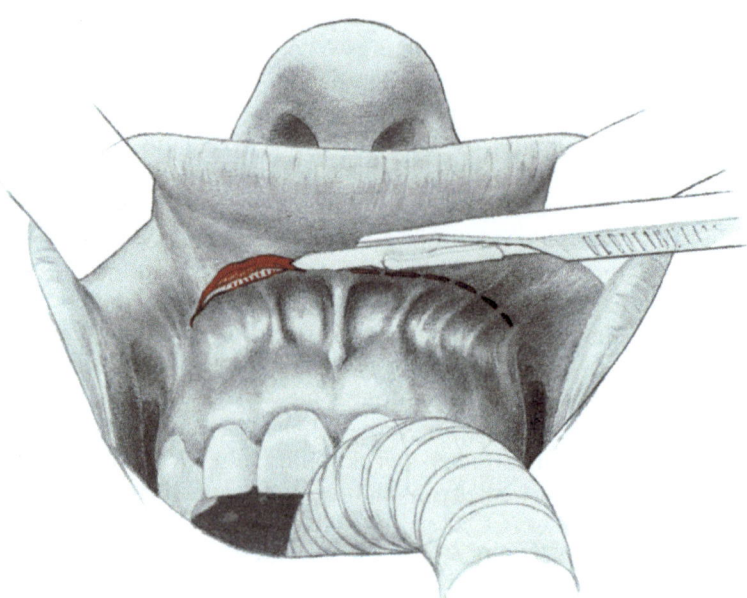

**Abb. 140.** Sublabialer Schnitt für das sublabial-transseptale Vorgehen zur Hypophyse

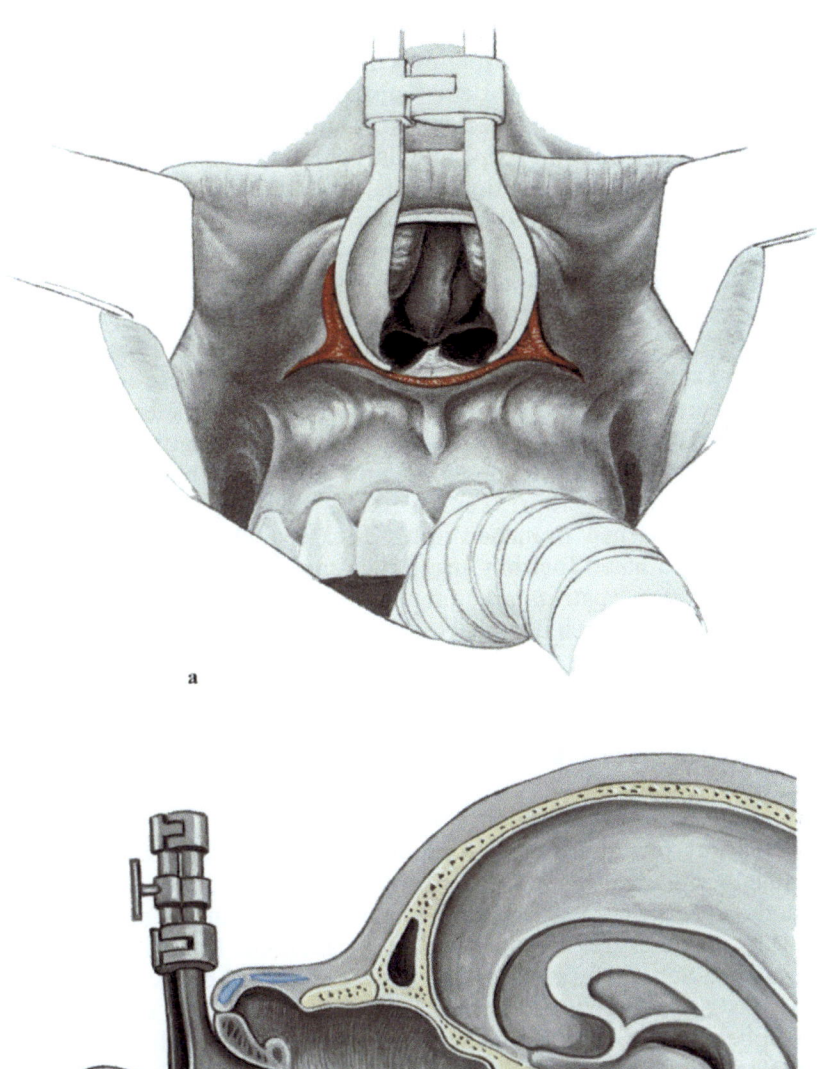

**Abb. 141a, b.** Sublabial-transseptales Vorgehen zur Hypophyse. **a** Ein feststellbares Spekulum ist durch den sublabialen Schnitt in den vorher angelegten transseptalen Zugang eingelegt und gibt den Blick auf die vordere Keilbeinhöhlenwand frei. **b** Im Sagittalschnitt ist die Situation des sublabial-transseptalen Zuganges zur Keilbeinhöhle und zur Hypophyse schematisch dargestellt. Das feststellbare Spekulum ist sublabial in den transseptalen Zugang eingeführt. Mit einer Stanze wird die Vorderwand der Keilbeinhöhle abgetragen

tion der Cartilago septi und deren Mobilisierung durch eine vertikale und eine horizontale streifenförmige Knorpelresektion (Abb. 88, 138). Die Schleimhaut bleibt auf der rechten Seite mit dem Knorpel in Kontakt, wodurch eine gute Ernährung des Knorpels sichergestellt ist. Danach löst man das Mucoperiost auf beiden Seiten der Lamina perpendicularis und des Vomers ab. Hier erfolgen die notwendigen Knochenresektionen, bis die Vorderwand der Keilbeinhöhle gut zugänglich wird (Abb. 139). Bei diesem Vorgehen kann man sowohl die Spina nasalis anterior erhalten als auch eine eventuell vorliegende pathologische Septumstruktur erkennen und korrigieren (s.S. 139).

Der *zusätzliche sublabiale Zugang* erfolgt anschließend über eine endobuccale Incision, die etwa 1 cm oberhalb der buccogingivalen Furche liegt und von einem Eckzahn zum anderen reicht (Abb. 140). Die Incision liegt oberhalb des Frenulum und wird bis auf den Knochen des Oberkiefers geführt. Nach Elevation des Mucoperiosts an der Crista piriformis gelangt man in den vorher präparierten intraseptalen Raum. Nun kann ein feststellbares Spekulum, z.B. das nach HUBBARD, eingeführt werden (Abb. 141 a, b). Dabei sollte das Spekulum mit geschlossenen Branchen unter direkter Sicht ähnlich wie ein Endoskop von der sublabialen Incision aus in den intraseptalen Raum vorgeschoben werden, bis man das Rostrum erkennt. Dann werden die Branchen des Spekulums gespreizt, wobei durch den beachtlichen Druck auch gelegentlich die hinteren Siebbeinzellen brechen können. Es empfiehlt sich deshalb die mittlere Muschel vorher beiderseits in eine Lateroposition zu frakturieren (s.S. 170). Die Exposition der Keilbeinhöhlenvorderwand ist vollständig, wenn man den cranialen Rand der Choanen erkennt und wenn die Keilbeinhöhlenostien sichtbar werden.

Unter dem Operationsmikroskop wird nun die *Vorderwand der Keilbeinhöhle eröffnet*. Bei gut pneumatisierter Keilbeinhöhle kann das Rostrum mit einer Nasenzange leicht abgetragen werden. Im Bereich der Ostien ist der Knochen dünn und läßt sich hier ebenfalls mit Stanzen und Zangen resezieren (Abb. 141 b). Bei dickerer Vorderwand kann auch ein Meißel oder eine Fräse mit überlangem Schaft benutzt werden. Die Vorderwand der Keilbeinhöhle wird möglichst bis zur Begrenzung durch die Spekulumbranchen abgetragen. Auch das intrasphenoidale Septum muß entfernt werden. Die Schleimhaut der Keilbeinhöhle kann außer im Bereich der Knochenresektionen erhalten werden.

Danach erfolgt das *intrasellare Vorgehen* in der Regel durch den Neurochirurgen. Dabei ist es zweckmäßig, einen Röntgenbildwandler bereitzustellen. Mit Hilfe des Operationsmikroskops wird der *Boden der Sella turcica* mit dem Diamantbohrer eröffnet und mit gewinkelten Stanzen, Häkchen und Zangen successive abgetragen (Abb. 142 a). Die freigelegte *Dura* wird mit Hilfe einer bipolaren Pinzettenkaustik *kreuzförmig geschlitzt* (Abb. 142 b). Vorher überzeugt man sich durch eine *Nadelaspiration* davon, daß kein größeres arterielles Gefäß, z.B. eine ungewöhnlich weit medial verlaufende A. carotis interna bzw. ein Carotisaneurysma vorliegt. Auch eine sog. leere Sella läßt sich durch die Nadelaspiration erkennen. Es erfolgt ein vorsichtiges Abtasten des Tumors mit einer Sonde. Dabei muß man unbedingt darauf achten, daß man nicht zwischen die beiden Duraschichten gelangt und auf diese Weise ungewollt in den Sinus cavernosus eindringt.

# Transseptaler Zugang

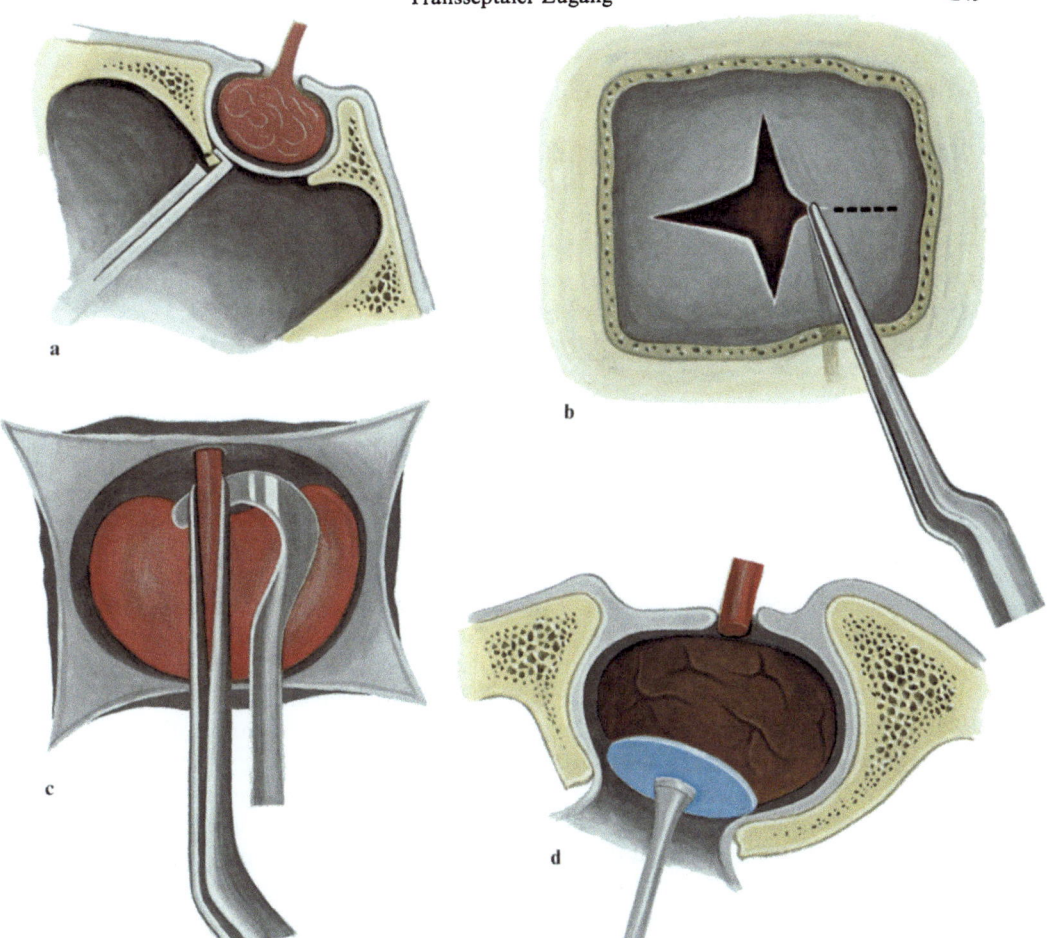

**Abb. 142 a–d.** Transsphenoidale Hypophysektomie. **a** Nach Eröffnen der Keilbeinhöhle wird der knöcherne Boden der Sella turcica mit Stanzen, Häkchen und Zangen abgetragen. **b** Mit Hilfe einer bipolaren Pinzettenkaustik wird die Dura kreuzförmig geschlitzt. **c** Nach Abpräparieren der Dura ist der Hypophysenstiel dargestellt. Er wird scharf durchtrennt. **d** Die leere Sella ist mit einem freien Muskeltransplantat aufgefüllt. Der eröffnete Sellaboden ist mit einer frei transplantierten Knorpelscheibe aus dem Septum abgedeckt

Nach dieser Orientierung wird der *Tumor* mit Curetten und unter Zuhilfenahme der Pinzettenkaustik unter Bildwandlerkontrolle stückweise entfernt. Normale Anteile des vorderen und hinteren Hypophysenlappens sollten dabei möglichst geschont werden. Auch sollte das Diaphragma sellae intakt bleiben. Nach der Tumorentfernung wird ein *freies Muskeltransplantat* eingebracht und ein schmales Knorpel- oder Knochenstück aus dem Septum quer über den eröffneten Sellaboden gelegt, um das Muskeltransplantat abzustützen (Abb. 142d).

Abschließend erfolgt die *rhinologische Kontrolle des Septums*. Es werden die notwendigen Knorpel-Knochen-Reimplantate zwischen die Schleimhautblätter eingebracht und beide Nasenhöhlen tamponiert. Das caudale knorpelige Septum wird auf die Spina nasalis reponiert und hier gegebenenfalls mit Splints aus

Teflon oder Silion fixiert. Der Hemitransfixionsschnitt muß vernäht werden. Die sublabiale Incision wird ebenfalls durch Naht verschlossen. Es erfolgt eine lockere Tamponade des Vestibulum nasi auf beiden Seiten und ein Schutz der knorpeligen Nase durch einen Heftpflasterschienenverband. Die Nasentamponade bleibt 4 bis 5 Tage liegen. Es empfiehlt sich eine postoperative prophylaktische Antibioticabehandlung für etwa 7 Tage. In dieser Zeit muß der Patient sorgfältig auf die Zeichen einer eventuellen Liquorrhoe beobachtet werden. Kommt es zu einer Meningitis mit Zunahme des Liquordrucks, dann muß ein größeres Muskeltransplantat eingelegt und mit einer festen Beuteltamponade der Nasenhöhlen und des Nasopharynx fixiert werden (s.S. 187ff.).

## 5. Transsphenoidale Hypophysektomie

Von LUFT und OLIVECRONA wurde erstmals 1953 auf den günstigen Effekt der Hypophysenentfernung bei malignen metastasierenden Tumoren der Brust und der Prostata hingewiesen. Auch bei Fällen von diabetischer Rhinopathie konnte durch die Hypophysektomie eine signifikante Besserung beobachtet werden.

Als Zugang zur Sella turcica ist der beschriebene kombinierte transseptal-sublabial-transsphenoidale Weg geeignet. Nach Eröffnen des Sellabodens wird die Hypophyse unter dem Operationsmikroskop aus ihrer Duraumhüllung ausgelöst. Der Hypophysenstiel wird dargestellt und möglichst hypophysennahe scharf durchtrennt (Abb. 142c). Danach läßt sich die extrakapsulär enukleierte Hypophyse mit leichtem Zug entfernen. Es erfolgt das Wiederauffüllen der Sella mit einem Muskeltransplantat, das Abdecken des Sellabodens mit einem Knorpel- oder Knochenstück aus dem Septum und das Versorgen des Septums durch Reimplantationen in das Septum (s.S. 150) und Tamponade der Nasenhöhlen (s.S. 36).

## 6. Versorgung von postoperativen Liquorfisteln bei Operationen an der Hypophyse

Kommt es bei transsphenoidalen Eingriffen an der Hypophyse zu einer Verletzung der Dura mit Auftreten einer Liquorrhoe, so muß der Operateur sofort die Versorgung des Gebietes vornehmen. Auch wenn die Arachnoidea entlang des Hypophysenstiels in die Sella vorgedrungen ist, kann eine Arachnoideaverletzung mit Liquorrhoe auftreten. Dura und Arachnoidea können auch allein durch das Tumorwachstum dehiszent sein, so daß nach der Entfernung des Tumors eine Liquorfistel vorliegt.

Für die Versorgung derartiger Fisteln ist ein größeres Muskel-Fascientransplantat geeignet, z.B. aus der Fascia lata-Region, das in den knöchernen Defekt am Dach der Keilbeinhöhle hineingestopft wird und diese vollständig ausfüllt. Mit einer durch die Nase eingeführten Mikulicz-Tamponade wird das Transplantat in seiner Lage fixiert. Die Tamponade sollte etwa 14 Tage liegenbleiben.

# F. Chirurgie des Nasopharynx

Die chirurgischen Eingriffe bei Hyperplasien und Entzündungen im Nasopharynx sowie die Operationen bei Stenosen und bei velo-pharyngealer Insuffizienz des Nasopharynx sind von DENECKE Band V/3 dieser Operationslehre abgehandelt. Hier werden nur die chirurgischen Eingriffe bei Tumoren im Nasopharynx einschließlich der möglichen Zugangswege beschrieben.

## I. Anatomische Vorbemerkungen

Der Nasopharynx steht mit den Nasenhöhlen durch die Choanen in Verbindung. Sein Rauminhalt beträgt beim Erwachsenen etwa 15 ml, was der Größe einer Walnuß entspricht. Die craniale Begrenzung des Nasopharynx bildet das Rachendach. Hier breitet sich die Rachenmandel, die *Tonsilla pharyngealis Luschkae*, aus. Gelegentlich zeigt sich in der Mitte zwischen den groben Falten der Rachentonsille eine tiefe Schleimhautbucht, die als *Bursa pharyngealis* bezeichnet wird (Abb. 143) und deren Epithel entwicklungsgeschichtlich mit der Chorda dorsalis in Beziehung steht. Von hier können Tumoren, z.B. das Chordom, ihren Ausgang nehmen. Ein Abschluß des Nasopharynx nach caudal entsteht vorübergehend, wenn das Gaumensegel, palatum molle, angehoben wird und sich der hinteren Rachenwand anlegt. Der Verschluß wird dann durch Ausbilden des *Passavantschen Wulstes* vervollständigt. Dieser Wulst kommt dadurch zustande, daß die kontrahierte Muskulatur an der Rachenhinterwand leistenförmig vorspringt.

Seitlich erscheint an der Wandung des Nasenrachens der *Torus tubarius*, der durch den Tubenknorpel erzeugt wird. Oberhalb des Tubenwulstes bildet der Nasenrachen auf beiden Seiten den tiefen spaltförmigen *Recessus pharyngeus*, die *Rosenmüllersche Bucht* (Abb. 143). Ihre Schleimhautfläche bedeckt das knorpelig verschlossene *Foramen lacerum*. Die enge Nachbarschaft des Recessus pharyngeus zum Foramen lacerum erklärt, daß sich ein vom Nasopharynx ausgehendes Carcinom intracraniell über dieses Foramen ausbreiten kann.

Die *abführenden Lymphgefäße* des Nasenrachens verlaufen als hintere Abflußbahnen an der hinteren Rachenwand und haben ihr ausgedehntes Quellge-

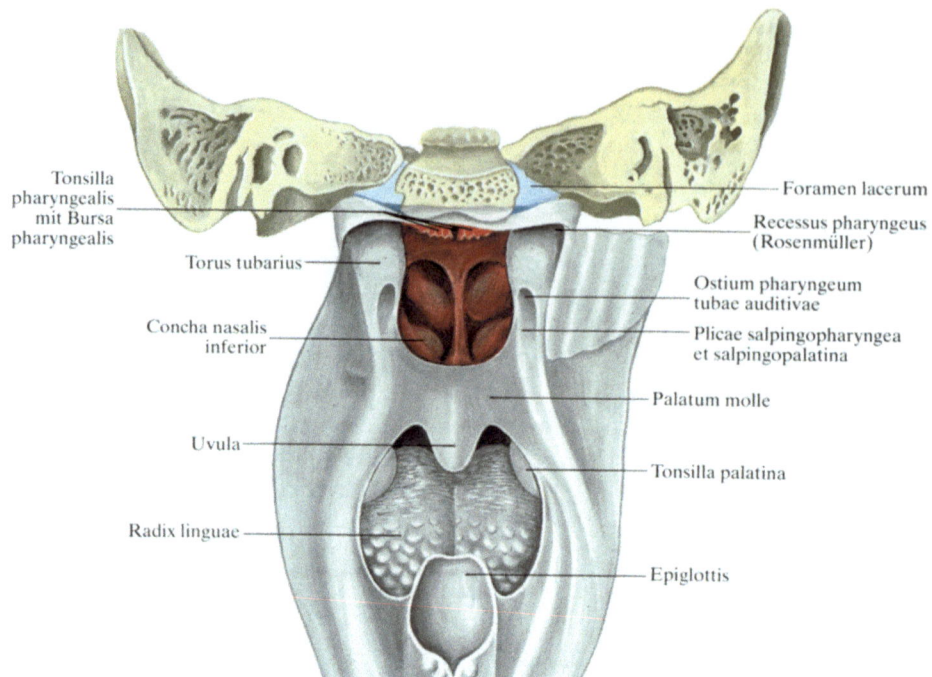

Abb. 143. Anatomie des Pharynx, der von dorsal eröffnet ist (schematisch)

biet besonders am Rachendach. Sie ziehen teils direkt, teils über die Nodi lymphatici retropharyngeales mediales und laterales zu den oberen und mittleren tiefen Halslymphknoten. Die laterale Gruppe der retropharyngealen Lymphknoten erstreckt sich von der seitlichen Rachenwand in das Spatium peripharyngeum und liegt hier von medial der A. carotis interna an. Außer dem Nasopharynx sind auch die Tuba auditiva und die Paukenhöhle Zuflußgebiete für die retropharyngealen Lymphknoten. Auch die Schleimhaut der Nasenhöhle ist Quellgebiet, besonders für die laterale retropharyngeale Lymphknotengruppe. *Das arterielle Hauptgefäß* für den Nasopharynx ist die A. pharyngea ascendens, die ihren Zufluß aus der A. carotis externa erhält. Für das Rachendach mit der Rachenmandel kommen noch Endäste der A. maxillaris in Betracht, vornehmlich die aus der A. sphenopalatina entspringende A. pharyngea suprema sowie die A. canalis pterygoidei. Die Venen des Nasenrachenraumes bilden hauptsächlich dorsal und seitlich den Plexus pharyngeus, der dem M. constrictor pharyngis aufliegt. Der *venöse Abfluß* erfolgt über die V. pharyngea in die V. jugularis interna.

Seine *nervöse Versorgung* erhält der Nasopharynx über den N. maxillaris aus dem N. trigeminus sowie über den N. glossopharyngeus.

# II. Präoperative Diagnostik bei Erkrankungen im Nasopharynx

Für die präoperative Diagnostik vor chirurgischen Eingriffen im Nasenrachenraum kommen die Rhinoscopia posterior, die digitale Palpation des Nasenrachenraumes, die Nasopharyngoskopie und die Probeexcision im Nasopharynx in Betracht. Ferner sind Funktionsprüfungen der Nase, des Ohres, vor allem der Tuba auditiva, und der Hirnnerven vorzunehmen. Zur Bestimmung der topographischen Ausdehnung der Prozesse im Nasenrachenraum finden die Röntgentomographie einschließlich der Computertomographie sowie die Knochenscintigraphie Anwendung. Aus den dabei erhobenen Befunden ergibt sich die Indikation sowohl zu dem chirurgischen Eingriff an sich als auch zu dem geeigneten Zugangsweg.

Die *Nasopharyngoskopie* wird in der Regel in Schleimhautoberflächenanaesthesie ausgeführt. Man benutzt dazu ein Lupenendoskop mit einer 90°-Optik (Abb. 144), das an einen Kaltlicht-Generator angeschlossen ist. Das Nasopharyngoskop wird peroral unter leichtem Druck auf den anaesthesierten Zungenrücken in den Pharynx vorgeschoben, bis der Nasopharynx sichtbar wird. Man kann dann bei schlaffem Gaumensegel und entsprechenden Drehbewegungen der Optik alle Einzelheiten im Nasenrachenraum einstellen und gleichzeitig eine Fotodokumentation der Befunde vornehmen. – Auch das transnasal eingeführte *Nasenendoskop* mit der 30°-Optik ermöglicht einen guten Überblick über den Nasopharynx.

Soll die Diagnostik durch eine *Probeexcision* aus dem Nasopharynx ergänzt werden, so kann diese mit dem Nasopharyngoskop oder auf dem indirekten Weg der Rhinoscopia posterior vorgenommen werden. Hierzu ist eine Schleimhautoberflächenanaesthesie erforderlich. Man muß dann das Gaumensegel mit-

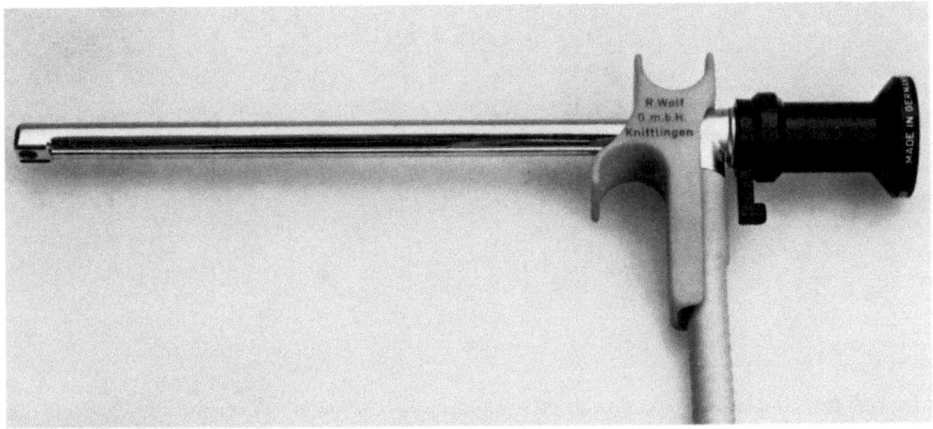

**Abb. 144.** Nasopharyngoskop mit 90°-Optik und Kaltlichtanschlußkabel (Firma WOLF, Knittlingn)

# Chirurgie des Nasopharynx

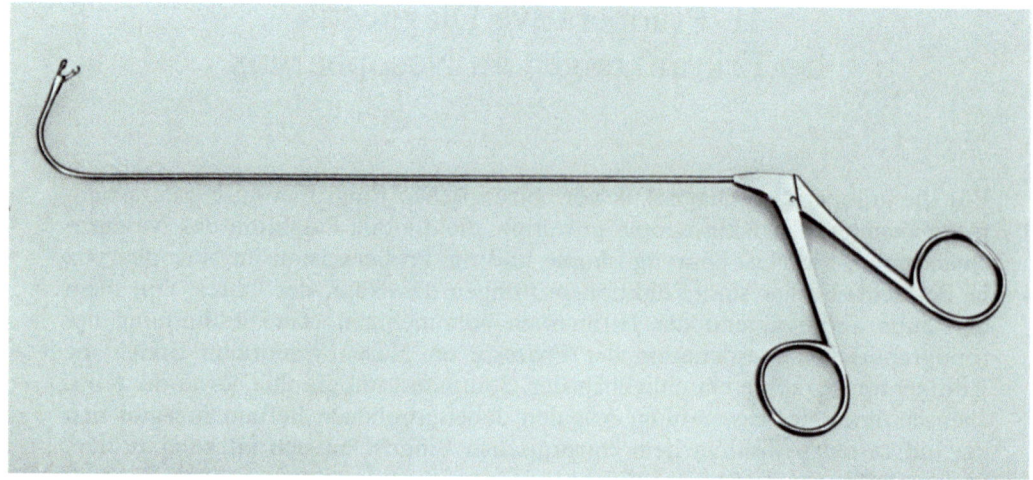

**Abb. 145.** Nasenrachen-Probeexcisionszange

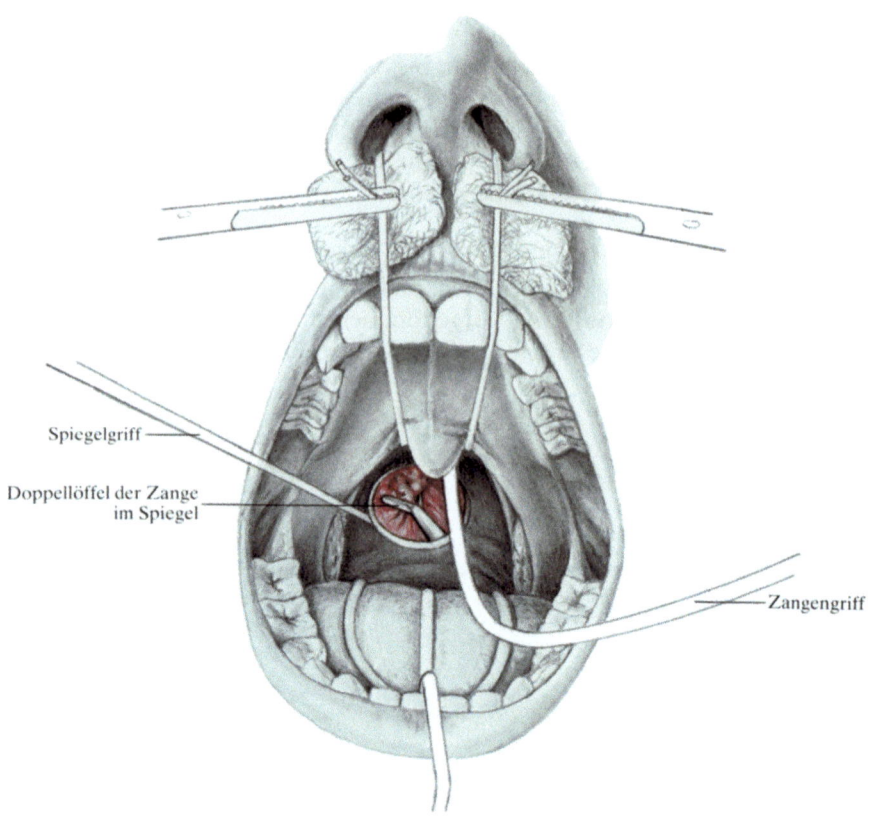

**Abb. 146.** Situation bei der indirekten Probeexcision aus einem Nasenrachentumor. Das Gaumensegel ist mit zwei feinen Schläuchen vorgezogen. Der Nasopharynx ist eingestellt. Die eingeführte Probeexcisionszange ist im Spiegel zu erkennen

tels eines Velotractors oder mit dünnen Schläuchen vorziehen, die durch die Nase eingeführt werden. Die Zunge wird mit einem Spatel vom Patienten oder von einer Hilfsperson herabgedrückt, so daß der Operateur mit der linken Hand den Spiegel bzw. das Nasopharyngoskop und mit der rechten Hand eine Probeexcisionszange benutzen kann (Abb. 145, 146).

## III. Chirurgische Eingriffe bei Tumoren im Nasopharynx

Entsprechend der Schwierigkeit der operativen Therapie der Nasenrachentumoren finden sich in der Literatur zahlreiche operative Techniken. Es sollen hier nur diejenigen Metoden herausgestellt werden, die sich erfahrenen Operateuren bewährt haben bzw. die für besondere Geschwulstsituationen in Betracht kommen. Das operative Vorgehen und besonders der zu wählende Zugangsweg zum Nasopharynx sind nicht nur von der Histologie des Tumors sondern auch von seiner Lokalisation und Ausbreitung abhängig.

### 1. Operative Zugangswege bei auf den Nasopharynx begrenzten Tumoren

#### a) Peroraler, retrovelarer Zugang

Zur Entfernung kleiner, sich nur auf den Nasenrachenraum beschränkender, benigner Tumoren ist der natürliche Zugang durch den geöffneten Mund möglich (A. SEIFFERT, FURSTENBERG und BOLES). Der Eingriff wird in Schleimhautoberflächenanaesthesie oder in Allgemeinanaesthesie mit orotrachealer Intubation ausgeführt. Eine zusätzliche Hypopharynxtamponade ist dann zu empfehlen. Die Lagerung des Patienten erfolgt mit etwas aufgerichtetem Oberkörper. Nach Einsetzen eines Mundsperrers und Vorziehen des weichen Gaumens (Abb. 146) führt man unter Spiegelkontrolle oder mit Hilfe eines Nasopharyngoskops (Abb. 144) eine Nasenrachenzange in den Nasopharynx ein, erfaßt den Tumor im Bereich seiner Basis und entfernt ihn möglichst in toto.

#### b) Transpalatinaler Zugang

Der transpalatinale Zugang (DIEFFENBACH, LOEB, WILSON) ist gleichfalls vorwiegend für kleine, auf den Nasenrachenraum beschränkte, benigne Tumoren geeignet. Er bietet gegenüber dem transoralen Zugang auf natürlichem Weg den Vorteil des direkten Zuganges zum Nasopharynx und damit auch des direkten instrumentellen Arbeitens.

Auch bei exophytisch gewachsenen malignen Tumoren mit umschriebener Lokalisation im Mesopharynx kann der transpalatinale Weg gewählt werden.

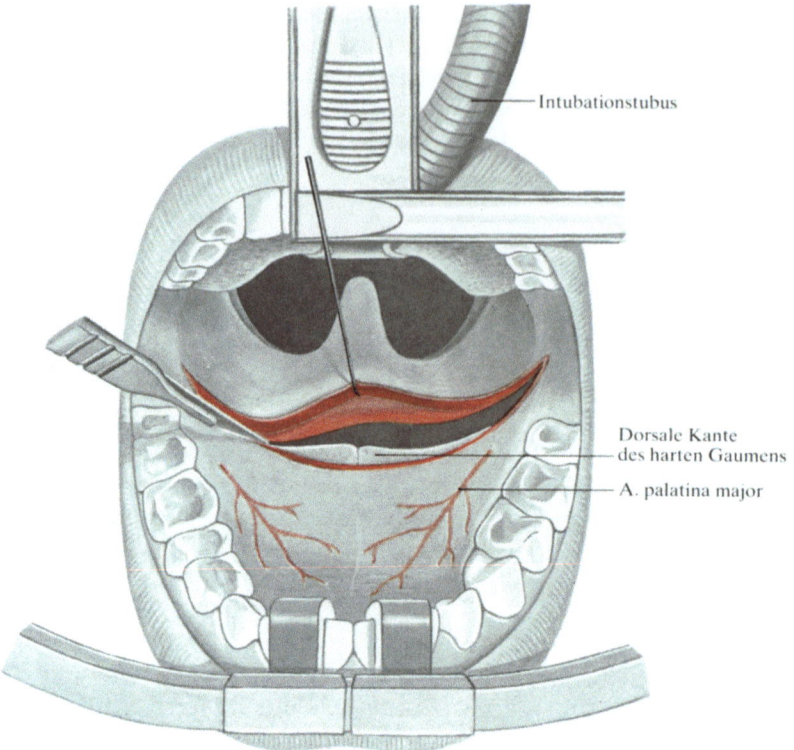

**Abb. 147.** Transpalatinaler Zugang zum Nasopharynx. Semilunare Incision nach WILSON am Übergang vom harten zum weichen Gaumen unter Schonung der A. palatina major beiderseits

Der Eingriff wird in Allgemeinanaesthesie mit oraler Intubation unter Verwendung eines Mundsperrernarkosespatels am liegenden Patienten mit nach dorsal flektiertem Kopf durchgeführt.

Es werden mehrere Schnittführungen in der Schleimhaut des weichen Gaumens angegeben. Die Autoren bevorzugen die *semilunare Incision* nach WILSON am Übergang vom harten zum weichen Gaumen etwa 0,5 cm ventral von der posterioren Begrenzung des knöchernen Gaumens (Abb. 147). Die A. palatina major soll dabei beiderseits geschont werden. Die Schleimhaut des Gaumens wird bis an den dorsalen Rand des harten Gaumens abgeschoben. Hier wird nun auch die *nasale Schleimhaut durchtrennt* und der Epipharynx auf diese Weise zugängig gemacht. Führt man den Zungenspatel des Boyle-Davis-Sperrers jetzt durch die Gaumenincision bis zum Nasopharynx vor und öffnet den *Boyle-Davis-Sperrer* weit, so wird der weiche Gaumen zungenwärts gedrängt und man erhält einen *weiten Zugang zum Nasopharynx* (Abb. 151 a u. b). Der Spateldruck auf den weichen Gaumen muß allerdings bei länger dauernden Eingriffen öfter gelöst werden, um eine postoperative Nekrose des weichen Gaumens zu vermeiden. Der *Tumor* im Nasenrachenraum wird nun auf direktem Weg entfernt. Vergrößerungschirurgie ist zu empfehlen. – Der Wundverschluß erfolgt zweischichtig, wobei zunächst die nasale, danach die palatinale Schleimhaut vernäht werden. Immediate Gaumenprotheseplatten sind in der Regel nicht erforderlich, dagegen sollte man eine Mikulicz-Tamponade in den Nasenrachenraum einlegen, die zur Nase herausgeleitet werden kann. – Der transpalatinale Eingriff kann jederzeit durch andere Zugangsoperationen ergänzt werden (DENECKE, ROSS und SUKIS).

### c) Transpharyngeale Zugangswege

#### α) *Laterale cervicale Pharyngotomie*

Bei nicht ausgedehnten, an der lateralen und dorsalen Wand des Nasopharynx lokalisierten Tumoren kann der von v. MIKULICZ ausgearbeitete Zugangsweg über die Pharyngotomia lateralis retrothyreoidalis zur Tumorentfernung benutzt werden (s. Band V/3, S. 63 ff. dieser Operationslehre). Nach Tumorentfernung kann der Verschluß des Pharynx durch Einzelknopfnähte erfolgen. DENECKE empfiehlt bei diesem Vorgehen zusätzlich die Myotomie der Pars fundiformis des M. cricopharyngeus zur Druckentlastung der Pharynxnaht (s. Band V/3, S. 660 ff. dieser Operationslehre).

#### β) *Suprahyoidale Pharyngotomie*

Ein anderer Weg zum Nasopharynx, wie ihn ähnlich schon A. RÉTHI für die Behandlung von nasopharyngealen Stenosen benutzt hat, wurde von BOCCA beschrieben und entspricht der suprahyoidalen Pharyngotomie (s. Band V/3, S. 60 dieser Operationslehre). Durch Einführen eines langen stumpfen Hakens drängt man Zungengrund und weichen Gaumen nach vorne und schafft so einen weiten Zugang zum Nasenrachenraum. Diese Methode ist für Tumoren geeignet, die auf den Nasenrachenraum beschränkt sind. Eine Kontraindikation besteht bei allen den Nasopharynx überschreitenden Tumoren. – Es wird sowohl das Einführen einer Magensonde für die postoperative Ernährung wie zuweilen auch die Tracheotomie erforderlich.

## 2. Operative Zugangswege bei Tumoren, die den Nasopharynx überschreiten

Ist der Tumor in die Nasenhöhle oder in die Nasennebenhöhlen eingedrungen, oder hat er die Flügelgaumengrube oder den retromandibulären Raum erreicht, so sind die transoralen und transpalatinalen Zugangswege unzureichend. Bei diesen Tumoren wird ein geeigneter Zugang auch für diejenigen Tumoranteile benötigt, die über den eigentlichen Nasenrachenraum hinausreichen.

## a) Sublabial-permaxillärer Zugang

Für Nasopharynxtumoren, die in die Nasenhöhle und in die Kieferhöhle eingedrungen sind, ist der Weg durch den Oberkiefer geeignet. Das Vorgehen entspricht der Kieferhöhlenoperation nach DENKER (s. Band V/2 dieser Operationslehre). Der Eingriff kann in Lokalanaesthesie oder in Allgemeinanaesthesie mit transoraler Intubation durchgeführt werden. Die Schleimhautincision liegt in der Umschlagfalte des Mundvorhofs. Sie reicht vom Eckzahn bis zum 2. oder 3. Molaren. Das Knochenfenster in der Fossa canina wird möglichst groß aber unter Schonung des N. infraorbitalis angelegt. Die knöcherne laterale Nasenwand wird unter Erhaltung des Ductus nasolacrimalis bis in den Bereich der Apertura piriformis abgetragen. Die untere Muschel wird nach mediocranial luxiert oder teilweise reseziert. Dadurch erhält man einen guten Zugang bis in die Choane.

## b) Paranasal-permaxillärer Zugang

Ist der Tumor auch in das Siebbein, in die Keilbeinhöhle und die Schädelbasis oder in die Flügelgaumengrube eingedrungen, so gibt der paranasal-permaxilläre Zugang mit Aufklappen der Wange eine bessere Übersicht. DIEFFENBACH und WEBER haben eine paranasale *Schnittführung* angegeben mit gleichzeitiger Durchtrennung der Oberlippe in der Mitte des Philtrum und mit zusätzlichem horizontalem Wangenschnitt am inferioren Orbitarand (Abb. 148). Diese Schnittführung wurde von ZANGE modifiziert. Er legte den horizontalen Schnitt

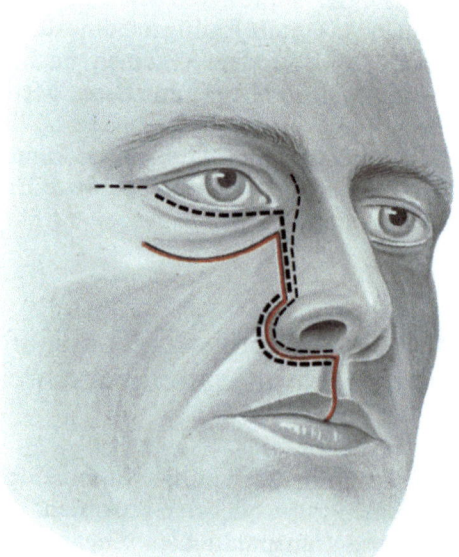

**Abb. 148.** Incisionen für den paranasal-permaxillären Zugang zum Nasopharynx. *Ausgezogene rote Linie:* Schnittführung nach DIEFFENBACH und WEBER. *Stark gestrichelte Linie:* Schnittführung nach ZANGE. Diese Incision kann zur Ausräumung der Fossa infratemporalis nach lateral verlängert werden. *Schwach gestrichelte Linie:* Paranasale Incision nach MOURE

subciliar unmittelbar am Rand des Unterlides. Dadurch läßt sich ein postoperatives Unterlidödem vermeiden, das bei dem horizontalen Wangenschnitt nach DIEFFENBACH-WEBER infolge Lymphrückstauung durch die Narbenbildung entstehen kann.

Der Eingriff wird in Allgemeinanaesthesie mit orotrachealer Intubation und zusätzlicher Hypopharynxtamponade durchgeführt. Der Subciliarschnitt beginnt in 1 bis 2 mm Abstand von der Lidkante des Unterlides (Abb. 148). Man präpariert zunächst stumpf unter vorsichtigem Abschieben des M. orbicularis oculi auf das Septum orbitale zu. Das Septum sollte dabei nicht verletzt werden, da es sonst zu einem Austreten des orbitalen Fettes kommt. Der Rand des Infraorbitalbogens wird freigelegt, das Periost incidiert und von lateral nach medial bis in die Gegend des Ligamentum palpebrale mediale abgelöst. Das Lidbändchen wird hier unter Belassen eines kurzen Muskelstumpfes scharf durchtrennt. Am inneren Canthus geht die Incision in die paranasale Schnittführung nach MOURE über (Abb. 148). Sie wird dann um den Nasenflügelansatz herum bis in das Philtrum geführt und durchtrennt gegebenenfalls auch die Oberlippe. Der so *umschnittene Wangenweichteillappen* wird von cranial innen nach caudal außen unter Abschieben des Periosts abgelöst. Der N. infraorbitalis muß dabei durchtrennt werden. Die motorische Versorgung des Wangenweichteillappens durch die Äste des N. facialis bleibt erhalten.

Der *weitere Fortgang der Operation richtet sich nach Ausdehnung und Histologie des Tumors*. Dabei kann nach DENKER (s. Band V/2 dieser Operationslehre) vorgegangen werden, indem ein großes Fenster in die Kieferhöhlenvorderwand gelegt und die laterale Nasenwand mit dem mittleren und posterioren Teil der unteren Muschel entfernt wird. Es können auch Teile des Processus frontalis maxillae reseziert werden. Der Ductus nasolacrimalis soll erhalten bleiben. Wenn es erforderlich erscheint, kann auch die vollständige Siebbeinausräumung, die Keilbeinhöhleneröffnung und die Resektion des hinteren Vomer erfolgen, wodurch man einen guten Überblick über den gesamten Nasopharynx erreicht. Je nach Ausdehnung der Geschwulst kann auch die Flügelgaumengrube durch Abtragen der hinteren Kieferhöhlenwand freigelegt werden.

Nach Beendigung des Eingriffs wird eine Mikulicz-Tamponade so in die Operationshöhle eingelegt, daß sie später durch die Nase entfernt werden kann. Die aufgeklappte Wange wird zurückgeschlagen und zweischichtig mit Adaptation der durchtrennten Lippenrotgrenzen vernäht.

## c) Transfacialer Zugang mit lateraler Rhinotomie

Eine Erweiterung des paranasal-transmaxillären Weges ist ein transfacialer Zugang mit lateraler Rhinotomie und Oberkieferteilresektion, der von NEEL et al. angegeben wurde. Dieser Operationsweg ermöglicht eine noch bessere Freilegung des Tumors und einen breiteren Zugang sowohl zum pterygomaxillären als auch zum infratemporalen und retromaxillären Raum. In vielen Fällen ist es möglich, den N. infraorbitalis dabei zu erhalten.

Der Eingriff wird in Allgemeinanaesthesie mit oraler Intubation und zusätzlicher Hypopharynxtamponade am liegenden Patienten mit leicht aufgerichtetem

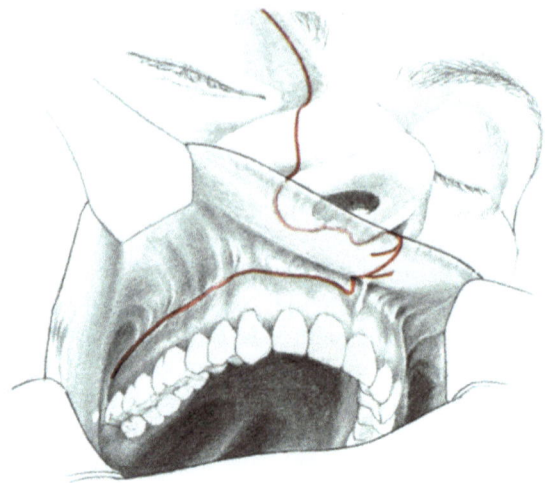

Abb. 149. Schnittführung bei dem paranasal-transfacialen Zugang zum Nasopharynx mit lateraler Rhinotomie nach NEEL et al.

Oberkörper durchgeführt. Der Operateur steht auf der Seite des Zugangsweges. Die *Incision* verläuft paranasal wie für die laterale Rhinotomie (s.S. 204) und wird um den Ansatz des Nasenflügels bis zur Basis der Columella weitergeführt. Von hier verläuft sie vertical durch die Oberlippe hindurch (Abb. 149). Es empfiehlt sich, die Schleimhautseite der Lippe z-förmig zu incidieren, um eine postoperative narbige Einziehung der Lippe zu vermeiden. In der alveobuccalen Umschlagfalte verläuft die Incision dann dorsalwärts bis zur Tuber maxillae (Abb. 149). Die Wangenweichteile werden mit dem Periost bis zum Foramen infraorbitale vom Knochen abgeschoben. Auch die Periorbita wird im Bereich der medialen Orbitawand vom Knochen abgehoben und die A. ethmoidalis anterior unterbunden (s.S. 194ff.). Nun führt man die *laterale Rhinotomie* als Osteotomie zwischen Nasenbein und Processus frontalis des Oberkiefers mit dem Meißel durch. Das Nasenbein wird medialwärts hochgeklappt. Anschließend reseziert man den Processus frontalis maxillae sowie die faciale Wand des Oberkiefers. Die Infraorbitalspange und ein schmaler knöcherner Rand um das Foramen infraorbitale werden dabei erhalten. Man kann nun die gesamte laterale Nasenwand mit den dorsalen Anteilen der unteren und der mittleren Muschel entfernen. Tränensack und Tränennasengang sollen erhalten bleiben. Nach Abtragen der dorsalen Septumabschnitte ist ein weiter Zugang zum gesamten Nasopharynx hergestellt.

Das *weitere Vorgehen richtet sich nach Tumorlokalisation und Histologie*. Nach Entfernen des Os lacrimale und der Lamina papyracea können Siebbein, Stirnhöhle und Keilbeinhöhle ausgeräumt und die gesamte vordere Schädelbasis kontrolliert werden. Zur Ausräumung der Flügelgaumengrube und des retromaxillären Raumes können jetzt die Hinterwand und die laterale Wand der Kieferhöhle mit der Lamina medialis des Processus pterygoideus entfernt werden. Dabei sucht man die Äste der A. maxillaris in der Flügelgaumengrube auf und unterbindet sie (s.S. 193), falls nicht schon vorher bei der neck dissection eine Arterienligatur am Hals erfolgte.

Nach der totalen Tumorentfernung legt man eine Mikulicz-Tamponade in die Operationshöhle ein. Sie wird zur Nase herausgeleitet. Das hochgeschlagene Os nasale wird in seine ursprüngliche Lage zurückverlagert. Dann legt man den abgehobenen Wangenweichteillappen zurück und vernäht den Schnitt paranasal und im Lippenbereich zweischichtig. Auch die Incision im Mundvorhof sollte vernäht werden.

## d) Laterale Zugangswege

Ein laterales Vorgehen über den transpterygoidalen, den transzygomaticalen oder den infratemporalen Zugang ist nicht als eigentlicher Operationsweg zum Nasopharynx aufzufassen. Es kommt aber als zusätzliche Maßnahme zur Aufdeckung und Entfernung von Nasenrachentumoren in Betracht, die bereits die laterale mittlere Schädelbasis erreicht haben. Auch wenn der Tumor in den retromandibulären und den retromaxillären Raum oder in die Fossa infratemporalis eingebrochen ist, können die lateralen Zugangswege hilfreich sein. Gewöhnlich muß man den gewählten lateralen Zugang mit einem der oben beschriebenen besser geeigneten Operationswege zum Nasopharynx kombinieren. Jeder Operateur, der einen lateralen Zugang zum retromaxillären Raum und zum Nasopharynx wählt, muß die anatomischen Strukturen in dieser Region genau kennen und beachten. Das gilt in erster Linie für die arterielle Versorgung über die A. maxillaris, die insgesamt 14 bis 15 Äste abgibt, was das Operieren in dieser Region erschwert. Besonders der retromandibuläre Verlauf der A. maxillaris (Abb. 150a–c) mit ihren unterschiedlichen Beziehungen zu den Musculi pterygoidei und zum N. mandibularis ist zu berücksichtigen.

### α) *Transpterygoidaler Zugang*

Bei dem transpterygoidalen Zugangsweg zur mittleren Schädelbasis handelt es sich um ein seitliches Eingehen durch den Gesichtsschädel. Der Weg wurde als extrabuccaler Zugang von v. MIKULICZ angegeben und mit Durchsägen des Unterkiefers für die Freilegung des dritten Astes des Trigeminus am Foramen ovale von MADELUNG empfohlen (GULEKE, 1935).

Von ROSS und SUKIS wurde über diesen transpterygoidalen Weg eine laterale Nasopharyngotomie durchgeführt und auf diese Weise ein Zugang zum Nasopharynx erreicht. Man sollte jedoch bedenken, daß der Eingriff mit einer temporären Spaltung der Unterlippe und der Durchtrennung des aufsteigenden Unterkieferastes verbunden ist. Auch die Ansätze des M. temporalis und des M. pterygoideus lateralis müssen abgetrennt werden. Die Unterbindung der A. maxillaris sowie der A. carotis externa sind in der Regel erforderlich. Bei der Schnittführung und beim Abheben der Weichteile vom Unterkiefer muß man unbedingt darauf achten, daß der Ramus marginalis des N. facialis nicht geschädigt wird. – Bei der Rekonstruktion ist eine Osteosynthese des durchtrennten aufsteigenden Unterkieferastes erforderlich.

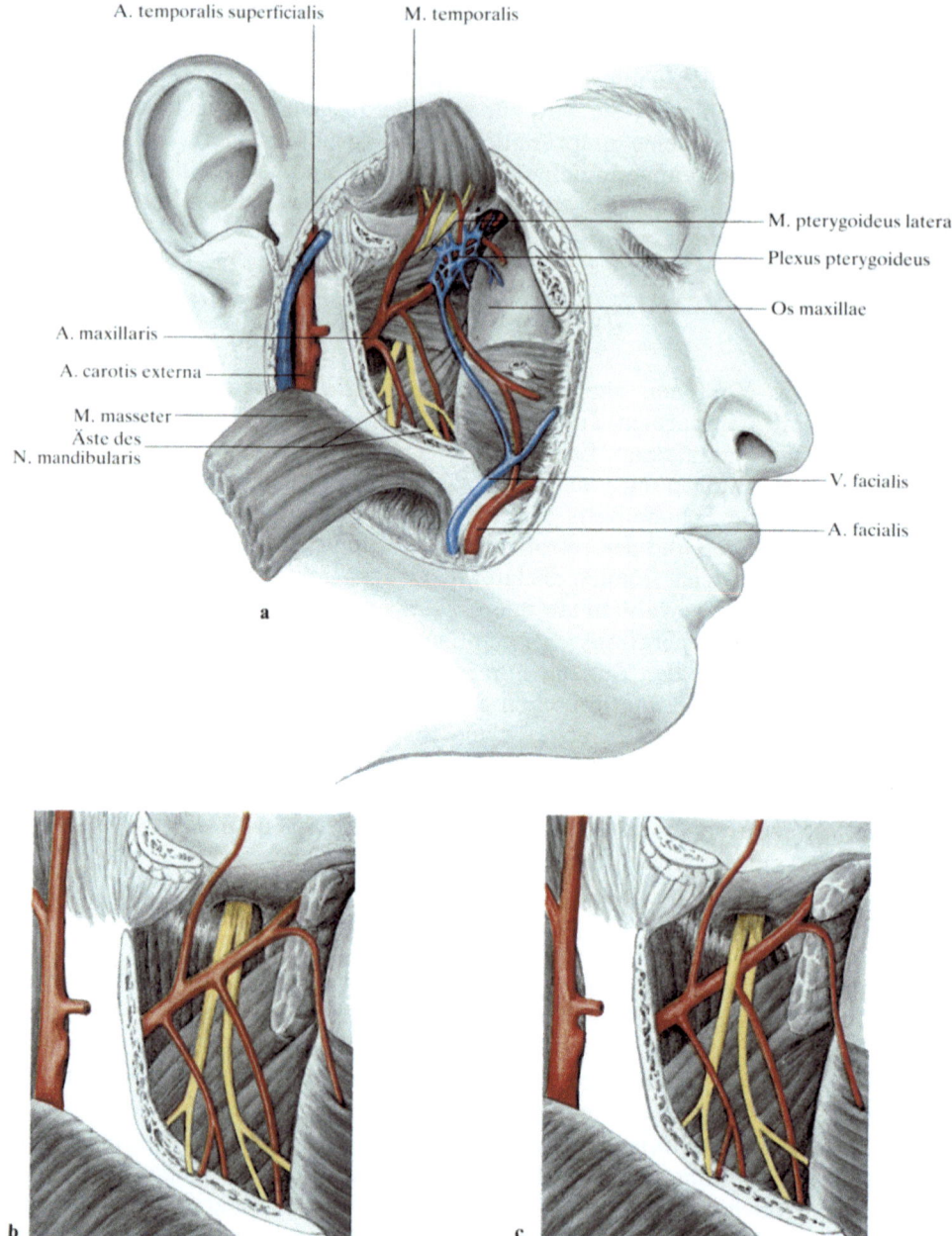

**Abb. 150a–c.** Anatomische Situation beim lateralen Zugang zum Nasopharynx über den pterygomaxillären Raum mit Darstellung der Variationen des Verlaufs der A maxillaris. Das Os mandibulare ist teilweise abgetragen, der Jochbogen reseziert, der M. masseter an seinem cranialen, der M. temporalis an seinem caudalen Ansatz abgesetzt. **a** Verlauf der A. maxillaris an der Außenseite des M. pterygoideus lateralis. **b** Die A. maxillaris verläuft an der Innenseite des M. pterygoideus lateralis und lateral vom N. mandibularis. Der M. pterygoideus lateralis ist durchtrennt. **c** Die A. maxillaris verläuft zwischen den Ästen des N. mandibularis auf der Innenseite des M. pterygoideus lateralis.
 Die Arterie kann auch medial vom N. mandibularis und seinen Ästen verlaufen (nach KRIZAN)

### β) Transzygomaticaler Zugang

Das Vorgehen von der Schläfe her mit passagerer Verlagerung des Jochbogens nach caudal wurde ursprünglich von BRUNS, LÜCKE, BRAUN, LOSSEN sowie von LEXER und KRAUSE für die Freilegung des N. maxillaris am Foramen rotundum entwickelt. BRAEUCKER hat diesen Zugang durch Wegnehmen eines Teils der knöchernen lateralen und dorsalen Wand der Kieferhöhle zu einem Zugang zur Fossa sphenopalatina und zum Ganglion sphenopalatinum erweitert (GULEKE, 1935). Von MÜNDNICH ist diese Technik als operativer Zugangsweg bei Entwicklung von Nasenrachentumoren in die Flügelgaumengrube modifiziert worden. MÜNDNICH kombiniert bei dieser sog. Umfassungsoperation den transzygomaticalen Zugang mit dem Vorgehen durch das Mittelgesicht, indem er die Incision über dem Jochbogen in den Subciliar- und Paranasalschnitt (s.S. 258) mit Oberlippenspaltung übergehen läßt. Auf die Gefahr der Schädigung des Augenastes des N. facialis bei diesem Vorgehen muß hingewiesen werden. – Im allgemeinen wird man auf diesen aufwendigen Zugangsweg verzichten können und bei entsprechender Tumorlokalisation und guter Ausleuchtung des Operationsgebietes mit parallelstrahligem Licht mit dem infratemporalen Zugang (DENECKE) auskommen.

### γ) Infratemporaler Zugang

Bei Ausdehnung eines Nasenrachentumors in die Fossa infratemporalis empfiehlt DENECKE zusätzlich zu dem als geeignet erachteten Zugangsweg zum Nasenrachenraum den infratemporalen Zugang unter Schonung des Augenastes des N. facialis und des Jochbogens. Die Incision läuft im Bereich der seitlichen Stirn in der Haargrenze oder 1 cm dahinter und trifft unter Schonung des Stirnastes des N. facialis das hintere Drittel des Jochbogens, etwa einen Querfinger vor dem Helixansatz. Der M. temporalis wird in seinem vorderen Drittel vorsichtig vom Schädel abgelöst und nach dorsal geschlagen. Tumoranteile in der Fossa infratemporalis können nun entfernt werden. Nach Wegnahme der Kieferhöhlenhinterwand kann man transantral auch in die Flügelgaumengrube eingehen. Der M. temporalis wird abschließend wieder in seine ursprüngliche Lage zurückfixiert. Da keine Knochenresektion am Jochbein erfolgte, entsteht kein kosmetischer Defekt. Bei Duraverletzung oder notwendiger Resektion im Bereich des anterioren Pols der mittleren Schädelgrube kann der M. temporalis auch zur Deckung des Duradefektes benutzt werden. Hierdurch werden Liquorabfluß und aufsteigende Meningitis verhütet.

FISCH benutzt als Zugang eine retroauriculäre Incision, die von der lateralen Frontalregion bis zum Kieferwinkel reicht. Der N. facialis muß freigelegt und der Jochbogen durchtrennt werden. Der M. temporalis wird nach caudal abgelöst und Knochen von der Schädelbasis im Bereich der mittleren Schädelgrube entfernt. Danach kann das Tumorgewebe in der Fossa infratemporalis zusammen mit den Mm. pterygoidei, den Mm. levator und tensor veli palatini und der Tuba Eustachii im Block reseziert werden. Der Zugang zum Nasenrachenraum ist damit gleichfalls frei.

### e) Kombinierte rhinochirurgisch-neurochirurgische Zugangswege bei intracranieller Ausdehnung von Nasopharynxtumoren

Da präoperativ Ausschluß oder Nachweis einer intracraniellen Ausdehnung der Nasopharynxtumoren erforderlich ist, muß vor jedem Eingriff eine moderne neuroradiologische Untersuchung einschließlich der Computertomographie vorgenommen werden. Ist eine intracranielle Beteiligung nachgewiesen, wird zunächst neurochirurgisch vorgegangen. In der Regel wird dabei über eine frontotemporale Craniotomie die mittlere Schädelgrube mit den Keilbeinflügeln und der Fissura orbitalis superior freigelegt und auch der Sinus cavernosus, der Opticus und die Hypophysenregion kontrolliert.

Für das extracranielle Vorgehen wird bei diesen kombinierten Eingriffen der transfaciale Weg mit lateraler Rhinotomie und breiter Freilegung der Schädelbasis gewählt. Dabei kann ein Duradefekt mit Liquorabfluß durch wasserdichte Abdeckung mittels Lyodura oder mit einem Temporalismuskellappen oder auch mit einem frei transplantierten Muskel-Fascienlappen versorgt werden.

## 3. Operatives Vorgehen bei gutartigen Nasopharynxtumoren

Als gutartige Tumoren kommen in erster Linie juvenile Angiofibrome in Betracht. Gelegentlich findet sich auch ein aberrierender Speicheldrüsenmischtumor oder ein Papillom im Nasenrachenraum. Ferner kommen Myxome, Chondrome und Chordome vor.

Infolge der guten Untersuchungsmöglichkeit des Nasopharynx mit Hilfe moderner Optiken werden öfter Cysten des Nasenrachendaches nachgewiesen. In der Mehrzahl handelt es sich um Retentionscysten der Rachenmandel. Sie können ihren Ursprung aber auch von der Bursa pharyngealis (Abb. 143) nehmen. Diese Cysten haben festen Kontakt mit der Schädelbasis (ZAHN). Sie können eine Behinderung der Nasenatmung, evtl. mit Tubenverlegung hervorrufen und gehen mit Kopfschmerzen und Fremdkörpergefühl im Nasenrachen einher (TORNWALDT). Differentialdiagnostisch sind sie von einer Meningoencephalocele, von einem Hirnprolaps und evtl. auch von einem Hypophysenprolaps in den Nasopharynx abzugrenzen (R. ALBRECHT).

Die operative Behandlung der Tornwaldtschen Cyste erfolgt entweder durch Aufschlitzen der Cyste zur Entleerung des zähen mucösen Inhaltes oder durch Ablösen der Cystenwand von der Schädelbasis auf transnasalem oder transoralem Weg unter Kontrolle mit der Optik eines Nasenendoskops oder des Nasopharyngoskops (Abb. 144).

## a) Operatives Vorgehen beim juvenilen Angiofibrom

### α) Allgemeine Vorbemerkung

Das juvenile Nasenrachenfibrom sive Angiofibrom ist fast ausschließlich auf das männliche Geschlecht und in der Hauptsache auf den Alterszeitraum um die Pubertät beschränkt. Nach diesem Alter soll spontane Rückbildungsmöglichkeit bestehen. Bei nachgewiesenem Angiofibrom sollte man jedoch nicht dessen Entwicklung ohne Behandlung abwarten.

Entsprechend der anatomischen Situation der Geschwulst lassen sich *4 Grundtypen* unterscheiden: der basiläre, der pterygomaxilläre, der choanale oder sphenoethmoidale und der tubare Typ. Mischformen sind dabei möglich. Das operative Vorgehen verlangt je nach dem vorwiegenden Insertionstyp und der Ausdehnung des Tumors *verschiedene Zugangswege, die gegebenenfalls kombiniert werden müssen*. Ziel des operativen Vorgehens sollte die radikale Ausräumung der Geschwulst sein. Nur so kann die Hauptgefahr dieser Operation, die massive Blutung, relativ gering gehalten werden. Darauf hat bereits CHELIUS 1834 hingewiesen.

Vor Beginn des Eingriffs müssen *ausführliche präoperative Untersuchungen* über Lokalisation und Ausdehnung des Tumors vorgenommen werden. Postrhinoskopisch zeigt sich eine blaßbläuliche, glatte Tumormasse. Röntgenübersichtsaufnahmen und Tomographien des gesamten Nasennebenhöhlenbereichs sind angezeigt. Mit der axialen Schädelbasis-Computertomographie ist die Tumorausdehnung zu erfassen, besonders auch bei Entwicklung des Angiofibroms in den retromaxillären Raum und in die Fossa infratemporalis. Auch die superselektive Angiographie der A. carotis externa unter Verwendung der Subtraktionsmethode ist zur Abgrenzung der Geschwulst und vor allem zur Bestimmung ihrer Zuflüsse hilfreich (VOGELSANG et al., 1975). Auf Grund dieser angiographischen Befunden erfolgt die Blutversorgung der Nasenrachenangiofibrome über funktionell erweiterte Äste der A. carotis externa, vorwiegend über die A. maxillaris und deren Äste sowie über die A. pharyngea ascendens. Ist der Tumor in die Orbita eingebrochen, nehmen auch Arterien aus dem Sinus-cavernosus-Abschnitt der A. carotis interna an der Blutversorgung teil. Protrusio bulbi und Schwellungen im Bereich von Schläfe oder Wange weisen auf die Tumorausdehnung in die Orbita und in die Fossa infratemporalis hin.

Bei diesen sehr blutreichen Tumoren, bei denen oft bedrohliche Spontanblutungen aus der Nase auftreten, sollte die *Probeexcision* nur so vorgenommen werden, daß immer die Möglichkeit einer sicheren Blutstillung, gegebenenfalls in Allgemeinanaesthesie mit orotrachealer Intubation, gegeben ist. Die Probeexcision kann transnasal oder nach Vorziehen des weichen Gaumens auch peroral erfolgen. Mit stärkeren Blutungen ist dabei zu rechnen. Es muß daher eine vordere oder hintere Nasentamponade (s. S. 187 ff.) vorbereitet und gegebenenfalls entsprechend ausgeführt werden.

Der operative Eingriff zur Entfernung des Angiofibroms sollte *stets in Allgemeinanaesthesie mit orotrachealer Intubation* durchgeführt werden. Dabei ist die Benutzung von inkompressiblen Tuben empfehlenswert, um durch eine feste Tamponade im Hypopharynx die unteren Luftwege zusätzlich zur aufblasbaren

Tubusmanschette sicher vor einer Blutaspiration schützen zu können. Liegt infolge der Tumorausdehnung in dem retromandibulären Raum eine Kieferklemme vor, die eine perorale Intubation nicht zuläßt, dann muß die Intubation von einem Tracheostoma aus durchgeführt werden.

Um den Blutverlust bei der Operation zu vermindern, ist die *Ligatur der zuführenden Arterie vor dem Eingriff am Tumor* empfehlenswert. Dabei kann der Nachweis des zuführenden Gefäßes durch die superselektive Angiographie (s.S. 265) für die richtige Auswahl der zu unterbindenden Gefäße hilfreich sein. Liegt kein angiographischer Befund vor, so wird die Ligatur auf der Seite durchgeführt, auf der die Basis des meist einseitig inserierenden Tumors sitzt.

Bei Tumoren, bei denen Kieferhöhle und Flügelgaumengrube nicht mitbefallen sind, empfiehlt sich die transantrale Ligatur der A. maxillaris (s.S. 192). Bei ausgedehnten Tumoren mit Einbruch in die Kieferhöhle und in die Flügelgaumengrube wird die Ligatur der A. carotis externa im Bereich des Trigonum caroticum ausgeführt (s.S. 196). Bei Tumorausdehnung nach beiden Seiten kann die Ligatur der A. carotis externa auch beiderseits durchgeführt werden, ohne daß ein Schaden am Gesichtsschädel eintritt. Die *intraarterielle Injektion einer Fibrinkleberlösung distal von der Ligatur* reduziert zusätzlich die Blutungsneigung (DENECKE), sollte aber nie ohne vorherige angiographische Abklärung erfolgen. Bei Tumoren mit intracranieller Ausdehnung kann man eine therapeutische Thrombose in den arteriellen Zuflüssen durch die sog. *selektive Embolisation* (DJINDJIAN, MÄRLAND u.a.) hervorrufen. Es ist dann zweckmäßig, mit dem geplanten operativen Eingriff einige Tage abzuwarten.

M.F.W. SMITH et al. haben *cryochirurgische Maßnahmen am Tumor selbst* zur Eindämmung des Blutverlustes in Anwendung gebracht. Nach kreuzförmiger Incision auf der durch den entsprechenden Zugang freigelegten Tumoroberfläche haben sie eine Cryosonde von 20 cm Länge und einem Durchmesser von 4 mm in die Gegend der Tumorbais geführt und durch flüssigen Stickstoff auf −190° C gebracht. Die Sonde wurde für 8 min liegengelassen. Die Tumoren haben sich nach Angaben der Autoren blutfrei entfernen lassen. Im Bereich der Schädelbasis und der Orbita sollte man mit der Anwendung der Cryochirurgie jedoch zurückhaltend sein.

Von der *Elektrokoagulation der Angiofibrome* sollte man Abstand nehmen und dem sauberen Herauspräparieren den Vorzug geben. Infolge der Verschorfung können Tumoranteile übersehen werden, und die Entfernung des Angiofibroms wird dann nicht im Gesunden erfolgen.

*β) Transpalatinales Vorgehen bei auf den Nasopharynx beschränkten Angiofibromen*

Bei den kleinen auf den Nasenrachenraum beschränkten Tumoren ist der transpalatinale Zugangsweg nach WILSON zu empfehlen (Abb. 147). Da man den Tumor nicht immer in toto durch die transpalatinale Öffnung entfernen kann, führt man in einem solchen Fall eine große stumpfe Nasenrachenzange hinter dem Velum an den Tumor, den man *unter Sicht mit der Zange an seiner Basis faßt* und durch rasche drehende und hebelnde Bewegungen in toto an seiner Insertion löst. Der Tumor kann dann mit der Zange über den Pharynx und die Mundhöhle entfernt werden. Die Blutung steht sofort, wenn die Entfernung in toto gelungen ist.

*Kommt die Blutung nicht zum Stehen,* so besteht Verdacht, daß *noch Tumorzapfen vorhanden* sind. Man kontrolliert das Operationsgebiet nochmals sorgfältig transpalatinal un entfernt noch vorhandene Tumorzapfen auf diesem Wege. Nach vollständiger Tumorentfernung wird der Nasopharynx mit einer entsprechend großen Bellocq- oder Mikulicz-Tamponade (s.S. 188, 257) versorgt und die Inncision am Gaumen vernäht.

Ein anderer Zugangsweg zu kleinen Nasenrachenfibromen, die auf den Nasopharynx beschränkt sind, ist die *Längsspaltung des weichen Gaumens.* Diese Methode ist nicht so günstig wie der beschriebene transpalatinale Zugang zwischen hartem und weichem Gaumen, da Funktionsstörungen des weichen Gaumens resultieren können.

*γ) Operatives Vorgehen bei ausgedehnten Angiofibromen*

Die Angiofibrome des Nasopharynx haben bei längerem Bestehen die Neigung, sich durch die Choane in die Nasenhöhle und den sphenoethmoidalen Bereich, in die Kieferhöhle und in die Orbita sowie über die Fissura pterygomaxillaris nach lateral in die retromaxilläre Region, in die Fossa infratemporalis und die Fossa temporalis auszubreiten. Bei besonders großer Ausdehnung schieben sich Tumorzapfen im Bereich des Keilbeins in die Schädelbasis bis in die Gegend des Chiasma vor, wo es zu Opticusschädigungen kommen kann. Nach dorsal können Tumorzapfen die Wirbelkörper der oberen Halswirbelsäule erreichen. Diesen Ausdehnungsmöglichkeiten, die in der Regel präoperativ zu erfassen sind, hat sich das operative Vorgehen anzupassen.

Beim Vordringen von Tumorzapfen *in die Nasenhaupthöhle* kann man diese von vorn durch die Nasenhöhle stumpf in den Nasopharynx zurückdrängen, so daß der Tumor über den transpalatinalen Zugang dann in toto entfernt werden kann.

Haben sich Tumorzapfen *in die Kieferhöhle* entwickelt, so ist das transantrale Vorgehen nach DENKER oder nach CALDWELL-LUC (s. Band V/2 dieser Operationslehre) in Verbindung mit dem transpalatinalen Vorgehen angezeigt.

Bei Vordringen des Tumors *in die Sphenoethmoidalräume* ist der transfaciale Zugang mit lateraler Rhinotomie (s.S. 259) zu bevorzugen. Bei diesem Vorgehen kann man in der Regel auch den im Nasopharynx befindlichen Tumoranteil zugänglich machen, gegebenenfalls muß man einen dorsalen Vomeranteil mit resezieren.

Der transfaciale Zugang mit lateraler Rhinotomie ist auch bei Eindringen von Tumorzapfen *in die Orbita* indiziert, was sich häufig schon präoperativ durch eine Protrusio bulbi anzeigt. Die orbitalen Tumoranteile werden dabei längs der Schädelbasis aus der Orbita unter Schonung des Opticus und des übrigen Orbitainhaltes vorsichtig entwickelt und in Richtung auf das Siebbein und in die Nasenhöhle gedrängt. Nach Möglichkeit unterbindet man vorher die Aa. ethmoidales anterior und posterior (s.S. 194) oder schaltet diese durch vorsichtige Elektrokoagulation aus. Wenn man sich präparatorisch immer an der Peripherie des Tumors hält, kann die Ausräumung der Tumorzapfen aus der Orbita relativ blutfrei erfolgen und der Opticus vor Druckschäden geschützt werden.

Hat der Tumor *die Dura freigelegt*, so läßt er sich gleichfalls über den Weg der lateralen Rhinotomie unter Schonung der Dura nach caudal und dorsal entwickeln. Zeigt sich dabei, daß der Tumor die *Dura bereits perforiert* hat und in das Endocranium eingedrungen ist, dann muß der Eingriff auf neurochirurgischem Weg mittels frontaler Craniotomie fortgesetzt werden, damit ein sicheres Entfernen der intracraniellen Tumorzapfen gewährleistet ist und eine Deckung des Duradefektes zur Vermeidung einer Liquorrhoe und ihrer Folgen vorgenommen werden kann.

Der transfaciale Zugang (s.S. 259) ist auch bei einer Tumorausbreitung *in den pterygomaxillären Raum* geeignet. Hierbei wird nach erfolgtem transfacialem, transantralem Zugang die knöcherne Hinterwand der Kieferhöhle abgetragen und der im retromaxillären Raum gelegene Tumoranteil nach medial in die Kieferhöhle entwickelt. Ist die A. maxillaris auf transantralem Weg noch zu erreichen, so wird sie hier vor der Tumorentwicklung unterbunden bzw. mit Gefäßclips unterbrochen. Wenn das infolge zu ausgedehnten Tumorwachstums nicht möglich ist, empfiehlt sich die vorherige Unterbindung der A. carotis externa im Bereich des Trigonum caroticum (s.S. 196ff.).

Bei Vordringen von Tumorzapfen zwischen Jochbogen und Schädelbasis *in die Fossa temporalis und in die Fossa infratemporalis* ist ein lateraler Zugangsweg in Kombination mit einem anderen geeigneten Zugang zum Tumor (transfacial oder transpalatinal) indiziert. DENECKE empfiehlt bei dieser Ausdehnung des Angiofibroms den infratemporalen Zugang unter Schonung des Augenastes des N. facialis und unter Erhaltung des Jochbogens (s.S. 263). Die Tumoranteile werden dabei stumpf aus der Fossa infratemporalis und der Fossa temporalis ausgelöst und nach caudal zur Kieferhöhle hin luxiert, deren laterale Wand vorher über den transantralen Weg reseziert wurde.

Bei der Kombination der angeführten Zugangswege kann man den transpterygoidalen Weg mit der Durchtrennung des aufsteigenden Unterkieferastes und der damit verbundenen Gefährdung des N. facialis immer umgehen.

Es muß nochmals betont werden, daß man bestrebt sein sollte, *den Tumor einschließlich seiner Zapfen in toto zu entfernen und nicht Tumoranteile abzureißen*, da man sonst mit starken schwallartigen Blutungen rechnen muß, die Übersicht verlieren und Tumorreste zurücklassen kann, aus denen es stark weiterblutet. Eine Ausnahme bilden Tumorzapfen, die sich *in unmittelbarer Nähe des N. opticus* befinden bzw. die bereits eine Funktionsschädigung des Sehnerven herbeigeführt haben. In diesen Fällen sollte man beim Entfernen des Tumors den am Opticus liegenden Tumorzapfen zunächst belassen. Sollte es aus dem zurückgelassenen Tumorzapfen noch bluten, so muß man versuchen, die Blutung durch bipolare Koagulation zu stillen, um eine Tamponade mit eventueller Druckschädigung des N. opticus zu vermeiden. Nach der Entlastung des Nerven durch die Entfernung des Haupttumors kann wenige Wochen später dieser Tumoranteil vorsichtig unter Schonung des Opticus herauspräpariert werden. Berücksichtigt man diese Tatsache nicht, dann kann bei dem Luxieren des gesamten Tumors zusätzlich eine irreparable Schädigung des Opticus bewirkt werden.

Die *Versorgung der Operationshöhle nach Exstirpation ausgedehnter Nasopharynx-Angiofibrome* erfolgt am besten mittels freier Spalthauttransplantate, die im Nasopharynx und im Bereich der Nasennebenhöhlen und der Fossa pterygopalatina durch eine Mikulicz-Tamponade fixiert werden. Da die mediale Kieferhöhlenwand meistens zum größten Teil geopfert werden mußte, wird die Mikulicz-Tamponade so eingelegt, daß sie wenige Tage nach der Operation durch die Nase gezogen werden kann.

## b) Operatives Vorgehen bei weiteren gutartigen Nasopharynxtumoren

Das operative Vorgehen beim aberrierenden pleomorphen Adenom sowie bei Myxomen und Chondromen wie auch beim Papillom richtet sich nach Lokalisation und Ausdehnung des Tumors. Im Allgemeinen wird man bei diesen Tumoren den transpalatinalen Zugang wählen, wenn sie im Nasenrachenraum ihren Ursprung haben. Auch bei Chordomen, die häufig im Bereich des Clivus ihren Ausgang nehmen und sekundär in den Nasopharynx hineinwachsen, ist das transpalatinale Vorgehen zunächst die Methode der Wahl (s.S. 255, 272ff.). Bei Papillomen, die als fakultativ maligne gelten, ist nach vorausgegangener Röntgen-Tomographie der Nasennebenhöhlen und nach Knochenszintigraphie gegebenenfalls ein transfacialer Zugang (s.S. 259) indiziert.

## 4. Operatives Vorgehen bei malignen Nasopharynxtumoren

Die primäre Tumorlokalisation soll sich bei den malignen Nasopharynxtumoren am häufigsten in der Rosenmüllerschen Grube (Abb. 143) finden (STEVENS, ALBRECHT). Das Rachendach und die Hinterwand schließen sich in der Reihenfolge der Häufigkeit an (KUP). Für die *Ausbreitung per continuitatem* kommen im wesentlichen zwei Wege in Frage: der nach oben in die Schädelbasis und der nach der Seite in die Halsweichteile.

Die *Indikation für einen chirurgischen Eingriff* wird bei den Nasenrachenmalignomen nicht einheitlich gestellt. Bietet sich die Chance, einen exophytisch wachsenden, am Rachendach oder an der Hinterwand lokalisierten Tumor chirurgisch zu entfernen, so sollte sie genutzt werden. Die Hauptargumente, die gegen die Operabilität angeführt werden, sind das rasche Eindringen des Tumors in die Schädelbasis und die Gefahr nicht beherrschbarer Blutungen. Die Möglichkeit zum operativen Vorgehen wird jedoch durch die Tatsache begünstigt, daß die Dura eine relativ feste Schranke gegen das Vordringen des Tumors bildet. – Auch das Tumorrezidiv nach erfolgter Bestrahlung kann eine Indikation zum chirurgischen Eingriff darstellen, insbesondere dann, wenn sich dadurch schwere neuralgische Beschwerden bessern lassen.

Wegen des *frühzeitigen Auftretens von regionären Lymphknotenmetastasen* sind CENCI, CONLEY, DENECKE, EY, WILSON u.a. der Auffassung, daß beim Nasenrachencarcinom immer auch die neck dissection, einseitig oder auch beidseitig (s. Band V/3, S. 702ff. dieser Operationslehre) durchgeführt werden sollte. DENECKE weist darauf hin, daß dabei den *retropharyngealen und cranialen parapharyngealen Lymphknoten* eine besondere Bedeutung zukommt, da sie die erste Station des regionären Lymphabflusses darstellen. Nach seiner Ansicht sollte man bei der neck dissection zusätzlich den Pharynx von caudal nach cranial stumpf von der Wirbelsäule abpräparieren, um diese perlschnurartig aufgereihte Lymphknotenkette zuverlässiger kontrollieren zu können.

Bei *umschriebener Lokalisation des Malignoms im Nasopharynx* kann man dabei eine Pharyngotomia lateralis (s. Band V/3, S. 66 dieser Operationslehre) durchführen und den Tumor von hier aus angehen. Auch der transpalatinale Weg kann in solchen Fällen gewählt werden, besonders wenn der Tumor exophytisch gewachsen ist.

Bei *Tumorbefall der Keilbeinhöhle und der knöchernen Schädelbasis* verschafft das transfaciale Vorgehen mit lateraler Rhinotomie und partieller Oberkieferresektion (s. Band V/2 dieser Operationslehre) die bessere Übersicht. Man erreicht nicht nur die Schädelbasis im Bereich des Keilbeins, sondern kann bei Entfernung der gesamten Kieferhöhlenrückwand auch Zugang zur mittleren Schädelgrube und zu dem hier befallenen Knochen erhalten. Ist die Dura noch nicht betroffen, so kann der erkrankte Knochen mit dem Meißel gelockert und mit einer Faßzange entfernt werden. Wird die Dura verletzt, oder mußte sie reseziert werden, so ist der Defekt sofort mit einer Fascie abzudecken, die man mittels Fibrinklebers befestigen kann. Auch kann man den M. temporalis von einem infratemporalen Zugang her auf die Duralücke schlagen (DENECKE) und damit einen bleibenden Liquorabfluß verhindern.

Bei Ausbreitung des Tumors *in den retromaxillären und in den retromandibulären Raum* kann man den transpterygoidalen Weg (s.S. 262) mit einem anderen geeigneten Zugang zum Nasopharynx, z.B. mit dem transpalatinalen Vorgehen, kombinieren (ROSS und SUKIS).

# 5. Operatives Vorgehen bei intracranieller Verletzung der A. carotis interna

Bei Tumoren, die sich in den Bereich der mittleren Schädelbasis und in die Keilbeinhöhle ausgebreitet haben, kann es durch Arrosion oder bei der Tumorentfernung vor allem am seitlichen Keilbeinhöhlendach zur Verletzung der A. carotis interna kommen. Hierbei muß der Operateur entscheiden, ob von einem frontotemporalen Zugang aus eine neurochirurgische Gefäßligatur supracavernös mit oder ohne Unterbindung der A. ophthalmica (DANDY, 1935) durchgeführt werden soll oder ob zunächst eine Ligatur der A. carotis communis vorzunehmen ist. Letzteres bietet sich bei gleichzeitig durchgeführter neck dissection an. Außerdem ist die Entscheidung mit davon abhängig, ob und wie schnell ein Neurochirurg hinzugezogen werden kann. – Auf die Problematik bei der Unterbindung der arteriellen Gefäße am Hals ist weiter vorn hingewiesen worden (s.S. 199ff.).

## 6. Operatives Vorgehen bei Verletzung der A. vertebralis

Die A. vertebralis, die bekanntlich durch die Foramina transversaria der sechs oberen Halswirbel verläuft, kann besonders in ihrem dritten Abschnitt verletzt werden. Hier nimmt sie einen freien Verlauf vom Austritt aus dem Querfortsatz des Atlas bis zur Membrana atlantooccipitalis. Sie liegt hier quasi als Reserveschlinge für die Kopfkreiselung im Sulcus arterii vertebralis. Bei malignen Nasenrachentumoren mit frühzeitiger Metastasierung in den Bereich der lateralen retropharyngealen Lymphknotengruppe (s.S. 270), in die retroaccessorische Loge und in die Umgebung der Hirnnerven IX, X und XII kann es bei der Lymphknotenentfernung in dieser Gegend zu einer Verletzung der A. vertebralis kommen. Die Blutstillung muß dann durch Unterbindung des Gefäßes nach Küttner III oder nach Hserlyn (s. Band V/4, S. 187 ff. dieser Operationslehre) herbeigeführt werden, da die alleinige Tamponade die Blutung nicht zum Stehen bringt (Guleke, 1953).

Nach Denecke erreicht man die A. vertebralis in ihrem dritten Verlaufsabschnitt über einen antrior-lateralen Zugangsweg. Dabei muß entweder ein bogenförmiger Schnitt von der Gegend des großen Zungenbeinhorns zwei Querfinger unterhalb des Kieferwinkels schräg über den Warzenfortsatz nach dorsal geführt werden oder man erweitert die bereits angelegte Incision für die neck dissection über die Warzenfortsatzspitze hinaus in Richtung auf die Protuberantia occipitalis externa. Unter Schonung des N. facialis sowie des N. accessorius und der Hirnnervengruppe IX bis XII kann man nach Abdrängen der A. carotis interna nach medial und anterior den Querfortsatz des Atlas darstellen und von hier die A. vertebralis aufsuchen und unterbinden. Nach Guleke wie auch nach Rickenbacher kann sich über dem Sulcus arterii vertebralis des Atlas eine Knochenspange ausgebildet haben, die die Arterie überdacht. In solchen Fällen wird diese Knochenspange zuerst abgetragen (Denecke). Beim Breitschädel mit kurzem Hals und spitzem Winkel zwischen Halswirbelsäule und Schädelbasis kann es zur Erweiterung des Zugangs notwendig werden, eine partielle Petrosektomie unter Mitnahme eines Teils des Warzenfortsatzes vorzunehmen. N. facialis, Labyrinthblock der Bulbus der V. jugularis interna sind dabei zu schonen (Denecke).

Die Versorgung der Verletzung der A. vertebralis in ihrem dritten Verlaufsabschnitt kann auch nach Drüner zwischen Atlas und Epistropheus erfolgen (s. Band V/4, S. 190 ff. dieser Operationslehre).

Ist die Blutungsstelle weiter cranial gelegen und die Versorgung der Blutung aus der A. vertebralis nach Drüner nicht möglich, so muß eine provisorische Blutstillung durch Einlage eines mit einem Gazestreifen ausgestopften Gummifingerlings mit zusätzlichem äußeren Kompressionsverband erfolgen und der Patient dann zur endgültigen neurochirurgischen Versorgung weitergeleitet werden. Besonders bei Fortbestehen eines starken retrograden Blutstroms wird die Unterbindung der A. vertebralis intradural vorgenommen werden müssen (Tönnis). Dabei wird von einer suboccipitalen Craniotomie das Foramen magnum erweitert. Nach Eröffnen der Arachnoidea und nach Durchtrennen des Liga-

## 7. Transpalatinale Resektion der Tumoren des Clivus

Der transpalatinale Zugang zur Schädelbasis und zur oberen Halswirbelsäule wurde ursprünglich durch NÉLATON und GUSSENBAUER unter Längsspaltung des weichen und des harten Gaumens ermöglicht. PREYSING bevorzugte die transorale Ablösung der Weichteile vom harten Gaumen, die er von einer horizontalen Incision aus vornahm. Unter Fortnahme von Teilen des Vomer und gegebenenfalls von posterioren Anteilen des harten Gaumens konnte ein guter Überblick geschaffen und eine ausreichende Weite für die Operationen am Dach des Nasopharynx hergestellt werden.

Die Einführung des Operationsmikroskops in diese Chirurgie brachte einen erheblichen Fortschritt. Durch die paralaxenfreie Ausleuchtung des Operationsgebietes in der Tiefe ist ein sicheres Operieren gewährleistet.

Der Eingriff wird in *Allgemeinbetäubung mit orotrachealer Intubation* durchgeführt. Dabei ist es ratsam, zusätzlich eine Hypopharynxtamponade zu legen. Der Operateur sitzt auf der rechten Seite des liegenden Patienten, dessen Oberkörper leicht aufgerichtet ist.

Am besten hat sich eine *Incision* bewährt, die etwa 0,5 cm vor der Spina nasalis posterior in nach ventral convexem Bogen am harten Gaumen verläuft (Abb. 147). Das Gefäß-Nervenbündel ist dabei beiderseits zu schonen. Bei ausgedehnten Prozessen z.B. am Clivus ist es ratsam, den dorsalen Anteil des knöchernen harten Gaumens abzutragen, um den Zugang zu erweitern. Der Sperrer, ein dem Boyle-Davis-Sperrer ähnliches Instrument, wird in der Weise eingesetzt, daß sein Spatel durch die Gaumenincision in den Nasopharynx gelangt, während sich die Zahnhaken an der oberen Zahnreihe abstützen (Abb. 151a, b). Das Aufsperren des Instruments und die Verlagerung des weichen Gaumens nach caudal darf keinesfalls ruckartig erfolgen, damit es nicht zu einer Schädigung der Arterien und Nerven oder zur Zerreißung der Gaumensegelmuskulatur kommt. – Das Intubationsrohr für die Anaesthesie sollte stets inkompressibel sein, damit es durch den Druck des Spatels bei liegendem Sperrer nicht verlegt werden kann.

---

**Abb. 151a, b.** Transpalatinaler Zugangsweg zum Rhinopharynx und zum Clivus. **a** Ansicht von lateral. Der Mund wird durch einen Sperrer weit offen gehalten. Dieser ist an der oberen Zahnreihe abgestützt und drängt mit seinem Spatel den am harten Gaumen abgelösten weichen Gaumen nach caudal. Der Zugang zum Clivus ist frei. Der Pfeil zeigt die Blickrichtung durch das Operationsmikroskop an. Das inkompressible Intubationsrohr liegt unter dem Spatel des Sperrers. **b** Ansicht von vorn. Der Spatel des Sperrers hält die Zunge, den weichen Gaumen und das inkompressible Intubationsrohr nach caudal. Der posteriore Rand des harten Gaumens begrenzt das Blickfeld nach cranial. Die Weichteile an der Hinterwand des Rhinopharynx sind in der Medianlinie gespalten und durch Nähte nach lateral fixiert

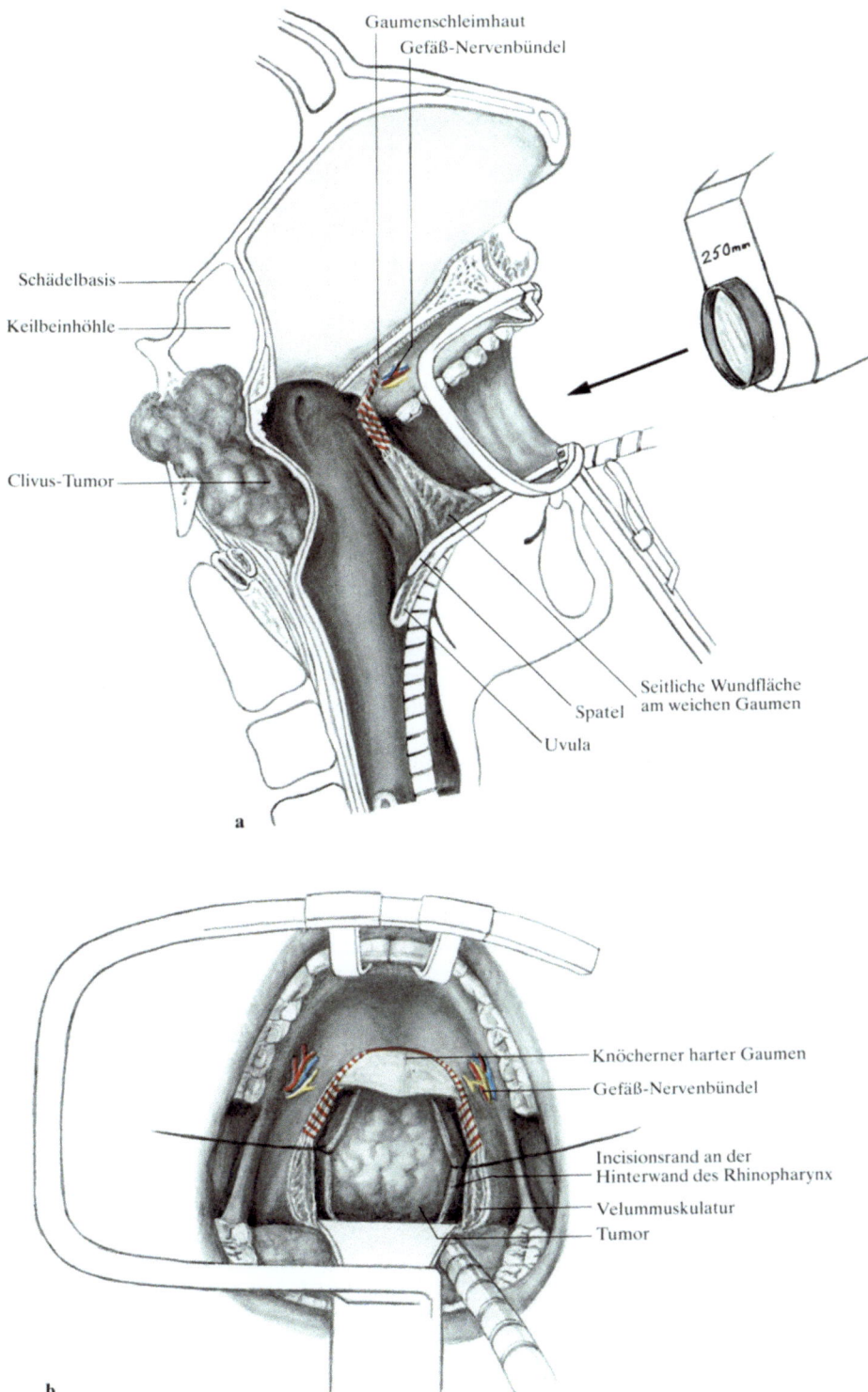

Nach *Eröffnung des Nasopharynx* auf diesem Wege besteht die Möglichkeit, die angrenzenden Regionen der Schädelbasis und eventuell auch der oberen Halswirbelsäule anzugehen. Beim *Zugang zum Clivus* werden die Weichteile an der hinteren Pharynxwand in der Mittellinie gespalten und durch Nähte zur Seite hin fixiert (Abb. 151 b). Auf diese Weise kann man sich das Operationsgebiet am besten offenhalten. Erstrecken sich z.B. Chordome caudalwärts, so ist die Erweiterung des Zugangs zur oberen Halswirbelsäule durch entsprechende Incision möglich. – Bei länger dauernden Eingriffen ist es ratsam, den Sperrer stündlich für einige Minuten zu entspannen, damit am Wundrand des weichen Gaumens keine Ernährungsstörungen auftreten.

Nach Resektion des Krankheitsprozesses werden zunächst die Weichteile vor dem Clivus bzw. vor der Halswirbelsäule wieder vernäht. Bei Liquorfluß sind entsprechende Muskeltransplantate zur Abdichtung einzufügen. Abschließend wird die Gaumenincision durch Naht verschlossen. Dabei ist es zweckmäßig, den weichen Gaumen etwas nach medial versetzt zu vernähen, um durch diese Entspannung die Gefahr einer Perforation im medialen Anteil während des Heilungsprozesses zu vermindern. Wenn zur Erweiterung des Zugangsweges die posteriore Kante des harten Gaumens abgetragen werden mußte, ist das versetzte Vernähen des weichen Gaumens von besonderer Bedeutung.

Blutungen aus der A. vertebralis, durch den Krankheitsprozeß oder den operativen Eingriff bedingt, erfordern die Ligatur dieses Gefäßes am Hals von außen nach KÜTTNER I oder II (s. Band V/4, S. 184ff. dieser Operationslehre). Blutet es danach infolge starken retrograden Blutflusses in der Vertebralarterie weiter, so kann diese Blutung in bestimmten Fällen im Operationsgebiet, d.h. ebenfalls auf dem transpalatinalen Wege beherrscht werden. Dieses Vorgehen erfordert aber eine sichere Muskeldeckung der Unterbindungsstelle. – Gelingt die Blutstillung auf diesem Wege nicht, dann muß nach KÜTTNER III am Hals von außen eingegriffen werden (s.S. 271). Bis zur Ligatur im oberen Halswirbelbereich ist der Epipharynx mit dem Wundgebiet sicher abzutamponieren.

Erstreckt sich der Krankheitsprozeß wesentlich nach lateral, so ist er durch den transpalatinalen Zugang allein nicht zu beherrschen. Es müssen dann äußere extra- oder intradurale Zugangswege wie z.B. der infratemporale Zugang durch die mittlere Schädelgrube oder der Zugang durch die hintere Schädelgrube zusätzlich in Anwendung gebracht werden. Diese neurochirurgischen Zugangswege sind allerdings mit größeren Komplikationsmöglichkeiten besonders an den Nerven belastet.

# G. Operative Eingriffe am N. petrosus major, am N. Vidianus und am Ganglion pterygopalatinum

## I. Allgemeine Vorbemerkung

Eingriffe am sympathischen und parasympathischen Nervensystem des Kopfes werden einerseits bei einer bestimmten Art von Kopfschmerzen, z.B. bei Neuralgien nach SLUDER, CHARLIN, VAIL, beim Cluster-Kopfschmerz, sowie bei rhinogenen und postotitischen Kopfschmerzen durchgeführt, andererseits bei einigen Erkrankungen der Nasenschleimhaut, die ebenfalls auf eine Störung der vegetativen Innervation zurückgeführt werden (ZIEGELMANN, READING und MALCOMSON, KRMPOTIĆ u.a.).

Es handelt sich bei diesen Operationen um die transtemporale, extradurale Resektion des N. petrosus major (AUBIN, LEBEAU, GARDNER, GOLDING-WOOD, MALCOMSON, KRMPOTIĆ), um die transantrale Durchtrennung des N. canalis pterygoidei seu N. Vidianus (MALCOMSON, GOLDING-WOOD u.a.) und um die transantrale Resektion des Ganglion pterygopalatinum (SEWALL).

## II. Anatomische Vorbemerkung

Die *sympathische Versorgung* des Kopf-Hals-Gebietes erfolgt über den *Grenzstrang*, dessen präganglionäre Fasern aus dem Rückenmark stammen. Die präganglionären *parasympathischen Anteile* des vegetativen Nervensystems haben ihren Ursprung in den *parasympathischen Kernen des Hirnstammes*. Aus dem Nucleus lacrimo-muconasalis und aus dem Nucleus salivatorius superior stammen parasympathische Fasern, die über den N. facialis verlaufen. Aus dem Nucleus salivatorius inferior kommen Fasern über den N. glossopharyngeus, und aus dem Nucleus originis dorsalis vagi gelangen parasympathische Anteile mit dem N. vagus in das Kopf-Hals-Gebiet. Die aus diesen Kerngebieten stammenden parasympathischen Fasern werden *in peripheren Ganglien umgeschaltet*. Diese Ganglien, das Ganglion ciliare, das Ganglion pterygopalatinum und das Ganglion oticum sind den drei Hauptästen des N. trigeminus angegliedert.

Von den parasympathischen Ganglien im Bereich des Kopfes interessiert hier in erster Linie des *Ganglion pterygopalatinum* (Abb. 152) in der Flügelgaumengrube, das drei verschiedene Wurzeln hat, eine sensible, eine sympathische und eine parasympathische. Die *sensible Wurzel* stammt vom N. maxillaris des Trigeminus. Die *sympathische Wurzel* kommt vom Ganglion cervicale superius des Grenzstranges. Diese sympathischen Fasern verlaufen über den sympathischen Plexus der A. carotis interna, zweigen von diesem im Carotiskanal ab, ziehen als N. petrosus profundus in Richtung zum Ganglion pterygopalatinum und vereinigen sich am Eintritt in den Canalis pterygoideus mit dem N. petrosus major zum N. canalis pterygoidei, auch N. Vidianus genannt (Abb. 152). Die *parasympathische Wurzel* stellt der *N. petrosus major* dar. Dieser enthält die parasympathischen Fasern des N. intermedius. Er zweigt am Ganglion geniculi vom N. intermedio-facialis ab (Abb. 152), *verläuft in einem unterschiedlich langen Knochenkanal* und tritt am Hiatus canalis facialis auf die vordere Pyramidenfläche (Abb. 152 u. 153a). Hier zieht er zunächst eine kurze Strecke subperiostal und dann in einer mehr oder weniger seichten Knochenfurche extradural zum Foramen lacerum. Die Länge der Knochenfurche ist sehr variant (4 bis 12 mm, KRMPOTIĆ). Sie ist umso kürzer, je länger der Knochenkanal des Nerven ist und um so länger, je kürzer der Kanal ist. EY fand in einem Fall den Nerven in seiner gesamten Verlaufsstrecke vom Ganglion geniculi bis zum Foramen lacerum in einen knöchernen Kanal eingebettet. Er konnte erst nach ausgedehnter Knochenabtragung an der Pyramidenvorderfläche aufgefunden werden. In einigen Fällen besteht gar kein Knochenkanal. Der Hiatus canalis facialis ist dann sehr breit, und das Ganglion geniculi kann sogar ohne Kochenhülle der Dura direkt anliegen. Bei der Durchtrennung des N. petrosus major am Hiatus ist in diesen seltenen Fällen die Gefahr der Mitverletzung des Facialis gegeben, wenn man nicht an diese Möglichkeit denkt.

# III. Präoperative Tests bei Eingriffen am vegetativen Nervensystem des Kopfes

## 1. Allgemeine Vorbemerkung

Als ein präoperatives Testverfahren für die Erhärtung der Indikation zu einem operativen Eingriff am vegetativen Nervensystem des Kopfes wird die *Blockade des Ganglion pterygopalatinum in der Flügelgaumengrube* durch Injektion eines Lokalanaestheticums empfohlen. Sie ist allerdings im wesentlichen nur bei Vorliegen eines der beschriebenen Kopfschmerzsyndrome geeignet und nicht für die Beurteilung eines operativen Behandlungserfolges bei vasomotorischer Rhinitis oder bei Ozaena. Ist das Ganglion korrekt anaesthesiert, so schwinden die vorher heftigen Kopfschmerzen schlagartig und vollständig für die Dauer der Anaesthesie. Doppelsehen infolge einer vorübergehenden Augenmuskellähmung kann für die gleiche Zeit auftreten.

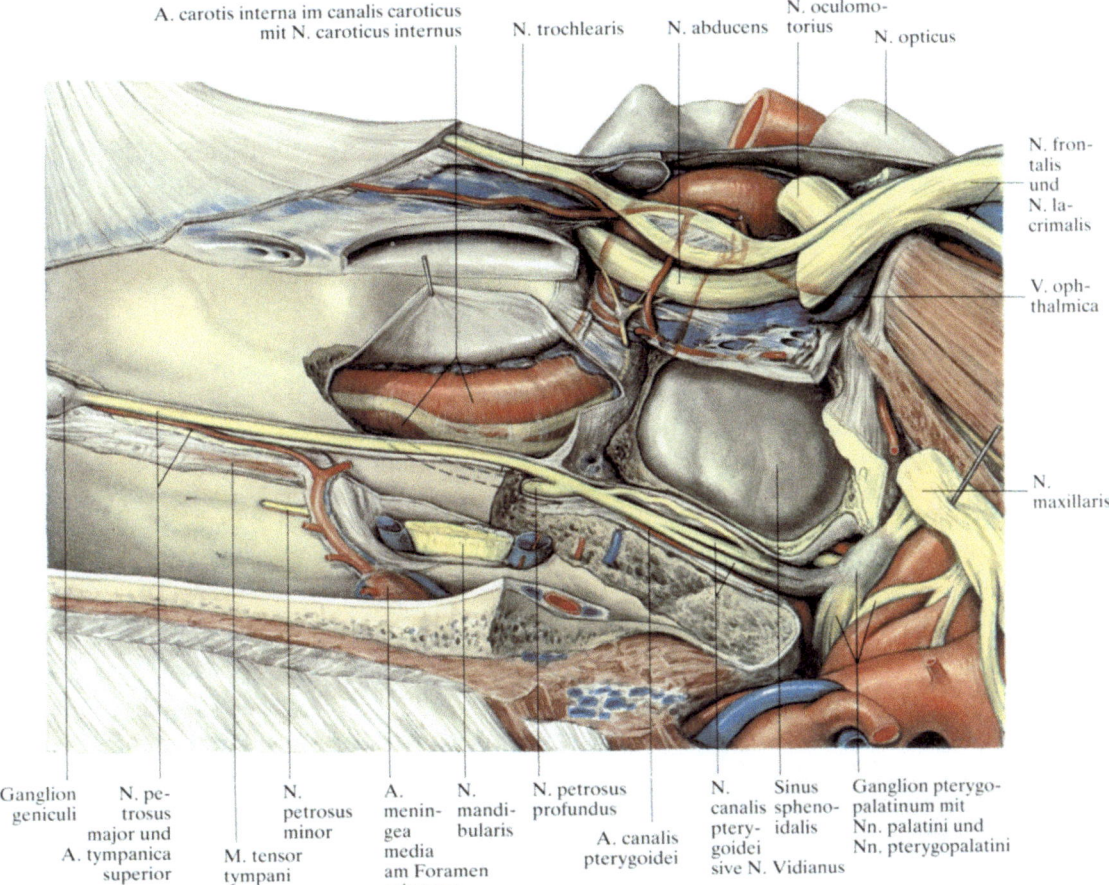

**Abb. 152.** Topographie des Ganglion pterygopalatinum, des N. petrosus major sowie des N. canalis pterygoidei seu N. Vidianus. Blick auf die Vorderfläche der Felsenbeinpyramide. Zur besseren Darstellung ist das Ganglion Gasseri entfernt worden. (Aus: LANZ u. WACHSMUTH, 1979)

Ein weiterer Hinweis auf eine im vegetativen Nervensystem des Kopfes ausgelöste Kopfschmerz-Symptomatik ist der *sog. „Whisky-Test"*. Schon das Trinken von 25 bis 30 ml Whisky ist ausreichend, um bei solchen Patienten eine Schmerzattacke im Sinne eines Sluder- oder Cluster-Syndroms auszulösen (J.ST. MEYER et al., DENECKE). Wird unmittelbar nach dieser Provokation der Schmerzsymptomatik die Blockade des Ganglion pterygopalatinum mit Erfolg durchgeführt, so kann eine vegetative Schmerzauslösung mit großer Wahrscheinlichkeit angenommen werden.

Für die Injektion des Anaestheticums zur Blockade kann man das Ganglion pterygopalatinum mit der Injektionskanüle über das Foramen palatinum majus, auf transbuccalem Weg oder auch transnasal erreichen.

## 2. Techniken der Blockade des Ganglion pterygopalatinum

### a) Blockade über das Foramen palatinum majus

Das Foramen palatinum majus tastet man mit dem Finger als leichte Vertiefung medial vom letzten Molaren und kurz vor dem Hinterrand des harten Gaumens. Mit einer langen Nadel dringt man etwa 2 bis 3 cm tief durch das Foramen ein und injiziert 1 ml des Lokalanaesthetikums in die Flügelgaumengrube. Zuvor wird selbstverständlich aspiriert, um sicher zu gehen, daß die Nadelspitze nicht in einem Gefäß liegt.

### b) Transbuccale Blockade

Ein anderer sehr zuverlässiger Weg zur Anaesthesie des Ganglion pterygopalatinum geht durch die Wange. Der Einstich erfolgt mit einer langen Nadel 3 bis 4 cm lateral vom Mundwinkel schräg nach medial oben in Richtung auf den Scheitel. Nach Erreichen der Flügelgaumengrube in etwa 6 cm Tiefe wird zunächst aspiriert. Dann werden 1 bis 2 ml des Lokalanaesthetikums in die Umgebung des Ganglion injiziert.

### c) Transnasale Blockade

Die von SLUDER angegebene Ausschaltung des Ganglion am hinteren Ende der mittleren Muschel ist insofern nicht zuverlässig, als die Stärke der lateralen Nasenwand, die die Nasenhöhle vom Ganglion trennt, in diesem Bereich sehr verschieden sein kann. In manchen Fällen kann es deshalb unmöglich sein, das Ganglion auf diesem Wege zu anaesthesieren.

# IV. Transtemporale extradurale Durchtrennung bzw. Resektion des N. petrosus major

## 1. Indikation

Der Eingriff am N. petrosus major in der mittleren Schädelgrube hat sich bei einigen beschriebenen Formen (s.S. 275) von nahezu unerträglichen therapieresistenten Kopfschmerzen bewährt (CHOROBSKI und PENFIELD, ZIEGELMANN, GARDNER, AUBIN, CLERC und DURIEZ, ARSLAN, COJAZZI, KRMPOTIĆ, DENECKE u.a.) Außerdem kann dieser Eingriff bei Ozaena mit und ohne Kopfschmerz wenige Tage postoperativ eine erkennbare Wirkung auf die Schleimhaut der Nase zeigen. Borkenbildung und Foetor verschwinden dauerhaft (KRMPOTIĆ, DENECKE, EY).

## 2. Operative Technik

Der Eingriff kann in *Lokalanaesthesie* mit entsprechender allgemeiner Sedierung durchgeführt werden. Dabei kann intra operationem der Schmerztest durch Zug am freigelegten Nerven ausgelöst werden. Man kann auch in *Allgemeinanaesthesie* operieren. Dann empfiehlt es sich aber, den Patienten aus der Narkose für kurze Zeit soweit aufwachen zu lassen, daß er ansprechbar ist und Hinweise über auftretende Schmerzen geben kann. Wird der freigelegte Nerv mit einem Häkchen gespannt, treten die typischen Kopfschmerzen auf.

Der Zugangsweg zum N. petrosus major ist aus der Chirurgie des Ganglion Gasseri abgeleitet und ähnelt dem Zugang zum Facialisknie bei der Längsfraktur des Os petrosum mit Facialisläsion in diesem Bereich. Für die Durchtrennung des N. petrosus major hat es sich bewährt, von einer kleineren, mehr posterior gelegenen Craniotomie aus vorzugehen als bei der Freilegung des Ganglion Gasseri.

Man legt eine 6 bis 7 cm lange *Hautincision* direkt vor und etwas oberhalb des oberen Ohrmuschelansatzes über dem M. temporalis an. Die Schädelkalotte ist hier relativ dünn und der Zugang zum Hiatus canalis facialis, der Austrittsstelle des N. petrosus major aus dem Knochen, am günstigsten.

Nach der Hautincision werden die Fascie und der Temporalmuskel gespalten. Die *Trepanationsöffnung* wird mit einem Durchmesser von 2 bis 3 cm möglichst tief zur Schädelbasis hin direkt über dem Kiefergelenk angelegt (Abb. 153b). Reicht das pneumatische System bis in die Trepanationsöffnung hinein, so können die Zellen mit Wachs abgedichtet werden. Beim weiteren Vorgehen bedient man sich des Operationsmikroskops. Die Dura über der vorderen Pyramidenfläche läßt sich stumpf von der Schädelbasis abheben. Das *Auffinden des N. petrosus major* bzw. seiner Austrittsstelle aus dem Knochen im Bereich des Hiatus canalis facialis kann man sich mit Hilfe verschiedener *Orientierungspunkte* erleichtern. Es handelt sich um die Eminentia arcuata, das

---

**Abb. 153a–e.** Transtemporale extradurale Neurektomie des N. petrosus major. **a** Schematische Darstellung des Verlaufs des N. petrosus major und seiner Beziehung zur A. meningea media, zum Foramen spinosum sowie zum Ganglion Gasseri. **b** Schematische Darstellung der Schädelbasis von innen mit der transtemporalen Trepanationsöffnung. Eingezeichnet sind die Bezugspunkte, die für das Auffinden des N. petrosus major herangezogen werden können: A Übergang von unterer zu hinterer Circumferrenz der Trepanationsöffnung oberhalb der Mitte des Tuberculum postglenoidale. *B* Eminentia arcuata. Strecke *A–B*: 20 bis 25 mm. *C* Hiatus canalis facialis, das ist Austrittsstelle des N. petrosus major. Strecke *A–C*: 22 bis 27 mm. *D* Impressio trigemini. Strecke *A–D*: 32 bis 37 mm. *E* Foramen spinosum. Strecke *A–E*: 26 bis 30 mm. Strecke *C–E*: 5 bis 18 mm (Mittelwert 12 mm), Strecke *B–C*: 5 bis 21 mm Mittelwert 13 mm, Strecke *C–D*: 9 bis 15 mm. **c** Transtemporale Trepanationsöffnung cranial des Kiefergelenks (Durchmesser 2 bis 3 cm). Sie kann caudalwärts bis auf Schädelbasisniveau erweitert werden (*rot gestrichelte Linie*). In der Tiefe erkennt man die Nn. petrosus major et minor sowie die abgehobene Dura der mittleren Schädelgrube. **d** Neurektomie des freigelegten N. petrosus major. Die *gestrichelten Linien* deuten den Verlauf des Nerven im knöchernen Kanal bis zum Ganglion geniculi an (Lupenvergrößerung, schematisch). **e** Aufbohren des knöchernen Kanals zur Freilegung der N. petrosus major in Richtung zum Ganglion geniculi (*gestrichelte Linie*)

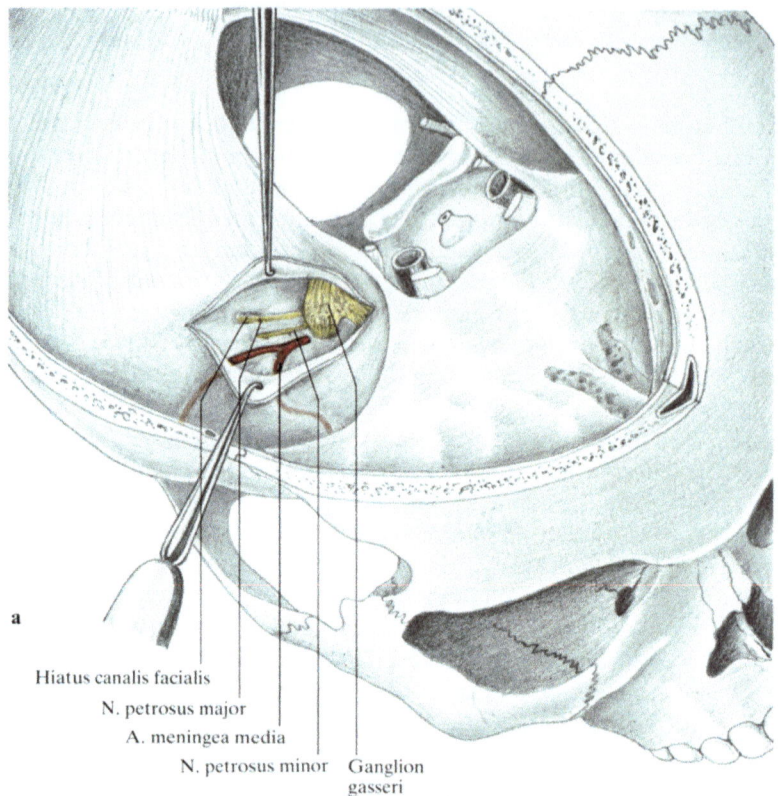

Hiatus canalis facialis
N. petrosus major
A. meningea media
N. petrosus minor   Ganglion gasseri

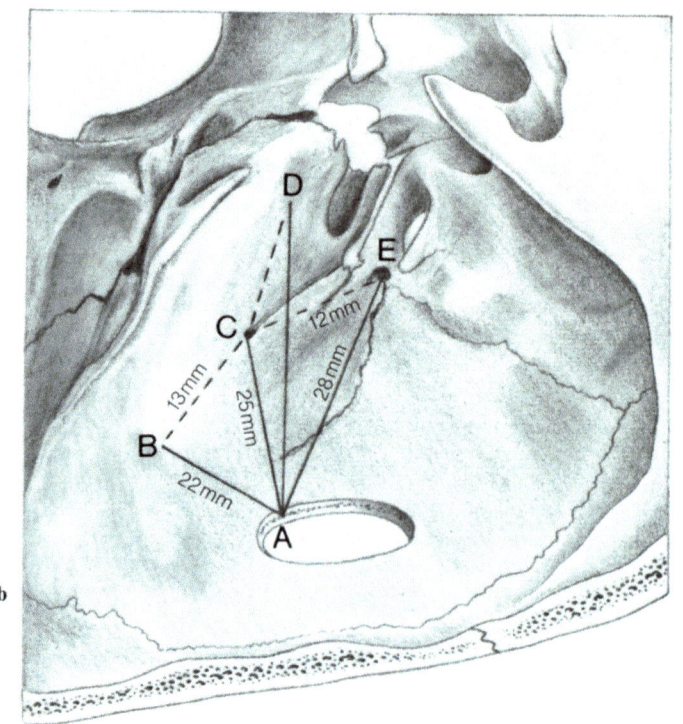

Transtemporale extradurale Durchtrennung bzw. Resektion des N. petrosus major 281

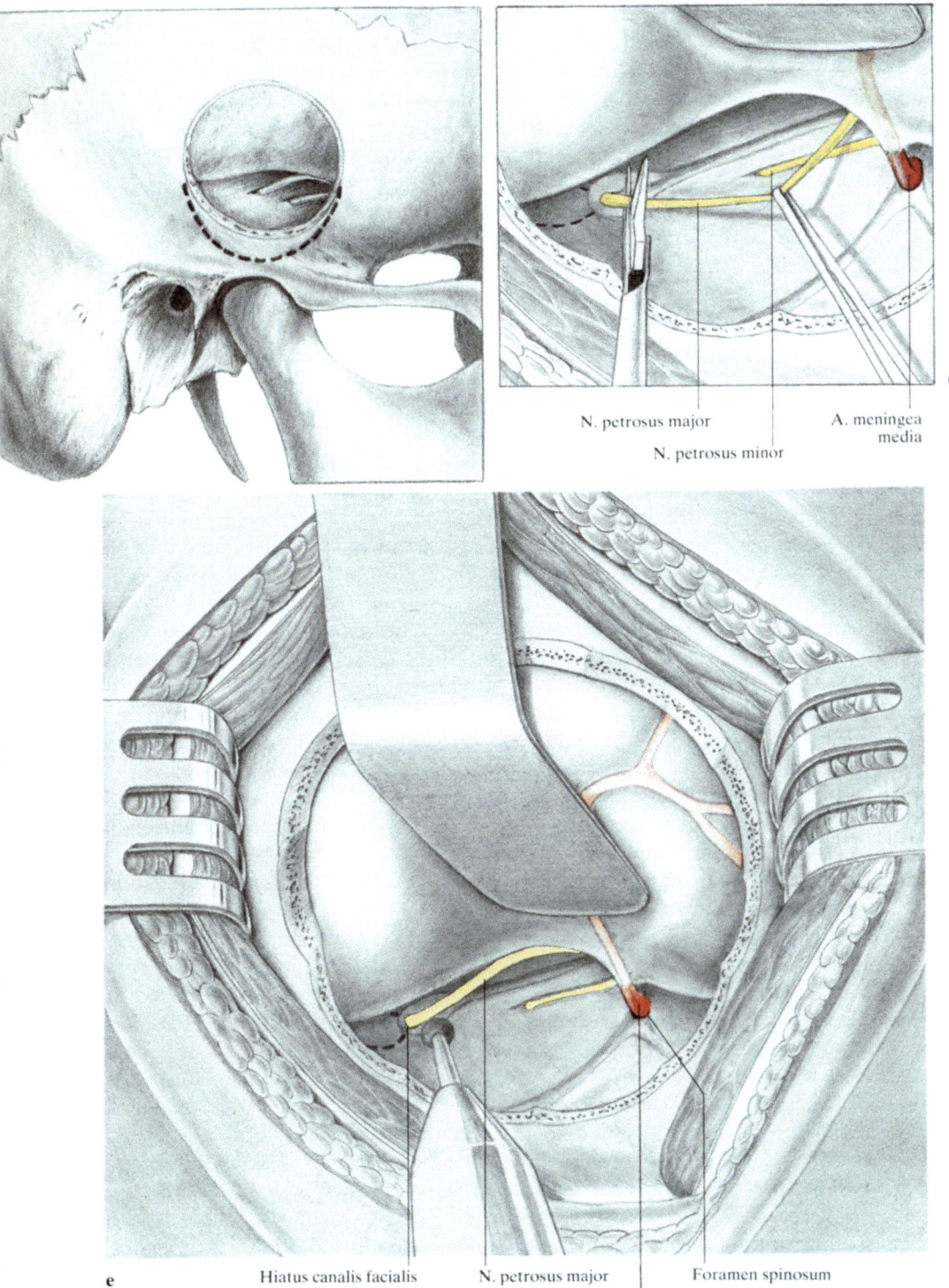

Foramen spinosum und die Impressio trigemini (ZIEGELMANN, KRMPOTIĆ u.a.). Die Kenntnis dieser Orientierungspunkte ist wegen der möglichen Variationen in diesem Bereich für das operative Vorgehen von besonderer Bedeutung. Ihre Lage zum Hiatus canalis facialis bzw. zum unteren Umfang der Trepanationsöffnung sind von KRMPOTIĆ in einer ausführlichen anatomischen Studie beschrieben worden. Die Abstände der einzelnen Punkte voneinander sind in Abb. 153c dargestellt.

Da der Nerv, wie aus der anatomischen Vorbemerkung hervorgeht, während seines Verlaufs vom Ganglion geniculi zum Foramen lacerum in einem unterschiedlich langen Knochenkanal verläuft und damit die Lage seiner Austrittsstelle aus dem Knochen entsprechend variiert, ist auch die freiliegende Nervenstrecke unterschiedlich lang (4 bis 12 mm). Außerdem kann der Sulcus, in dem er auf dieser Strecke verläuft, verschieden tief ausgebildet sein. Wegen dieser Variationen ist das Auffinden des Nerven in manchen Fällen relativ einfach, in anderen kann es sich recht schwierig gestalten (s.S. 276). Der erste Orientierungspunkt, den man nach Abheben der Dura erkennt, ist die *Eminentia arcuata* (B in Abb. 153c), zu der der Hiatus canalis facialis in einem Abstand von 5 bis 21 mm, 13 mm im Durchschnitt, nach vorn und medial gelegen ist. Wenn man die Dura weiter abhebt, was mit aller Vorsicht zu geschehen hat, kann man die Stelle des Hiatus manchmal daran erkennen, daß die Dura hier in Form eines Dreiecks fixiert ist. Beim Abheben der Dura kann der charakteristische Kopfschmerz auftreten (KRMPOTIĆ).

Als einen weiteren Orientierungspunkt kann man sich das *Foramen spinosum* freilegen (E in Abb. 153c), indem man den in der Dura quer über das Operationsfeld ziehenden parietalen Ast der A. meningea media bis zu deren Eintritt in den Schädel am Foramen spinosum verfolgt. Bei vorsichtigem Vorgehen ist eine Verletzung des Gefäßes immer zu vermeiden. Vom Foramen spinosum aus ist der Hiatus canalis facialis in einem Abstand von 5 bis 18 mm (im Mittel 12 mm) nach dorsal und lateral gelegen (KRMPOTIĆ).

Hat man den *N. petrosus major identifiziert*, kann man bei Operation in Lokalanaesthesie durch Zug am Nerven eine typische Schmerzsensation auslösen (Abb. 153d). Der Nerv wird nun *durchtrennt*. Danach ist der Patient sofort von seinem Kopfschmerz befreit.

Um eine eventuelle *Wiedervereinigung der Nervenstümpfe zu vermeiden*, haben einige Autoren den lateralen Stumpf zurückgeschlagen. DENECKE empfiehlt, den *Nerv auf längerer Strecke zu resezieren*. Auf diese Weise wird nicht nur einer eventuellen Wiedervereinigung vorgebeugt, man kann den resezierten Nervenabschnitt auch histologisch untersuchen lassen. – Liegt der Nerv in einem langen Knochenkanal, so muß er für die Resektion aus dem Knochen ausgelöst werden. Dazu wird der Kanal vom Hiatus canalis facialis bis zur medialen Begrenzung des Facialisknies mit einem Diamantbohrer eröffnet. In der Gegend des Facialisknies ist dabei besondere Vorsicht geboten, da das Ganglion geniculi dem Facialis hier direkt aufliegt und sein Knie wie eine Kappe überlagert. – Liegt der Petrosus auf längerer Strecke frei, so wird er medial möglichst duranahe durchtrennt, aus dem eröffneten Kanal entwickelt und am Ganglion geniculi abgesetzt. Der resezierte Nervenanteil wird zur Bestätigung der Diagnose histologisch untersucht. – Die Blutung aus der den Nerv begleitenden Arterie, der A. tympanica superior, kann durch bipolare Elektrokoagulation gestillt werden.

Findet man bei der Freilegung der mittleren Schädelgrube keinen N. petrosus major vor, so lasse man sich nicht täuschen. *Der Nerv kann auf der gesamten Strecke vom Ganglion geniculi nach medial bis zum Foramen lacerum in einem Knochenkanal verlaufen.* In solchen Fällen lege man das Ganglion mit dem Diamantbohrer frei (Abb. 153e) und verfolge den Nerv in seiner typischen Verlaufsrichtung. Dabei kann die den Nerv bedeckende Knochenschicht von erheblicher Stärke sein.

Wurde bei der Trepanation ein Knochendeckel gebildet, so kann dieser am Ende der Operation nach Durahochnaht in die Craniotomieöffnung zurückverlagert werden. Bei kleiner Trepanationsöffnung ist das allerdings nicht erforderlich. Muskel, Fascie und Haut werden vernäht. Die Einlage einer feinen Gummilaschendrainage ist empfehlenswert.

# V. Transantrale Neurektomie des N. Vidianus und Exstirpation des Ganglion pterygopalatinum

## 1. Indikation

Die *Neurektomie des N. Vidianus* (GOLDING-WOOD) ist vorwiegend bei Patienten mit vasomotorischer Rhinitis indiziert. Es liegt also ein schweres, auf konservative Maßnahmen nicht mehr ansprechendes Krankheitsbild vor. Vorherrschendes Symptom ist ein Fließschnupfen mit Niesanfällen, bei dem eine allergische Genese sicher ausgeschlossen werden konnte.

Die zusätzliche Exstirpation des Ganglion pterygopalatinum wird für die Sluder-Neuralgie empfohlen (SEWALL). Bei dieser Neuralgie handelt es sich um Schmerzen, die tief in der Orbita, in der Nase und in der Siebbeingegend empfunden werden und manchmal zum Hals oder zum Ohr hin ausstrahlen. Es muß sicher ausgeschlossen werden, daß eine Trigeminusneuralgie bzw. eine intranasale oder von den Nebenhöhlen ausgehende Ursache vorliegt. Ein präoperativer Test mit Blockade des Ganglion in der Flügelgaumengrube hilft bei der Differentialdiagnose (s.S. 276).

## 2. Allgemeine Vorbemerkung zur operativen Technik

Der N. canalis pterygoidei seu N. Vidianus als vegetative Wurzel des Ganglion pterygopalatinum ist diesem eng benachbart (Abb. 152). Der operative Zugang zu beiden Strukturen ist daher im allgemeinen der gleiche. Der transantrale Zugangsweg zur Flügelgaumengrube nach CARNOCHAN und A. SEIFFERT (s.S. 192) ist auch für die Durchtrennung des N. vidianus und für die Exstirpation des Ganglion pterygopalatinum geeignet. Der früher übliche seitliche Zugangsweg zur Fossa pterygopalatina nach BRAEUCKER ist aus anatomischen Gründen zu sehr mit Komplikationsmöglichkeiten, besonders hinsichtlich des N. facialis, belastet.

Eine Zerstörung des N. Vidianus an seinem Austritt aus dem Canalis pterygoideus kann auch auf transpalatinalem oder auf transnasalem Weg mittels Elektrokoagulation erfolgen (CHANDRA, PRADES, MALCOMSON u.a.). Aber auch diesen Zugangswegen ist der transantrale Zugang als der sicherste vorzuziehen. Das Komplikationsrisiko seitens der Orbita oder durch Blutungen ist dabei am geringsten.

## 3. Neurektomie des N. Vidianus

Die transantrale Neurektomie des N. Vidianus kann in Lokalanaesthesie oder in Allgemeinanaesthesie mit orotrachealer Intubation durchgeführt werden. Zunächst eröffnet man die Kieferhöhle von der Fossa canina aus (s. Band V/2 dieser Operationslehre). Dabei kann man das Fenster osteoplastisch im Sinne der trap-door-Technik (s. Band V/2 dieser Operationslehre) anlegen. An der Hinterwand der Kieferhöhle wird ein basal gestielter Mucoperiostlappen gebildet und die knöcherne Hinterwand nach vorsichtiger Infrakturierung in diesem Bereich entfernt. Die Schleimhaut der Kieferhöhle kann erhalten werden. Für das weitere Vorgehen ist die Verwendung des Operationsmikroskops mit einer 250- oder 300-mm-Optik zu empfehlen. Im Fett der Fossa pterygopalatina wird die A. maxillaris unter stumpfem Präparieren aufgesucht und mit einem feinen stumpfen Häkchen nach caudal gehalten. Ist die Übersicht unzureichend, so werden die Arterie und ihre Hauptäste, die A. sphenopalatina und die A. palatina descendens, unterbunden und durchtrennt. Als nächster Schritt erfolgt die Identifizierung des Foramen rotundum. Dabei kann es notwendig sein, das Fenster in der dorsalen Kieferhöhlenwand nach medial und cranial zu erweitern. Zusätzlich kann man das Aufsuchen des Canalis pterygoideus dadurch erleichtern, daß man den N. maxillaris bis zum Foramen rotundum, seiner Eintrittsstelle in den Knochen, verfolgt. Eine Hilfe beim Aufsuchen des N. maxillaris kann der N. infraorbitalis sein, in den sich der N. maxillaris fortsetzt. Der Canalis pterygoideus liegt einige Millimeter caudal und 1 cm medial des Foramen rotundum. Durch vorsichtiges Ziehen am Ganglion pterygopalatinum nach caudal und seitlich kann der N. vidianus sichtbar gemacht und durchtrennt werden. Seinen zentralen Stumpf soll man zusätzlich koagulieren. Dabei darf die Koagulationsnadel nur einige Millimeter in die Tiefe des Kanals geführt werden. Eine Blutung aus der mit dem Nerven verlaufenden Arterie wird durch die Koagulation gleichzeitig gestillt. Abschließend werden der Kieferhöhlenmucoperiostlappen sowie der Periostknochendeckel in der Fossa canina zurückverlagert und der Mundvorhofschnitt durch Naht geschlossen. Eine Kieferhöhlentamponade ist in der Regel nicht erforderlich. Man braucht deshalb auch nicht unbedingt ein Fenster zum unteren Nasengang anzulegen. Es ist aber empfehlenswert, ein Spülröhrchen mittels eines Troikars durch den unteren Nasengang in die Kieferhöhle einzuführen.

Komplikationen wie eine vorübergehende Augenmuskellähmung, der Ausfall des Pupillenreflexes oder eine Amaurose sind selten (GOLDING-WOOD, SOOD, VERGNION und GOTTLIEB). Bei Durchtrennung des vom Ganglion pterygopalatinum ausgehenden N. palatinus descendens können Schmerzen und Paraesthesien auftreten (KRMPOTIĆ-NEMANIĆ).

## 4. Exstirpation des Ganglion pterygopalatinum

Soll mit der Neurektomie des N. vidianus, z.B. beim Sluder-Syndrom, eine Exstirpation des Ganglion pterygopalatinum kombiniert werden, dann ist es vorteilhaft, die A. maxillaris in der Flügelgaumengrube stets doppelt zu ligieren und zu durchtrennen (s.S. 192). Auch die einzelnen Äste der Arterie können zusätzlich ligiert werden, um ungewollte Gefäßverletzungen zu vermeiden und damit ein blutfreies Operationsgebiet zu garantieren.

Ein guter Zugang zum Ganglion wird, wie oben beschrieben, dann erreicht, wenn man den medialen Anteil der knöchernen Hinterwand der Kieferhöhle zur Nasenhöhle hin möglichst weit abträgt. Das Ganglion liegt nicht frei in der Flügelgaumengrube, sondern befindet sich dicht an ihrer medialen vorderen Wand und hebt sich durch seine Farbe von der Umgebung ab.

Hat man das Ganglion aufgefunden, dann kann man seine einzelnen Wurzeln unter dem Operationsmikroskop mit einer feinen Mikroschere durchtrennen und den Ganglionkörper entfernen. Wird der Eingriff in Lokalanästhesie durchgeführt, so gibt der Patient sofort ein Verschwinden der Schmerzen an.

# Literatur

Abbé R (1898) A new plastic operation for the relief of deformity due to double hare lip. Med Rec 53:477
Akyildiz AN (1969) Septo-plasty in perforations of the nasal septum. Int Rhinol 7:130
Albrecht R (1957) Zur Diagnose und Therapie der angeborenen Choanalatresie. Arch Ohr-Nas- und Kehlk-Heilk 170:559–565
Albrecht R (1959) Die Nasenrachentumoren und ihre Behandlung. Arch Ohr-Nas- und Kehlk-Heilk 175:34
Albrecht R (1964) In: Berendes J, Link R, Zöllner F (Hrsg) Hals-Nasen-Ohren-Heilkunde I. Stuttgart, Thieme, S 546
Almeida B de (1929) Chirurgia submucosa conchae nasalis mediae. Mschr Ohrenheilk 63:753
Anderson JR (1971) New approach to rhinoplasty; a five year reappraisal. Arch Otolaryngol (Chicago) 93, 284
Anderson JR (1971) New approach to rhinoplasty: a five year reappraisal. Arch Otolaryngol (Chicago) 93:284–291
Anderson JR (1976) Supra-tip soft-tissue rounding after rhinoplasty: causes, prevention and treatment. Laryngoscope 86:53–57
Arentschild O v (1966) Der Nasenwiderstand bei Eigen- und Fremdstrommessung. Arch Ohr-Nas- und Kehlk-Heilk 187:664–669
Argamaso RV (1975) An ideal donor site for the auricular composite graft. Brit J Plast Surg 28:219–221
Ariyan S (1979) The pectoralis major myocutaneous flap. A versatile flap for reconstruction in the head and neck. Plast Reconstr Surg 63:73–81
Arndt HJ, Eggers T (1966) Die Ozaena und ihre operative Behandlung. Spätergebnisse der Operation nach Lautenschläger. HNO (Berl) 14:193–197
Arslan M (1951) Recherches sur la fonction vasodilatrice et hypotensive du réseau végétatif des nerfs pétreux et du nerf tympanique. Confinia Neurologica (Basel) 11:294–302
Aubin A, Clerc P, Duriel L (1950) Le traitment des céphalgies postotitiques par la section du grand nerf petreux superficiel. Ann Otolaryng (Paris) 1:16
Aubry M (1946) Chirurgie restauractrice et fonctionelle endonasale. Ann Otolaryng (Paris) 13:214
Aubry M, Pialoux P (1968) Sluder's syndrome. In: Vinken PJ von, Bruyn FW (eds) North-Holland Publishing, Amsterdam
Aufricht G (1969) Rhinoplasty and the face. Plast Reconstr Surg 43:219–230
Aymard JL (1917) Nasal reconstruction. Lancet 2:888
Babin RW, Krause C (1978) The nasal dorsum flap. Arch Otolaryngol (Chicago) 104:82–83
Bachmann W (1962) Die physikalische Wirkungslosigkeit der operativen Nasenverengung bei der Ozaena. HNO (Berl) 10:328–330
Bachmann W (1969) Die Topographie des anatomischen Ostium internum der Nase im Hinblick auf seine funktionelle Bedeutung. Z Laryng Rhinol Otol 48:263–270
Bachmann W (1973) Probleme der Rhinomanometrie – Ihre Lösung durch X-Y-Schreibung. Z Laryng Rhinol Otol 52:872–878
Bachmann W, König WF (1969) Das Muskelspiel der Nase. Z Laryng Rhinol Otol 48(II):693–698

Bakamjian VY (1976) The deltopectoral flap. In: Conley J (ed) Regional flaps of the head and neck. Thieme, Stuttgart

Ballantyne DL, Converse JM (1958) Vascularisation of composite auricular grafts transplanted to the chorio-allantois of the chick embryo. Plast Reconstr Surg 22:373

Barron JN, Emmet AJJ (1965) Subcutaneous pedicle flap. Brit J Plast Surg 18:51

Barsky AJ (1945) The molded bone graft. Surgery 18:755

Barsky AJ (1950) Principles and practice of plastic surgery. Williams and Wilkins, Baltimore

Beck K (1940) Zur Technik der transsphenoidalen Hypophysen-Operation. Arch Ohr-Nas- und Kehlk-Heilk 148:241

Becker FF (1979) Rhomboid flap in facial reconstruction. Arch Otolaryng (Chicago) 105:569–573

Becker RF, King IE (1957) Delineation of the nasal air streams in the living dog. Arch Otolaryngol (Chicago) 65:428–436

Becker W (1974) Aktuelles zur medico-legalen Situation im HNO-Bereich. Laryng Rhinol Otol (Stuttg) 53:75–89

Becker W, Deutsch E, Knappen FJ, Nüssgens K (1975) Probleme der fachärztlichen Aufklärungspflicht. Laryng Rhinol Otol (Stuttg) 54:783–807

Beekhuis GJ (1974) Saddle nose deformity. Etiology, prevention and treatment; augurentation rhinoplasty with polyamide. Laryngoscope 84:2–42

Beekhuis GJ (1975) Nasal obstruction after rhinoplasty: etiology and techniques for correction. Laryngoscope 85:540–548

Beinfield HH (1959) Surgery for bilateral bony atresia of the posterior nares in the newborn. Arch Otolaryngol (Chicago) 70:1–7

Berendes J, Ganz H (1970) Lehrbuch der HNO-Heilkunde. Lehmann, München

Berson MI (1948) Rhinophyma. Plast Reconstr Surg 3:740–744

Besa K (1975) Lebensbedrohliche Nasenblutungen nach leichtem Gesichtsschädeltrauma. ORL (Basel) 37:184

Biemer E, Duspiva W (1980) Rekonstruktive Mikrogefäßchirurgie. Springer, Berlin Heidelberg New York

Bloom SM (1972) Implants and grafts in nasal reconstruction. In: Conley J, Dickinson JT (Hrsg) Plastic and reconstructive surgery of the face and neck, Bd I. Thieme, Stuttgart

Bocca E (1971) Transpharyngeal approach to nasopharyngeal fibroma. Ann Otol (St Louis) 80:17–176

Bocca E, Gori GC et al. (1976) Accesso anteriore transfaringeo al rinofaringe ed alla cerniera occipito-atloidea anteriore. Nuova Arch Ital Otol 4:19–34

Boenninghaus H-G (1955) Über mediane Epidermoidfisteln und -cysten der Nase. Z Laryng Rhinol Otol 34:80

Boenninghaus H-G (1975) Die traumatische nasale Liquorrhoe und ihre operative Behandlung durch den Hals-Nasen-Ohrenarzt. HNO (Berl) 23:365

Borges AF, Alexander JE (1962) Relaxed skin tension lines. Z-plasties on scars and fusiform excision of lesions. Brit J Plast Surg 15:242

Bouche J, Freche C (1974) In: La douleur en ORL. Librairie Arnette, Paris

Bouche J, Freche C (1979) Résultats à distance de la section du nerf vidien dans la polypose. Ann Otolaryng (Paris) 96:455–459

Bouche J, Poncet E (1976) Notre attitude devant les épistaxis dites essentielles. Le problem des ligatures vasculaires. Ann Otolaryng (Paris) 93:7–9

Braeuker (1950) Zit bei Guleke N. In: Kirschner M (Hrsg) Allgemeine und spezielle chirurgische Operationslehre, 2. Aufl, Bd II. Springer, Berlin Göttingen Heidelberg

Braun (1935) Zit bei Guleke N. In: Kirschner M (Hrsg) Allgemeine und spezielle chirurgische Operationslehre, 1. Aufl, Bd II. Springer, Berlin

Brown J, McDowell F (1951) Plastic surgery of the nose. Kimpton, London

Brown JB, Cannon B (1946) Further reports of the use of composite free grafts of skin and cartilage from the ear. Plast Reconstr Surg 1:130

Bruck HG (1969) 15 Jahre Erfahrung beim Aufbau der Sattelnase mittels autologer Knochenspäne. Mschr Ohrenheilk 103:404

Brunk A (1909) Ein neuer Fall von einseitigem knöchernen Choanalverschluß. Operationsversuch vom Gaumen aus. Z Ohrenheilk 59:221

Bruns Vv (1935) Zit bei Guleke N. In: Kirschner M (Hrsg) Allgemeine und spezielle chirurgische Operationslehre, 1. Aufl, Bd II. Springer, Berlin

Brusis T (1974) Eine neue Nasenrachentamponade. Laryng Rhinol Otol (Stuttg) 53:324–327
Büdinger F (1902) Eine Methode des Ersatzes von Liddefekten. Wien Klin Wochenschr 648
Burian K (1969) Die Hypophysektomie aus der Sicht des Rhinologen. HNO (Berl) 17:193
Busca GP, Adesso F, Gliosci A (1975) La chirurgia delle cartilagini alari. Minerva Otorinolaring 25:187–204
Carnochan JM (1858) Exsection of the trunk of the second branch of the fifth pair of nerves, beyond the ganglion of Meckel, for severe neuralgia of the face: with three cases. Amer J Med Sci 1:134–143
Chait LA, Becker H, Cort A (1980) The versatile costal osteochondral graft in nasal reconstruction. Brit J Plast Surg 33:179–184
Chandra R (1967) Treatment of a case of crocodile tears by Vidian neurectomy. J Laryng Otol (Lond) 81:669–671
Chandra R (1969) Transpalatal approach for Vidian neurectomy. Arch Otolaryng (Chicago) 89:542–545
Cherry J, Bordley JE (1966) Surgical correction of choanal atresia. Ann Otol (St Louis) 75:911–920
Chiari O (1912) Über eine Modifikation der Schloffer'schen Operation von Tumoren der Hypophyse. Wien. Klin Wochenschr 25:5–6
Chilla R (1981) Vegetative Hirnnervenstrukturen. Arch ORL (Berl) 231:353–392
Chmielik M (1979) Results of surgical treatment of congenital cysts of the nasal dorsum in children. Int Rhinol 18:275–277
Chorobski J, Penfield W (1932) Cerebral vasodilator nerves and their pathway from the medulla oblongata. Arch Neurol (Chicago) 28:1257
Cinelli JA (1958) Surgical landmarks in rhinoplasty. Arch Otolaryngol (Chicago) 68:325
Cinelli JA (1967) Plastic surgery: Rhinoplastic complications and solutions. Eye Ear Nose Thr Monthly 46:101
Clairmont AA, Conley J (1978) The uses and limitations of auricular composite grafts. Canad J Otolaryngol 7:249–255
Cloquet H (1832) Traité d'anatomie descriptive. Librairie de Crochard, Paris 2:313
Cocke EW Jr (1964) Transpalatine surgical approach to the nasopharynx and the posterior nasal cavity. Amer J Surg 108:517–525
Coenen H (1940) In: Kirschner M, Nordmann O (Hrsg) Die Chirurgie, 2. Aufl, Bd II/2. Urban & Schwarzenberg, Berlin Wien,
Cohen S (1956) The use of the chisel in rhinoplasty. Eye Ear Nose Thr Monthly 35:435
Cojazzi L (1953) Indicazioni, tecnica e risultati della ressezione del grande petrose superficiale. Arch Ital Otol 64:20
Conley J (1970) Concepts in head and neck surgery. Thieme, Stuttgart
Conley J, Fraenkel PH v (1956) Principle of cooling as applied to composite graft in nose. Plast Reconstr Surg 17:444
Conley J (1964) Tumors of the infratemporal fossa. Arch Otolaryngol (Chicago) 79:498
Converse JM (1942) New forehead flap for nasal reconstruction. Proc R Soc Med 35:811
Converse JM (1970) Reconstructive plastic surgery, II. Saunders, Philadelphia London
Converse JM (1970) Deformities of the nose. In: Converse JM (ed) Reconstructive plastic surgery. The head and neck, II. Saunders, Philadelphia London
Converse JM (1971) Elongating the nose. Plast Reconstr Surg 47:539–546
Converse JM, Hogan VM (1970) Combined nose-lip repair in bilateral complete ceft-lip deformities. Plast Reconstr Surg 45:109–118
Converse JM, Wang MKH, Macomber WB (1970) The bifid nose. In: Reconstructive plastic surgery, vol II. Saunders, Philadelphia London
Conway H (1938) Notes on cutaneous healing in wounds. Surg Gynecol Obstet 66:140
Cotin G, Muler H, Baux S, Basset JM (1979) Fistules congénitales médianes du nez. A propos de quartorze observations. Ann Otolaryng (Paris) 96:733–743
Cottle MH (1950) Modified nasal septum operations. Eye Ear Nose Thr Monthly 29:480–884
Cottle MH (1951) Nasal surgery in children. Eye Ear Nose Thr Monthly 30:32
Cottle MH (1953) The role of the rhinologist in rhinoplasty. Laryngoscope 63:608–618
Cottle MH (1954) Nasal roof repair and hump removal. Arch Otolaryngol (Chicago) 60:408
Cottle MH (1958) Nasal atrophy, atrophic rhinitis, ozena: medical and surgical treatment. Int Col Surg 29:472–482

Cottle MH (1968) Rhino-sphygmo-manometry, an aid to physical diagnosis. Int Rhinol 6:7–26
Cottle MH, Loring RM (1948) Surgery of the nasal septum. New operative procedures and indications. Ann Otol (St Louis) 57:707
Cottle MH, Loring RM, Fischer GG, Gaynon JE (1958) The maxilla-premaxilla approach to extensive nasal septum surgery. Arch Otolaryngol (Chicago) 68:301
Courtiss EH, Longache JJ (1963) The placement of elective skin incisions. Plast Reconstr Surg 31:31
Cox HT (1941) The cleavage lines of the skin. Brit J Surg 29:234
Crysdale WS (1973) Septorhinoplasty surgery in children. Canad J Otolaryng 2:211–216
Cushing H (1912) The pituitary body and its disorders. Lippincott, Philadelphia
Dandy WE (1928) Arterio-venous aneurysms of the brain. Arch Surg 17:190
Daniel RK, Taylor G-I (1973) Distant transfer of an island flap by microvascular anastomosis. A clinical technique. Plast Reconstr Surg 52:111–117
Dawson RLG (1976) Cosmetic rhinoplasty. Operative surgery. Butterworth, New York, S 29–34
Debain JJ, Vandenbruck C (1958) Le problème de la ligature au cours des hémoiragies nasales incoercibles. Ann Otolaryng (Paris) 75:528–531
Dehesdin D, Adrieuguitrancourt J (1978) Les kystes dermoides congénitaux du nez par rapport aux gliomes et méningoocèles. Pathogénie, incidences thérapeutiques. Ann Chir plast 23:7–16
Denecke HJ (1951) Eine einfache Methode zum Nachweis der Blutströmungsrichtung in der Carotis int und ext nach Verschluß der Carotis commun. Arch Ohr-Nas- und Kehlk-Heilk 160:212
Denecke HJ (1953) Die oto-rhino-laryngologischen Operationen. In: Kirschner M (Hrsg) Allgemeine und spezielle chirurgische Operationslehre, 2. Aufl, Bd V. Springer, Berlin Göttingen Heidelberg
Denecke HJ (1961) Zur Beurteilung der Untersuchungen über die mit verschiedenen Methoden gemessene Blutströmungsrichtung in den Carotiden beim Menschen, HNO (Berl) 9:331
Denecke HJ (1965) Zur Korrektur der Schrumpfnase nach Unfall. Arch Ohr-Nas- und Kehlk-Heilk 185:752–764
Denecke HJ (1967) Die operative Wiederherstellung der verengten Luftwege in der Nase nach Mittelgesichtsfrakturen, unter besonderer Berücksichtigung ozaenaartiger Zustände. Fortschr Kiefer Gesichtschir XII:173–176
Denecke HJ (1968) Unfallchirurgie des Gesichtes und des Halses. Arch Ohr-Nas- und Kehlk-Heilk 191:217–404
Denecke HJ (1970) Der infratemporale Zugangsweg zur Orbita und zur Fossa pterygoidea. Fortschr Kiefer Gesichtschir XIV:241–242
Denecke HJ (1970) The use of the italian method in the reconstruction of traumatic compound saddle nose in fractures of the middle face. Trans 4. Int Congr plast reconstr Surg Rome 1967, S 609–610 (1969) Ref Zbl HNO-Heilk 101:376
Denecke HJ (1972) Besonderheiten bei Schnittführung, Wundversorgung und Narbenkorrektur im Bereich von Gesicht und Hals. In: Gohrbrandt E, Gabka J, Berndorfer A (Hrsg) Handb der plast Chir Bd I, Beitr 19. de Gruyter, Berlin, S 10–19
Denecke HJ (1974) Erfahrungen mit der italienischen Plastik an Nase und Gesicht. Z Laryng Rhinol Otol (Stuttg) 53:248–250
Denecke HJ (1977) Zur Chirurgie des N petrosus major bei langjährigem Gesichts- und Kopfschmerz. HNO (Berl) 25:48–50
Denecke HJ (1980) Die oto-rhino-laryngologischen Operationen im Mund- und Halsbereich. In: Zenker R, Heberer G, Pichlmayr R (Hrsg) Allgem und spezielle Operationslehre von Kirschner M, Bd V/3. Springer, Berlin Heidelberg New York
Denecke HJ, Hartert H (1954) Carotis-interna-Verletzung mit unstillbarem Nasenbluten, geheilt durch intraarterielle Thrombin-Injektion. Chirurg 25:470
Denecke HJ, Meyer R (1964) Plastische Operationen an Kopf und Hals, Bd 1, Nasenplastik. Springer, Berlin Göttingen Heidelberg
Denker A (1912) Zur operativen Behandlung der typischen Nasenrachenfibrome. Z Ohrenheilkd 64:1
Denker A (1921) Zur Behandlung der Hypophysentumoren. Verh Ges Dtsch HNO-Ärzte, Leipzig
Deutsch HJ (1966) Carcinoma of the nasal septum. Ann Otol (St Louis) 75:1049–1057
Dhawan JK, Aggarwal SB, Hariharan S (1974) Use of an off-midline forehead flap for the repair of small nasal defects. Plast Reconstr Surg 53:537–539
Dieffenbach JF (1845) Die operative Chirurgie. Brockhaus, Leipzig

Dingman DL, Conley JJ (1970) Lateral approach to the pterygomaxillary region. Ann Otol (St Louis) 79:967–969

Dingman RO, Natvig P (1982) The infracartilaginous incision for rhinoplasty. Plast Reconstr Surg 69:134–135

Dingman RO, Walter C (1969) Use of composite grafts in correction of the short nose. Plast Reconstr Surg 43:117–124

Dirlewanger A, Meyer R (1969) Plastik und Rekonstruktion des Nasenseptums. Pract oto-rhinolaryng (Basel) 31:96

Dishoeck EA van, Lashley FON (1975) Closure of septal perforation by means of an obturator. Int Rhinol 13:33

Dishoeck HAE van (1936) Die Bedeutung der äußeren Nase für die respiratorische Luftströmung. Acta Otolaryngol (Stockh) 24:494

Djindjian R, Merlan J (1978) Superselective arteriography of the external carotid artery. Springer, Berlin Heidelberg New York

Djindjian R, Merlan J, Théron J (1976) L'arteriographie super-sélective et l'embolisation dans les épistaxis graves. Ann Otolaryng (Paris) 93:23–33

Domingue JN, Wing SD, Wilson CB (1978) Coexisting pituitary adenomas and partially empty sellas. J Neurosurg 48:23–28

Doncieux D, Pelisse JM (1969) Les épistaxis. La presse medical. 77:2091–2095

Dott NM, Bailey P (1925) A consideration of the hypophysical adenomata. Brit J Surg 13:314–366

Drumheller GH (1968) Acute nasal trauma. Int Rhinol 6:69–73

Drumheller GH (1976) Septal reconstruction in the deficient nose. Int Rhinol 14:189–192

Dufourmentel L (1926) Chirurgie correctrice du nez. Masson, Paris

Dupuytren G (1832) Lecons orales de clinique chirurgicale, faites à l'Hôtel-Dieu de Paris. Ballière, Paris

Eckert-Moebius A (1923) Implantation von macerierten spongiösen Rinderknochen zur Behandlung der Ozaena, Rhinitis atrophicans. Z Hals-, Nas- und Ohrenheilkd 7:108

Eckert-Moebius A (1965) Grundsätzliches zum Problem der operativen Nasenverengung bei Ozaena. HNO (Berl) 13:350–352

Edgerton MT, Marsh JL (1978) Results of surgical lengthening of the short nose in the bilateral cleft lip patient. Plast Reconstr Surg 61:204–213

Edwards N (1975) Septoplasty. Rational surgery of the nasal septum. J Laryng Otol (Lond) 89:875–897

Eicken C v (1911) Zur Behandlung der Choanalatresie. Z Ohrenheilkd 63:295

Eiselberg F v (1910) My experience about operations upon the Hypophysis. Trans Amer Surg Assoc 28:55–72

Eitner E (1923) Schiefnasenplastik. Med Klin 19:238

Eitner E (1932) Kosmetische Operationen. Springer, Wien

Eitschberger E, Merklein C, Masing H, Pesch H-J (1980) Tierexperimentelle Untersuchungen zur Verformung des Septumknorpels nach einseitiger Schleimhautablösung. Arch ORL (Berl) 228:135–148

Eliachar I, Schalit M (1970) Rhinolithiasis, report of eight cases. Arch Otolaryng (Chicago) 91:88–90

Emmert C (1853) Lehrbuch der Chirurgie, Bd II. Dann, Stuttgart

Eriksson E (1980) Atlas der Lokalanaesthesie, 2. Aufl. Springer, Berlin Heidelberg New York

Escajadillo JR, de Gortari E (1983) Transseptal approach for the treatment of pituary lesions. Arch Otolaryngol (Chicago) 109:326–328

Escher F, Roth F (1957) Die paranasale transethmoido-sphenoidale Hypophysektomie bei metastasierendem Mammakarzinom. Acta otolaryng (Stockh) 48:44

Esser JFS (1917) Studies in plastic surgery of the face. Ann Surg 65:297

Esser JFS (1918) Gestielte lokale Nasenplastik mit zweizipfligen Lappen, Deckung des sekundären Defektes vom ersten Zipfel durch den zweiten. Dtsch Z Chirurg 143:385

Estlander JA (1877) Méthode d'autoplastie de la joue ou d'une lèvre par une lambeau emprunté à l'autre lèvre. Rev Mens Méd Chir 1:344

Ey W (1958) Intranasale Kontaktbestrahlung mit $CO^{60}$ bei Morbus Osler. Z Laryng Rhinol Otol 37:458

Ey W (1959) Die Behandlung bösartiger Nasenrachengeschwülste mit dem kombinierten chirurgisch-radiologischen Verfahren der Heidelberger Klinik. Arch Ohr-Nas- und Kehlk-Heilk 175:228

Ey W (1968) Rhinomanometrische Untersuchungen bei funktionsplastischer Chirurgie der Nase. Arch Ohr-Nas- und Kehlk-Heilk 191:689–693
Ey W (1969) Fehler und Gefahren bei operativer Behandlung anatomischer und funktioneller Veränderungen am vorderen Septum. Z Laryng Rhinol Otol 48:38–43
Ey W (1970) Rhinomanometric studies compared to bodyplethysmographic measurements. Int Rhinol 8:21–27
Ey W (1970) Die Bedeutung der Elektrorhinomanometrie bei der Beurteilung der respiratorischen Leistung der Nase. Z Laryng Rhinol Otol 49:368–376
Ey W (1976) Funktionelle Rhinoplastik nach Lippen-Kiefer-Gaumenspalten-Operation. Dtsch Gesellsch zur Förd der med Diagn, Düsseldorf. Medica
Ey W (1978) Surgery of nasal injuries in children. 2. intern sympos on pediatric otorhinolaryngology, Kansas City
Ey W (1979) Die Rhinomanometrie in der Diagnostik von entzündlichen Erkrankungen der Nase und der Nasennebenhöhlen. HNO (Berl) 22:254–255
Ey W (1980) Schnittführungen und Nahttechniken im Gesichtsbereich. Laryng Rhinol Otol (Stuttg) 59:611–616
Ey W (1981) Experiences with the major myocutaneous flap. 2. Congr. The Joseph Soc, Salzburg 1980 Bull, London
Ey W (1982) Fehler und Gefahren bei der Verwendung von composite grafts. HNO (Berl) 30:133–135
Ey W (1983) Möglichkeiten der plastisch-rekonstruktiven Chirurgie im Bereich der Nase. Laryng Rhinol Otol (Stuttg) 62:1–5
Ey W (im Druck) Functional surgery of the upper lateral and the lobular cartilages of the nose. 4$^{th}$ Intern Sympos Amer Acad Facial Plast and Reconstr Surg, Los Angeles, 1983. Mosby, St Louis
Eyries CH, Ramadier JA (1948) Le traitment chirurgical d l'ozène. Librairie Arnette, Paris u J franc ORL 55:107
Facer GW, Kern EB (1979) Nonsurgical closure of septal perforation. Arch Otolaryngol (Chicago) 105:6–8
Faieen M (1967) Concho-antropexy in vasomotor rhinitis and chronic nasal obstruction. Int Rhinol 5:20–24
Fairbanks DNF, Chen SCA (1970) Closure of large nasal septum perforation. Arch Otolaryngol (Chicago) 91:403–406
Fairbanks DNF, Fairbanks GR (1971) Surgical management of large septum perforations. Brit J Plast Surg 24:382–387
Farina R (1950) Rhinophyma. Plastic correction. Plast Reconstr Surg 6:461
Farrior RT (1962) The problem of the unilateral cleft-lip nose. Laryngoscope 72:289–352
Farrior RT (1974) Korrigierende und rekonstruktive plastische Chirurgie an der äußeren Nase. In: Naumann HH (Hrsg) Kopf- und Hals-Chirurgie, Bd 2. Thieme, Stuttgart
Farrior RT (1976) The supra-tip in rhinoplasty: a dilemma. Laryngoscope 86:43–44
Fearon B, Dickson J (1968) Bilateral choanal atresia in the newborn: Plan of action. Laryngoscope 78:1487–1499
Federspil P (1967) Klinik und Therapie der Choanalatresie. HNO (Berl) 15:319
Federspil P (1971) Die Gefäßunterbindung beim unstillbaren Nasenbluten. HNO (Berl) 19:171–175
Feldmann H (1973) Nasenbluten als Notfallsituation. Z Laryng Rhinol Otol 52:314–320
Feldmann H (1974) Zur plastischen Versorgung von Nasendefekten unter besonderer Berücksichtigung von composite grafts. Laryng Rhinol Otol (Stuttg) 53:384–392
Feuerstein SS, Krespi YP (1980) Transnasal correction of choanal atresia. Head Neck Surg 3:97–104
Filatow VP (1917) Plastik auf rundem Stiel (russisch). Vestn Ophthalmologie 415
Filibert AT (1965) Plastic closure of a septal perforation. Ann Chir Otorhinolaryng (Cordoba) 96:1
Fisch U (1983) The infratemporal fossa approach for nasopharyngeal tumors. Laryngoscope 93:36–44
Flake CG, Ferguson CF (1964) Congenital choanal atresia in infants and children. Ann Otol (St Louis) 73:458–473
Flemming J (1972) Knorpeltransplantationen bei Operationen an äußerer Nase und Septum. Almanach für Ohren-Nasen-Rachen- und Kehlkopfkrankh. Lehmann, München
Fomon S, Syracuse VR, Bolotow N, Pullen M (1946) Plastic repair of the deflected nasal septum. Arch Otolaryngol (Chicago) 44:141

Fomon S, Gilbert JG, Silver AG, Syracuse VR (1948) Physiologic surgery of the nares. Arch Otolaryngol (Chicago) 39:608

Fomon S, Gilbert JG, Caron AL, Segal J (1950) Collapse ala: pathologic physiology and management. Arch Otolaryngol (Chicago) 51:465

Fomon S, Bell JW, Berger EL (1951) New approach to ventral deflections of the nasal septum. Arch Otolaryngol (Chicago) 54:356–366

Fomon S, Sayad WY, Schattner A, Neivert H (1951) Physiological principles in Rhinoplasty. Arch Otolaryngol (Chicago) 53:256–276

Fomon S, Caron AL, Bell JW, Schattner A (1955) Rhinologic vernis orthopedic Rhinoplasty. Arch Otolaryngol (Chicago) 62(II):409–413

Fomon S, Bell JW, Lubart J, Schattner A, Syracuse VR (1964) Rhinoplastic problems in the lower cartilaginous vault. Arch Otolaryngol (Chicago) 79:512–521

Freeman BS (1970) Reconstructive rhinoplasty for rhinophyma. Plast Reconstr Surg 46:265–270

Freer O (1902) The correction of deflections of the nasal septum with a minimum of traumatism. JAMA 38:636

Freer O (1905) Deflection of the nasal septum: A critical review of the methods of their correction by the window resection, with a report of 116 operations. Ann Otol (St Louis) 15:213

Frenzel H (1938) Unterbindung der A. ethmoidalis anterior bei Nasenbluten nach Schädelbasisfraktur. ZBL HNO-Heilk 30:330

Frey H, Weinang P (1968) Zur Häufigkeit und Ätiologie der Septumperforationen. HNO (Berl) 16:33

Frey R, Hügin W, Mayrhofer O (1955) Lehrbuch der Anaesthesiologie. Springer, Berlin Heidelberg Göttingen

Friedman WH, Oliver M, Biller HF (1975) Evaluation of nasal tip surgery. Laryngoscope 85:1539–1549

Fritz K (1958) Funktionelle Nasenscheidewandoperationen. Arch Ohr-Nas- und Kehlk-Heilk 173:452

Fritz K (1965) Zur operativen Korrektur der Sattelnase. Mschr Ohrenheilk 99:131

Fritz K (1971) Tamponadenlose Versorgung der operierten Nase. Mschr Ohrenheilk 105:21

Fritz K (1977) Der Kollaps der Nasenflügel und der Nasenklappe. Laryng Rhinol Otol (Stuttg) 56:73–75

Fritz K (1981) Funktionelle Methoden der ästhetischen Gesichtschirurgie. Urban & Schwarzenberg, München Wien Baltimore

Frohn K (1968) Killian Operation in neuer Sicht. Z Laryng Rhinol Otol 47:747

Fry HJH (1967) The importance of the septal cartilage in nasal trauma. Brit J Plast Surg 20:392

Fry HJH (1968) The distorted residual cartilage strut after submucous resection of the nasal septum. Brit J Plast Surg 21:170

Fry HJH (1969) The pathology and treatment of haematoma of the nasal septum. Brit Plast Surg 22:331–335

Fujino T, Harashina T, Nakajima T (1976) Free skin flap from the retroauricular region to the nose. Plast Reconstr Surg 57:338–341

Furstenberg AC, Boles R (1963) Nasopharyngeal angiofibroma. Transactions Am Acad Ophthalmol Otolaryngol 67:518

Ganz H (1976) Die Septumperforation und ihre Behandlung. HNO Erkrankungen, Fachalmanach, Lehmann, München S. 130–150

Ganz H (1976) Nasenbluten. In: Ganz H (Hrsg) HNO-Erkrankungen, Fachalmanach, Lehmann, München S. 109–129

Ganz H (1982) Septumplastik oder Killiansche Resektion. HNO-Praxis heute 2:83–95

Ganzer H (1917) Neue Wege des Verschlusses von Oberkieferdefekten. Dtsch Mschr Zahnheilk 8 Ref Int Zbl Laryng 33:329

Ganzer H (1918) Verschluß großer Gaumendefekte mit Haut vom Oberarm usw. unter Verwendung langgestielter Stranglappen. Int Centralbl Laryngol Rhinol 34:145

Ganzer H (1918) Die Bildung von langgestielten Stranglappen bei Gesichtsplastik. Int Zbl Laryng 34:145

Ganzer U, Ischebeck W (1979) Der transseptale-transsphenoidale Zugang bei der Hypophysektomie – eine gemeinsame Aufgabe des Otologen und Neurochirurgen. Laryng Rhinol Otol (Stuttg) 58:795–800

Gardener WJ, Stowell A, Dutlinger R (1974) Resection of the greater petrosal nerve in the treatment of unilateral headache. J Neurosurg 4:105–114

Gatewood WL (1947) Substitution of chisel for saw in reconstructive surgery of the nose. Plast Reconstr Surg 2:149

Gaze NR (1980) Reconstructing the nasal tip with a midline forehead flap. Brit J Plat Surg 33:122

Gaynon IE (1971) Nasal atrophy, atrophic rhinitis and ozena. Int Rhinol 9:84–91

Georgi W (1977) Erfahrungen mit der postoperativen intranasalen Langzeitschienung des Septums. Laryng Rhinol Otol (Stuttg) 56:898–902

Georgiade N, Mladik R, Thorne F (1969) The nasolabial tunnel flap. Plast Reconstr Surg 43:463

Gerhardt H-J (1968) Zum plastischen Verschluß von Septumperforationen. Z Laryng Rhinol Otol 47:392–395

Gersdorf M (1981) La chirurgie du ganglion spheno-palatin dans les algies faciales. Acta Otorhinolaryngol Belg 35:56–62

Gibson TH, Davis WBR (1958) The distortion of autogenous cartilage grafts: its cause and prevention. Brit J Plast Surg 10:257–274

Gillies HD (1920) The tubed pedicle flap in plastic surgery. J Surg Gynec Obstet 30

Gillies HD (1920) Plastic surgery of the face. Oxford Univ Press, London

Gillies HD (1943) New free graft (of skin and ear cartilage) applied to reconstruction of nostril. Brit J Surg 30:305

Gillies HD, Millard DR Jr (1957) The principles and art of plastic surgery. Butterworth, London

Golding-Wood PH (1973) Vidian neurectomy: its results and complications. Laryngoscope 83:1673–1682

Goldman IB (1963) Nasal plastic surgery in children: late results. Eye Ear Nose Thr Monthly 42:88

Goldman J (1957) Straightening the deviated nose. NY J Med 57:887–891

Goldman JB (1964) Nasal tip correction with special referance to the mesial crura. Trans Amer Acad Ophthalmol Otolaryngol 68:854

Gollom J (1968) Perforation of the nasal septum; the reverse flap technique. Arch Otolaryngol (Chicago) 88:518–522

Goodman WS, Charbonneau PH (1974) External approach to rhinoplasty. Laryngoscope 84:2195–2201

Goodman WS, Charles DA (1978) Technique of external rhinoplasty. J Otolaryngol (Toronto) 7:13–17

Goodyear HM (1937) Nasal hemorrhage: ligation of anterior ethmoid artery. Laryngoscope 47:97

Graefe KF v (1820) Chirurgie und Augenheilkunde. Reimer, Berlin

Gray L (1969) Neonatal nasal septum deformities. J Laryngol Otol (Lond) 83:1205–1207

Gray VD (1970) Physiologic returning of the upper lateral cartilage. Int Rhinol 8:56

Guerrier Y, Dejean Y (1975) Epistaxis graves post-traumatiques. J franc ORL 24:461–462

Guillen G (1967) Essai de systématisation des septo-rhinoplasties. Rev Laryng (Bord) 88 Suppl 5:119–127

Guleke N (1935) In: Kirschner M (Hrsg) Allgemeine und spezielle chirurgische Operationslehre, 1. Aufl, Bd III/1. Springer, Berlin

Guleke N (1953) In: Kirschner M (Hrsg) Allgemeine und spezielle chirurgische Operationslehre, 2. Aufl, Bd V. Springer, Berlin Göttingen Heidelberg

Gunderson HC (1959) A second golden decade in Rhinology. Arch Otolaryngol (Chicago) 70(II):665–673

Gussenbauer (1927) Zit bei Brüning F. Die Chirurgie der Mundhöhle, der Speicheldrüsen und des Rachens. In: Kirschner M, Nordmann O (Hrsg) Die Chirurgie, Bd IV/1. Urban & Schwarzenberg, Berlin Wien

Haas E (1973) Ästhetische, funktionelle und anatomische Gesichtspunkte bei Nasenplastiken. Z Laryng Rhinol Otol 52:235–240

Haas E (1973) Korrigierende Eingriffe bei Deformitäten der knöchernen Nase unter besonderer Berücksichtigung von Fehlermöglichkeiten. Z Laryng Rhinol Otol 52:590–596

Haas E (1973) Spezielle Probleme bei der Korrektur der knöchernen beziehungsweise der knöchernknorpeligen Sattelnase. Z Laryng Rhinol Otol 52:866–871

Haas E (1974) Grundlagen rekonstruktiver Eingriffe im Gesichts-Hals-Bereich unter Verwendung gestielter Lappen und freier Transplantate. Laryng Rhinol Otol (Stuttg) 53:371

Haas E (1977) Grundlagen der plastisch-chirurgischen Versorgung von Defekten im Schädel- und Gesichtsbereich. Arch ORL (Berl) 216:1–121
Haas E (1979) Fehler und Gefahren bei der korrektiven Rhinoplastik. Fehler bei der Indikationsstellung und der präoperativen Aufklärung. Arch ORL (Berl) 223:322–324
Haas E, Meyer R (1968) Konstruktive und rekonstruktive Chirurgie der Nase. In: Gohrbrandt E, Gabka J, Berndorfer A (Hrsg) Handb der plast Chir, Bd 2, Beitr 33. de Gruyter, Berlin
Hadley RB (1968) Nasal injuries in children. Int Rhinol VI:93–98
Hall WJ, Watanabe T (1982) Transseptal repair of unilateral choanal atresia. Arch Otolaryngol (Chicago) 108:659–661
Halstead AE (1910) Remarks on the operative treatment of tumors of the hypophysis: report of two cases operated by an oro-nasal-method. Surg Gynecol Obstet 10:494
Hamberger CA (1969) Transantro-sphenoidale Hypophysenoperation. HNO (Berl) 17:317
Hamberger CA, Hammer G, Norlen G, Sjögren B (1959) Hypophysectomy in acromegaly. J Chir Endocr Metabol 19:1500–1052
Harashina T, Marayama Y, Kitamura K (1977) The trilobed flap. Plast Reconstr Surg 60:623–624
Hardesty WH, Roberts B, Toole JF, Royster HP (1961) Studies on carotid artery flow. Surgery 49:251
Hardy J (1971) Transsphenoidal Hypophysectomy. J Neurosurg 34:582–594
Harii K, Ohmori K, Ohmori S (1974) Successfull clinical transfer of ten free flaps by microvascular anastomosis. Plast Reconstr Surg 53:259
Harris HL (1936) Improved technique for submucous turbinectomy. Ann Otol (St Louis) 45:481
Hauben DJ (1983) Die Geschichte der Rhinoplastik. Laryng Rhinol Otol (Stuttg) 62:53–55
Healy GB, Simpson PT (1982) Laser correction of choanal atresia. ENT J 61:494–495
Hebra (1845) Zeitschr der Gesellsch der Ärzte in Wien, S 145
Heermann A (1930) Zur Klinik und Diagnostik der verschiedenen kranialen Chordomtypen. Arch Ohr Nas Kehlk Heilkd 124:127–125
Heermann J (1974) Behandlung großer Septumperforationen mit Ohrmuschel-Haut-Knorpel-Haut-Transplantaten, 2-Wochen-Tamponade, Hautabstanzung. Laryng Rhinol Otol (Stuttg) 53:935–938
Heetderks DR (1927) Observation on the reaction of normal nasal mucous membrane. Am Med Sci 174:231
Hellmich S (1973) Das Problem der Knorpelverbiegung in der Nasenchirurgie (Experimentelle und praktische Aspekte). HNO (Berl) 21:223–226
Hellmich S (1974) Der Einfluß unterschiedlicher Konservierungsmethoden auf die biologische Qualität von Knorpelimplantaten. Laryng Rhinol Otol (Stuttgart) 53:711–717
Hellmich S (1975) Die Therapie des frischen Septumabszesses. HNO (Berl) 23:139
Helms J (1973) Die Bedeutung der Erstversorgung von Nasenverletzungen für die spätere Funktion. HNO (Berl) 21:77–78
Herbert DC, Harrison RG (1975) Nasolabial subcutaneous pedicle flaps. Brit J Plast Surg 28:85–96
Herrmann A (1968) Nasenbluten. In: Gefahren bei Operationen an Hals, Ohr und Gesicht und die Korrektur fehlerhafter Eingriffe S 433 ff. Springer, Berlin Heidelberg New York
Hilal SK, Michelsen WJ (1973) Percutaneous embolization of vascular lesions of the base of the skull. Trans Amer Acad Ophthalmol. Otolaryngol 77:447–448
Hillenbrand K (1933) Entwicklung, Bau und Formveränderungen der menschlichen Nasenscheidewand im fetalen Leben. Arch Ohr-Nas- und Kehlk Heilk 135:1
Hinderer KH (1967) Surgery of the retracted columella. Int Rhinol 5:168–172
Hinderer KH (1978) Nasal problems in children. ENT J 57:116–126
Hirsch O (1909) Eine neue Methode der endonasalen Operation von Hypophysentumoren. Wien Med Wochenschr 59:636–638
Hirsch O (1952) Symptoms and treatment of pituitary tumors. Arch Otolaryngol (Chicago) 55:268–306
Horsley V (1906) On the technique of operations on the central nervous system. Brit Med J 2:411–423
House HP (1951) Submucous resection of the inferior turbinal bone. Laryngoscope 61:637
Hovorka O (1893) Die äußere Nase. Eine anatomisch-anthropologische Studie. Holde, Wien
Huffman WC, Lierle DM (1949) Studies on the pathologic anatomy of the unilateral harelip nose. Plast Reconstr Surg 4:225–234

Huizing EH (1969) Some conclusions from our experience with the surgical treatment of ozaena. Int Rhinol 7:81–87
Huizing EH (1979) Septum surgery in children; indications, surgical technique and long-term results. Int Rhinol 17:91–100
Ingals EF (1882) Deflection of the septum narium. Arch Laryngol 3:291–299
Ismail H (1964) Closure of septal perforation. A new technique. J Laryngol Otol (Lond) 78:620–623
Israel J (1896) Zwei neue Methoden der Nasenplastik. Arch Klin Chir 53:255
Israel J (1896) Two new methods of rhinoplasty. Arch Klin Chir 53:255–265
Jakobi H (1962) Zur operativen Ozaenabehandlung. HNO (Berl) 10:136
Jatho K (1966) Zur Diagnostik und Behandlung der angeborenen Choanalatresie. Mschr Ohrenheilk 100:208
Jazbi B (1974) Nasal septum deformity in the newborn. Diagnosis and treatments. Clin Pediatr (Philad) 13:953–956
Jend-Rossmann I, Pfeifer G, Höltje WJ (1982) Die Doppler-Sonographie als Grundlage der Bildung von Gefäßstiellappen für die Deckung von Gesichtsdefekten, Fortschr Kiefer Gesichtschir 27 S 43–47
Jennes ML (1964) Corrective nasal surgery in children. Longterm results. Arch Otolaryngol (Chicago) 79:145–151
Jeppesen F, Windfeld I (1972) Dislocation of the nasal septum cartilage in the newborn. Acta Obstet Gynecol Scand 51:5
Jeschek J (1969) Methoden zur Verhütung und Behebung von postoperativen Septumperforationen. Mschr Ohrenheilk 103:504–508
Johnson NE (1968) Septal perforations and secondary septal surgery. Laryngoscope 78:586–599
Jordan LW (1958) External nasal pyramid and septum reconstruction. Arch Otolaryngol (Chicago) 67:521–526
Joseph J (1898) Über die operative Verkleinerung einer Nase. Berl Klin Wochenschr 40:882
Joseph J (1916) Die Kriegsverletzungen der Kiefer und der angrenzenden Teile. Meusser, Berlin
Joseph J (1931) Nasenplastik und sonstige Gesichtsplastik. Kabitzsch, Leipzig
Jost G, Hadjean E, Vergnon L, Laffole P (1976) Complications majeurs des rhinoplasties. Ann Otolaryng (Paris) 93:600–609
Jung H (1975) Moderne photo-endoskopische Untersuchungsmethoden des Nasen-Rachenraumes. HNO (Berl) 23:328–330
Jung H (1977) Gesichtspunkte zur operativen Therapie der Choanalatresie. Laryng Rhinol Otol (Stuttg) 56:425–431
Jungblut R, Neveling R (1970) Die doppelseitige Choanalatresie, einfache Operationsmethode und klinische Nachbehandlung. HNO (Berl) 18:90
Kamer FM, Parkes ML (1975) An absorbent, non-adherent nasal pack. Laryngoscope 85:384–388
Kastenbauer ER (1976) Fehler und Gefahren bei der Rhinoplastik. Laryng Rhinol Otol (Stuttg) 55:269–278
Kastenbauer ER (1976) Plastische und funktionelle Chirurgie der Sattel- und Schiefnase, Kongreßbericht der 13. Jahrestagung der Deutschen Gesellschaft für plastische und Wiederherstellungschirurgie. Thieme, Stuttgart
Kastenbauer ER (1977) Nasenseptumersatz- und Dermoplastik bei der Rendu-Osler-Weber'schen Erkrankung. Laryng Rhinol Otol (Stuttg) 56:890–894
Kastenbauer ER (1977) Spezielle Rekonstruktionsverfahren im Gesichtsbereich. Arch ORL (Berl) 216:123–250
Katz L (1913) Handbuch der speziellen Chirurgie des Ohres und der oberen Luftwege, Bd 3. Katz L, Preysing H, Blumenfeld F (Hrsg) Kabitzsch, Würzburg
Kazanjian VH (1937) Plastic repair of defects about lower part of the nose resulting from loss of tissue. Trans Amer Acad Ophthalmol Otolaryngol 42:338
Kazanjian VH (1946) The repair of nasal defects with a median forehead flap. Primary closure of the forehead wound. J Surg Gynecol Obstet 83:37
Kazanjian VH, Converse JM (1947) Special rongeur-forceps for removal of nasal hump. Arch Otolaryngol (Chicago) 45:362
Kean H, Meyer R (1974) Anaesthesia techniques and facial plastic surgery. Trans Amer Acad Ophthalmol Otolaryngol 27:45–48

Kellerhals B, Lévy A (1971) Rezidivierende Epistaxis bei traumatischem Aneurysma der A. carotis interna. Pract oto-rhino-laryng (Basel) 33:34–36

Kenan PD (1979) The Rhinologist and the management of pituitary disease. Laryngoscope [Suppl 14] 89:1–26

Kern EB (1977) Standardization of rhinometry. Int Rhinol 15:115–119

Kern EB, Laws ER Jr (1978) The transseptal approach to the pituitary gland. Int Rhinol 16:59–78

Kern EB, Pearson BW, McDonald TJ, Laws ER (1979) The transseptal approach to lesions of the pituitary gland and parasellar regions. Laryngoscope [Suppl 15] 89:1–34

Kernahan DA, Littlewood AHM (1961) Experience in the use of arterial flaps about the face. Plast Reconstr Surg 28:207–213

Keuning J (1968) On the nasal cycle. Int Rhinol X:99–105

Killian G (1904) Die submucöse Fensterresektion der Nasenscheidewand. Fränkels Arch Laryngol 16:362–387

Killian H (1973) Lokalanaesthesie und Lokalanaesthetika. Thieme, Stuttgart

Kindler W (1964) Nasenbluten. In: Berendes J, Link R, Zöllner F (Hrsg) Hals-Nasen-Ohr-Heilk. Thieme, Stuttgart

Kirchner JA, Yanagisawa E, Crelin ES (1961) Surgical anatomy of the ethmoidal arteries. Arch Otolaryngol (Chicago) 74:382–386

Kitamura T (1961) Le traitment chirurgical de la rhinite atrophique. La plastie turbinomaxillaire. Ann Otolaryng (Paris) 78:56

Kittel G, Waller G (1973) Geruchsverbessernder Effekt durch Septumoperation nach Cottle. Z Laryng Rhinol Otol 52:280

Klaff DD (1956) The surgical anatomy of the antero-caudal portion of the nasal septum: A study of the area of the premaxilla. Laryngoscope 66:995–1020

Klaff DD (1965) Surgical correction of septal deformation in newborn, infants and children. Sth Med J (Birmingh Ala) 58:1276

Koburg E (1973) Über ein einfaches Verfahren zum Verschluß großer Septumperforationen. Arch Ohr- Nas- und Kehlk-Heilk 205:289–291

Kocher (1935) Zit bei Guleke N. In: Kirschner M (Hrsg) Allgemeine und spezielle chirurgische Operationslehre, 1. Aufl, Bd II. Springer, Berlin

Komvo A, Togawa K (1979) Role of the vidian nerve in nasal allergy. Ann Otol (St Louis) 88:258–266

König Franz (1886) Eine neue Methode der Aufrichtung der Nase. Arch Klin Chir 34:165 und Verh Dtsch Ges Chir 15:41

König Fritz (1902) Zur Deckung von Defekten der Nasenflügel. Berl Klin Wochenschr 39:137

Kraissl CJ (1951) The selection of appropriate lines for selective surgical incisions. Plast Reconstr Surg 8:1

Krajina Z (1973) Vidian neurectomy in vasomotor rhinitis. Acta otolaryng (Stockh) 76:366–371

Krampitz: zit. bei Kindler W (1964) Mißbildung, Fremdkörper und Dermatosen der Nase (mit Ausnahme der Gaumenspalten), Nasenbluten. In: Berendes J, Link R, Zöllner F (Hrsg) Hdb Hals-Nasen-Ohrenheilkd. Thieme, Stuttgart

Krause F (1935) Zit bei Guleke N. In: Kirschner M (Hrsg) Allgemeine und spezielle chirurgische Operationslehre, 1. Aufl, Bd III/1. Springer, Berlin

Krause F (1950) Zit bei Guleke N. In: Kirschner M (Hrsg) Allgemeine und spezielle chirurgische Operationslehre, 2. Aufl, Bd II. Springer, Berlin Göttingen Heidelberg

Krekorian EA, Kempe LG (1969) The combined otolaryngology-neurosurgery approach to extensive benign tumors. Laryngoscope 79:2086

Krekorian EA, Kato RH (1977) Surgical management of nasopharyngeal angiofibroma with intracranial extension. Laryngoscope 87:154–164

Kressner A, Kornmesser HJ (1976) Operative treatment of rhinopathia vasomotoria. Int Rhinol XIV:133–139

Kretschmann F (1913) In: Katz L, Preysing H, Blumenfeld F (Hrsg) Handb der speziellen Chirurgie des Ohres und der oberen Luftwege, Bd. III/335. Kabitzsch, Würzburg

Krieg R (1886) Resection der Cartilago quadrangularis septinarium zur Heilung der Scoliosis septi. Med Cor Blätt Württemb Ärztl Verein, Stuttgart 56 Ref (1887) Int Centralbl Laryngol Rhinol 3:429

Krieg R (1889) Beiträge zur Resektion der cartilago quadrangularis narium zur Heilung der Scoliosis septi. Berl Klin Wochenschr 31 u 32

Križan Z (1960) Über die fraglichen Korrelationen und über die Entwicklung einiger Typen der A. maxillaris. Acta Anatomica (Basel) 42:71–87

Krompotić-Nemanić J, Nemanić G, Jo A (1981) Die Vorteile und Nachteile der Eingriffe am vegetativen Nervensystem der Nase vom anatomischen Standpunkt aus betrachtet. Arch ORL (Berl) 231:518–523

Krmpotić J, Nicolič V (1964) Praktisch wichtige topographische Beziehungen des Nervus petrosus superficialis major in der mittleren Schädelgrube. Z Laryng Rhinol Otol 43:748–753

Krmpotić J, Sunarič R (1962) Die Durchtrennung des N. petrosus superficialis major in der Therapie der Ozaena. Bull Sci Cons Acad RPF (Yougosl) 7:6

Krmpotić J, Sunarič R (1963) Chirurgische Behandlung otogener und rhinogener Kopfschmerzen. Z Laryng Rhinol Otol 42:260–266

Krmpotić J, Sunarič R (1963) Neue Gedanken zur operativen Ozaenatherapie. Arch Ohr-Nas- und Kehlk-Heilk 182:488–489

Krmpotić-Nemanič J (1970) Zum Thema: vegetatives Nervensystem in hals-nasen-ohrenärztlicher Therapie. Z Laryng Rhinol Otol 49:316–324

Küttner (1935) Zit bei Guleke N. In: Kirschner M (Hrsg) Allgemeine und spezielle chirurgische Operationslehre, 1. Aufl, Bd III/1. Springer, Berlin

Kukowski H (1957) Zur Korrektur der eingesunkenen Nasenflügel. Z Laryng Rhinol Otol 36:601–603

Kup W, Lange D (1969) Zu den bösartigen Geschwülsten in der Hals-Nasen-Ohrenheilkunde. I. Epipharynx-Tumoren. Arch Geschwulstforsch 34:62–86

Labat L (1833) De la rhinoplastie et de la rhinoraphie soit dans les cas d'absence congénitale, on d'enlèvement accidental de la partie dorsale du nez. Ann Med Phys 24:619

Langenbeck O v (1931) zit nach Joseph J in Nasenplastik und sonstige Gesichtsplastik. Kabitzsch, Leipzig

Langer K (1861) Zur Anatomie und Physiologie der Haut. Sitzungsber der K Akad der Wissensch 45:223

Langnickel R (1975) Die Bedeutung der operativen Versorgung von Verletzungen der vorderen Schädelbasis durch den Oto-Rhino-Laryngologen. Aktuelle Traumatologie 5:213–221

Lantz BMT, Dublin AB, Donald PJ (1980) Cerebral blood flow determination by video dilution technique in patient with malignant chemodectoma. Acta Radiol [Diagn] (Stockh) 21:697–704

Lautenschläger A (1934) Die Eingriffe am Ohr und an der Nase. In: Kirschner M (Hrsg) Allgemeine und spezielle chirurgische Operationslehre, 1. Aufl, Bd III/2, Springer, Berlin

Leclercq TA, Grisoli F (1983) Avoidance of diabetes insipidus in transsphenoidal hypophysectomy. J Neurosurg 58:682–684

Lee KJ (1978) The sublabial transseptal transsphenoid approach to the hypophysis. Laryngoscope [Suppl 10] 88:1–65

Legler U (1968) Zur Morphologie und Nomenklatur des Vestibulums nasi anhand des Abdruckverfahrens. Z Laryng Rhinol Otol 47:640–647

Legler U (1970) Die Lateroposition der unteren Muschel. Z Laryng Rhinol Otol 49:386

Legler U (1976) Surgery of the turbinate bones and the piriform crest. Int Rhinol XIV:65–71

Legler U (1977) Mißbildungen der Nase (mit Ausnahme Gaumenspalten), Fremdkörper, Nasenbluten. In: Berendes J, Link R, Zöllner F (Hrsg) Hals-Nasen-Ohren-Heilkunde in Praxis und Klinik, Bd 1. Thieme, Stuttgart

Lejour M (1972) One stage reconstruction of nasal skin defects with local flaps. Chir plast (Berl) 1:254–259

Letson JA, Brick HG (1973) Septal dermoplasty for von Willebrand's disease in children. Laryngoscope. 83:1078–1083

Lewin ML, Argamaso RV, Friedman ST (1979) Localized cerebritis following an esthetic rhinoplasty. Plast Reconstr Surg 64:720–723

Lewy RB, Hammond A (1962) Septal dermoplasty, observation, technique and results. Ann Otol (St Louis) 71:411–418

Lexer E (1910) Zur Gesichtsplastik. Arch Klin Chir 92:306

Lexer E (1920) Wiederherstellungschirurgie. Barth, Leipzig

Lexer E (1924) Die freien Transplantationen I und II. Enke, Stuttgart

Lexer E (1931) Die gesamte Wiederherstellungschirurgie I und II. Barth, Leipzig

Lexer E (1935) Zit bei Guleke N. In: Kirschner M (Hrsg) Allgemeine und spezielle chirurgische Operationslehre, 1. Aufl, Bd III/1. Springer, Berlin

Linehan JM, Goode RL, Fajardo LF (1970) Surgery vs electrosurgery for rhinophyma. Arch Otolaryngol (Chicago) 91:744–748
Lipsett EM (1959) A new approach to surgery of the lower cartilaginous vault of the nose. Arch Otolaryngol (Chicago) 70:42
Lisfranc J (1827) Rhinoplastie. Clin Hôp (Paris) 2:285
Loeb HW (1917) Operative surgery of the nose, throat and ears for laryngologists, rhinologists, otologists and surgeons. Mosby, St Louis
Loeb R (1960) Backward insertion of median forehead flap in nasal deformities. Brit J Surg 12:349
Loebell H (1928) Zur Therapie der bösartigen Clivus- und Nasenrachenchordome. Z Hals Nas Ohrenheilkd 21:337–348
Lofgren RH (1971) Surgery of the pterygomaxillary fossa. Arch Otolaryngol (Chicago) 94:516–524
Lopez JS (1975) Ligation of the sphenopalatine artery versus ligation of the internal maxillary artery. Rev panamer otorinolaryng. y broncoesofagol V. 3:19–22
Loré JM (1966) Transseptal transsphenoidal Hypophysectomy. Amer Surg 112:577–582
Lossen (1935) Zit bei Guleke N. In: Kirschner M (Hrsg) Allgemeine und spezielle chirurgische Operationslehre, 1. Aufl, Bd II. Springer, Berlin
Lücke (1935) Zit bei Guleke N. In: Kirschner M (Hrsg) Allgemeine und spezielle chirurgische Operationslehre, 1. Aufl, Bd II. Springer, Berlin
Luft R, Olivecrona H (1953) Experiences with hypophysectomy in man. J Neurosurg 10:301–316
Luschka H von (1868) Der Schlundkopf des Menschen. H. Laupp, Tübingen
Maier I (1966) Diagnose und Therapie der Choanalatresie. HNO (Berl) 14:33–38
Malcomson KG (1959) The vasomotor activities of the nasal mucous membrane. J Laryng Otol (Lond) 73:73–98
Maliniac JW (1948) Role of the septum in rhinoplasty. Arch Otolaryngol (Chicago) 48:189
Mangoldt F v (1899) Über die Einpflanzung von Rippenknorpel in den Kehlkopf zur Heilung schwerer Stenosen und Defekte. Langenbecks Arch Klin Chir 59:926–936
Mangold F v (1900) Verpflanzung eines Rippenknorpelstückes in den Kehlkopf zur Heilung von großen Defekten und Correktion einer Sattelnase durch Transplantation von Knorpel. Verh Dtsch Ges Chir 29:460–474
Maran AGD (1974) Septoplasty. J Laryng Otol (London) 88:393–405
Marcks R, Pirsig W (1977) Spätergebnisse der Nasenbeinfrakturen bei Erwachsenen. Eine klinische und röntgenologische Studie. HNO (Berl) 25:187–192
Martin F (1979) Ballonkatheter als Alternative zur Bellocq-Tamponade. Laryng Rhinol Otol (Stuttg) 58:336–339
Masing H (1960) Ein Beitrag zur Korrektur der knöchernen Schiefnase. Z Laryng Rhinol Otol 39:781–788
Masing H (1964) Klinisch-anatomische Bemerkungen zur Cartilago septi nasi. Z Laryng Rhinol Otol 43:604–612
Masing H (1965) Die klinische Bedeutung der Nasenwiderstandsmessung. Arch Ohr-Nas- und Kehlk-Heilk 185:763–767
Masing H (1965) Zur plastisch-operativen Versorgung von Septumhämatomen und -abszessen. HNO (Berl) 13:235–238
Masing H (1968) Nasenkorrektur und Atemfunktion. Z Laryng Rhinol Otol 47:277–288
Masing H (1971) Die Behandlung der Stenosen der Nase. Arch Ohr-Nas- und Kehlk-Heilk 199:173–217
Masing H (1971) Eingriffe an der Nase: Die Chirurgie der äußeren Nase und der Nasenscheidewand. In: Theissing G (Hrsg) Kurze HNO-Operationslehre. Thieme, Stuttgart
Masing H (1972) Psychologische Aspekte bei Formfehlern der Nase. Z Laryng Rhinol Otol 51:294–298
Masing H (1972) Surgery of nasal fistulas and cysts. Int Rhinol 10:43–49
Masing H (1974) Operative Behandlung von Atresien und Stenosen der Nase. In: Naumann HH (Hrsg) Kopf- und Hals-Chirurgie, Bd II/1 S 376. Thieme, Stuttgart
Masing H (1974) Versorgung frischer Nasenverletzungen und Chirurgie der inneren Nase. In: Naumann HH (Hrsg) Kopf- und Halschirurgie, Bd II/1 S. 323. Thieme, Stuttgart
Masing H (1976) Über eine neue pneumatische Nasentamponade bei Blutungen in der Nase und im Nasenrachen. HNO (Berl) 24:245–247

Masing H (1977) Korrigierende Chirurgie der Nase und der Nasenscheidewand. In: Berendes J, Link K, Zöllner F (Hrsg) Hals-Nasen-Ohren-Heilk in Praxis und Klinik, Bd. 2. Thieme, Stuttgart, S 26–26.39
Masing H (1978) Fehler und Gefahren bei rhinoplastischen Eingriffen. Kongreßber der 14. Jahrestagung der Deutschen Gesellsch für plastische und Wiederherstellungschirurgie. Thieme, Stuttgart, S 63–68
Masing H (1980) Fehler und Gefahren bei korrigierenden Eingriffen im Bereich der knorpeligen Nase. Arch ORL (Berl) 223:328–330
Masing H, Hellmich S (1968) Erfahrungen mit konserviertem Knorpel beim Wiederaufbau der Nase. Z Laryng Rhinol Otol 47:904–914
Masing H, Wolf G (1969) Der Nachweis des Nasenmuschelzyklus mit Hilfe des Röntgenschichtbildverfahrens. Z Laryng Rhinol Otol 48:684–692
Masing H, Lehmann W, Stadler J (1978) Über Sekundäroperationen nach submuköser Septumresektion. Laryng Rhinol Otol (Stuttg) 57:931–935
Masing H, Gammert CH, Jaumann MP (1980) Unser Konzept zur operativen Behandlung von Septumperforationen. Laryng Rhinol Otol (Stuttg) 59:50–56
May H (1958) Reconstructive and reparative surgery, II. edn. Davis, Philadelphia
Mazars G (1980) Die klassische indische Medizin. In: Sournia JC, Poulet J, Martiny M (Hrsg) Illustrierte Geschichte der Medizin. Titel der Originalausgabe: Histoire de la Médicine, de la Pharmacie, de l'Art Dentaire et de l'Art de Vétérinaire, deutsche Bearb von Toellner R. Andreas und Andreas, Salzburg
McDowell F (1978) History of Rhinoplasty. Aesth plast Surg 1:321–348
McIndoe A, McLaughlin CR (1951) Advances in plasic surgery. Practitioner 169:427
McKibben BG (1957) Congenital atresia of the nasal choanae. Laryngoscope 67:731–755
McLaughlin CR (1954) Composite grafts and their blood supply. Brit J Plast Surg 7:274
Meade RJ (1959) Composite ear grafts for construction of columella. Plast Reconstr Surg 23:134
Mertz JS, Pearson BW, Kern EB (1983) Lateral rhinotomy. Arch Otolaryngol (Chicago) 109:235–239
Metzenbaum M (1929) Replacement of the lower end of the dislocated septal cartilage versus submucous resection of the dislocated end of the septal cartilage. Arch Otolaryngol (Chicago) 9:282
Meuser W (1968) Eine Methode zum Verschluß von Nasenscheidewandperforationen. Z Laryng Rhinol Otol 47:749–752
Meyer J St, Binns PH M, Ericsson A D, Vulpe M (1970) Sphenopalatine Ganglionectomy for cluster headache. Arch Otolaryngol (Chicago) 92:475–484
Meyer R (1951) Neuerungen in der Nasenplastik. Pract oto-rhino-laryngol (Basel) 13:373
Meyer R (1956) Über angeborene äußere Nasendeformitäten. Pract oto-rhino-laryngol (Basel) 18:399
Meyer R (1960) Rinoplastica partiale con lembo frontale frontotemporale. Minerva Chir 15:1
Meyer R (1960) Sekundäre Nasenplastik bei Lippen-Kiefer-Gaumenspalten. Aesthet Med 30
Meyer R (1961) Äußere und innere chirurgische Behandlung der Ozaena-Nase. Mschr Ohrenheilk 95:29
Meyer R (1962) Rhinoplastik bei Ozaena. Arch Ohr- Nas- und Kehlk-Heilk 180:781–784
Meyer R (1963) Die partielle Ersatzplastik der Nase. Aesthet Med 12:1
Meyer R (1971) Traitement chirurgical reconstructif des stenosis narinaires. Pract oto-rhino-laryngol (Basel) 33:34
Meyer R (1975) Infolding technique for correction of the nares in macrorhinia and hare lip nose. ORL (Basel) 37:181
Meyer R, Flemming J (1969) Die angeborene Flachnase und ihre Korrektur. Z Laryng Rhinol Otol 48:808–811
Meyer R, Novoselac M (1974) Neue Aspekte in der korrigierenden Nasenplastik. HNO (Berl) 22:154–158
Meyer R, Zaoli G (1964) La chirurgia reparatrice delle perforazioni del settonasale. Minerva Otorinol (Torino) 14:33
Michelli-Pellegrini V (1975) A proposito della rhinoplastica corretiva. Nuevo Ital Otol 3:220–254
Mikulicz v (1935) Zit bei Guleke N. In: Kirschner M (Hrsg) Allgemeine und spezielle chirurgische Operationslehre, 1. Aufl, Bd III/1. Springer, Berlin
Millard DR (1969) Secondary corrective rhinoplasty. Plast Reconstr Surg 44:545
Millard DR Jr (1972) The versatility of a chondro mucosal flap in the nasal vestibule. Plast Reconstr Surg 50:580–587

Millard DR Jr (1976) Reconstructive rhinoplasty for the lower two-thirds of the nose. Plast Reconstr Surg 57:722–728

Mink PJ (1920) Physiologie der oberen Luftwege. Vogel, Leipzig

Monks GH (1898) The restoration of the lower eyelid by a new method. Boston Med Surg Journ 139:385

Montgomery WW (1963) Transethmoidosphenoidal Hypophysectomy with septal mucosal flap. Arch Otolaryngol (Chicago) 78:68–77

Montserrat JM (1975) Vidian neurectomy. Int Rhinol XIII:11–23

Mosher HP (1912) The applied anatomy and the intranasal surgery of the ethmoid labyrinth. Trans Amer Laryng Soc 34:25–45

Moure EJ (1923) Des fibromes dits nasopharyngiens. Bull Mem Soc Fr Ophthalmol

Mühlbauer WD, Schmidt-Tintemann U, Glaser M (1971) Longterm behaviour of preserved homologous rib cartilage in the correction of saddle nose deformity. Brit J Plast Surg 24:325

Mühler G (1969) Die Nasenkorrektur mit dem autogenen Rippenknorpeltransplantat. HNO (Berl) 17:294–298

Mündnich K (1968) Zur Korrektur der Sattel- und Hängenase nach Verlust des knorpeligen Septums. Arch Ohr- Nas- und Kehlk Heilk 191:682

Mündnich K, Nessel E (1974) Chirurgie des Epipharynx. In: Naumann HH (Hrsg) Kopf- und Hals-Chirurgie, Bd 2. Thieme, Stuttgart

Murr G (1970) Resektion der Nasenscheidewand im Kindesalter. Acta otolaryngol (Stockh) 69:371

Müsebeck K (1969) Nachteile der Winkelspäne bei Sattelnasenkorrektur. Z Laryng Rhinol Otol 48:34

Nagel F (1970) Probleme bei der Korrektur der Sattelnase. Z Laryng Rhinol Otol 49:250–256

Nagel F (1971) Unsere Erfahrungen mit den gestielten Mundvorhoflappen zur Deckung von Nasen-Septumperforationen. Z Laryng Rhinol Otol 50:446–453

Nagel F (1971) Die knorpelige Sattelnase; ihre Verhütung bei Eingriffen am Septum und ihre Korrektur. Z Laryng Rhinol Otol 50:567–576

Nager FR (1940) The paranasal approach to intra-sellar tumors. J Laryng Otol (Lond) 55:361–381

Naumann HH (1975) Die operative Behandlung der Choanalatresie. 13. Jahrestag der Dtsch Ges für plast und Wiederherst Chirurgie, Stuttgart

Neel HB, Whicker JH, Devine KD, Weiland LH (1973) Juvenile angiofibroma. Review of 120 cases. Amer J Surg 126:547–556

Nélaton (1927) Zit bei Brüning F. Die Chirurgie der Mundhöhle, der Speicheldrüsen und des Rachens. In: Kirschner M, Nordmann O (Hrsg) Die Chirurgie, Bd IV/1. Urban & Schwarzenberg, Berlin Wien

Neuner O (1973) Corrective plastic surgery of the cleft nose. J maxillofac Surg 1:50–61

Neveling R (1965) Dermoplastik des Septums bei Osler'scher Krankheit. HNO (Berl) 13:150

New GB (1928) Total rhinoplasty. JAMA 91:380

Nicolić V, Keros P, Nemanić DJ, Jo A (1969) Innervation and anaesthesia of the nasal cavity and the nasal part of the pharynx. Int Rhinol 7:123–129

O'Brien B McC (1974) Free flap transfer with microvascular anastomoses. Brit J Plast Surg 27:220–230

Ogura JH (1954) Bone graft for atrophic rhinitis. Laryngoscope 64:20–28

Olivecrona H (1941) Chirurgische Behandlung der Geschwülste. In: Krause T (Hrsg) Spez Chirurgie der Gehirnkrankheiten, Bd III. Enke, Stuttgart

Ollier (1931) zit von Joseph J In: Nasenplastik und sonstige Gesichtsplastik. Kabitzsch, Leipzig

Orticochea M (1980) Refined technique for reconstructing the whole nose with the conchas of the ears. Brit J Plast Surg 33:68–73

Osterwald L (1973) Ein Beitrag zum Verschluß von Septumperforationen. HNO (Berl) 21:63–64

Otto AW (1930) Lehrbuch der Pathologie, Anatomie des Menschen und der Tiere. Rucher, Berlin

Owens A (1965) Observations in treating 25 cases of choanal atresia by the transpalatine approach. Laryngoscope 75:84–104

Ozenberger JM (1973) Cryosurgery for the treatment of chronic rhinitis. Laryngoscope 83:508–516

Panje WR (1982) A new method for total nasal reconstruction, the trapezius myocutaneous island "paddle" flap. Arch Otolaryngol (Chicago) 108:156–161

Pantazopoulos PE (1967) Chirurgie plastique du nez chez les médecins de l'ancienne grèce. Rev Laryngol (Bord) 88 Suppl 5:133–141

Parisier SC (1970) Correction of deviated nose. Arch Otolaryngol (Chicago) 92:60–65
Patterson CN (1976) Theories and causes of supra-tip convexities. Laryngoscope 86:45–49
Pearson BW, Mackenzie RG, Goodman WS (1969) The anatomical basis of transantral ligation of the maxillary artery in severe epistaxis. Laryngoscope 89:969–984
Peer LA (1937) An operation to repair lateral displacement of the lower border of the septal cartilage. Arch Otolaryngol (Chicago) 25:475
Peluse S, Fishler HW (1954) Epistaxis controlled by combined ligation of the external carotid and anterior ethmoidal arteries. Arch Otolaryngol (Chicago) 60:74–79
Pirsig W (1972) Reduction of the middle turbinate. Int Rhinol 10:103–108
Pirsig W (1973) Das akute Nasentrauma beim Kind. Z Laryng Rhinol Otol 52:265–271
Pirsig W (1977) Operative Eingriffe an der kindlichen Nase. In: Berendes J, Link R, Zöllner F (Hrsg) Hals-Nasen-Ohren-Heilkunde in Praxis und Klinik, Bd 2. Thieme, Stuttgart
Pirsig W (1982) Septumdeviation 1882: Beginn der systematischen submucösen Septumchirurgie. Laryng Rhinol Otol (Stuttg) 61:547–551
Pirsig W, Knahl R (1974) Rhinoplastische Operationen bei Kindern. Erfahrungen an 92 Fällen. Laryng Rhinol Otol (Stuttg) 58:250–265
Pirsig W, Lehmann I (1975) The influence of trauma on the growing septal cartilage. Int Rhinol 13:13–46
Pitanguy I (1965) Surgical importance of a dermo-cartilaginous ligament in bulbous noses. Plast Reconstr Surg 36:247–253
Pochviñals P, Pochbroto J (1977) Cryochirurgie endonasale du nerf vidien. Cah ORL Chir Cervic Fac 12:115–126
Ponti L (1969) Surgery of the nasal tip. A modification of the Goldman technique. Excerpta Medica Proc IX. Intern Congr ORL Mexico 698–703
Pontorpidan F Zit nach Stupka W s. unten: Stupka
Preysing K (1913/14) Beiträge zur Operation der Hypophyse. Verh Dtsch Ges Laryngol 20/21:51
Principato JJ (1979) Chronic vasomotor rhinitis: cryogenic and other surgical modes of treatment. Laryngoscope 89:619–638
Proetz AW (1951) Air currents in the upper respiratory tract and their clinical importance. Ann Otol (St Louis) 60:439–467
Put TR (1975/76) Epistaxis bei Ruptur eines Aneurysmas der A carotis int oder Ruptur der A carotis int nach Schädeltrauma. Acta chir belg 73:566–587 (1974) Ref Zbl HNO 111:178
Rees TH D, Woodsmith D (1973) Cosmetic facial surgery. Saunders, Philadelphia London Toronto
Rees TH, Krupp S, Wood-Smith D (1970) Secondary rhinoplasty. Plast Reconstr Surg 46:332–340
Reich J (1975) Factors influencing patient satisfaction with the result of esthetic plastic surgery. Plast Reconstr Surg 55, 5–13 (1975)
Remensnyder JP, Bigelow ME, Goldwyn RM (1979) Justinian II and Carmagnola: a Byzantine Rhinoplasty? Plast Reconstr Surg 63:19–25
Rethi A (1929) Über die korrektiven Operationen der Nasendeformitäten. Chirurg 1:1103
Réthi A (1934) Racourcissement du nez trop long. Rev Chir Plast 4:85–106
Rethi A (1956) Operationstechnik. Operationen wegen entstellender Sattelnase. Chirurg 27:356
Rettinger G, Masing H (1981) Rotation of the alar cartilage in collapsed ala. Int Rhinol 19:81–86
Reuter SH (1973) The bivalve teflon nasal septal splint. Trans Amer Acad Ophthalmol Otolaryngol 77:146
Rickenbacher J (1964) Der suboccipitale und der intracraniale Abschnitt der Arteria vertebralis. Z Anat Entwickl Gesch 124:171
Riggs RH (1963) Incidations for nasal surgery in children. Int Rhinol 1:118–122
Roe JO (1888) The deformity termed "pugnose" and its correction by a simple operation. The Med Record 31 (1887) 621. Referiert Internat Centralbl Laryng Rhinol 4:252–253
Roe JO (1891) The correction of angular deformities of the nose by a subcutaneous operation. Med Record 40:57
Roe P (1955) Zit nach Fomon S, Arch Otolaryngol (Chicago) 62:404
Roederer J (1930) Zit nach Otto AW Lehrbuch der Pathologie, Anatomie des Menschen und der Tiere. Rucher, Berlin
Roopeman A, Stemmer AL (1958) Congenital posterior choanal atresia. Amer J Surg 96:802
Rose KG, Ortmann R, Wustrow F, Seegers D (1979) Vidian neurectomy: neuroanatomical considerations and a report on a new surgical approach. Arch ORL (Berl) 224:157–168

Rosenberg WA, Felsher JM (1950) Rhinophyma and acne rosacea treated with electrosection current. Ill Med J 96:281

Rosnagle RS, Allen WE, Kier EL, Rothman SLG (1980) Use of selective arteriography in the treatment of epistaxis. Arch Otolaryngol (Chicago) 108:137–142

Ross DE, Sukis AE (1966) Nasopharyngeal tumors. A new surgical approach. Amer J Surg 111:524–530

Roth JA, Seljeskog EL, Duvall AJ, Long DM (1977) Transnasal transsphenoidal approach to the sella. Laryngoscope 87:47–57

Rowland AL (1955) A new practical osteotome. Plast Reconstr Surg 15:512

Rozner L, Isaacs GW (1979) Nasal obstruction after Rhinoplasty. Aesthet plast Surg 3:89–96

Rubin FF (1969) Permanent change in shape of cartilage by morzelation. Arch Otolaryngol (Chicago) 89:602

Ruch MK (1958) Utilization of composite free grafts. J Int Coll Surg 30:274–275

Ruddy LW (1945) A transpalatine operation for congenital atresia of the choanae in the small child or the infant. Arch Otolaryngol (Chicago) 41:432–438

Safian J (1935) Corrective rhinoplastic surgery. Hoeber, New York

Safian J (1956) The use of the saw in rhinoplasty. Eye Ear Nose Thr Monthly 35:438

Safian J (1970) The split-cartilage tip technique of rhinoplasty. Plast Reconstr Surg 45:217

Salinger S (1939) Deviation of the septum in relation to the twisted nose. Arch Otolaryngol (Chicago) 29:520–532

Salinger S (1941) Injuries to the nose in children: diagnosis and treatment. Arch Otolaryngol (Chicago) 34:936–951

Salinger S (1952) The nasal septum: some observations on its relationship to palatal deformities. Brit J Plast Surg V:129–137

Samy LL, Girgis IH (1965) Transzygomatic approach for nasopharyngeal fibromata with extrapharyngeal extension. J Laryngol Otol (Lond) II:782–795

Saunders WH (1960) Septal dermatoplasty for control of nosebleeds caused by hereditary hemorrhagic teleangiectasis or septal perforations. Trans Amer Acad Ophthalmol Otolaryngol 64:500–505

Saunders WH (1962) Hereditary hemorrhagic teleangiectasia, Arch Otolaryngol (Chicago) 76:245–260

Saunders WH (1964) Hereditary hemorrhagic teleangiectasia, effective treatment of epistaxis by septal dermoplasty. Acta otolaryngol 58:497

Sawhney CP (1979) Use of a larger midline forehead flap for rhinoplasty, with new design for closure of donor site. Plast Reconstr Surg 63:395–397

Scharfetter F (1972) Profuses Nasenbluten nach Schädeltraumen durch Carotis interna-Verletzungen. Mschr Unfallheilk 75:241–247

Schimmelbusch C (1931) Zit nach Joseph J. Nasenplastik und sonstige Gesichtsplastik, Bd. 3. Kabitzsch, Leipzig, S 643

Schloffer H (1907) Erfolgreiche Operation eines Hypophysentumors auf nasalem Wege. Wien Klin Wochenschr 20:621–624

Schlosser V (1980) Die allgemeinen chirurgischen Operationen am Halse. In: Zenker R, Heberer G, Pichlmayr R (Hrsg) Allgem und spezielle Operationslehre von Kirschner, M, Bd V/4. Springer, Berlin Heidelberg New York

Schmid E (1952) Über neue Wege in der plastischen Chirurgie der Nase. Bruns Beitr Klin Chir 184:385

Schmid E (1961) Partielle und totale Nasenplastik. Fortschr Kiefer Gesichtschir 7:80

Schornstein J (1940) Carotid ligation in saccular intracranial aneurysms. Brit J Surg 28:50

Schultz-Coulon HJ, Eckermeier L (1976) Zum postnatalen Wachstum der Nasenscheidewand. Acta Otolaryngol (Stockh) 82:131–142

Schweckendiek H (1937) Transpalatinale Behandlung angeborener Choanalatresien. Z Hals- Nas- und Ohrenheilkd 42:367

Schwenzer N, Schmelzle R (1976) Die Anwendung der konservierten Knorpel- und Knorpel-Knochentransplantate zur Konturverbesserung des Gesichtes. Fortschr Kiefer Gesichtschirur 20:54–58

Sedee GA (1980) Approach to and microsurgery of the hypophysis using an adapted endoscope. Acta Endoscopia 10:223–227

Sedee G, Willemot J (1973) Le résection sousmuqueuse de la cloison, qu'en reste-t-il? Acta otorhinolaryngol Belg 27:539–541

Seeley RC (1949) Composite bone graft in saddle nose. Plast Reconstr Surg 4:252
Seiffert A (1922) Perseptale Naht bei Ozaenaoperation. Z Hals- Nas- und Ohrenheilk 1:17–20
Seiffert A (1929) Unterbindung der Arteria maxillaris interna. Z Hals-Nasen- und Ohrenheilk 22:323–325
Seiffert A (1940) Zur Behandlung maligner Nasenrachentumoren. Arch Ohr- Nas- und Kehlk-Heilk 148:246–251
Seiffert A (1953) Operationen an Nase, Mund und Hals, 4. Aufl. Barth, Leipzig
Seiho Nishi (1965) Atlas of human anatomy. II, Kanehara Shuppan Co Ltd, Tokyo Kyoto
Seltzer AP (1944) The nasal septum: plastic repair of the deviated septum associated with a deflected tip. Arch Otolaryngol (Chicago) 40:433
Seltzer AP (1949) Plastic surgery of the nose. Lipincott, Philadelphia
Seltzer AP (1971) Electromagnetic nasal packing. Trans Amer Acad Ophthalmol Otolaryngol 75:408
Sénéchal G (1978) Chirurgie septale et rhinoplastie. Ann Otolaryngol (Paris) 95:585–593
Sercer A, Mündnich K (1962) Plastische Operationen an der Nase und an der Ohrmuschel. Thieme, Stuttgart
Serre M (1842) Traité sur l'art de restaurer les deformités de la face, selon la méthode par deplacement en méthode francaise. Castel, Montpellier
Sewall EC (1937) Surgical removal of the sphenopalatine ganglion. Ann Otol (St Louis) 46:79–86
Shah JT, Karnik PP (1974) Partial or total closure of the nostrils in atrophic rhinitis. Arch Otolaryngol (Chicago) 100:196–198
Shapshay SM, Strong HS (1980) Removal of Rhinophyma with the carbon dioxide Laser. Arch Otolaryngol (Chicago) 106:257–259
Shapiro SL (1974) On the management of intractable epistaxis. Eye Ear Nose Thr Monthly 53:153–157
Sheehan JE, Swanker WA (1949) Surgical repair of congenital choanal atresia. Laryngoscope 59:1320
Sheen JH (1975) Achieving more nasal tip projection by the use of a small autogenous vomer or septal cartilage graft. Plast Reconstr Surg 56:35–40
Sheen JH (1975) Secondary Rhinoplasty. Plast Reconstr Surg 56:137–145
Shurter M, Letterman G (1976) Suggested anatomical nomenclature for the nose. Plast Reconstr Surg 57:490–494
Silverblatt BL (1955) Epistaxis, evaluation of surgical care. Laryngoscope 65:431–447
Simpson GT, Janfaza P, Becker GD (1982) Transantral sphenopalatine artery ligation. Laryngoscope 92:1001–1005
Sisson GA, Tardy ME Jr (1977) Plastic and reconstructive surgery of the face and neck. Proc 2, intern Symp plast and reconstr surg of the face and neck, Chicago 1975. Grane and Stratton, New York
Skevas A, Gosepath J (1975) Zum Problem der Verschlußplastik bei Perforationen des Nasenseptums. Laryng Rhinol Otol (Stuttg) 54:466
Skoog T (1966) A method of hump reduction in rhinoplasty. Arch Otolaryngol (Chicago) 83:283–287
Smith RO Jr, Dickinson JF, Cipcic JA (1972) Composite grafts in facial reconstructive surgery. Arch Otolaryngol (Chicago) 95:252–264
Smith TW (1978) Reliable methods of tip reduction. Arch Otolaryngol (Chicago) 104:564–569
Sood GC (1976) Unilateral blindness following vidian neurectomy. J Laryngol Otol (Lond) 90:311–312
Staindl O (1977) Die hochgradige Flachnase. Entstellung und Korrektur. HNO (Berl) 25:398–400
Staindl O (1977) Die Saunders-Plastik bei Morbus Osler unter Verwendung hochkonzentrierten humanen Fibrinogens als Gewebekleber. Laryng Rhinol Otol (Stuttg) 56:887–890
Staindl O, Chmelicek-Feuerstein C (1980) Hundebißverletzungen im Gesicht. Laryng Rhinol Otol (Stuttg) 59:40–45
Steinzeug A (1933) Ein neues Operationsverfahren zur Beseitigung der Choanalverwachsungen. Arch Ohr- Nas- und Kehlk-Heilkd 137:364
Stoksted P (1953) Measurements of resistance of the nose during respiration at rest. Acta Otolaryngol (Stockh) [Suppl] 109:143
Stoksted P, Schønsted-Madsen K (1979) Traumatology of the newborn's nose. Int Rhinol 17:77–82
Straatsma BR, Straatsma CR (1951) The antomical relationship of the lateral nasal cartilage to the nasal bone and the cartilaginous nasal septum. Plast Reconstr Surg 8:443–455

Stromeyer (1931) zit nach Joseph J in Nasenplastik und sonstige Gesichtsplastik. Kabitzsch, Leipzig
Stucker FJ, Smith E (1976) The nasal bony dorsum and cartilaginous vault. Pitfalls in management. Arch Otolaryngol (Chicago) 102:695–698
Stupka W (1928) Die Verwachsungen in der Nase. In: Denker A, Kahler O (Hrsg) Handb der Hals-Nasen-Ohrenheilk. Springer und Bergmann, Berlin München
Stupka W (1938) Die Mißbildungen und Anomalien der Nase und des Nasenrachenraumes. Springer, Wien
Sulsenti G (1972) Chirurgia funzionale ed estetica de naso. Grafiche arsitalia di Ozzano Emilia, Bologna
Sweet WH, Sarnoff SJ, Bakay L (1950) A clinical method for recording internal carotid pressure. Surg Gynec Obstet 90:327
Tagliacozzi G (1597) De curtorum chirurgia per insitionem. Bindonus, Venetiis
Tardy ME (1977) Practical suggestions on facial plastic surgery; how I do it. Sublabial mucosal flap: repair of septal perforations. Laryngoscope 87:275–278
Tardy ME Jr (1973) Rhinoplasty tip ptosis: etiology and prevention. Laryngoscope 83:923–929
Tardy ME Jr, Tenta LT, Azem K (1972) The bilobed flap in nasal repair. Arch Otolaryngol (Chicago) 95:1–5
Tiefenthal G (1920) Die submuköse palatinale Hypophysenoperation. Beitrag zur operativen Technik. Int Centralbl Laryngol Rhinol 36:89
Tolsdorff P (1979) Zur Therapie des Rhinophyms im Nasenspitzen- und Nasenflügelbereich. Laryng Rhinol Otol (Stuttg) 58:610–615
Tolsdorff P (1981) Eingriffe an den Nasenmuscheln unter besonderer Berücksichtigung der subperiostalen Conchektomie. Laryng Rhinol Otol (Stuttg) 60:615–619
Tönnis W (1947) Zur Unterbindung der Arteria carotis interna und zur Verhütung bzw. Behandlung der cerebralen Ausfallserscheinungen. Zbl Chir 72:690
Tornwaldt GL (1885) Über die Bedeutung der Bursa pharyngea für die Erkennung und Behandlung gewisser Nasenrachenkrankheiten. Bergmann, Wiesbaden
Trendelenburg F (1886) Verletzungen und chirurgische Krankheiten des Gesichts. In: Dtsch Chirurgie. Enke, Stuttgart
Tschopp CF, Morrow RC (1966) Transnasal correction of choanal atresia, microscurgery in newborn. Arch Otolaryngol (Chicago) 83:607
Ubbens UM, Bult HR (1965) Results after resection of a septal spur. Pract oto rhino laryngol (Basel) 27:122
Uffenorde W (1909) Ein Fall von Choanalatresie mit Demonstration. Z Laryng Rhinol Otol 1:475–477
Unterberger S (1929) Ozaena- und gewöhnliche Schrumpfnasenbehandlung mit Spongiosaüberpflanzung aus dem Darmbeinkamm. Z Hals- Nas- und Ohrenheilk 23:346–359
Vergnon L, Gotlib O (1979) Deux cas d'ophtalmoplégie totale après section du nerf vidien. J fr ORL 28:470–473
Vergnon L, Jost G (1975) A propos du bec de corbin. Physio-pathogénie et prévention. Ann Chir Plast 20:69–73
Vogel K (1925) Operative Behandlung von Stenosen des Naseneinganges. Zbl HNO 7:919
Walter C (1965) Die Korrektur der Nasenscheidewand. In: Gohrbrandt E, Gabka J, Berndorfer A (Hrsg) Handb der plast Chir, Bd II/34. de Gruyter, Berlin
Walter C (1969) Fehlerquellen bei Nasenplastiken. Arch Ohr- Nas und Kehlk Heilk 194:594
Walter C (1973) Ästhetische Chirurgie der Nase. In: Gohbrandt E, Gabka J, Berndorfer A (Hrsg) Handb der plast Chirurgie, Bd II/2/34. de Gruyter, Berlin
Walter C (1973) Septal perforations. Paparella, Shumrick (Hrsg) Otolaryngology, vol 3. Saunders, London Philadelphia, S 113
Walter C (1976) Zum Thema Nasenflügelkollaps. Laryng Rhinol Otol (Stuttg) 55:447–449
Walter C (1977) Aesthetische Nasenchirurgie. Arch ORL (Berl) 216:251–350
Walter C, Meisel HH (1975) Zur Therapie der Nasenspalten und -fisteln, einschließlich Doggennase. In: 13. Jahrestag Dtsch Gesellschaft für plast und Wiederherst Chirurgie. Thieme, Stuttgart
Walter C, Meisel HH (1976) Abbé-Plastik mit Nasenstegverlängerung. Aktuelle Chir 11:93–98
Warwick R (1977) Nomina anatomica, 4. Aufl. Excerpta Medica, Amsterdam Oxford
Wayoff M (1973) Les traitments des épistaxis de la maladie de Rendu-Osler par greffes cutanées, operation de Saunders. J fr ORL 22:341–343

Wayoff M, Perrin C (1968) Mobilisation globale de la pyramide nasale solon Cottle. Acta oto-rhinolaryngol belg 22:678
Webster GV (1973) Skin excisions in reduction rhinoplasty. Plast Reconstr Surg 51:289–292
Webster GV, Deming EG (1950) The surgical treatment of bifid nose. Plast Reconstr Surg 6:1
Webster J (1935) Deforming scars, their causes, prevention and treatment. Penn Med J 38:929
Webster RC, White MF, Courtiss EH (1973) Nasal tip correction in rhinoplasty. Plast Reconstr Surg 51:384–396
Webster RC, Davidson TM, Smith RC (1977) External marking in rhinoplasty planning. Laryngoscope 88:126–133
Weinlechner (1931) zit nach Joseph J. In: Nasenplastik und sonstige Gesichtsplastik. Kabitzsch, Leipzig
Weir RF (1892) On restoring sunken noses. NY Med J 56:449
Wentges RThR (1973) Surgery of the pterygoid fossa II: surgery for facial pain. Int Rhinol 11:1–9
Wentges RThR (1980) Septo-rhinoplasty: applied anatomy and physiology. J Laryng Otol (Lond) 94:467–473
Wexler MR (1955) Submucous resection of nasal septum in children. JAMA 157:333–335
Willemot J (1968) Le nez dévié. Pract oto-rhino-laryngol (Basel) 18:731
Willemot J (1969) La septoplastie chez l'enfant. Acta oto-rhino-laryngol belg 23:409
Williams JLD (1945) Ethmoid epistaxis necessitating operation, case report. J Laryng Otol (Lond) 56:292–293
Williams RG (1975) An operation for the relief of chronic nasal obstruction. J Laryng Otol (Lond) 89:527–530
Williams RI (1953) Functions of the nasal septum as related to septal reconstructive surgery. Laryngoscope 63:212–219
Williams RI (1957) Utilization of rhinoplastic technique hemilateral rhinotomy. Laryngoscope 67:796–814
Wilson CP (1951) The approach to nasopharynx. Proc R Soc Med 44:353–358
Wilson CP (1957) Observations on the surgery of the nasopharynx. Ann Otol (St Louis) 66:5
Wilson CP (1957) Treatment of choanal atresia. J Laryngol Otol (Lond) 71:616–625
Wilson CB, Dempsey CC (1978) Transsphenoidal microsurgical removal of 250 pituitary adenomas. J Neurosurg 48:13–22
Winther LK (1978) Congenital choanal atresia. Anatomic, physiological and therapeutic aspects, especially the endonasal approach under endoscopic vision. Arch Otolaryngol (Chicago) 104:72–78
Wirth F (1959) Die Verwendung von Knorpel (autogen und homogen) in der Gesichtschirurgie. Langenbecks Arch Chir 292:836–847
Wolkowicz N (1910) Zur Frage der Rhinoplastik. Arch Klin Chir 93
Woolf RM, Snow J, Walker JH, Broadbent TR (1965) Correction of saddle nose deformity with the upperlateral turnover procedure. Plast Reconstr Surg 35:310
Wright WK (1967) Study on hump removal in rhinoplasty. Laryngoscope 77:508
Wright WK, Shambaugh GE, Green L (1947) Congenital choanal atresia. A new surgical approach. Ann Otol (St Louis) 56:120–126
Wynn SK (1972) Immediate composite graft to loss of nasal ala from dog bite. Plastic Reconstr Surg 50:188–191
Youmans JR, Kindt GW, Mitchell OC (1967) Extend studies of direction of flow and pressure in the internal carotid artery following common carotid artery ligation. J Neurosurg 27:250
Young A (1967) Closure of the nostrils in atrophic rhinitis. J Laryngol Otol (Lond) 81:515–524
Young F (1949) The surgical repair of nasal deformities. Plast Reconstr Surg 4:59
Zahn FW (1885) Beiträge zur Geschwulstlehre. V. Über Zysten und Flimmerepithelien im Nasenrachenraum. Dtsch Chir 22:302
Zange J (1950) Eingriffe bei Hypophysengeschwülsten durch die Keilbeinhöhle. In: Thiel R (Hrsg) Ophthalmologische Operationslehre S 1334. Thieme, Leipzig
Zaoli G, Motta G (1978) La chirurgia ricostruttiva nel cranco della testa e del collo. Piccin, Padua
Zarniko C (1910) Die Krankheiten der oberen Luftwege. Karger, Berlin
Zehm S (1980) Der laterale Operationszugang zur Schädelbasis. Darstellung des transmandibulären Zuganges zur Schädelbasis bei Prozessen der lateralen Schädelbasis und des retromaxillären Weges. Laryngol Rhinol Otol (Stuttg) 59:418–420

Ziegelman EF (1934) The surgery of the great superficial petrosal nerve. Its possible relation to some of the pathology of the nasal and paranasal mucous membranes. Ann Otol (St Louis) 43:1091–1102

Zimany A (1952) The nasolabial bilobed flap. Plast Reconstr Surg 11:424–434

Zimmermann R (1956) Lateroposition der unteren Muschel in die Kieferhöhle. Ein neues Verfahren zur Behandlung ungenügender Nasenatmung. Z Laryng Rhinol Otol 35:343

Zöllner F (1952) Die Grenzen der Operabilität der Geschwülste des Nasenrachens (Unterbindung der Carotis interna im Canalis caroticus, Freilegung des Sinus cavernosus. Z Laryng Rhinol Otol 31:1–10

Zöllner F (1956) Der Lidrandschnitt nach Zange. Acta otolaryngol (Stockh) 46:462–468

# Sachverzeichnis

A. carotis communis, Freilegung 196
–, Ligatur bei Nasenbluten 198, 200
–, Strömungsverhältnisse nach Ligatur 199
A. carotis externa, Freilegung 196
–, Ligatur bei Nasenbluten 196
A. carotis interna, Aneurysma 199
–, Freilegung 196
–, intraarterielle Thrombosierung 200
–, intracranielle Ligatur 202
–, Nasenbluten 199
–, –, Ligatur der Aa. carotis communis u. externa 199
–, retrograder Blutstrom 201
–, Verlauf in Keilbeinhöhle 241
–, Verletzung im Bereich der Keilbeinhöhle 270
Aa. ethmoidales, Nasenbluten 194
A. ethmoidalis anterior, Ligatur bei Nasenbluten 195
A. ethmoidalis posterior, Ligatur bei Nasenbluten 195
A. maxillaris, transantrale Ligatur bei Nasenbluten 192
A. palatina descendens, transantrale Ligatur bei Nasenbluten 193
A. sphenopalatina, transantrale Ligatur bei Nasenbluten 193, 194
A. vertebralis, Unterbindung bei Blutung 271, 274
–, Verletzung 271, 274
Abgetrennte Nasenteile, Replantation 207
Abrasion, Rhinophym 131
Abrißfraktur der Nase im Kindesalter 215
Adenoidcystisches Carcinom der Nasenhöhle 176
Allogenetisch 37
Alloplastisch 37
Anaesthesie, korrigierende Rhinoplastik 18
–, Septumplastik 141
–, submuköse Septumresektion 136
Anatomie, Hypophyse 241
–, Nase, 2
–, Nasopharynx 251
–, Sella turcica 241

–, vegetatives Nervensystem des Kopfes 275
Anatomische Nomenklaturen 2
Aneurysma, A. carotis interna 199
Angiofibrom, juveniles, intraarterielle Fibrinkleberinjektion 266
–, –, Kryochirurgie 266
–, –, Opticusschädigung 268
–, –, präoperative Diagnostik 265
–, –, präoperative Gefäßligaturen 266
–, –, selektive Embolisation 266
–, –, transpalatinales Vorgehen bei begrenztem Tumor 266
–, –, Versorgung der Operationshöhle 269
–, –, Vorgehen bei ausgedehnten Tumoren 267
Angularis s. V. angularis
Ansaugen der Nasenflügel s. Nasenflügelkollaps
Apertura piriformis, Anatomie 4
Apex nasi, Anatomie 2
Area k 4
Arterielle Versorgung, äußere Nase 9
–, Gesichtsschädel 116
–, Nasenhöhle 184
–, Nasopharynx 252
Asphyxie bei doppelseitiger Choanalatresie 229
Ästhetische Zonen 90
Atemwiderstand, Nase 11
Atresie, kongenitale, der vorderen Nase 227
–, traumatische, der vorderen Nase 227
Ätzverschorfung bei Nasenbluten 186
Aufklärung, präoperative 18
Aufnahmebett, freie Transplantate 94
Ausbalancierter Querschnitt, Knorpeltransplantat 37
Autogenetisch 37

Ballontamponade bei Nasenbluten 190
Ballooning-Phänomen 57, 153
Beckenkamm s. Darmbeinkamm
Bellocq-Tamponade bei Nasenbluten 188
Bifid nose, Korrektur 236
Bilobed flap zur Nasenrückenrekonstruktion 110

Blockade des Ganglion pterygopalatinum 278
Bodenleiste, Septum 139
Brillenbügelschnitt 213
Bulla ethmoidalis, mittlere Muschel 171
Bursa pharyngealis 251

Carcinom, adenoidcystisches, der Nasenhöhle 176
Carotis s. A. carotis
Cartilago alaris major s. Flügelknorpel
Cartilago nasi lateralis s. Lateralknorpel
Cavernosus s. Sinus cavernosus
Choanalatresie, doppelseitige, Asphyxie 229
–, –, Diagnose 229
–, –, Notfallmaßnahmen 229
–, einseitige 229
–, endonasales mikrochirurgisches Vorgehen 230
–, Laserchirurgie 232
–, permaxilläre Operation 235
–, perseptale Operation 232
–, transnasale Operation 230
–, transpalatinale Operation 233
Choanalpolyp 172
Choanalverschluß, membranöser 235
Chondro osseous joint 8, 144, 152
Chordom, Clivus 272
Chromsäureperle, Herstellung 186
Cialit, Konservierung 38
Circulus Willisi 200
Clivus-Chordom 272
Clivustumoren, transpalatinale Resektion 272
Cluster-Kopfschmerz 275
Columella, Anatomie 2
–, hängende, Korrektur 69
–, Rekonstruktion 96
–, retrahierte, Korrektur 67, 69
–, verzogene, Korrektur 71
–, zu breite, Korrektur 71
–, zu kurze, Korrektur 70
–, –, Rekonstruktion 97
Columellarekonstruktion, composite graft 97
–, fronto-temporaler Lappen 99
–, Lippen-Kiefer-Gaumenspalte 97
–, nasolabialer Rundstiellappen 98
–, Oberarmlappen 101
–, Rundstiellappen vom Hals 103
–, submandibulärer Rundstiellappen 104
Columellaverlängerung durch composite graft 71
Columellaverlängerung durch VY-Plastik 70
Columellaverlängerung durch Z-Plastik 70
Composite graft, Ansaugen der Nasenflügel 75
–, Columellarekonstruktion 97
–, Entnahme aus der Ohrmuschel 95, 96
–, Geschichte 90

–, Nasenflügelrekonstruktion 107
–, postoperatives Ansaugen der Nasenflügel 78
–, Rekonstruktion laterale Nasenwand 114
–, retrahierte Columella 69
–, zu kurze Columella 71
–, Vestibulumstenose 228
Compound saddle nose, Korrektur 65
Concha s. Muschel, Nasenmuschel
Conchaknochen s. Os turbinale
Conchektomie, subperiostale 170
Conchotomie 168
Crista iliaca s. Darmbeinkamm
Crista maxillaris s. Crista nasalis maxillae
Crista nasalis maxillae, Anatomie 6
Crista nasalis ossis palatini, Anatomie 6
Cross hatching 53
Crus laterale, Anatomie 2
Crus mediale, Anatomie 2
Cul de sac 6
Cylindrom, Nasenhöhle 176
Cyste, mediane kongenitale, der Nase 237
Cysten des Nasopharynx 264

Darmbeinkamm, Knochentransplantat 39
Decollements 30
Decortication 30
Decortikationsmethode, mediane Nasenspalte 236
Defekte, Columella, Rekonstruktion 96
–, laterale Nasenwand, Rekonstruktion 109
–, Nasenflügel, Rekonstruktion 106
–, Nasenrücken, Rekonstruktion 109
–, Nasenspitze, Rekonstruktion 104
–, partielle, der Nase, Rekonstruktion 96
–, subtotale, der Nase, Rekonstruktion 115
–, totale, der Nase, Rekonstruktion 115
Dermoplastik bei Morbus Rendu-Osler 202
–, Stenosen der Nasenhöhle 228
Dokumentation 11
Dom der Nasenflügelknorpel 2
Dorsum nasi, Anatomie 2
Dreiecksknorpel s. Lateralknorpel
Dreizipfeliger Lappen s. trilobed flap

Elektrokoagulation bei Nasenbluten 187
–, submuköse, bei Muschelschwellung 169
Embolisation, selektive, bei juvenilem Angiofibrom 266
Endobuccale Incision 29
Entnahme, allogenetischer Knorpel 38
–, composite graft von der Ohrmuschel 96
–, Corticalisspan vom Mastoid 40
–, Knochenspan vom Darmbeinkamm 39
–, Knorpeltransplantat von der Ohrmuschel 96
–, Rippenknorpelspan 39
Epipharynx s. Nasopharynx
Epistaxis s. Nasenbluten

Esthetic units 90
Ethmoidalis s. A. ethmoidalis
Eversionsmethode zur Freilegung der Flügelknorpel 83
Exposition, totale, der Flügelknorpel 87
Extracranielle Zugangswege zur Hypophyse 242

Faltenlinien der Haut 91
Fernlappen in der rekonstruktiven Rhinoplastik 93
Fibrinkleberinjektion, intraarterielle, in die A. carotis interna 202
–, –, juveniles Angiofibrom 266
Fistel, mediane kongenitale, der Nase 237
Flaring nose, Korrektur 78, 79
Flügel s. Nasenflügel
Flügelknorpel, Anatomie 2, 6
–, Freilegung durch Eversionsmethode 83
–, Freilegung durch Luxationsmethode 81
Flügelknorpelexposition, totale 87
Flügelknorpelrandschnitt 28
Flügelknorpelrotation bei Nasenflügelkollaps 72
Flügelknorpelschwenklappen bei Nasenflügelkollaps 73
Flügelkollaps s. Nasenflügelkollaps
Flügellappentechnik zur Nasenspitzenkorrektur 86
Flying wing procedure bei knorpeliger Sattelnase 59
Folding of the forehead flap 124
Fotografie zur Dokumentation 15
Fraktur, Mittelgesicht 212
–, Nase s. Nasengerüst, Frakturen
–, Septum 211
–, Spina nasalis anterior 210
Freie Transplantation s. Transplantation, freie
Fremdkörper, Nasenhöhle 174
Frontonasaler Winkel 13
Fronto-temporaler Lappen, Columellarekonstruktion 99
–, Nasenflügelrekonstruktion 108
–, Rekonstruktion der lateralen Nasenwand 114
–, Septum-Columelladefekt 165,
Funktionelle Rhinoplastik s. Rhinoplastik, funktionelle

Ganglion pterygopalatinum, Anatomie 276
–, Blockade 278
–, Exstirpation 285
–, Indikation zur Exstirpation 283
Gaumenspalte s. Lippen-Kiefer-Gaumenspalte
Gefäße der Nase, Anatomie 9
Geruchsprüfung 16
Geschichte, Chirurgie des Rhinophyms 131

–, composite graft in der rekonstruktiven Rhinoplastik 90
–, Hypophysenchirurgie 240
–, korrigierende Rhinoplastik 1
–, Nasenprothese 88
–, Oberarmlappen 88
–, rekonstruktive Rhinoplastik 88
–, Rundstiellappen 89
–, Septumplastik 1
–, Stirnlappen 88
–, Wangenlappen 89
Gesichtsabschnitte 12
Gesichts-Nasenwinkel 13, 41
Gesichtsprofilwinkel 13, 41
Gipsverband, korrigierende Rhinoplastik 36
Glabella, Anatomie 4
Gliom der Nasenhöhle 175
Grafiken der inneren Nase 15
Grenzstrang des Sympathicus, Anatomie 275
Grünholzfraktur der Nase 208, 214

Halswirbelsäule, obere, transpalatinaler Zugang 274
Hämangiom der Nasenhöhle 175
Hämatom, Nasenrücken 218
–, Septum 218
Hanging nostril, Korrektur 80
Hemitransfixion 27
Hidden columella s. Columella, retrahierte
Hinge flap 94, 107, 108
Hinteres Ende s. Muschelende
Höckerabtragung, extramucöse 45
–, klassische 42, 43
–, –, mit Knochen-Knorpelzange 43
–, –, mit Meißel 43
–, –, mit Säge 43
–, –, Technik 41
Höckernase, Charakteristica 13, 41
–, Korrektur 41
Hockeystockresektion zur Nasenspitzenkorrektur 85
Horizontaldeviationen des Septums, Korrektur 147
Hypertelorismus, Nasenspalte 236
–, posttraumatischer 206
Hypertrophie des Os turbinale 170
Hypophyse, Anatomie 241
–, extracranielle Zugangswege 242
–, transantral-transethmoidaler Zugang 244
–, transethmoidaler Zugang 244
–, transpalatinaler Zugang 244
–, transseptaler Zugang 245
–, transseptal-sublabialer Zugang 245
–, transsphenoidale Zugangswege 243
–, Zugang mittels Rhinotomie 244
Hypophysektomie, transsphenoidale 250

Hypophysenchirurgie, extracranielle, Indikation 242
–, transseptale, Septumplastik 249
–, transsphenoidale, intrasellares Vorgehen 248
–, –, Liquorrhoe 250

Implantate, Allgemeines 37
Implantate bei knöcherner Sattelnase 61
Implantate bei knöchern-knorpeliger Sattelnase 62
Implantate bei knorpeliger Sattelnase 58
Implantate bei Nasenflügelkollaps 75
Implantate bei Ozaena 178
Implantate bei retrahierter Columella 67
Implantate zur Rekonstruktion des caudalen Septums 154
Incision, endobuccale 29
–, intercartilaginäre 25
–, intracartilaginäre 26, 85
–, lateraler Vestibulumschnitt 27
–, marginale 28
–, nasoalare 28
–, transversale 30
–, U-förmige 29
Incisionen für die korrigierende Rhinoplastik 24
Indikation, Exstirpation des Ganglion pterygopalatinum 283
–, extracranielle Hypophysenchirurgie 242
–, funktionelle Rhinoplastik 17
–, korrigierende Rhinoplastik 17
–, Neurektomie des N. Vidianus 283
–, plastischer Verschluß von Septumperforationen 157
–, Resektion des N. petrosus major 278
–, Septo-Rhinoplastik im Kindesalter 155
–, Septumplastik 140
–, submuköse Septumresektion 135
Indische Methode s. Stirnlappen in der rekonstruktiven Rhinoplastik
Infiltrationsanaesthesie für die korrigierende Rhinoplastik 20
Infolding 124
Infracturing 47
Infraktion der unteren Muschel 170
infratemporaler Zugang zum Nasopharynx 263
Innenauskleidung der Nasenhöhle bei der rekonstruktiven Rhinoplastik 117
Inselförmiger Pectoralis-major-Lappen zur Rekonstruktion subtotaler Nasendefekte 127
Insellappen, nasolabialer, zur Rekonstruktion der lateralen Nasenwand 113
–, Schläfe, zur Rekonstruktion der lateralen Nasenwand 113
–, Stirn, zur Rekonstruktion der lateralen Nasenwand 112

–, –, zur Rekonstruktion der Nasenspitze 104
–, Wange, zur Rekonstruktion der lateralen Nasenwand 113
Instrumentarium, Septo-Rhinoplastik 20
Intercartilaginäre Incision 25
Intracartilaginäre Incision 26, 85
Italienische Methode s. Oberarmlappen in der rekonstruktiven Rhinoplastik

Juveniles Angiofibrom s. Angiofibrom, juveniles
Juveniles Nasenrachenfibrom s. Angiofibrom, juveniles

Keilbeinhöhle, Pneumatisation 241
–, Verlauf der A. carotis interna 241
–, Verletzung der A. carotis interna 270
Kindesalter, Abrißfraktur der Nase 215
–, Grünholzfraktur der Nase 214
–, Nasentrauma 214
–, Rekonstruktion des caudalen Septums 153
–, Septo-Rhinoplastik, Indikation 155
–, –, Operationstechnik 156
–, Trümmerfraktur des Nasengerüsts 215
Knochentransplantat vom Darmbeinkamm 39
Knochentransplantat vom Mastoid 40
Knochentransplantate bei knöcherner Sattelnase 61
Knorpelbiegungsverhalten 38, 148, 149
Knorpelimplantate bei knöcherner Sattelnase 61
Knorpelimplantate bei knorpeliger Sattelnase 58
Knorpelimplantate bei Nasenflügelkollaps 75
Knorpelimplantate bei Ozaena 178
Knorpelimplantate bei retrahierter Columella 67
Knorpel-Knochenquetscher 24, 58
Knorpelschwenklappen bei knorpeliger Sattelnase 59
Knorpeltransplantat, Entnahme von der Ohrmuschel 95
–, Verbiegungstendenz 37
Kompressionstest bei Septumdislokation des Neugeborenen 216
Kongenitale Atresie der vorderen Nase 227
Kongenitale Nasenfisteln und -cysten 237
Konservierungsmethoden, Knorpel 38
Kopfschmerzensyndrom, postotitisch 275
–, rhinogen 275
–, vegetatives Nervensystem 276
Korrektur der Nase s. Rhinoplastik, korrigierende
Kryochirurgie, juveniles Angiofibrom 266
–, Nasenbluten 187

Lappenplastiken in der rekonstruktiven Rhinoplastik 92

## Sachverzeichnis

Laterale cervicale Pharyngotomie, Zugang zum Nasopharynx 257
Laterale Nasenwand s. Nasenwand, laterale
Laterale Rhinotomie, Zugang zum Nasopharynx 259
Lateraler Zugang zum Nasopharynx 261
Lateralknorpel, Anatomie 4
–, returning 54, 55
Lateroposition der unteren Muschel 170
Leitungsanaesthesie, korrigierende Rhinoplastik 19
L-förmiger Profilgerüstspan 63
Ligamentum palpebrale mediale, Durchtrennung 206
Limen nasi 6, 25
Lippen-Kiefer-Gaumenspalte, Columellarekonstruktion 223
–, doppelseitige, Nasendeformität nach Spaltenverschluß 222
–, –, Nasenkorrektur nach Spaltenverschluß 225
–, einseitige, Lippenkorrektur nach Spaltenverschluß 224
–, –, Nasendeformität nach Spaltenverschluß 221
–, –, Nasenkorrektur nach Spaltenverschluß 222
Liquorrhoe nach transhenoidaler Hypophysenchirurgie 250
Liquorrhoe nach Trümmerfraktur der Nase 212
Lobule 2, 80
Locus Kiesselbachii, Nasenbluten 186
Lokalanaesthesie in der korrigierenden Rhinoplastik 18
Luxationsmethode zur Freilegung der Flügelknorpel 81
Lymphknoten, retropharyngeale 252
Lymphknotenmetastasen bei malignen Nasopharynxtumoren 269

Marginale Incision 28
Mastoid, Corticalisspan 40
Maxillaris s. A. maxillaris
Maxillo-prämaxillärer Zugang, Septumplastik 144
Medico-legale Absicherung 15
Merthiolat, Konservierung 38
Mikrovasculäre Anastomosierung in der rekonstruktive Rhinoplastik 130
Mißbildungen der Nase 221
Mittelgesichtsfraktur 212
Morbus Rendu-Osler, Dermoplastik 202
–, Nasenbluten 202
Motorische Nerven der Nase, Anatomie 10
Muschel, mittlere, Bulla ethmoidalis 171
–, subperiostale Conchektomie 170

–, untere, Infraktion 170
–, –, Lateroposition 170
– s.a. Nasenmuschel
Muschelcyclus 167
Muschelende, hyperplastisches, Abtragung 168
Muschelhyperplasie 168
Muschelkappung 168
Muschelschwellung, submuköse Elektrokoagulation 169
Muskeln der Nase, Anatomie 11
Myocutaner Pectoralis-major-Lappen s. Pectoralis-major-Lappen, myocutaner

N. canalis pterygoidei s. N. Vidianus
N. opticus, Schädigung bei juvenilem Angiofibrom 268
–, Schädigung bei Nasenbluten 195
N. petrosus major, Anatomie 276
–, Indikation zur Resektion 278
–, Lokalisation 279
–, Technik der Resektion 279
N. Vidianus, Anatomie 276
–, Indikation zur Neurektomie 283
–, transantrale Neurektomie 284
Nahlappen in der rekonstruktiven Rhinoplastik 92
Narbenexcision bei postoperativem Ansaugen der Nasenflügel 78
Nasal tip 2
Nase, vordere, kongenitale Atresie 227
–, –, traumatische Atresie 227
–, Weichteilverletzungen 206
Nasenabhang s. Nasenwand, laterale
Nasenbasis, zu breite, Korrektur 79
Nasenbeine, Anatomie 4
Nasenbeinfraktur s. Nasengerüst, Frakturen
Nasenbluten, Ätzverschorfung 186
–, Arterien der Nasenhöhle 184
–, Ballontamponade 190
–, Elektrokoagulation 187
–, Erstversorgung 186
–, Gefäßunterbindung 191
–, Kryosonde 187
–, Ligatur der A. carotis communis 198
–, Ligatur der A. carotis externa 196
–, Ligatur der A. ethmoidalis anterior 195
–, Ligatur der A. ethmoidalis posterior 195
–, Locus Kiesselbachii 186
–, Lokalisation der Blutungsstelle 185
–, mögliche Blutungsstellen 183
–, Morbus Rendu-Osler 202
–, Opticusschädigung 195
–, Protrusio bulbi 195
–, rezidivierendes, nach Nasentrauma 217
–, Schwallblutung in Intervallen 199
–, Tamponade, Nasopharynx 188
–, –, vordere 187

Nasenbluten, transantrale Ligatur, A. maxillaris 192
–, –, A. palatina descendens 193
–, –, A. sphenopalatina 193, 194
–, Ursachen 183
Nasenbluten aus A. carotis interna, intraarterielle Thrombosierung 200
–, intracranielle Ligatur 202
–, Ligatur der Aa. carotis communis u. externa 199
Nasenbluten aus Ethmoidalarterien, Symptomatik 194
–, Ursachen 194
–, Versorgung 195
Nasenbluten bei Septumperforation 191
Nasencyste, mediane kongenitale 237
–, –, intracranielle Entwicklung 238
Nasendefekte, partielle, rekonstruktive Rhinoplastik 96
–, subtotale, rekonstruktive Rhinoplastik 115
–, totale, rekonstruktive Rhinoplastik 115
Nasendeformität nach Verschluß doppelseitiger Lippen-Kiefer-Gaumenspalten 222, 225
Nasendeformität nach Verschluß einseitiger Lippen-Kiefer-Gaumenspalten 221, 222
Nasenersatzplastik s. Rhinoplastik, rekonstruktive
Nasenfistel, mediane kongenitale 237
Nasenflügel, Ansaugen s. Nasenflügelkollaps
–, ausgebauchte, Korrektur 78, 79
–, Rekonstruktion 106
Nasenflügelkollaps, Flügelknorpelrotation 72
–, Flügelknorpelschwenklappen 73
–, Knorpelimplantate 75
–, Korrektur 71
–, postoperativer 75
–, Septo-Rhinoplastik 72
Nasenflügelrand, hängender, Korrektur 80
Nasenflügelrekonstruktion, composite graft 107
–, freie Transplantate 106
–, fronto-temporaler Lappen 108
–, Nasolabiallappen 108
–, Oberarmlappen 108
Nasenfraktur s. Nasengerüst, Frakturen
Nasenfremdkörper 174
Nasengerüst, Frakturen, blutige Reposition 210
–, –, pathologische Anatomie 207
–, –, unblutige Reposition 209
–, Grünholzfraktur 208, 214
–, Querfraktur 211
–, Trümmerfraktur 209, 212
–, Verknöcherung 155
Nasenhöhle, arterielle Versorgung 184
–, benigne Tumoren 175
–, maligne Tumoren 176

–, Stenose 228
Nasenkorrektur s. Rhinoplastik
Nasenloch, Korrektur von Stenosen 80, 227
Nasenmißbildungen 221
Nasenmuschel s.a. Muschel
Nasenmuscheln, Anatomie 167
–, pathologische Anatomie 167
Nasenpolypen, endonasale Polypektomie 171
–, pathologische Anatomie 171
Nasenprothese, Geschichte 88
Nasenpyramide, Anatomie 4
Nasenrachenfibrom s. Angiofibrom, juveniles
Nasenrachenraum s. Nasopharynx
Nasenrücken, Rekonstruktion 109
Nasenrückendecollement 30, 55
Nasenrückenhämatom 218
Nasenrückenrekonstruktion, bilobed flap 110
–, sliding flap 110
–, trapezförmiger Stirnrotationslappen 110
–, trilobed flap 111
Nasenrückenspan bei knöcherner Sattelnase 61
Nasenspalte, mediane, Decortikationsmethode 236
–, –, Hypertelorismus 236
–, –, Korrektur 236
–, Pseudohypertelorismus 237
Nasenspitze, Korrektur 80
–, –, Eversionsmethode 83
–, –, Flügellappentechnik 86
–, –, Hockeystockresektion 85
–, –, Luxationsmethode 81
–, –, totale Exposition der Flügelknorpel 87
Nasenspitze, Rekonstruktion, medianer Stirn-Insellappen 104
–, –, Oberarmlappen 104
–, –, sichelförmiger Stirnlappen 104
Nasensteg s. Columella
Nasenstumpf, Vorbereitung bei der rekonstruktiven Rhinoplastik 117
Nasentrauma, frontales 208
–, Kindesalter 214
–, Komplikationen 217
–, Orbitaverletzung 212
–, rezidivierendes Nasenbluten 217
–, Rhinoliquorrhoe 220
–, Schädelbasisverletzung 212, 220
–, seitliches 207
–, Septumdislokation beim Neugeborenen 216
–, Stenosen u. Synechien 220
–, tangentiales 212
–, Weichteilnase 206
Nasenvorhofklappe, Anatomie 6
–, versteifte, Korrektur 153
Nasenwand, laterale, Defekte 109
–, –, Rekonstruktion, composite graft 114
–, –, –, fronto-temporaler Lappen 114

-, -, -, nasolabialer Insellappen 113
-, -, -, nasolabialer Verschiebelappen 114
-, -, -, Oberarmlappen 115
-, -, -, Schläfen-Insellappen 113
-, -, -, Stirn-Insellappen 112
Nasion 2
Nasoalare Incision 28
Nasofrontaler Winkel 41
Nasolabiallappen zur Nasenflügelrekonstruktion 108
Nasolabialwinkel 12
Nasopharyngoskopie 253
Nasopharynx, Anatomie 251
-, arterielle Versorgung 252
-, infratemporaler Zugang 263
-, juveniles Angiofibrom 265
-, lateraler Zugang 261
-, Lymphabfluß 251
-, paranasal-permaxillärer Zugang 258
-, peroraler retrovelarer Zugang 255
-, präoperative Diagnostik 253
-, Probeexcision 253
-, Retentionscyste, Rachenmandel 264
-, sublabial-permaxillärer Zugang 258
-, Tornwaldtsche Cyste 264
-, transfacialer Zugang 259
-, transpalatinaler Zugang 255
-, transpterygoidaler Zugang 261
-, transzygomaticaler Zugang 263
-, Zugang über laterale cervicale Pharyngotomie 257
-, Zugang über laterale Rhinotomie 259
-, Zugang über suprahyoidale Pharyngotomie 257
Nasopharynxtumoren, ausgedehnte, Zugangswege 257
-, begrenzte, Zugangswege 255
-, benigne, operatives Vorgehen 269
-, intracranielle Ausdehnung 264
-, maligne, operatives Vorgehen 269
-, rhinochirurgisch-neurochirurgisches Teamwork 264
-, Verletzung der A. carotis interna 270
-, Verletzung der A. vertebralis 271
Nerven der Nase, Anatomie 9
Neugeborene, Kompressionstest bei Septumdislokation 216
-, traumatische Septumdislokation 216
Neuralgien nach Sluder, Charlin, Vail 275
Neurektomie, transantrale, des N. Vidianus 284
Neurinom der Nasenhöhle 175
Nomenklaturen, anatomische 2

Oberarmlappen, Absetzen der Lappenbasis 103
-, Anlagetechnik 103

-, Columellarekonstruktion 101
-, Fixationsverband 103
-, Geschichte 88
-, Nasenflügelrekonstruktion 108
-, Nasenspitzenrekonstruktion 104
-, Rekonstruktion bei Defekten der lateralen Nasenwand 115
-, Rekonstruktion bei Sattel-Schrumpfnase 67
-, Rekonstruktion bei Septum-Nasenspitzendefekt 165
-, Rekonstruktion bei subtotalen u. totalen Nasendefekten 125
Oberflächenanaesthesie s. Schleimhautoberflächenanaesthesie
Obturator, Kunststoff, bei Septumperforation 165
Ohrmuschel, Entnahme freier Transplantate 95
Open book fracture 215
Open nasal roof 32
Open-nasal-roof-Syndrom 42
Opticus s. N. opticus
Orbitaverletzung beim Nasentrauma 212
Os incisivum s. Praemaxilla
Os nasale, Anatomie 2
Os sousvomériens s. Praemaxilla
Os turbinale 167
-, Hypertrophie 170
Osler s. Morbus Rendu-Osler
Ossifikationszentren der Nase 155
Osteotomie, intermediäre 36
-, laterale 33
-, mediane 31
-, paramediane 31
-, transversale 34
Outfracturing 35, 47
Ozaena, pathologische Anatomie 177
-, Septumperforation 165
-, vegetatives Nervensystem 276
Ozaena-artige Beschwerden, rekonstruktive Rhinoplastik 117
Ozaenaoperation, Einschlagen gestielter Schleimhautlappen von Mundhöhle 181
-, Einschlagen gestielter Schleimhautlappen von Kieferhöhle 181
-, Implantationen 178
-, Medianverlagerung der lateralen Nasenwand 179
-, Verschluß der Nasenlöcher durch Vestibulumlappen 180

Palatina descendens s. A. palatina descendens
Papillom der Nasenhöhle 176
Papilloma, inverted, der Nasenhöhle 176
Paranasal-permaxillärer Zugang zum Nasopharynx 258
Parasympathische Ganglien, Anatomie 275
Parasympathische Kerne, Hirnstamm 275

Parasympathische Versorgung der Nase 10
Parasympathisches Nervensystem des Kopfes, Anatomie 275
Partielle Nasendefekte s. Rhinoplastik, rekonstruktive
Passavantscher Wulst 251
Pectoralis-major-Lappen, myocutaner, in der rekonstruktiven Rhinoplastik 127
Perichondrium, Ablösung, Septumplastik 141
–, –, submuköse Septumresektion 137
Periost, Ablösung, Septumplastik 141
–, –, submuköse Septumresektion 137
Peroraler retrovelarer Zugang zum Nasopharynx 255
Pflasterstreifenverband, korrigierende Rhinoplastik 36
Pharyngotomie, laterale cervicale, Zugang zum Nasopharynx 257
–, suprahyoidale, Zugang zum Nasopharynx 257
Physiologie der Nase 11
Pilotnaht 58
Pinched tip nose nach Rhinoplastik, Korrektur 75
Plattnase nach Verschluß doppelseitiger Lippen-Kiefer-Gaumenspalten 222, 225
Polypektomie, endonasale 171
Praemaxilla, Anatomie 6, 8
–, Korrektur 152
Prämedikation 20
Premaxillary wing s. Praemaxilla
Proboscis lateralis 237
Profilgerüstspan, L-förmiger, bei knöchern-knorpeliger Sattelnase 63
Protrusio bulbi bei Nasenbluten 195
Pseudohöckernase, Characteristica 13, 41
–, Korrektur 48
Pseudohypertelorismus bei medianer Nasenspalte 237

Querfraktur, Nasengerüst 211

Radix nasi 2
Recessus pharyngeus 251
Reduktionsplastik 44
Regionale Transpositionslappen s. Transpositionslappen, regionale
Reimplantation, Septumplastik 150
–, submuköse Septumresektion 139
Rekonstruktion, caudales Septum 153, 154
–, Columella 96
–, laterale Nasenwand 109
–, Nasenflügel 106
–, Nasenrücken 109
–, Nasenspitze 104
–, subtotale u. totale Nasendefekte 115

Rekonstruktive Rhinoplastik s. Rhinoplastik, rekonstruktive
Relaxed skin tension lines s. Spannungslinien der Haut
Replantation abgetrennter Nasenteile 207
Reposition bei Abrißfraktur der Nase im Kindesalter 215
Reposition bei Septumdislokation der Neugeborenen 217
Reposition bei Trümmerfraktur der Nase im Kindesalter 215
Reposition, unblutige, bei Nasenfraktur 209
Retentionscyste der Rachenmandel 264
Returning des Lateralknorpels 54, 55
Rhinion 2
Rhinitis atrophicans cum foetore s. Ozaena
Rhinoliquorrhoe nach Nasentrauma 220
Rhinolith, endonasale Extraktion 174
–, pathologische Anatomie 174
–, permaxilläre Entfernung 174
Rhinomanometrie 16
Rhinopathia vasomotorica gravidarum 169
Rhinophym, Abrasion 131
–, Chirurgie 131
–, –, Geschichte 131
–, Rhinoplastik 133
–, schichtweise Abtragung 131
–, subcutane Exstirpation 133
Rhinoplastik, funktionelle 17, 41, 47, 49, 50, 52, 53, 55, 57, 60, 70, 71, 115, 227
–, –, bei Höckernase 41, 47
–, –, bei knöchern-knorpeliger Schiefnase 52, 55
–, –, bei knorpeliger Sattelnase 60
–, –, bei knorpeliger Schiefnase 50, 53
–, –, bei Nasenflügelkollaps 71
–, –, bei Sattelnase 57
–, –, bei Schiefnase 49
–, –, bei Spannungsnase 41
–, –, bei Stenosen u. Atresien der vorderen Nase 227
–, –, bei subtotalem u. totalem Nasendefekt 115
–, –, bei verzogener Columella 71
–, –, bei zu breiter Columella 71
–, –, bei zu kurzer Columella 70
–, –, im Kindesalter 155
–, –, Indikation 17
–, s.a. Septo-Rhinoplastik, Septumplastik
–, korrigierende 1–87
–, –, Anaesthesie 18
–, –, bei Columelladeformitäten 67
–, –, bei doppelseitiger Lippen-Kiefer-Gaumenspalte 225
–, –, bei einseitiger Lippen-Kiefer-Gaumenspalte 222
–, –, bei Höckernase 41

–, –, bei Nasenflügeldeformitäten 71
–, –, bei Nasenlochdeformitäten 71
–, –, bei Nasenspitzendeformitäten 80
–, –, bei postoperativem Ansaugen der Nasenflügel 75
–, –, bei postoperativer pinched tip nose 75
–, –, bei postoperativer Vestibulumstenose 76
–, –, bei Pseudohöckernase 48
–, –, bei Sattelnase 57
–, –, bei Schiefnase 49
–, –, bei Spannungsnase 44
–, –, Decollements 30
–, –, Dokumentation 11
–, –, Geschichte 1
–, –, Incisionen 24
–, –, Indikation 17
–, –, Instrumentarium 20
–, –, Osteotomien 31
–, –, Reduktionsplastik 44
–, –, total reduction 44
–, –, Verbandstechnik 36
–, rekonstruktive 88–130
–, –, bei Columelladefekten 96
–, –, bei Nasenflügeldefekten 106
–, –, bei Nasenrückendefekten 109
–, –, bei Nasenspitzendefekten 104
–, –, bei Nasenwanddefekten 109
–, –, bei partiellen Nasendefekten 96
–, –, bei subtotalen Nasendefekten 115
–, –, bei totalen Nasendefekten 115
–, –, composite graft 97, 106, 110, 114
–, –, Fernlappen 67, 93, 99, 104, 108, 114, 125, 127
–, –, freie Transplantate 94, 97, 106, 110, 114, 130
–, –, fronto-temporaler Lappen 99, 104, 108, 114
–, –, Geschichte 88
–, –, Innenauskleidung der Nase 117
–, –, Insellappen 104, 112, 113, 114, 127
–, –, Lappenplastiken 92
–, –, medianer Stirnlappen 118
–, –, mikrovasculäre Anastomosierung 130
–, –, myocutaner Pectoralis-major-Lappen 127
–, –, Nahlappen 92, 98, 104, 108, 110, 116
–, –, Oberarmlappen 67, 93, 101, 104, 108, 114, 125
–, –, ozaena-artige Beschwerden 117
–, –, regionale Transpositionslappen 93, 118, 120, 121, 122, 127
–, –, Rundstiellappen 89, 93, 98, 99, 101, 103, 104, 115, 127
–, –, schräger Stirnlappen 120
–, –, sichelförmiger Stirnlappen 121
–, –, Stirnlappen 67, 93, 104, 112, 116
–, –, Stirn-Skalplappen 122
–, –, Vorbereitung des Nasenstumpfes 117

–, –, Zeitpunkt der Operation 115
Rhinoskopia posterior 253
Rhinotomie, laterale 203, 259
–, –, Zugang zum Nasopharynx 259
–, Zugang zur Hypophyse 244
Rippenknorpeltransplantat 37
Rosenmüllersche Bucht 251
RSTL s. Spannungslinien der Haut
Rundstiellappen bei subtotalen u. totalen Nasendefekten 127
Rundstiellappen, nasolabialer, Columellarekonstruktion 98
–, Geschichte 89
–, submandibulärer, Columellarekonstruktion 104
Rundstiellappen vom Hals, Columellarekonstruktion 103
Rundstiellappen vom Oberarm, Columellarekonstruktion 101

Sattelnase, Grundtypen 57
–, knöcherne, Nasenrückenspan 61
–, knöchern-knorpelige, L-förmiger Profilgerüstspan 63
–, –, zweiteiliges Implantat 62
–, knorpelige, Implantate 58
–, –, Knorpelschwenklappen 59
–, –, Septumaufbauplastik 60
–, Ursachen 57
Sattel-Schrumpfnase, Korrektur 65
–, Oberarmlappen 67
–, Stirnlappen 67
Schädelbasisverletzung bei Nasentrauma 212
Scharnierlappen s. hinge flap
Schiefnase, Grundtypen 50
–, knöchern-knorpelige mit Spitzendeviation, Korrektur 51
–, knöchern-knorpelige ohne Spitzendeviation, Korrektur 55
–, knorpelige mit Spitzendeviation, Korrektur 50
–, knorpelige ohne Spitzendeviation, Korrektur 53
–, Ursachen 49
Schienenverband, korrigierende Rhinoplastik 36
Schleimhautoberflächenanaesthesie bei der korrigierenden Rhinoplastik 19
Schrumpfnase, Korrektur 65
Schwaches Dreieck 8, 57
Seiffertsches Röhrchen 190
Sella turcica, Anatomie 241
–, leere 241
Sensible Nerven der Nase, Anatomie 9
Septo-Rhinoplastik, Anaesthesie 18
–, Hemitransfixion 27
–, Instrumentarium 20

Septo-Rhinoplastik, Kindesalter, Indikation 155
–, –, Operationstechnik 156
Septo-Rhinoplastik bei knöchern-knorpeliger Schiefnase 52, 55
Septo-Rhinoplastik bei Höckernase 44
Septo-Rhinoplastik bei Nasenflügelkollaps 72
Septo-Rhinoplastik bei Spannungsnase 72
Septum, caduales, Rekonstruktion 153
–, Horizontaldeviationen, Korrektur 147
–, knöchern-knorpelige Übergangszone 56
–, Vertikaldeviation, Korrektur 147
Septum membranaceum, Anatomie 3
Septum nasi, Anatomie 6
–, Pars mobilis, Anatomie 3
Septumabszeß 219
Septumaufbauplastik, Anatomie der Cartilago quadrangularis 8
Septumaufbauplastik bei Kindern 153
Septumaufbauplastik bei knorpeliger Sattelnase 60
Septumaufbauplastik bei Pseudohöckernase 48
Septumaufbauplastik, operative Technik 153
Septumbasis, Exposition 144
Septum-Columelladefekt, fronto-temporaler Lappen 165
Septum-Columellastützspan 62, 63
Septumcylindrom 176
Septumdeviation 135
Septumdislokation, traumatische, beim Neugeborenen, Reposition 217
Septumdislokation beim Neugeborenen, Kompressionstest 216
Septumdorn 137, 147, 149
Septumfraktur 211
–, komplizierte 212
Septumhämatom 210, 218
Septumleiste 139, 147, 149
Septumluxation, traumatische 152
Septum-Nasenspitzendefekt, Oberarmlappen 165
Septumperforation, Conchalappen 161
–, Fernlappen 165
–, granulierende 191
–, iatrogene 157
–, Indikation zum plastischen Verschluß 157
–, Interposition von Gewebe 160
–, Kunststoff-Obturator 165
–, lokale Brückenlappen 158
–, Mundvorhof-Schleimhautlappen 163
–, Perichondritis 157
–, Schwenklappen, Septum membranaceum 160
–, Symptomatik 157
–, Vestibulum-Conchalappen 162
Septumperforation bei Ozaena 165

Septumplastik 139
–, Anaesthesie 141
–, Geschichte 1
–, Hemitransfixion 144
–, Indikation 140
–, Operationstechnik 141
–, Reimplantation 150
–, Subluxatio septi 150
–, Technik nach Cottle 140
Septumplastik bei Höckernase 47
Septumplastik bei knorpeliger Schiefnase 50, 53
Septumplastik bei Septumabszeß 219
Septumplastik bei Septumfraktur 218
Septumplastik bei Subluxatio septi 150
Septumplastik bei Synechie 173
Septumplastik bei transseptaler Hypophysenchirurgie 249
Septumplastik nach Operation einseitiger Lippen-Kiefer-Gaumenspalten 222
Septumplastik zur Korrektur einzelner Septumabschnitte 150
Septumpolyp, blutender 175
Septumresektion, submuköse, Anaesthesie 136
–, –, Indikation 135
–, –, Operationstechnik 137
–, –, Reimplantation 139
Septumsteg s. Columella
Septumtunnel, subperichondrale 141, 142, 143
–, –, subperiostale 141, 142, 143
Sickle flap 121
Sinus cavernusus, Thrombose 134
Sinus sphenoidalis s. Keilbeinhöhle
Sliding flap zur Nasenrückenrekonstruktion 110
Sluder-Neuralgie 275
Soft triangle s. weiches Dreieck
Spalte, mediane, der Nase, Korrektur 236
Spalthautlappen in der rekonstruktiven Rhinoplastik 94
Spaltnase s. Lippen-Kiefer-Gaumenspalte
Spanimplantation s. Implantate
Spannungsnase 41, 44, 71
Spannungslinien der Haut 90, 91
Sphenopalatina s. A. sphenopalatina
Spina nasalis anterior, Anatomie 6
–, Deviation 152
–, Fraktur 210
–, Korrektur 152
–, Unterentwicklung 152
Spina nasalis ossis frontalis, Anatomie 6
Spitze s. Nasenspitze
Splints 20, 150
Stenose, Nasenhöhle, Korrektur durch Spalthautlappen 228
–, Nasenloch, Korrektur durch Z-Plastik 227
–, Vestibulum, Korrektur durch composite graft 228

Stenosen, posttraumatische, der Nasenhöhle 220
Stinknase s. Ozaena
Stirn-Insellappen, medianer, Nasenspitzenrekonstruktion 104
-, -, Rekonstruktion der lateralen Nasenwand 112
-, paramedianer, Rekonstruktion der lateralen Nasenwand 112
Stirnlappen, Geschichte 88
-, medianer, bei subtotalem Nasendefekt 118
-, schräger, bei subtotalem Nasendefekt 120
-, sichelförmiger, bei subtotalem Nasendefekt 121
-, -, zur Nasenspitzenrekonstruktion 104
Stirnlappen bei Sattel-Schrumpfnase 67
Stirnlappen in der rekonstruktiven Rhinoplastik 116
Stirnrotationslappen, trapezförmiger, zur Nasenrückenrekonstruktion 110
Stirn-Skalplappen bei subtotalem Nasendefekt 122
Strahlentherapie, Rekonstruktion von Nasendefekten 115
Strömungsverhältnisse in A. carotis interna u. externa, Meßverfahren 200
Strömungsverhältnisse nach Ligatur der A. carotis communis 199
Stülpnase, Korrektur 65
Sublabial-permaxillärer Zugang zum Nasopharynx 258
Sublabial-transseptaler Zugang zur Hypophyse 245
Subluxatio septi, Septumplastik 150
Subtotaler Nasendefekt, Rekonstruktion 115
Suprahyoidale Pharyngotomie, Zugang zum Nasopharynx 257
Supratip region 8, 57
Sutura nasofrontalis, Anatomie 2
Swing-door-Technik 150
Swinging-door-Technik 50, 151
Sympathische Versorgung der Nase 10
Sympathisches Nervensystem des Kopfes, Anatomie 275
Synechie der Nasenhöhle, Durchtrennung 173
-, kombinierte Maßnahmen 173
-, Ursachen 172
Synechien, posttraumatische der Nasenhöhle 220

Tamponade, hintere, bei Nasenbluten 188
-, intranasale, bei der korrigierenden Rhinoplastik 36
-, vordere, bei Nasenbluten 187
Teamwork, neurochirugisch-rhinochirurgisches, extracranielle Hypophysenchirurgie 242
-, -, Nasopharynxtumoren 264

Tests, präoperative, vegetatives Nervensystem des Kopfes 276
Thrombosierung, intraarterielle, der A. carotis interna 200
Tonsilla pharyngealis Luschkae 251
Tornwaldtsche Cyste, Nasopharynx 264
Torus tubarius 251
Total reduction der Nase 44
Totaler Nasendefekt, Rekonstruktion 115
Transantral-transethmoidaler Zugang zur Hypophyse 244
Transethmoidaler Zugang zur Hypophyse 244
Transfacialer Zugang zum Nasopharynx 259
Transfixion 25, 26
Transpalatinale Resektion von Clivustumoren 272
Transpalatinaler Zugang zum Nasopharynx 255
Transpalatinaler Zugang zur Hypophyse 244
Transpalatinaler Zugang zur oberen Halswirbelsäule 274
Transplantat, zusammengesetztes s. composite graft
Transplantate, freie, Aufnahmebett 94
-, -, bei Columelladefekten 97
-, -, bei Nasenflügeldefekten 106
-, -, bei Nasenrückendefekten 110
-, -, bei Nasenwanddefekten 114
-, -, bei Ozaena 178
-, -, mit microvasculärer Anastomosierung 130
-, -, passende Größe 94
Transpositionslappen, regionale, in der rekonstruktiven Rhinoplastik, Allgemeines 93
-, -, medianer Stirnlappen 118
-, -, Pectoralis-major-Lappen 127
-, -, schräger Stirnlappen 120
-, -, sichelförmiger Stirnlappen 121
-, -, Stirn-Skalp-Lappen 122
Transpterygoidaler Zugang zum Nasopharynx 261
Transseptale Hypophysenchirurgie, Septumplastik 249
Transseptaler Zugang zur Hypophyse 245
Transseptal-sublabialer Zugang zur Hypophyse 245
Transsphenoidale Hypophysektomie 250
Transsphenoidale Zugangswege zur Hypophyse 243
Transversale Incision 30
Transzygomaticaler Zugang zum Nasopharynx 263
Trauma der Nase s. Nasentrauma
Traumatische Atresie der vorderen Nase 227
Triangularknorpel s. Lateralknorpel
Trilobed flap zur Nasenrückenrekonstruktion 111

Trümmerfraktur, ältere, des Nasengerüsts 209, 215
–, frische, des Nasengerüsts 212
–, –, des Nasengerüsts im Kindesalter 215
Tumoren, benigne, der Nasenhöhle 175
–, –, des Nasopharynx 269
–, maligne, der Nasenhöhle 176
–, –, des Nasopharynx 269

U-förmige Incision 29
Up and down forehead flap 121
U-Schnitt, langarmiger 29

V. angularis, Thrombose 134
–, Unterbindung 134
Vasomotorische Rhinitis, vegetatives Nervensystem 276
Vegetative Versorgung der Nase 10
Vegetatives Nervensystem des Kopfes, Anatomie 275
–, präoperative Tests 276
Venen der Nase, Anatomie 9
Verbandstechnik bei der korrigierenden Rhinoplastik 36
Verbiegungstendenz, Knorpeltransplantat 37
Verknöcherung des Nasengerüsts 155
Verletzung der Nase s. Nasentrauma
Verschiebelappen, nasolabialer, zur Rekonstruktion der lateralen Nasenwand 114

Vertikaldeviation des Septums, Korrektur 147
Vestibulumschnitt, lateraler 27
Vestibulumstenose, Korrektur durch composite graft 228
Vestibulumstenose nach Rhinoplastik, Korrektur 76
Video-Densitometrie 200
Vollhautlappen in der rekonstruktive Rhinoplastik 94
Vorhofklappe s. Nasenvorhofklappe
VY-Plastik bei zu kurzer Columella 70

Wachstumsperioden der Nase 155
Wachstumszonen der Nase 155
Wangenlappen in der rekonstruktiven Rhinoplastik 89
Weak triangle s. schwaches Dreieck
Weiches Dreieck 6, 83
Weichteilnase, Verletzungen 206
Whisky-Test beim Kopfschmerzsyndrom 277
Wrinkle lines 91
Wundversorgung bei Weichteilverletzungen der Nase 206

Z-Plastik bei zu kurzer Columella 70
Zusammengesetztes Transplantat s. composite graft
Zweizipfeliger Lappen s. bilobed flap
Zwischenkiefer s. Praemaxilla

K. Schwemmle

## Die allgemein-chirurgischen Operationen am Halse

Unter Mitarbeit von V. Schlosser, W. Wolfart

1980. 160 überwiegend farbige Abbildungen in 179 Teilbildern. XIV, 386 Seiten
(Allgemeine und spezielle Operationslehre Band V, Teil 4
3., völlig neubearbeitete Auflage)
Gebunden DM 360,–; approx. US $ 134.30
Subskriptionspreis DM 288,–; approx. US $ 107.50
ISBN 3-540-09573-X

*Aus den Besprechungen*
„Das Buch ist mit exzellenten, vorwiegend farbigen Abbildungen versehen. Weder in den anatomischen Einzelheiten noch in der textlichen und pädagogischen Gestaltung ebenso wenig in der Erörterung der Indikationen zu den hier dargestellten Halsoperationen kann man einen Ansatz zur Kritik finden. Vielmehr als dies: diese Darstellung ist für jeden Halsoperateur durch seine Qualität unentbehrlich und uneingeschränkt zu empfehlen."
*Zeitschrift für Laryngologie, Rhinologie, Otologie*

„Dieses Buch empfielt sich als Grundlektüre für chirurgische Assistenten und HNO-Ärzte." *Hamburger Ärzteblatt*

H. J. Denecke

## Die oto-rhino-laryngologischen Operationen im Mund- und Halsbereich

Unter Mitarbeit von M. U. Denecke

1980. 473 überwiegend farbige Abbildungen in 833 Teilbildern. XVII, 805 Seiten.
(Allgemeine und spezielle Operationslehre Band V, Teil 3
3., völlig neubearbeitete Auflage)
Gebunden DM 870,–; approx. US $ 324.60
Subskriptionspreis DM 696,–; approx. US $ 259.60
ISBN 3-540-09572-1

*Aus den Besprechungen*
„Das Werk bedarf keiner Empfehlung, es gereicht seinen Schöpfern zur Ehre. Es ist unentbehrlich für Fachärzte aller Disziplinen, die sich mit der Chirurgie des Kopfes und des Halses befassen." *Prof. Becker*
*in Laryngologie-Rhinologie-Otologie*

„… Kaum ein anderer als der Autor kann mit einem so profunden Wissen aufwarten. … Man kann dem gelungenen Werk nur die weite Verbreitung wünschen, die ihm gebührt." *Zentralblatt für Hals-, Nasen- und Ohrenheilkunde*

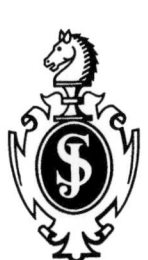

Springer-Verlag
Berlin
Heidelberg
New York
Tokyo

H. J. Denecke, R. Meyer

# Plastische Operationen an Kopf und Hals

**Rekonstruktive und korrigierende Eingriffe in der Oto-Rhino-Laryngologie und deren Grenzgebiete.**

**In zwei Bänden**

Erster Band

## Korrigierende und rekonstruktive Nasenplastik

1964. 515 größtenteils farbige Abbildungen. XII, 538 Seiten
Gebunden DM 490,–; approx. US $ 182.80
ISBN 3-540-03108-1

*Aus den Besprechungen:*

„… Ohne zu viel Lob zu spenden, darf ausgesprochen werden, daß es den Verfassern meisterhaft geglückt ist, diesen ersten Bandd so zu gestalten, daß er wohl das Beste darstellt, was auf diesem Gebiet im Weltschrifttum vorhanden ist …"
*H. Bürkle de la Camp in Zentralorgan f. d. ges. Chirurgie*

„… Die große persönliche Erfahrung der Verfasser zeigt sich sowohl in der Auswahl als auch in der Darstellung der Operationsverfahren. Hierbei fällt besonders die Beachtung auch kleinster Details auf, die so oft für das Ergebnis einer Plastik entscheidend sind. Trotzdem ist der Text knapp und klar. Sein Verständnis wird durch 515 größtenteils farbige Abbildungen erleichtert. Bewußt wurde auf die photographische Dokumentation zugunsten hervorragender Zeichnungen verzichtet. Das übersichtlich geordnete Literaturverzeichnis läßt an Vollständigkeit nichts zu wünslchen übrig.
Dieser Band verdient den Namen eines Standardwerkes plastischer Chirurgie und muß jedem, der sich für dieses Gebiet interessiert, wärmstens empfohlen werden …"
*L. Zuckschwerdt in Der Chirurg*

„… Das Buch ist eine Meisterleistung, nicht nur in der erschöpfenden Behandlung des Themas, in der Bebilderung; auch in der Klarheit und Eindringlichkeit der Darstellung. Die internationale Literatur ist sehr weitgehend und mit der Kritik des Erfahrenen berücksichtigt, wie überhaupt die zahlreich beschriebenen und vollendet illustrierten Operationsmethoden die Kennzeichen persönlicher Erprobung und Stellungnahme zeigen …"
*R. Nissen in Der Anaesthesist*

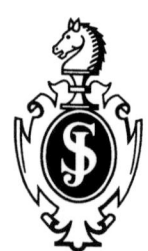

Springer-Verlag
Berlin
Heidelberg
New York
Tokyo

MIX
Papier aus verantwortungsvollen Quellen
Paper from responsible sources
FSC® C105338

If you have any concerns about our products,
you can contact us on
**ProductSafety@springernature.com**

In case Publisher is established outside the EU,
the EU authorized representative is:
**Springer Nature Customer Service Center GmbH
Europaplatz 3, 69115 Heidelberg, Germany**

Printed by Libri Plureos GmbH
in Hamburg, Germany